PATHOLOGISCHE

ANATOMIE DER HAUSSÄUGETHIERE.

PATHOLOGISCHE ANATOMIE

DER HAUSSÄUGETHIERE.

VON

CHR. JOS. FUCHS,

PROFESSOR AN DER GROSSHERZOGLICH BADISCHEN THIERARZNEISCHULE
IN CARLSRUHE.

LEIPZIG,
VERLAG VON VEIT & COMP.
1859.

VORWORT.

Eine Schrift über pathologische Anatomie der Haussäugethiere nach dem gegenwärtigen Standpunkte der Wissenschaft, die ebenso geeignet wäre als Lehrbuch für die Schule, wie als Handbuch für den praktischen Gebrauch des Thierarztes und des vergleichenden Menschenarztes, ist ein anerkanntes Bedürfniss, das durch die vorliegende befriedigt werden sollte. In wiefern diess gelungen, darüber hat die Kritik zu entscheiden, auch darüber, ob bei der Fülle des Stoffes die für ein Lehrbuch erwünschte Kürze, unbeschadet der genügenden Auskunft für die anderen Zwecke, durch die gewählte, vom Gewöhnlichen abweichende Fassung nicht überschritten worden ist. Diese letztere besteht vorzugsweise darin, dass der allgemeine Theil eine Einleitung in das betreffende Studium bringt, und der besondere Theil eine Verschmelzung der gemeinhin unterschiedenen allgemeinen und speziellen Lehre darstellt. Die Sachverständigen werden die Schwierigkeit erkennen, die das Streben zur

Erreichung jener doppelten Absicht begleitete, und desshalb in dieser Hinsicht Billigkeit bei der Beurtheilung vorwalten lassen. Den Nachtrag, so wie das Verzeichniss verbesserter Druckfehler beliebe man zu beachten, und andere weniger erhebliche, nicht in dasselbe aufgenommene zu entschuldigen.

Carlsruhe am 9. Sptbr. 1859.

Chr. Jos. Fuchs.

INHALTS-ÜBERSICHT.

ERSTER, ALLGEMEINER THEIL.

ERSTES KAPITEL.

Einleitung.

	Seite
Begriffsbestimmung, Eintheilung und Lehrgang der pathologischen Anatomie	1—5
Nutzen der pathologischen Anatomie	5—7
Geschichte und Literatur der pathologischen Anatomie	7—8

ZWEITES KAPITEL.

Von den Leichenuntersuchungen.

Zweck der Leichenuntersuchungen und Arten des Todes	8—10
Aeussere Leichenuntersuchung mit Rücksicht auf die Zeichen des Todes und der Krankheiten	10—12
Ordnung der Sectionen und das bei diesen zu beobachtende Kunstverfahren	12—14

DRITTES KAPITEL.

Von den Leichenerscheinungen.

Begriffsbestimmung der Leichenerscheinungen und Verschiedenheit derselben	14—25

VIERTES KAPITEL.

Von der Kunstsprache.

Die Kunstausdrücke überhaupt	26—27
Die Kunstausdrücke insbesondere	27—34

FÜNFTES KAPITEL.

Von der Abfassung der Zergliederungsberichte und von der Krankheitsbestimmung.

Seite

Abfassung der Sections-Berichte hinsichtlich ihrer Form und Materie . . . . 34—37
Anatomische und pathologische Krankheitsbestimmung, so wie Feststellung der nächsten Ursache des Todes . . . . . 37—39

ZWEITER, BESONDERER THEIL.

Erste Abtheilung.

Erworbene Fehler.

Erster Abschnitt.

Von den Fehlern des Blutes.

ERSTES KAPITEL.

Von den Fehlern des Blutes im Allgemeinen.

Abhängigkeit der Blutfehler und ihre Bedeutung für die krankhafte Organisation . . . . 40—42
Eintheilung der Blutfehler im Allgemeinen 42

ZWEITES KAPITEL.

Von den Fehlern der Menge des Blutes.

Eintheilung der Fehler der Blutmenge, und das Verhältniss der Blutmenge zu den übrigen Körpertheilen . . . . 43—44
Allgemeine und örtliche Blutfülle (Congestion und Stockung) . 44—46
Allgemeine und örtliche Blutarmuth . . . . 46—47

DRITTES KAPITEL.

Von den Fehlern der Beschaffenheit des Blutes.

Ableitung der fehlerhaften Blutmischung (Crase und Craseologen) 47—49
Vermehrung und Verminderung des Faserstoffs im Blute . . . 49—50
Blutpfröpfe (sog. falsche Polypen) . . . . 51—52
Vermehrung und Verminderung des Eiweissgehaltes im Blute . 52—53
„ „ „ der Blutkörperchen . . . . 53—55
„ „ „ des Wassers und der Salze im Blute 55
„ „ „ des Fettgehaltes im Blute . . 55—56
Vermehrung und Verminderung der wesentlichen Harnbestandtheile im Blute . . . . 56—57
Zucker im Blute (und im Harne) . . . . 57—58
Gallenfarbstoff im Blute (in Geweben im Harne u. s. w.) . . . 58—59
Eiter, Jauche u. dergl. im Blute . . . . 59—60

VIERTES KAPITEL.

Von den Ortsveränderungen des Blutes.

Seite

Begriffsbestimmung der Ortsveränderungen des Blutes (der Blutungen) überhaupt, des Schlagflusses u. dergl. insbesondere. Ursächliche Verhältnisse der Blutergüsse, Unterscheidung derselben von ähnlichen Zuständen und ihre Folgen . . . 60—63
Blutung der allgemeinen Decke, der serösen und Schleimhäute . 63—66
Blutung des Gehirnes und des Herzens . . . . 66—67
Blutung der Nase, Lunge, Leber, Milz, der Nieren und der Eierstöcke . . . . 67—69

Zweiter Abschnitt.

Von den Luft- und Wasseransammlungen.

ERSTES KAPITEL.

Von den Luftansammlungen.

Vorkommen der Luftansammlungen und Verschiedenheit der Bezeichnungen derselben 70
Luftansammlung im Blute, im Netze, Gekröse, unter dem Lungenfell und der allgemeinen Decke 71
Luftansammlung im Verdauungskanale, im freien Raume der Bauchhöhle, in der Scheide und im Tragsacke . . . . . 71—73
Luftansammlung in der Brusthöhle 73
Windgeschwulst der Lunge . . . . 74—75
Windgeschwulst der allgemeinen Decke . . . . 75—77

ZWEITES KAPITEL.

Von den Wasseransammlungen.

Begriffsbestimmung der Wassersucht, allgemeine Verschiedenheiten, ursächliche Verhältnisse und Folgen derselben . . . 78—79
Hautwassersucht 80
Gehirn- und Rückenmarks-Oedem, Wassersucht des Spinnwebenhautsackes, der Gehirnhöhlen, des Rückenmarkkanales und des Augapfels . . . . 80—82
Wassersucht des Kehlkopfes, der Lunge, der Brust und des Herzbeutels . . . . 82—83
Wassersucht des Bauches, der Gebärmutter und der Eierstöcke . 83—84

Dritter Abschnitt.

Von den Fehlern der Ernährung.

ERSTES KAPITEL.

Von den Fehlern der Ernährung im Allgemeinen.

Riesen- und Zwergwuchs . . . . 85—86
Fleischüberfluss und Fleischmangel, Fettsucht und Fettmangel . 86—87

Seite

Wahre und falsche Hypertrophie und Atrophie einzelner soliden Organe . . . . 87 — 88
Einfache, excentrische und concentrische Hypertrophie und Atrophie hohler Organe . . . . 88 — 89
Ursächliche Verhältnisse der Hypertrophie und Atrophie . . . 89 — 90
Folgen . . . . 90 — 91

ZWEITES KAPITEL.

Von den Hypertrophien und Atrophien im Besonderen.

Hypertrophie und Atrophie der Oberhaut und verwandter Gebilde 91 — 92
Sogenannte Hauthörner, so wie Hypertrophie und Atrophie der Krallen, Klauen und Hüfe . . . . 93 — 94
Hypertrophie und Atrophie der Lederhaut (Straub-, Igels- und Elephantenfuss, so wie Feigwarzen und die einfache Weichgeschwulst) . . . . 94 — 95
Hypertrophie und Atrophie der Skeletmuskeln . . . . . . 95 — 97
" " " der Knochen . . . . 97 — 98
" " " im Nervensysteme . . . . . . 98 — 100
" " " im Blut- und Lymphgefässsysteme 100 — 102
" " " der Organe d. Athmungsapparates 102 — 106
" " " der Organe d. Verdauungsapparates 106 — 114
" " " der Harn- u. Geschlechtswerkzeuge 114 — 118

Vierter Abschnitt.

Von der Entzündung und ihren Ausgängen.

ERSTES KAPITEL.

Von der Entzündung.

Der Entzündungsprozess im Allgemeinen; Merkmale der Blutstockung (Stase) und der Entzündung in der Leiche . . 119 — 124
Entzündung der allgemeinen Decke . . . . 124 — 126
" der Skeletmuskeln und der fibrösen Gebilde . . 126 — 128
" der Knorpel und Knochen . . . . 128 — 129
" im Bereiche des Blut- und Lymphgefässsystemes . 129 — 132
" der serösen Häute . . . . 132 — 135
" der Schleimhautgebilde . . . . 135 — 142
" der Lunge . . . . 142 — 147
" der Speicheldrüsen 147
" der Leber und Milz . . . . 147 — 148
" der Nieren . . . . 148 — 149
" der Geschlechtsdrüsen (Hoden und Euter) . . 149 — 150
" im Nervensystem . . . . 150 — 151

ZWEITES KAPITEL.

Von den Ausgängen der Entzündung.

Angabe der insgemein angenommenen Ausgänge d. Entzündung 151 — 152
Zertheilung . . . . 152 — 153

Seite

Ausschwitzung . . . . 153—154
Lösung . . . . 154—155
Eiterung . . . . 155—159
Verhärtung . . . . 159—160
Brand . . . . 160—166

Fünfter Abschnitt.

Von den Neubildungen.

ERSTES KAPITEL.

Von den Neubildungen im Allgemeinen.

Begriffsbestimmung, Bildungsvorgang und Eintheilung der Neubildungen . . . . 167—176

ZWEITES KAPITEL.

Von den Neubildungen im Besonderen.

I. Klasse.

Von den organisirten Neubildungen.

I. ORDNUNG.

Von den Neubildungen einfacher Gewebe.

Neubildung der Oberhautgewebe (der Epidermis, Hüfe, Klauen, Krallen, Haaren u. drgl.) . . . . 177—178
Neubildung des Oberhäutchens (des Epitheliums) und der Linse des Auges 178
Neubildung des Bindegewebes . . . . 178—179
„ des Fettgewebes . . . . 179—180
„ der serösen Haut . . . . 180—181
„ der Schleimhaut 181
„ der Lederhaut, des elastischen und Knorpelgewebes 182
„ des Knochengewebes . . . . 182—184
„ des Muskelgewebes . . . . 184—185
„ des Nervengewebes . . . . 185—186
„ der Blutgefässe . . . . 186—188
„ der Drüsengewebe 188
„ der Farbstoffe . . . . 188—189

II. ORDNUNG.

Von den Geschwülsten.

Warzen . . . . 189—190
Fasergeschwulst (Fibroide und Polypen) . . . . 190—193
Fleischgeschwulst (Aftergebilde der Perlsucht des Rindes) . . 193—196
Fettgeschwulst . . . . 197—198
Balggeschwülste (Wasserbälge, Brei- oder Grützgeschwulst, Honiggeschwulst, Blut-, Gallenfett-, Haar-, Horn-, Knochen- und Zahn-Balggeschwulst . . . . 198—205

Seite
Knorpelgeschwulst . . . . 205—206
Knochengeschwülste . . . . 206—211
Blutgefässgeschwülste . . . . 211—214
Tuberkelbildung, Allgemeines über dieselbe . . . . 214—220
Tuberkeln der allgemeinen Decke 220
„ der Nasenschleimhaut 221
„ der Lunge . . . . 221—222
„ der serösen Häute 222
„ der Lymphgefässganglien . . . . 222—223
„ des Gehirnes . . . . 223—225
Krebsgeschwülste . . . . 225—235
Schwarze Knoten . . . . 235—236

II. Klasse.

Von den nicht organisirten Neubildungen.

Von den nicht organisirten Neubildungen im Allgemeinen . . 236—238
Speichelsteine (der Kopf- und Bauchspeicheldrüsen) . . . . 238—240
Zahnstein . . . . 240—241
Gallensteine . . . . 241—244
Harnsteine (Nieren-, Harnleiter-, Blasen-, Harnröhren- und Vorhautsteine, so wie Steinchen an den Haaren oder an der Wolle der Vorhaut); physikalische Eigenschaften derselben . . . . 244—255
Harnsteine, chemische Zusammensetzung derselben . . . . 255—262
Harnsteine, Ableitung der chemischen Bestandtheile derselben; ursächliche Verhältnisse für die Bildung der Harnsteine und ihre Folgen . . . . 262—265
Milchsteine . . . . 265—267
Magensteine . . . . 267—268
Darmsteine (wahre und falsche) so wie Concremente; ihre physikalischen Eigenschaften und Verschiedenheiten . . . 268—274
Haarbälle; ihre Verschiedenheiten . . . . 274—276
Chemische Zusammensetzung der Magen- und Darmsteine, der Concremente und Haarbälle; ursächliche Verhältnisse ihrer Bildung und Folgen derselben . . . . 276—282
Fremde, unbelebte Körper . . . . 282—285

Sechster Abschnitt.

Von den Fehlern der Zähne.

ERSTES KAPITEL.

Von den Fehlern der Zähne im Allgemeinen.

Bedeutung der Zahnfehler; literarische Hülfsmittel für ihr Studium; Eigenschaften der Zahnfehler überhaupt, und Farbenverschiedenheiten an den Zähnen insbesondere . . 286—289

ZWEITES KAPITEL.

Von den Fehlern der Zähne im Besonderen.

	Seite
Fehler der Schneidezähne	290—300
„ „ Hakenzähne	300—301
„ „ Backenzähne	301—307
Beschädigungen der Zahnwurzeln	307—308
Kranke Zahnhöhlen	308—309
Zahnfisteln und Veränderung der Zähne durch Eiter	309—310
Zahnwurzel-Wucherungen und Sequestrirung kranker Zähne	310—311

DRITTES KAPITEL.

Forschungs-Ergebnisse über die Zahnfehler des Menschen.

Verderbniss der Zähne (acute und chronische Caries)	311—314
Verschiedene Zustände, die noch nicht bei Thieren beobachtet wurden	314—315

Siebenter Abschnitt.

Von den Schmarotzern.

ERSTES KAPITEL.

Allgemeines.

Begriffsbestimmung und Eintheilung der Schmarotzer, so wie Literatur über dieselben	316—318

ZWEITES KAPITEL.

Erster Kreis der Schmarotzerthiere.

Eingeweidewürmer.

Eintheilung und Organisation der Eingeweidewürmer	318—319

Erste Reihe der Eingeweidewürmer: Die Plattwürmer.

Erste Sippschaft der Plattwürmer: Die Bandwürmer.

Beschreibung und Entwicklungsgeschichte der Bandwürmer	319—322
Erste Gattung der Bandwürmer: Grubenkopf *(Botriocephalus)*	322—323
Zweite Gattung der Bandwürmer: Kettenwurm *(Taenia)*	323—332

(Blasenwürmer: Zellgewebs-Hülsenwurm, *Cysticercus cellulosae* S. 323. Erbsenförmiger Blasenschwanz, *Cystic. pisiformis* S. 326. Dünnhalsiger Blasenschwanz, *Cystic. tenuicollis* S. 327. Gehirn-Vielkopf, *Coenurus cerebralis.* S. 328. *Cystic. fasciolaris* S. 329. Röhrenförmiger Blasenschwanz, *Cystic. fistularis* S. 329. Thierhülsenwurm, *Ecchinococcus veterinorum* S. 330.)

Zweite Sippschaft der Plattwürmer: die Saugwürmer.

Seite
Beschreibung und Entwickelungsgeschichte der Saugwürmer . 332—334
Erste Gattung der Saugwürmer: Halbloch, *Hemistomum* . . 334
Zweite Gattung der Saugwürmer: Einloch, *Monostomum* . . 334—335
Dritte Gattung der Saugwürmer: Doppelloch, *Distomum* . . 335—337
Vierte Gattung der Saugwürmer: Fünfloch, *Pentastomum* . 337—338
Fünfte Gattung der Saugwürmer: Vielloch, *Polystomum* . . 339

Zweite Reihe der Eingeweidewürmer: Die Rundwürmer.

Allgemeines.

Organisations- und Entwicklungs-Verhältnisse der Rundwürmer . . . . 339—341

Erste Sippschaft der Rundwürmer: Hakenköpfige.

Einzige Gattung der hakenköpfigen Würmer: Hakenkopfkratzer, *Ecchinorhynchus* 342

Zweite Sippschaft der Rundwürmer: eigentliche Rundwürmer.

Erste Gattung der eigentlichen Rundwürmer: Haarkopf, *Trichocephalus* . . . . 342—344
(Ueber den schraubenförmigen Haarwurm, *Trichina spiralis* daselbst)
Zweite Gattung der eigentlichen Rundwürmer, Pfriemenschwanz, *Oxyuris* . . . . 344—345
Dritte Gattung der eigentlichen Rundwürmer, Rollschwanz, *Spiroptera* . . . . 345—346
Vierte Gattung der eigentlichen Rundwürmer, Pallisadenwurm, *Strongylus* . . . . 346—351
Fünfte Gattung der eigentlichen Rundwürmer, Spulwurm, *Ascaris* . . . . 351—352
Sechste Gattung der eigentlichen Rundwürmer, Fadenwurm, *Filaria* . . . . 352—354
Siebente Gattung der eigentlichen Rundwürmer, Stützschwanz, *Onchocerca* 354

DRITTES KAPITEL.

Uebersicht der Eingeweidewürmer, so wie der bekannten Ammen der Bandwürmer nach den Wohnorten . . . . 355—360

VIERTES KAPITEL.

Zweiter Kreis der Schmarotzerthiere.

Gliederthiere.

Organisations- und Entwickelungs-Verhältnisse, so wie Eintheilung der Gliederthiere . . . . 361—362

I. Klasse der Gliederthiere: Spinnenthiere.

I. Ordnung: Milben.

		Seite
I. Familie der Milben:	*linguatulida*	362
II. Familie der Milben:	Balgmilben, *Simonida*	362—364
III. Familie der Milben:	Krätz- und Räudemilben, *acarida*	364—370
IV. Familie der Milben:	Zecken, *ixodida*	370—372
V. Familie der Milben:	Käferläuse, *gamasida*	372—373
VI. Familie der Milben:	Pflanzenmilben, *oribatida*	373—374

II. Klasse der Gliederthiere: Kerbthiere.

I. Abtheilung: Flügellose Insecten.

I. Gattung: Haarling, *Trichodectes* 374

II. Gattung: Läuse, *pediculina* . . . . 374—377

III. Gattung: Flöhe, *pulicida* . . . . 377—378

II. Abtheilung: Halbflügler.

IV. Gattung: Weichwanze, *Acanthia* . . . . 378—379

III. Abtheilung: Zweiflügler.

V. Gattung: *Hippobosca* . . . . 379—380

VI. Gattung: *Melophagus* 380

VII. Gattung: *Oestrus* (und *Gastrus*) . . . . 380—386

FÜNFTES KAPITEL.

Von den parasitischen Thieren verschiedener Art, so wie von den falschen parasitischen Thieren und solchen, welche den Menschen und die Haussäugethiere vorübergehend belästigen, und ihnen mehr oder weniger nachtheilig sind . . . . . 386—392

SECHSTES KAPITEL.

Von den parasitischen Pflanzen der Menschen und Haussäugethiere . . . . 392—395

Zweite Abtheilung.

Von den angestammten Fehlern.

ERSTES KAPITEL.

Allgemeines . . . . 396—402

ZWEITES KAPITEL.

Uebersicht der Missbildungen.

Bemerkungen über Systematik der Missgeburten . . . . . 402—403

Einfache Missgeburten . . . . 403—410

Doppel- oder Zwillings-Missgeburten . . . . 410—412

DRITTES KAPITEL.

Seite
Ursachen der Missbildungen . . . . 413—427

VIERTES KAPITEL.

Praktische Bemerkungen über die Missbildungen . . . . . 427—435

Nachtrag

aus verschiedenen Zusätzen bestehend . . . . 436—445

ERSTER, ALLGEMEINER THEIL.

ERSTES KAPITEL.

EINLEITUNG.

§. 1.

Die pathologische Anatomie der Haussäugethiere (*Anatomia pathologica veterinaria*) macht den krankhaften Körper dieser Geschöpfe zum Gegenstande der Betrachtung; sie unterscheidet sich also von der physiologischen oder beschreibenden Anatomie insofern, als diese sich über die gesunde oder regelrechte Organisation ausdehnt. Krankhaft ist die Organisation, wenn sie in irgend einer Eigenschaft von der Regel abweicht, und zwar zunächst hinsichtlich der festen Theile; da aber sämmtliche Flüssigkeiten des thierischen Körpers auch organisirte Formbestandtheile enthalten, obwohl keine Textur oder Structur, mithin kein Gewebe haben, so kann man sie mit gleichem Rechte aus der pathologischen Anatomie ausschliessen, oder nicht. Hier wird das Blut in den Kreis der Betrachtung hineingezogen, weil es einen grossen Antheil an der krankhaften Organisation hat, oder diese die fehlerhafte Beschaffenheit jener Flüssigkeit mitbedingt; die übrigen Flüssigkeiten aber werden hier, mit Ausnahme derjenigen, welche besondere Producte von Krankheits-Vorgängen sind, von der Betrachtung ausgeschlossen, weil jene hinsichtlich ihrer Fehlerhaftigkeit in der allgemeinen und besonderen Pathologie genügende Berücksichtigung finden.

§. 2.

Die Fehler der thierischen Organisation sind entweder angestammte (*vitia ingenita*), oder erworbene (*v. acquisita*). Bei den Ersteren ist ein dreifacher Unterschied zu bemerken; die Fehler sind angeerbte (*v. hereditaria*), wenn sie sich durch mehrere Generationen hindurch auf die Nachkommenschaft fortgepflanzt haben; sie sind angezeugte (*v. congenita*), wenn sie von dem einen oder anderen elterlichen Thiere auf das Junge übertragen worden sind; und endlich sind sie angeborene (*v. connata*), wenn sie während der Trächtigkeit oder Geburt den jungen Thieren überkommen, ohne dass die elterlichen Thiere mit den Fehlern behaftet waren. Die durch die Geburt mitgetheilten Fehler machen den Uebergang zu den erworbenen, oder man kann sie auch als mit diesen zusammenfallend betrachten; geht man aber auf den Ursprung der Thiere zurück, und nimmt an, dass sie damals fehlerfrei aus der Hand des Schöpfers hervorgegangen sind, so kann man auch alle Organisationsfehler derselben als erworbene betrachten.

§. 3.

In diesem Lehrbuche wird auf die erworbenen Fehler der Organisation das Hauptgewicht gelegt, weil sie für den ausübenden Thierarzt die wichtigsten sind; indessen finden die angestammten Fehler in obigem Sinne, obwohl man dieselben in die Entwickelungs-Geschichte als in ihr eigenthümliches Gebiet verweisen könnte, doch insofern Berücksichtigung, als wenigstens eine allgemeine Uebersicht von ihnen gegeben wird, weil eine solche vom gebildeten Thierarzte verlangt werden kann, weil deren mehrere in den Bereich der technischen Beurtheilung fallen, und weil alle einen Fingerzeig für den Vorgang der normalen Bildung enthalten. Wenngleich nur den erworbenen Fehlern der Organisation eine ausführlichere Betrachtung gewidmet werden soll, so sind daraus, der Kürze wegen, doch diejenigen wiederum ausgeschlossen, welche in den anderen Disciplinen, insbesondere in der Chirurgie und speciellen Pathologie in der Regel ausführlich betrachtet werden, z. B. Wunden, Geschwüre, Hautausschläge u. dgl. Mit jenen Betrachtungen schliesst jedoch dieses Lehrbuch nicht ab, sondern es enthält noch eine Uebersicht der Parasiten, weil viele derselben Ursache bedeutender Krankheiten, beziehungsweise Organisationsfehler sind, und weil zur Zeit auf anderen Wegen im Gebiete der Thierheilkunst keine genügende Kenntniss der Schmarotzer erworben werden kann, und sich überdiess auch unsere Lehre der möglichen Nachweise veranlassender Krankheitsursachen nicht entziehen sollte.

§. 4.

Die pathologisch-anatomischen Untersuchungen und Beschreibungen haben vorzugsweise alle diejenigen Rücksichten zu nehmen, welche zur genauen Kenntniss der physikalischen Eigenschaften der krankhaften Theile führen. Hierher gehören: Lage und Art der Aneinander-Lagerung (Contiguität), Verbindung, Grösse, Zahl, Gewicht, Zusammenhang, (Cohäsion und Continuität), Dichtigkeit (Consistenz), Elasticität, Dehnbarkeit, Gestalt oder Form, Gewicht, Farbe, Glanz, Durchsichtigkeit und Durchscheinigkeit, Geruch, das Gefüge oder die Textur der Gewebe, d. i. die gegenseitige Verbindung der anatomischen Formelemente zu einem Ganzen, und endlich der gröbere Bau oder die Structur, d. i. die gegenseitige Verbindung selbstständiger anatomischer Theile, wie der Nerven, Gefässe, Häute u. s. w. zu einem Ganzen. Auf die macroscopischen Eigenschaften, d. h. auf solche, welche mit unbewaffnetem Auge aufgefasst werden können, ist überall das grössere Gewicht zu legen, weil sie einem Jeden zugänglicher und daher die sichereren sind, und weil man aus verschiedenen Gründen es dem practischen Thierarzte nicht zumuthen kann, sich mit microscopischen Untersuchungen zu befassen. Doch soll insoweit wenigstens auch auf die microscopischen Eigenschaften Rücksicht genommen werden, als sie durch die Erfahrung gehörig sicher gestellt sind, und somit die pathologisch-anatomischen Kenntnisse befestigen. In dieser Beziehung schwankenden Angaben Raum zu gönnen, würde den practischen Zweck, der hier der wichtigste ist, verfehlen heissen. Obwohl die Betrachtung der chemischen Mischung fehlerhafter Theile in das Gebiet der organischen, insbesondere der thierischen Chemie gehört, so wird doch auf die chemischen Verhältnisse wenigstens insoweit Rücksicht genommen werden müssen, als sie durch einfache Untersuchungen zu ermitteln, und zur bestimmten Unterscheidung erforderlich sind.

§. 5.

Zum Behufe der **Aneignung der pathologischen Anatomie** ist die vorhergehende Kenntniss der physiologischen Anatomie durchaus erforderlich. Die Rücksichten, welche bei pathologisch-anatomischen Untersuchungen zu nehmen sind, und im vor. § angeführt wurden, gelten in gleichem Grade auch für die physiologisch-anatomischen, und natürlich setzt die Annahme einer Abweichung vom gesunden Zustande die Kenntniss dieses letzteren voraus. Nicht eine jede Abweichung von der Regel im anatomischen Gebiete ist indess als krankhaft im practischen Sinne zu deuten, sondern nur diejenigen, welche wirklich Störungen der Verrichtungen bedingen. Es kann inzwischen hier, wie auf allen Gebieten der Natur, keine bestimmte Grenze festgestellt werden, ebensowenig wie zwischen Krankheit und Gesundheit, und so kann Künstlichkeit und Willkürlichkeit der Deutung und Eintheilung nicht immer vermieden werden. Ausser der Anleitung (schriftlichen und mündlichen) erfordert das Studium der pathologischen Anatomie durchaus eigene Anschauung (Autopsie), und diese wird erworben durch Betrachtung hierher gehöriger Sammlungen, durch Beobachtungen an kranken Thieren und vorzüglich durch Leichenuntersuchungen, welche Mittel auch, mit Einschluss der Versuche, die besonders zur Erforschung der Bildungsvorgänge pathologischer Veränderungen dienlich — für die Fortbildung der pathologischen Anatomie unerlässlich sind. Hinsichtlich der Leichenuntersuchungen zum Behufe des Studiums und der Fortbildung der pathologischen Anatomie besteht auf thierärztlichem Gebiete insgemein der Vortheil, dass die physiologische Anatomie viel häufiger an wirklich normalen Gegenständen studirt werden kann, als es auf menschenärztlichem Gebiete der Fall ist, und dass auf jenem Gebiete häufiger Gelegenheit gegeben ist, an krankhaften Leichen Untersuchungen anzustellen, zumal verschiedener Thierarten, und so durch Vergleichung die Sache gefördert wird.

Aber auf Seite der Medizin steht der Vortheil, dass ihre Lehranstalten in der Regel auch in Bezug auf pathologische Anatomie besser ausgestattet sind, Kräfte sich fast ausschliesslich diesem Zweige widmen, und die Aerzte in der Regel die Leichenuntersuchungen unter angenehmeren, ruhigeren und lohnenderen Verhältnissen machen, als die Thierärzte.

§. 6.

Der Nutzen der pathologischen Anatomie besteht vorzüglich in der Unterstützung der Pathologie und Therapie sowohl der chirurgischen wie medicinischen, insbesondere hinsichtlich der Erkennung und Würdigung desjenigen, worin die Krankheits-Processe wesentlich bestehen, oder was den Krankheits-Erscheinungen an organischen Veränderungen zu Grunde liegt, wodurch dann begreiflicher Weise der Heilplan mitbestimmt wird. Der Werth der pathologischen Anatomie in diesen Beziehungen ist eben so oft überschätzt als unterschätzt worden, und der Grund hiervon liegt vorzüglich darin, dass man ihr, ohne hinreichende practische Erfahrung, im anatomischen Theater oder Studirzimmer einen Grad von Wichtigkeit und Sicherheit beilegt, welche sie in der That zur Zeit noch nicht hat, vielmehr oft im Stiche lässt. Desshalb ist es auch allerdings gerathener, sich bei Beurtheilung und Heilung der Krankheiten mehr an den Complex der Erscheinungen zu halten, als an unterstellte und noch unerwiesene organische Veränderungen, zumal da tödtliche Krankheiten nicht selten ein geringes anatomisches Ergebniss liefern, und häufig bedeutende anatomische Veränderungen in den Leichen aufgefunden werden, obwohl sie nur unbedeutende krankhafte Lebenserscheinungen veranlassten, oder nicht in einen physiologischen Zusammenhang mit denselben gebracht werden konnten. Nichts destoweniger ist die pathologische Anatomie selbst in ihrem gegenwärtigen Zustande, in welchem die naturhistorische Richtung noch überwiegend über die klinische ist, von nicht geringem Werthe, da die Kenntniss der Krankheitsprocesse durch diese sehr gefördert worden ist. Es liegt an uns, diesen Werth durch stete Achtsamkeit und unausgesetzten Fleiss zu erhöhen. Der Werth dieser Wissenschaft kann besonders dadurch erhöht werden, dass man vor den

Leichenuntersuchungen sich vergegenwärtigt, was man den Lebenserscheinungen zu Folge nach wissenschaftlicher Ueberlegung an organischen Veränderungen zu erwarten hat, und erwägt, ob das wirklich Gefundene den Erwartungen entspricht, und wenn nicht, worin unser Irrthum möglicher Weise liegen konnte, und so wird der endliche, sichere Lohn für die Treue und den Ernst unserer Ausdauer nicht ausbleiben.

§. 7.

Der Nutzen, welchen die pathologische Anatomie dem Heilkünstler gewähren kann, ist inzwischen nicht der einzige; andere Aufgaben des Thierarztes finden eine fast noch wesentlichere Unterstützung von derselben, nämlich solche, wobei es darauf ankommt, aus den anatomischen Veränderungen auf die stattgefundenen Lebenserscheinungen, beziehungsweise auf die Krankheiten zu schliessen, welche nicht in den Kreis der Beobachtungen fielen, oder solche, wo es erforderlich sein kann, die zweifelhafte Beobachtung des Lebens durch den Sections-Befund zu ergänzen, wozu die polizeiliche und gerichtliche Wirksamkeit des Thierarztes häufig Gelegenheit darbietet. In Fällen dieser Art sind es die organischen Veränderungen häufig ausschliesslich, worauf die Schlüsse gegründet werden müssen; und wie grade hier die Kenntniss der pathologischen Anatomie am unentbehrlichsten und ihr Nutzen am einleuchtendsten ist, so zeigen sich jedoch auch wieder ihre Schwächen, wenn es darauf ankommt, ein gehörig motivirtes Urtheil über die vorhanden gewesene Krankheit zu fällen; und namentlich dann können wir nicht die Abwesenheit einer Krankheit mit Gewissheit behaupten, wenn keine ihr entsprechende organische Veränderungen vorgefunden werden, wie z. B. beim Dampf, Koller und allen denjenigen Krankheiten, bei denen die abgeänderte Thätigkeit des Nervensystems eine Hauptrolle spielt. Hebt man endlich noch den Nutzen hervor, den die pathologische Anatomie für die Physiologie haben kann, insofern abgeänderte oder aufgehobene Verrichtungen in der Regel mit organischen Veränderungen in den Organen einhergehen, und so jene mit diesen in Beziehung zu bringen und auf ihren wahren Grund zurückzuführen sind, so wird so ziemlich Alles erschöpft sein, was sich in dieser Hinsicht sagen lässt.

§. 8.

Die Geschichte der pathologischen Anatomie lehrt, dass, so lange Hülfeleistung bei kranken Menschen und Thieren besteht, eben so lange auch Leichenuntersuchungen, und zwar zuerst an Thieren stattfanden, von welchen überhaupt die ersten anatomischen Kenntnisse hergenommen sind. In den ältesten und älteren Zeiten aber war das Wissen von den krankhaften Veränderungen thierischer Gebilde nur ein mehr oder minder rohes Stückwerk, und erst in der neueren und neuesten Zeit ist die pathologische Anatomie zur Wissenschaft erhoben worden, und zwar zunächst, wie leicht zu begreifen, auf dem Gebiete der Medizin und dann in der Thierheilkunst.

Die Literatur der pathologischen Anatomie ist auf medizinischem Gebiete seit wenigen Jahrzehnten schon zu einem gewissen Reichthum gelangt; nicht arm ist sie auch hinsichtlich thierischer Gebilde, aber meist zerstreut in ärztlichen Schriften, da sie grossen Theils durch vergleichende Beobachtungen an Thieren und insbesondere durch Versuche an Thieren eine bereichernde Nahrung fanden. In der neuesten Zeit jedoch haben auch die Thierärzte wacker für die Ausbildung unserer Lehre gearbeitet, wovon ihre Zeitschriften, insbesondere das Magazin für die gesammte Thierheilkunde, lobenswerthe Zeugnisse liefern. Als selbstständiges Werk haben wir indess nur anzuführen: Dr. E. F. Gurlt, Lehrbuch der pathologischen Anatomie der Haussäugethiere, zwei Theile, mit Steindruck- und Kupfertafeln. Berlin 1831. Zu diesem Werke erschienen von demselben Verfasser: Nachträge zum ersten Theile der pathologischen Anatomie der Haussäugethiere. Berlin 1849. Es ist zu bedauern, dass dieses Werk seither keine neue Auflage erleiden konnte, wovon der erste Theil, in Anbetracht der Fortschritte der Wissenschaft veraltet, der zweite Theil aber, der von den angeborenen Fehlern handelt, einen bleibenden Werth hat. Als Vorläufer dieses Werkes kann betrachtet werden: Dr. A. W. Otto, Lehrbuch der pathologischen Anatomie des Menschen und der

Thiere, Berlin 1830; es blieb aber bei Herausgabe des ersten Bandes stehen, und daher unvollständig. Zu empfehlen ist auch: Dr. M. F. Röll, Lehrbuch der Pathologie und Therapie der nutzbaren Hausthiere. Wien 1856, weil darin die anatomischen Störungen mit mehr Sorgfalt abgehandelt sind, als es sonst in Werken dieser Art der Fall zu sein pflegt. Denjenigen, welchen die Fortbildung am Herzen liegt, und die sich zu diesem Behufe eine höhere Umsicht verschaffen wollen, sind folgende menschenärztliche pathologisch-anatomische Werke zu empfehlen: Dr. Jos. Engel: Entwurf einer pathologisch-anatomischen Propädeutik, Wien 1845. Ferner von demselben Verfasser: Specielle pathologische Anatomie mit Berücksichtigung der Bedürfnisse des Arztes und Gerichts-Anatomen. Wien 1856. Als Einleitung in das Studium dürfte vorzüglich jener „Entwurf" zu beachten sein, und sodann hinsichtlich der eigentlichen allgemeinen und besonderen pathologisch-anatomischen Kenntnisse das folgende, bisher noch nicht übertroffene Werk: Dr. C. Rokitansky: Lehrbuch der pathologischen Anatomie, 3. Auflage. Wien 1855—59.

ZWEITES KAPITEL.

Von den Leichenuntersuchungen.

§. 9.

Es liegt nahe, dass man sich, bevor zur Leichenuntersuchung geschritten wird, den Zweck derselben vergegenwärtige, und insbesondere die Frage aufstelle, welche man durch die Leichenuntersuchung beantwortet zu sehen wünscht; dass man aber auch hiebei, wie bei jeder naturwissenschaftlichen Untersuchung, ohne vorgefasste Meinung, ohne Vorurtheil zu Werke gehe. Die Fragestellung erlaubt zwar, und fordert sogar nicht selten vorläufige Annahmen zum Behufe planmässiger Untersuchungen; aber man hat sich stets so viel Unbefangenheit zu bewahren, dass ein unerwartetes Resultat ebenso zugänglich bleibt, wie ein erwartetes.

Die pathologisch-anatomische Leichenuntersuchung (*exploratio cadaveris pathologico-anatomica*) befasst sich mit todten Thieren, d. i. mit ihren Leichen (*cadaver*, die thierische Leiche).*)

Sie zerfällt in die äussere Besichtigung (*obductio*)**) und in die Eröffnung oder Zergliederung (*sectio*).

Bei der äusseren Besichtigung der zu eröffnenden Thiere hat man sich zunächst zu verlässigen, ob sie wirklich Leichen, d. h. todt sind. Tod ist Abwesenheit des Lebens, das Ziel des Sterbens. Er kann im Allgemeinen auf verschiedene Art eintreten; entweder ist der Tod ein nothwendiger oder natürlicher (*mors necessaria vel naturalis*), oder ein zufällig entstandener (*mors occasionalis v. praeternaturalis*), ersterer, wenn er nach Erreichung des natürlichen Lebenszieles als aus Altersschwäche (*marasmus senilis*) entstanden zu betrachten ist. Ein solcher Tod kann auch als physiologischer bezeichnet werden, insofern nämlich keine Krankheit dazu Veranlassung gab; er ist bekanntlich äusserst selten bei den Thieren. Der zufällige Tod dagegen ist ein solcher, welcher vor Erreichung des natürlichen Lebenszieles eintritt. Dieser kann angeboren (*m. connata*), wenn nämlich die Thiere todt zur Welt kommen, oder erworben sein (*m. acquisita*), wenn er nach der Geburt im Verlaufe des selbstständigen Lebens eintritt. Ferner kann der zufällige Tod ein durch Krankheit erzeugter (*m. morbosa*)

*) *Cadaver* wird abgeleitet von *caro datur vermibus*, Fleisch für die Würmer, besser von *cadere*, fallen. Daher auch todtes, gestorbenes oder gefallenes Thier; die Bezeichnung „umgestandenes Thier" sollte man indess vermeiden, wegen des mehrdeutigen Begriffs, welchen das Wort „umstehen" hat. Ueberhaupt sei hier bemerkt, dass man sich in den technischen Ausdrücken der möglichsten Genauigkeit und Rücksicht auf den Schönheitssinn befleissen sollte, ohne jedoch in den mitunter lächerlichen Fehler zu verfallen, solche Bezeichnungen zu gebrauchen, die nur allein in Bezug auf den Menschen angemessen sind. Mithin soll man z. B. weder sagen: „Aas oder Luder," noch hingeschiedenes, entschlafenes oder entseeltes Thier; denn Bezeichnungen der ersten Art nähren das Vorurtheil gegen die Thierärzte und ihr Fach, während die der zweiten Art das Zartgefühl beleidigen.

**) *Obductio* kommt von *obducere*, bedecken, überziehen, verhüllen, wird also sonderbarer Weise als Kunstausdruck im entgegensetzten Sinne, übrigens aber auch = *Sectio* gebraucht.

oder ein gewaltsamer (*m. violenta*) durch mechanische, chemische oder dynamische Ursachen erzeugter sein.

Es ist oft der Fall, dass Thiere zum Behufe der sichereren Ermittelung ihrer Krankheiten gewaltsam getödtet werden, z. B. bei Seuchen, ansteckenden Krankheiten und Gewährsmängeln. Es ist beim Tödten der Thiere zu jenen Zwecken stets darauf Rücksicht zu nehmen, dass durch dasselbe nicht solche Eingriffe geschehen, welche die Sicherheit der Untersuchung beeinträchtigen.

§. 10.

Als äussere **Zeichen des wahren Todes** (*signa mortis verae externa*) sind zu betrachten: Aufhören des Athmens, des Pulses der Arterien und des Herzens, der willkürlichen Bewegung und bewussten Empfindung. Allein diese Erscheinungen kommen auch im Scheintode (*m. apparens*) vor, aus welchem ein Wiedererwachen möglich ist. Weitere Zeichen des Todes sind: die Todtenblässe (*pallor mortis*), die Todtenkälte (*frigor mortis*) und die Todtenstarre (*rigor mortis*), Abwesenheit der Lebensschwellung (*turgor vitalis*) und Anwesenheit von Todtenflecken (*livores*) an der durchscheinenden allgemeinen Decke oder an den sichtbaren Schleimhäuten. Aber auch an diesen Merkmalen wird der Tod noch nicht sicher erkannt, doch in Verbindung mit jenen mit hoher Wahrscheinlichkeit. Das sicherste und am leichtesten wahrnehmbare Merkmal des Todes ist die beginnende Fäulniss (*putrescentia*), nur muss man sich nicht durch den Fäulnissgeruch von Auswurfstoffen und Krankheitsproducten täuschen lassen. Bei den Thieren wird insgemein wenig oder keine Rücksicht darauf genommen, ob sie sich im wahren oder Scheintode befinden; es ist daher wahrscheinlich, dass schon manches scheintodte Thier durch Beseitigung auf irgend welche Art zum wahren Tode gebracht worden ist. Demnach ist es, streng genommen, gegenüber der Wissenschaft und den Thierbesitzern, ferner hinsichtlich der Menschlichkeit gegen die Thiere selbst, und endlich in gerichtlichen Fällen, mit Rücksicht auf das wahre Sachverhältniss, geboten, dem beregten Gegenstande eine grössere Aufmerksamkeit zu schenken, als es bisher der Fall war. Zur Erlangung von solchen Sections-Ergebnissen, welche die grösstmögliche Sicherheit hinsichtlich des krankhaften Zustandes, beziehungsweise der Todesursache bieten sollen, ist es, abgesehen von der Unannehmlichkeit, allerdings nicht räthlich, vor der Zergliederung die Fäulniss abzuwarten, vielmehr ist es rathsam, dieselbe sobald als möglich nach dem Todes-Eintritt zu veranstalten, wenn wir uns nicht des Vortheils, den wir in Betreff der Reinheit der Ergebnisse über die Menschenärzte haben, verlustig machen wollen. Wir haben uns also mit jenen Todesmerkmalen, die Fäulniss ausgenommen, zu begnügen. Uebrigens ist es auffallend genug, dass Advocaten die Vernachlässigung der Thierärzte hinsichtlich der Angabe der Todeszeichen nicht schon benützt haben.

§. 11.

Weiter hat man bei der äusseren Leichenbesichtigung auf alles Das zu achten, was irgend zur Aufklärung des Krankheitszustandes, beziehungsweise der Todesursache beitragen kann, so auf die Dauer des Todes, das Alter, das Geschlecht, den Ernährungszustand des Thieres; (die Anmerkung der Grösse, Farbe und besonderer Abzeichen ist nur da erforderlich, wo es sich in gerichtlichen oder polizeilichen Fällen um die Feststellung der Identität handelt); ferner auf das Lager des Thieres und die Umgebung desselben, um daraus etwa die Art des Sterbens beurtheilen zu können; ferner auf die Lage des Thieres selbst, auf etwa vorhandene natürliche oder krankhafte Ausleerungen aus den natürlichen Leibesöffnungen und endlich auf alles Das, was sonst von abnormen Zuständen am Aeusseren des thierischen Körpers, wie Wunden, Geschwüre, Geschwülste, Auftreibung der Bauchhöhle wahrgenommen werden kann. Ja selbst ist es in gewissen Fällen nothwendig, die Abwesenheit des einen oder des andern Merkmales zu bestätigen.

Allerdings wäre es zur Erlangung eines möglichst reinen Sections-Resultates angemessener, die Leichen auf dem Todesplatze oder in seiner Nähe zu zergliedern, es ist dies jedoch in der thierärztlichen Praxis selten statthaft; daher ist dafür zu sorgen, dass durch das Verbringen der Leichen auf den Thieranger keine Veränderungen an denselben vorgehen, insbesondere keine Brüche, Ortsveränderungen und Zerreissungen entstehen. Dass bei dem Transport der Leichen, insbesondere derjenigen

Thiere, welche an ansteckenden Krankheiten gestorben sind, die zu diesem Behufe gegebenen polizeilichen Vorschriften zu beachten sind, braucht hier wohl nicht näher erwähnt zu werden.

§. 12.

Die Sectionen können entweder in der für den anatomischen Unterricht gewöhnlichen Ordnung gemacht werden, oder man geht dabei zunächst von denjenigen Körpertheilen aus, in welchen man die wichtigsten krankhaften Veränderungen erwartet, und von diesen dann, wenn es erforderlich scheint, auf andere über. Hiernach wird die anatomische Ordnung von der pathologischen unterschieden. Im Allgemeinen ist zu beachten, dass bei wissenschaftlichen Untersuchungen kein wichtiges Organ übergangen werden soll, bei andern aber ist die Untersuchung wenigstens so lange fortzusetzen, bis die wesentlichen Veränderungen, insbesondere die, welche den Tod veranlassten, oder mit der beobachteten Krankheit in irgend eine nähere Beziehung gebracht werden können, aufgefunden worden sind. Das Kunstverfahren (die Technik) bei den Zergliederungen zu pathologischen Zwecken ist kein anderes, als es für das Studium der physiologischen Anatomie üblich ist, und wird in dieser Beziehung auf den betreffenden Unterricht und die entsprechenden Lehrbücher verwiesen. Doch mögen hier noch einige allgemeine Bemerkungen in Betreff der pathologisch-anatomischen Sectionen am Platze sein. Im praktischen Leben führen die Thierärzte die Sectionen häufig nicht selbst aus, sondern es wird dieses Geschäft dem Abdecker übertragen, während jene den Anweiser und Beobachter machen. Wenn diess auch, mit Rücksicht auf die obwaltenden Verhältnisse in Betreff der gröberen, einleitenden Arbeit zu billigen ist, so doch nicht hinsichtlich der besonderen Untersuchung, und zwar um der Wissenschaft Willen nicht, und wegen des Vertrauens, das nur gewinnen kann, wenn das Publikum die Theilnahme, den Ernst der Forschung, sowie die Geschicklichkeit des Thierarztes in diesem Punkte gewahrt. Ferner ist es keine kleine Aufgabe, besonders für Neulinge im Fache, in Gegenwart des Thierbesitzers und des häufig unfreundlich gesinnten Abdeckers, so wie anderer müssigen Zuschauer, diejenige Ruhe und Ueberlegung zu bewahren, welche das Geschäft erfordert; es wird daher nothwendig sein, sich zu sammeln, sich nicht in unnütze Gespräche einzulassen, und erst nach beendigter Section, wenn es gewünscht wird und überhaupt am Platze ist, ein Urtheil über den Befund auszusprechen.

§. 13.

Ordnung in dem anatomischen Verfahren führt zur Ordnung in der Auffassung der pathologischen Veränderungen, und es ist in dieser Beziehung wichtig, nicht von einem Organ oder Apparat auf ein fremdartiges überzuspringen, sondern zunächst die zu verfolgen, welche unter einander in einer näheren physiologischen Beziehung stehen. Auch sind die Veränderungen an den Organen zunächst in ihrer natürlichen Lage aufzufassen; denn nicht selten ist keine klare Anschauung mehr davon zu gewinnen, wenn die Organe aus ihrem Zusammenhange gerissen sind. Wo es auf's Wägen und Messen krankhafter Organe, Gebilde oder Producte ankommt, da bediene man sich des jetzt in allen Wissenschaften und überall üblichen und bekannten französischen Masses und Gewichtes. Sollten andere Zubereitungen mit Organen und ihren Theilen erforderlich sein, wie Maceration, Präparation von Knochen, Injection von Gefässen, so geschieht diess alles nach den Anweisungen der physiologischen Anatomie. Nur möge hier noch darauf aufmerksam gemacht werden, dass vor dem Abschneiden des Kopfes zum Behuf der Oeffnung der Schädelhöhle, insbesondere wenn in den Gehirnkammern oder im Sacke der Spinnwebenhaut Wasser vermuthet wird, die Muskel- und Bänderpartien zwischen den Bögen des ersten und zweiten Halswirbels weggenommen, hier das Rückenmark sammt seinen Umhüllungen unterbunden und der Kopf hinter der Unterbindungsstelle abgetrennt werden muss. Ist auch das Rückenmark in jener Beziehung zu untersuchen, so ist die Unterbindung an der genannten Stelle zweimal und die Abtrennung zwischen derselben zu machen. Die gewöhnliche Unterlassung dieses Verfahrens kann nur ein unreines Ergebniss liefern.

DRITTES KAPITEL.

Von den Leichenerscheinungen.

§. 14.

Die Veränderungen, welche in den verschiedenen Organen und Flüssigkeiten der Leiche nach dem Eintritt des Todes erfolgen, werden unter dem Namen Leichenerscheinungen begriffen; sie sind zu unterscheiden in äussere und innere (*signa cadaverica externa et interna*). Dieselben finden sich in jeder Leiche ein, und obwohl sie unabhängig von vorhergegangenen Krankheits-Processen auftreten, so hat doch ebensowohl die Art derselben auf die Art jener Erscheinungen einen bestimmenden Einfluss, als auch die Leichenerscheinungen die Krankheitserscheinungen abzuändern vermögen, und zwar in dem Grade, dass, wenn die Fäulniss vorgeschritten ist, stets nur ein unsicheres Resultat gewonnen werden kann. Es ist nothwendig, die Leichenerscheinungen von den Krankheitserscheinungen zu unterscheiden, weil jene in der Regel keinen Einfluss auf die Bestimmung des stattgefundenen Krankheits-Processes ausüben; jedoch dann, wenn sie in ungewöhnlicher Zeit und in einem hohen Grade auftreten. Es hat keinen Werth, die Erscheinungen noch besonders aufzuführen, welche dem Tode unmittelbar vorher gingen, oder den Todeskampf (*agonia*) begleiten; sie gehören zu den Krankheitserscheinungen. Ein Theil der äusseren Leichenerscheinungen ist bereits unter den Zeichen des Todes (§. 10) aufgeführt worden; sie sind hier mit den inneren Leichenerscheinungen einer nähern Betrachtung zu unterwerfen.

§. 15.

Die Todtenblässe (*pallor mortis*) kommt zu Stande durch das Aufhören des Blutkreislaufes und durch den Uebergang des Blutes aus der arteriellen Abtheilung des Gefässsystems in die venöse. Ihr Grad ist verschieden nach der Menge und Beschaffenheit des in der Leiche vorhandenen Blutes; besteht Armuth an Blut und Wässerigkeit desselben, so ist sie natürlich stärker, als im entgegengesetzten Falle und kann sie selbst an einzelnen durchscheinenden Hautstellen fehlen, wenn in ihr Gewebe schon während des Lebens oder nach dem Tode Austretung des Blutes oder Durchschwitzung eines rothen Serums vorkamen.

Todtenkälte (*frigor mortis*). Es ist einleuchtend, dass, da beim Aufhören des Lebens-Processes sich keine thierische Wärme mehr entwickelt, die vorhandene sich mit der Umgebung der Leiche ins Gleichgewicht setzen muss. Die Zeit des Eintritts der Todtenkälte ist daher ebensowohl abhängig von der äusseren Temperatur, als auch von der Körpermasse, und dem Ernährungs-, beziehungsweise Fettzustande des Thieres. Wenn die Fäulniss eintritt, so wird die Temperatur der Leiche in Folge der todten chemischen Processe wieder höher.

§. 16.

Abwesenheit der Lebensschwellung (*absentia turgoris vitalis*). Da diese Erscheinung während des Lebens durch Blutfülle in den Capillargefässen der Haut und des Unterhautzellgewebes, sowie durch Anwesenheit von Serum in diesen Theilen bei vorhandener lebendiger Spannkraft derselben zu Stande kommt, so ist klar, dass jene Erscheinung nach dem Eintritt des Todes schwinden muss, wenn sie nicht schon während des Lebens durch verminderte Lebensthätigkeit in der Haut mehr oder weniger verschwunden war. Man hat sich zu hüten, dass nicht ein falscher Turgor, der in einer krankhaften Vermehrung des Serums, sowie in Gegenwart von Luft in dem Bindegewebe besteht, mit dem wahren verwechselt werde.

Leichengeruch (*odor cadavericus*). Dieser ist ein specifischer, von dem Fäulnissgeruch verschiedener, der sich beim Menschen und den fleischfressenden Thieren stärker bemerkbar macht, als bei den pflanzenfressenden. Bei jenen tritt er bald nach dem Aufhören des Lebens und vor dem völligen Erkalten der Leichen ein; er ist nach den Thierarten verschieden, aber die Unterschiede können nicht genau durch Worte angegeben werden. Wahrscheinlich ist er die Folge eigenthümlicher, der Fäulniss vorangehenden (geistigen und sauren) Gährungsprocesse.

§. 17.

Muskelzucken (*convulsio et tremor muscularis*). Wenn die Thiere gewaltsam getödtet worden sind, es mag diess durch Schlagen auf den Kopf, Enthauptung, Abstechung des verlängerten Markes (den Genickstich) oder durch Blutverlust geschehen sein, so kann man bei unmittelbar darauf geöffneter Brusthöhle noch eine mehr oder minder lange Zeit (einige Minuten) Zusammenziehungen des Herzens beobachten. Ebenso bemerkt man nicht selten beim Durchschneiden der Haut Zuckungen an den Gliedmassen, selbst Schägeln derselben, was empfindsamen, nicht sachverständigen Beobachtern in der Regel Mitleid erregt; aber diese Erscheinungen, sammt den Zuckungen und Erzitterungen der oberflächlichen Muskeln geschehen ohne Bewusstsein und gehören in die Kategorie der Reflexbewegungen.

Wurmförmige Bewegung (*motus peristalticus*) Auch diese wird noch eine Zeit lang an eben gestorbenen, mehr aber an gewaltsam getödteten Thieren, und zwar am Magen, engen und weiten Darme beobachtet, mehr am engen, als am weiten Darme, und mehr an diesem, als am Magen, zumal, wenn diese Eingeweide nur mässig angefüllt sind. Diese Bewegungen scheinen bei frisch getödteten Thieren selbst noch stärker zu sein, als bei lebenden und wird diese Verstärkung wahrscheinlich durch die Berührung mit der kälteren atmosphärischen Luft hervorgerufen, kann aber beim Nachlass auch durch Aufsprengen von kaltem Wasser, durch bewirkte Lagenveränderungen, durch Kneipen mit der Pincette, durch Betupfung mit Säuren, alkalischen Lösungen und dergl. wieder verstärkt werden. Schneidet man bei Abwesenheit dieser Bewegungen den Darmcanal an, so zieht er sich an dieser Stelle zusammen, und an den Wundlippen kehrt sich die Schleimhaut nach aussen. Diese Erscheinung gehört auch zu den Reflex-Bewegungen, aber im Bereiche des Ganglien-Nervensystems, während die vorhin an den Sceletmuskeln besprochene unter der Herrschaft des Gehirns und Rückenmarks vorkommt.

§. 18.

Todtenstarre (*rigor mortis*). Mit dem Verschwinden der thierischen Wärme, also in der kalten Jahreszeit rascher, als in der warmen, tritt diese Erscheinung auf und besteht in Erstarrung der Muskeln, sowohl derjenigen des Scelets, als der Eingeweide, in deren Folge die Glieder steif, unbiegsam werden und die Eingeweide sich der Ausdehnung durch Lufteinblasen und dergl. widersetzen, namentlich zeigen die Höhlen des Herzens in Folge dieser Erscheinung nur eine geringe Räumlichkeit, der Schlund des Pferdes lässt bei seiner Einpflanzung in den Magen seinen Inhalt bei angewandtem Druck nicht durch, und die Harnblase bleibt selbst bei heftigem Einblasen der Luft zusammengezogen, was alles zu Irrthümern in der Beurtheilung Veranlassung geben kann. Die Starre an den Sceletmuskeln beginnt an den Gliedmassen (an den zuerst erkaltenden Theilen) setzt sich auf den Hals und Kopf und später auf den Rumpf fort; in dessen Folge bleiben die Augenlider geöffnet und hängt die Unterlippe meist (beim Pferde) herab. Die Starre bewirkt kein Strecken der Gliedmassen, wenn diese vorher in gebeugte Lage gebracht, selbst dann nicht, wenn die Beugemuskeln vorher durchschnitten worden sind, und ebenso wird auch keine Beugung der Gliedmassen bewirkt, wenn diese vorher in gestreckte Lage bei Durchschneidung der Streckmuskeln gebracht worden sind.

Als die Todtenstarre bewirkende Ursache kann mit hoher Wahrscheinlichkeit eine der Muskelsubstanz eigenthümliche Eigenschaft, wodurch sie dem Blutfaserstoff ähnlich ist, angesehen werden.

Die Todtenstarre zeigt sich ebensowohl bei an Krankheiten gestorbenen, als an auf irgend eine Weise gewaltsam getödteten Thieren; nur soll sie an den durch den Blitz getödteten Thieren nicht bemerkt werden, während sie an den durch Milzbrand und überhaupt an typhösen Krankheiten gestorbenen nur in einem geringen Grade bemerkt wird. Nach den übrigen gewaltsamen Todesarten wird sie stärker ausgeprägt bemerkt, als nach dem Krankheitstode, wiederum mehr bei denjenigen Thieren, welche durch Krankheiten weniger heruntergebracht worden sind, als bei den übrigen. Die Erscheinung tritt eine mehr oder minder lange Zeit nach dem Tode ein, ist mehr oder weniger ausgeprägt und hat eine längere oder kürzere Andauer; in dieser Beziehung gilt als Regel, dass, je eher und intensiver dieselbe auftritt, dieselbe auch um so länger andauert.

§. 19.

Ansammlung von Gasarten *(meteorismus v. pneumatosis).* In Folge von Gährungs-Processen des Inhalts (*contenta*) im Magen und Darmcanal, sowie von Fäulniss der flüssigen Theile und Weichgebilde können sich Luftarten eben in jenen Verdauungs-Organen, in der Lunge, im Unterhautzellgewebe u. s. w. ansammeln. Diese Gasarten bestehen meistens aus Kohlensäure, Kohlen- und Schwefel-Wasserstoff, sowie aus kohlensaurem Ammoniak und Schwefel-Ammonium. Man hat sich vor einer Verwechslung des cadaverösen Meteorismus mit irgend einer krankhaften Luftansammlung zu hüten. Gährungs- und Fäulniss-Processe sind immer begleitet von Luftentwickelung und hängt es von dem Feuchtigkeitszustande und der Wärme der atmosphärischen Luft, sowie von dem vorhergegangenen Krankheitszustande und dem mehreren oder minderen Feuchtigkeitsgehalt der Leichen ab, ob sie früher oder später auftritt; warme und feuchte Luft, sowie Krankheiten, welche als faulige (putride und septische) bezeichnet werden und schon während des Lebens eine grosse Neigung zur anorganisch-chemischen Auflösung bewirken, beschleunigen dieselbe, während trockene und kalte Luft, sowie zur Sepsis nicht hinneigende Krankheiten sie verzögern. Bei der Lunge insbesondere hat man darauf zu achten, dass die krankhafte Windgeschwulst (*emphysema*) nicht mit der cadaverösen verwechselt werde; und bei der sogenannten Lungenprobe, wobei es darauf ankommen kann, zu unterscheiden, ob ein junges todtes Thier todt geboren ist, also nicht geathmet hat, oder ob es kurz nach der Geburt gestorben ist, hat man wohl zu beachten, ob ein Lungenstück specifisch leichter ist und daher auf dem Wasser schwimmt, weil es atmosphärische Luft enthält, oder ob diess geschieht wegen Ansammlung von Fäulnissgasen. Ebendieselbe Vorsicht ist nöthig, wenn diese Probe mit einem Lungenstück vorgenommen wird, um zu sehen, ob dessen Zellen mit einem krankhaften Erzeugniss erfüllt sind oder nicht.

§. 20.

Erstarrung des Blutes in den Gefässen (*thrombosis, thrombus*, der Blutgropf oder Blutklumpen). Aufhören des Lebenseinflusses, Abnahme der Körperwärme und Ruhe des Blutes sind die ursächlichen Bedingungen für das Erstarren des Blutes ausserhalb seiner Gefässe, wie innerhalb derselben, und wird diess allemal in Leichen gesehen, wenn nicht besondere krankhafte Entmischungs-Verhältnisse dasselbe verhindern, wie es z. B. im ausgeprägten Milzbrande und im Blitztod und mehr oder weniger auch bei Erstickungsarten und narkotischen Vergiftungen der Fall ist. Findet man im Herzen geronnenes Blut, so ist davon oft, wie beim Aderlass-Blute der asthenischen Zustände, ein rother und ein gelblicher Kuchentheil zu unterscheiden. Man hat sich vor einer Verwechslung der im Leben mit derjenigen im Tode entstandenen Blutgröpfe zu hüten; diejenigen, welche im Herzen aufgefunden werden und in die Gefässstämme desselben hineinreichen, werden insgemein als „falsche Polypen" bezeichnet. Von der Unterscheidung der cadaverösen Thrombosis von der krankhaften wird später bei der Betrachtung der Anomalien des Blutes die Rede sein. (§. 56.)

§. 21.

Senkung (*hypostasis*). Die Flüssigkeiten, insbesondere das Blut und das Wasser der Höhlen und im Bindegewebe folgen in den Leichen dem physikalischen Gesetze der Schwere, und nehmen die ihnen mögliche tiefste Stelle ein. In Rücksicht auf das Blut findet diess begreiflicherweise am leichtesten und ehesten statt, wenn überhaupt Fülle an Blut besteht, wenn dasselbe nicht oder nur theilweise erstarrt, und je älter die Leiche ist. In denjenigen Organen kommt diese Erscheinung am ausgeprägtesten vor, welche zu den parenchymatösen gehören und schon im Leben sich durch grossen Blutreichthum auszeichnen, wie die Lunge, Leber und Milz. Diese Leichenerscheinung darf nicht verwechselt werden mit bereits im Leben entstandenen Blutanhäufungen; die Bekanntschaft mit der Lage des Thieres beim Absterben und während des Todes, sowie der grössere Blutreichthum gerade an den tiefsten Stellen und die Abnahme desselben an den höher gelegenen geben die Mittel zur Unterscheidung an die Hand.

Mit dem Serum verhält es sich in ähnlicher Weise, und es ist sogar der Fall, dass dasselbe sich in der Regel schon während des Lebens nach den tiefsten Stellen hin senkt, weil die Bindegewebszüge in einem continuirlichen Zusammenhange untereinander stehen; so kann es sich z. B. ereignen, dass, wenn am Rumpfe eine Entzündungsgeschwulst besteht, das von dem erstarrenden Plasma, oder dem aus den Gefässen ausgetretenen und erstarrten Blute sich trennende Serum eine Wassergeschwulst an den untern Theilen der Gliedmassen erzeugt.

§. 22.

Durchschwitzung (*transsudatio v. exosmosis*) und **Tränkung** (*imbibitio v. endosmosis*). Die Durchdringlichkeit (*permeabilitas*), wovon die Eindringlichkeit (*penetrabilitas*) das einleitende Moment bildet, ist in den häutigen Gebilden, welche Flüssigkeit enthalten, natürlich im Tode, wegen Aufhebung der lebendigen Spannkraft, grösser als im Leben, worin sie wahrscheinlich nur bei den zartesten Gefässen vorkommt; und findet dann um so leichter eine Durchdringung am häufigsten des Blutes und der Galle Statt, wenn diese Flüssigkeiten sich in einem mehr oder minder fortgeschrittenen Zustande der Entmischung befinden. So sieht man namentlich die Gallenblase und die übrigen Gallengefässe und die die grösseren Venen umgebenden Gebilde in Folge der Durchschwitzung und Tränkung im ersten Falle gallig, im zweiten blutig gefärbt. Ja es ist sogar der Fall, dass unter Umständen auf diese Weise in den Leichen ein blutig gefärbtes Wasser (Serum, worin sich Blutfarbestoff in Auflösung befindet) sich in den Körperhöhlen sammeln kann; es geschieht dieses immer, wenn typhöse Krankheits-Processe vorhergingen, welche die Entmischung des Blutes und die Auflockerung der thierischen Gewebe einleiten und wenn die Leiche alt und in der Fäulniss fortgeschritten ist. Durchschwitzungen der letzten Art dürfen nicht verwechselt werden mit solchen, welche im Leben auf dem Wege der Absonderung (*secretio*) entstanden. Die Tränkungen, welche blutig gefärbte Flüssigkeiten veranlassen, sind besonders gründlich zu unterscheiden als Leichenerscheinungen von denjenigen, welche durch Blutanhäufung und Stockung des Blutes im Leben (bei Congestion und Entzündung) vorkamen. Die durch Tränkung entstandene Röthe, die besonders häufig an der innern Haut des Herzens und zwar in der venösen Hälfte desselben, sowie in den grossen Venen vorkommt, dann aber auch, wie gesagt, an den grössere Venen umgebenden Gebilden, sowie an denjenigen, welche mit transsudirtem, blutig gefärbtem Serum in Berührung standen, — zeichnet sich dadurch aus, dass sie verwaschen (diffus) erscheint, d. h. ohne bestimmte Begrenzung, dass die Gefässe der Gebilde nicht ungewöhnlich hervortreten, und dass bei microscopischer Betrachtung die Röthe fast ganz schwindet, namentlich bei stärkerer Vergrösserung. Es ist lehrreich, solche Tränkungen nach dem Tode absichtlich zu bewirken, um sie in ihrer Erscheinung gehörig aufzufassen; zu diesem Behufe nimmt man z. B. Blut von einem Thiere, das die innere Haut des Herzens getränkt hatte, giesst dasselbe in ein gesundes Herz und lässt es in demselben einige Stunden stehen.

§. 23.

Umfangs-Aenderung (*alineatio voluminis*). In diesem Betracht ist hinsichtlich der Lebensschwellung der Haut auf den §. 16 zu verweisen. Aber es ist nicht allein diese, welche in der Regel an den Leichen eingefallen (collabirt, von *collapsus*, das Einfallen) erscheint, sondern es ist dies auch an allen übrigen Organen der Fall, bei denen die Lebensschwellung mit der Abnahme der Wärme schwindet, weil die lebendige Spannkraft aufgehoben ist und die Flüssigkeiten verdichtet sind. Je parenchymatöser die Organe und je reicher an Blut dieselben im Leben sind, desto mehr erscheinen sie im Tode eingefallen. Insbesondere ist in dieser Beziehung auf im Leben bestehende Geschwülste, namentlich der entzündlichen zu achten, die im Tode stets einen geringeren Umfang haben, als im Leben. Das Volumen der Organe kann indess auch im Tode sich vermehren; in dieser Beziehung vergleiche man §. 19.

Dichtigkeit (*consistentia*) und **Zusammenhang** (*cohaesio*). Zunächst ist hinsichtlich der muskulösen Gebilde zu beachten, ob die Todtenstarre bereits eingetreten oder nicht, oder auch schon vorüber ist, um darnach die Dichtigkeit und den Zusammenhang zu bemessen; dann, ob bereits Fäulniss eingetreten, und bis zu welchem Grade vorgeschritten ist, und braucht es wohl kaum angemerkt zu werden, dass in dem Grade dies der Fall ist, Dichtigkeit und Zusammenhang vermindert sind. In der Regel sind die blutreichen parenchymatösen Organe im Leben wegen ihrer Schwellung weniger dicht und von geringerem Zusammenhange, als nach dem Tode, z. B. Lunge und Leber; dies gilt auch vom Mastdarme, der durch Handhabungen (Manipulationen) in demselben leichter verletzt werden kann, als an der Leiche.

§. 24.

Elasticitäts-Aenderung (*alienatio elasticitatis*). Diese in den verschiedenen Formen der Harz- und Feder-Elasticität, ist in den Gebilden der Leiche gewöhnlich geringer, als im Leben; die gelben Bänder, insbesondere das Nackenband machen jedoch hiervon eine Ausnahme, insofern sie so lange ihren hohen Grad der Elasticität bewahren, bis Fäulniss oder Austrocknung sie zerstört.

Farben-Aenderung (*alienatio coloris*). Diese ist sehr verschieden, ist aber meist leicht zu deuten, insofern sie sich auf Blutanhäufung in Folge Senkung, auf Durchschwitzung und Tränkung, ferner auf Aehnliches in Betreff der Galle, und endlich auf die vorgeschrittene Fäulniss in den Weichtheilen bezieht. Die Fäulniss bewirkt Schmutzfarben, wovon die bläulich-graue oder Bleifarbe (*lividus*) und die bläulich- oder gelblich-grüne (*glaucus*) die herrschenden sind. In manchen Theilen geht schon eine Farbenänderung während der Section vor, so im Blute und den davon enthaltenden Organen; es wird durch die Einwirkung des atmosphärischen Sauerstoffs an seiner Oberfläche röther, wenn es nicht durch vorhergegangene Krankheits- und Fäulniss-Processe die Empfänglichkeit für diese Einwirkung eingebüsst hat.

Glanz-Aenderung (*alienatio nidoris*), sowie Aenderung in der Durchsichtigkeit und Durchscheinigkeit (*alienatio pelluciditatis et diaphanitatis*). Diese Erscheinungen sind in den Leichentheilen in der Regel vermindert, und hängt diese Verminderung in der Regel mit Verdunstung und Verdichtung des Serums zusammen. In dieser Beziehung sind besonders merkwürdig die Leber und die Milz, welche bei gesunden Thieren bei frischer Eröffnung der Bauchhöhle eine schöne bläuliche, in's violette schillernde Farbe besitzen, vorzüglich das erstgenannte Organ. Diese Farbe geht aber durch die Verdunstung des Serums und wahrscheinlich durch die Einwirkung des atmosphärischen Sauerstoffs ins Braune über.

§. 25.

Einschnürung und **Verengerung** (*contractio et sthenosis*) Erweiterung (*dilatatio*), Einschiebung (*intussusceptio vel invaginatio*) und Verwicklung (*volvulus v. circumvolutio*). Erscheinungen dieser Art werden oft am Darmkanal, insbesondere am engen Darme als Leichensymptome, oder als im Todeskampf entstandene gesehen; sie kommen beziehungsweise durch Unregelmässigkeit der peristaltischen Bewegungen, durch Luftansammlung, durch die Unruhe im Absterben, sowie durch das Verbringen der Leichen und ihre rohe Handhabung zu Stande. Abwesenheit von Blutanhäufung und Ausschwitzung (Congestion und Entzündung) sowie von Brand an den betreffenden Theilen sprechen sammt der leichten Wiederherstellung der Ordnung für Leichen-Symptome. Bei Hunden kommen Einschiebungen, bei Pferden am meisten Verwickelungen vor.

Zerreissung (*dilaceratio*). Eine solche kommt nicht selten während des Sterbens und nach dem Tode am Magen, Darmkanale und Zwerchfelle vor, besonders wenn Luftansammlung in jenen Eingeweiden Statt findet und wenn die Leichen unvorsichtig weggeschafft werden. Auch hier bietet die Abwesenheit von Gegenwirkungs-Erscheinungen, wie der Congestion etc. die Unterscheidungsmerkmale von den während der Krankheit entstandenen derartigen Zufällen.

§. 26.

Ortsveränderung (*dislocatio*). Häufig wird während des Todeskampfes und kurz nach dem Todeseintritt Koth und Harn abgesetzt und findet man dann das hintere Ende des Mastdarmes und die Harnblase leer. Dies kommt dann zu Stande durch den aufgehobenen Willenseinfluss auf die Schliessmuskeln bei Fortdauer der peristaltischen Bewegung im Darmkanal und bei vorwaltender Mitwirkung des Harntreiber-Muskels der Blase, während sich in ihm die Todtenstarre einstellt.

Bei Wiederkäuern kommt es fast regelmässig vor, dass man bei Sectionen derselben Futterstoffe in der Rachenhöhle, in der Nase, im Kehlkopfe und in der Luftröhre vorfindet. Diese Erscheinung hat schon oft zu der irrthümlichen Annahme geführt, dass die Thiere durch eben diese Futterstoffe erstickt seien; in der Regel sind dieselben aber erst während des Sterbens und beim Niederstürzen der Thiere in die Rachenhöhle u. s. w. gelangt. Zuweilen findet man diese Erscheinung auch bei Pferden, namentlich bei Koppern, bei denen der Magenmund gewöhnlich sehr erweitert, wie es bei den Wiederkäuern in einem noch höhern Grade der normale Fall ist. Die Abwesenheit von reactiven Symptomen, wie von Congestion und Entzündung, und ihren Ausgängen sprechen auch in diesem Falle für die Leichen-Symptome, beziehungsweise für Symptome der Agonie.

Wenn die Wiederkäuer auf der rechten Seite liegend exenterirt werden, so findet man die linke Niere auf der rechten Seite hinter der rechten liegend. Dies hat schon Veranlassung zur Annahme einer angeborenen fehlerhaften Lage dieses Organes gegeben, während es in der That der Fall ist, dass die linke Niere bei Wiederkäuern nicht durch die Nierenkapsel in ihrer Lage erhalten wird, sondern die Bauchhaut die ganze Niere überzieht und dieselbe während des Lebens durch den Pansen unterstützt und in der gehörigen Lage erhalten wird.

Andere Orts- und Lagenveränderungen ereignen sich oft beim Darmkanal und zuweilen bei der trächtigen Gebärmutter, indem dieselbe eine Umwälzung zeigt, wie sie auch bei Rindern nicht selten während des Lebens als Krankheitszustand besteht, und zwar aus gleicher Ursache, nämlich dadurch, dass die Thiere sich um ihre Längenachse drehen oder gedreht werden. Auch in solchen Fällen dient die An- oder Abwesenheit von Reactions-Erscheinungen als Mittel für die Beurtheilung, ob man es mit einem zufälligen Leichensymptom oder mit einem Krankheitszustande zu thun hat.

§. 27.

Endlich sind zur richtigen Würdigung der durch die vorhergegangenen Krankheits-Processe bewirkten anatomischen Veränderungen noch diejenigen Erscheinungen zu beachten, welche durch Mangel an Nahrungsmitteln und Getränke, beziehungsweise durch Verhungern und Verdursten entstehen können. Kranke Thiere, welche keine oder nicht genügende Nahrungsmittel aufzunehmen vermögen, obgleich sie dazu noch Neigung besitzen, oder solche nicht aufnehmen, weil Abneigung vor denselben stattfindet, wie für beide Fälle die Bräune, der Starrkrampf und die Tollwuth Beispiele abgeben können, leiden zugleich unter den Erscheinungen der Erschöpfung (*inanitio*) aus diesem Grunde, und findet man dann bei den Sectionen auch anatomische Veänderungen, welche dahin zu deuten sind; z. B. einen congestiven Zustand der Rachenhöhle, und ihrer Umgebungen, Leerheit des Magens, Röthe der Schleimhaut, stellenweise Ablösung des Epitheliums von derselben, namentlich an den Erhabenheiten der Falten, und eine blutig gefärbte Flüssigkeit. Diesem Gegenstande ist noch fast gar keine Aufmerksamkeit geschenkt worden, verdient es aber wohl zur genaueren Unterscheidung der primären Krankheits-Processe von den secundären mehr zufälligen Erscheinungen.

Gleicherweise hat man ein Augenmerk zu richten auf diejenigen Veränderungen, welche durch das Kurverfahren, das chirurgische wie medicinische hervorgebracht worden sein können. Was die chirurgischen Eingriffe anbetrifft, so befinden sie sich an der Oberfläche des Körpers, und sind deshalb keinen Schwierigkeiten rücksichtlich der Beurtheilung zur Unterscheidung vom wesentlichen Krankheitsprocesse unterworfen, und auch stets beachtet worden. Anders aber verhält es sich hinsichtlich der einverleibten Arzneimittel; die durch dieselben hervorgebrachten Veränderungen sind oft viel schwieriger festzustellen, und wird in der Regel darüber hinweggegangen. Eine genaue Kenntniss der physiologischen Wirkungen der Arzneimittel und ihrer Verschiedenheit in kranken Zuständen wird das Mittel für die Unterscheidung darbieten.

VIERTES KAPITEL.

Von der Kunstsprache.

§. 28.

Die pathologisch-anatomische Kunstsprache, (*terminologia pathologico-anatomica*) befasst sich mit den Kunstausdrücken (*terminus technicus*, Kunstausdruck). Diese Sprache soll umfassend und bestimmt, aber doch möglichst kurz sein. Eine jede Sprache kann weitschweifig sein, aber dennoch nicht bestimmt, wogegen sie kurz sein kann und dabei bestimmt und umfassend, insofern sie alles Das angiebt, was man von der Sache Wesentliches zu erfahren wünscht, um eine klare Anschauung davon zu erlangen und ein richtiges Urtheil darauf zu gründen. Es ist nicht leicht, sich eine solche Sprache anzueignen; fortwährende eigene Uebung und öftere Lesung musterhafter Berichte über pathologisch-anatomische Untersuchungen sind die Mittel dieselbe auszubilden, wozu bereits die Grundlage beim Betrieb der physiologischen Anatomie gelegt sein sollte. Als Regel lasse man gelten, sich der Muttersprache zu bedienen, ohne aber die Aneignung der Ausdrücke aus fremden Sprachen zu vernachlässigen, ja selbst sind solche aus der lateinischen und griechischen Sprache da anzuwenden, wo sie sehr geläufig, noch mehr aber dann, wenn sie durch die Muttersprache nicht so kurz und bestimmt gegeben werden können. Die fremden Ausdrücke nur um deswillen zu gebrauchen, um damit glänzen zu wollen, verfehlt bei Einsichtsvollen den Zweck, und Kunstausdrücke aus fremden Sprachen anzuwenden, ohne damit einen richtigen Begriff zu verknüpfen, begründet den Vorwurf der unwissenden Aufgeblasenheit, und Kunstausdrücke aus fremden Sprachen zu gebrauchen in einer solchen Häufung, dass hierin die Hauptwissenschaft zu bestehen scheint, wie es leider in der pathologischen Anatomie und in der Medizin überhaupt zuweilen geschieht, erregt Ekel beim nüchternen Forscher, wenn er es unternimmt, das Kauderwälsch in die Muttersprache zu übersetzen, und dann gewahrt, dass losgeschält von allem Gepräge der Kern ungeniessbar und ohne Nahrungsgehalt ist.

Zur Darlegung und Erklärung der gebräuchlichsten Kunstausdrücke halten wir uns an die Gegenstände, welche bei pathologisch-anatomischen Untersuchungen berücksichtigt werden sollen, und bereits früher (§. 4.) angeführt worden sind.

§. 29.

In Betreff der Lage sind vorzüglich folgende Ausdrücke zu merken: ein Körper ist eingelagert, eingetragen, eingebettet, wie z. B. ein Tuberkel und dgl. in der Substanz der Leber oder der Lunge vorkommt; mithin wenn ein Körper vereinzelt oder in geringer Menge von der Masse eines Organes umgeben ist; bei kleinem Umfange des eingelagerten Theiles bedient man sich auch wohl des Ausdrucks: eingesprengt oder durchzogen. Eine grössere Menge der eingelagerten Körper wird als durchsäet bezeichnet. Die Einlagerung ist ferner gleichmässig oder gruppirt, und bilden die Körper dann eine Gruppe, wenn sie nahe zusammenliegen, ohne aber eine theilweise Verschmelzung einzugehen. Zur Bezeichnung der Grösse der Gruppe wählt man in der Regel Natur- oder Kunstgegenstände (vgl. §. 31). Liegen rundliche Körper, ohne von der Masse eines Organs umschlossen zu sein, neben- und aufeinander, so nennt man dieses Lagerungsverhältniss: Zusammenhäufung (Aggregat) oder Zusammenballung (Conglomerat), und sind sie dann in diesem Falle zusammengehäuft oder gehäuft und zusammengeballt (aggregirt und conglomerirt), wie es z. B. bei den sog. Lymphdrüsen, namentlich an den Luftröhrenästen vorkommt.

Schichtung (*stratificatio*) heisst die Neben- oder Aufeinanderlagerung von Schichten (*stratum*, die Schicht) in parallelen Ebenen (*stratum supra stratum*), und kann eine verschiedene mathematische Gestalt haben, wagerecht, senkrecht, verschiedenartig gekrümmt, concentrisch u. s. w. sein, im letzteren Falle, wenn die Schichtenkreise einen gemeinschaftlichen Mittelpunkt haben. Für alle diese Fälle bieten vorzüglich Faserstoffausschwitzungen passende Beispiele dar.

Eingeschoben (invaginirt) heisst ein Körper, wenn er seine natürliche Lage verlassen oder sein Lagerverhältniss zu einem anderen Theile abgeändert hat, aber noch von allen Seiten oder doch von einer Seite von einem Sacke umgeben ist, wie z. B. bei der Einschiebung oder Einscheidung (*invaginatio*) des Darmkanals und bei den Eingeweidebrüchen (*hernia*); solche Theile können dann auch noch eingeklemmt (incarcerirt) sein, wenn sie von den umgebenden Gebilden so eng umschlossen sind, dass sie die Wegsamkeit in ihren Höhlen oder Blutgefässen eingebüsst haben, und dadurch ihr natürlicher Inhalt z. B. die *Contenta* des Darmcanals und das Blut der Gefässe ins Stocken gerathen sind.

Ein Theil heisst vorgefallen (prolabirt) und bildet einen Vorfall (*prolapsus*), wenn er in Folge der Abänderung seiner normalen Lage frei zu Tage liegt, wie es z. B. hinsichtlich natürlicher Oeffnungen bei der Scheide, dem Mastdarm u. s. w. hinsichtlich künstlicher Oeffnungen beim übrigen Darmkanal, bei der Lunge u. s. w. der Fall sein kann; dann aber bildet der Vorfall zugleich eine Umkehrung (*inversio*), wenn die innere Wand eines Organs nach aussen gekehrt ist, wie es z. B. beim Tragsack nicht selten geschieht.

§. 30.

Eine abnorme Verbindung findet zwischen Theilen statt, die im normalen Zustande getrennt, und eine abnorme Trennung zwischen solchen, welche im normalen Zustande verbunden sein oder ein Ganzes darstellen sollen. Die Theile sind entweder mit einander verschmolzen, verwachsen, aneinander angewachsen, angeheftet, je nachdem die Verbindung mehr oder weniger innig ist. Solche Verbindungen kommen durch Faserstoff-Ausschwitzungen zu Stande, deren Alter, beziehungsweise Grad der Organisation dann die mehr oder minder grosse Innigkeit der Verbindung bewirkt. Die Trennung der Theile wird je nach ihrer Art als Bruch (*fractura*), Zerreissung (*ruptura*), Quetschung (*conquassatio*), Spaltung (*fissura*) bezeichnet, und können solche Trennungen entweder vollkommen oder unvollkommen, die Spaltung insbesondere noch eine durchgehende oder nicht durchgehende (d. h. von dem einen Ende bis zum anderen eines Organs verlaufende oder nur eine theilweise) sowie eine durchdringende oder nicht durchdringende Spaltung (eine Ritze) sein; erstere, wenn die Spalte z. B. an einem Knochen bis in die Markhöhle dringt, letztere, wenn dies nicht der Fall ist. Als zerklüftet bezeichnet man die Trennung des Zusammenhangs in der Quere bei festharten Theilen. Die Ausdrücke: Abblätterung, Loslösung, Abstossung (*exfoliatio*) und Abschürfung, Abschilferung (*excoriatio, erosio*) werden, jene bei Knochen, diese bei häutigen Gebilden gebraucht und bedürfen keiner Erklärung.

§. 31.

Zur Bestimmung der Grösse bedient man sich entweder genauer Messungen in drei auf einander senkrecht stehenden Richtungen, d. h. man bestimmt Länge, Höhe und Breite nach französischem Maasse (vergl. §. 13), oder man benutzt weniger umständlich, aber auch weniger genau die Vergleichung mit allgemein bekannten Natur- und Kunstgegenständen. In letzterem Betracht hat man zu beachten, dass nicht Gegenstände, deren Grösse bedeutenden Schwankungen unterworfen ist, zum Vergleiche gewählt werden, wie Aepfel, Kartoffeln, Spielbälle und dergl. In der Regel wählt man runde oder längliche Saamen und Früchte, letztere mit dem Beisatze klein, mittelmässig oder gross, oder man wählt Theile des menschlichen Körpers mit der Angabe der Altersstufe. Kommen mehrere ähnliche Körper verschiedener Grösse vor, so genügt es in der Regel, das grösste und das kleinste Maass (das Maximum und das Minimum) anzugeben, woraus dann die Mittelstufe (das Medium) sich von selbst ergiebt; zuweilen aber erfordert es die Genauigkeit, anzugeben, welches dieser Maasse vorherrschend ist. Bei Vergrösserung ganzer Organe wählt man füglich die Grösse gesunder gleichen Alters zum Vergleich, mit dem Beisatze, dass diese um die Hälfte, um das Doppelte u. s. w. übertroffen werden.

Das Gewicht der abnormen Theile wird entweder durch die Wage bestimmt (vgl. §. 13), oder man macht eine ungefähre, aber auch um deswillen ungenaue Vergleichung mit den normalen Gebilden gleichen Alters mit der Angabe, dass jene ungefähr um so oder so viel leichter oder schwerer befunden wurden.

§. 32.

Die **Dichtigkeit** der Theile wird in Ausnahmsfällen durch das specifische Gewicht bestimmt, oder, wie gewöhnlich in der thierärztlichen Praxis, einfacher durch den Widerstand, den sie den drückenden Fingern entgegensetzen. Hierbei wählt man zur Vergleichung bekannte feste und flüssige Theile des thierischen Körpers oder auch anderer Natur- und Kunstgegenstände, z. B. die Theile haben die Dichtigkeit der Gehirn-, Muskel- oder Knochenmasse, der Galle, des Schleimes, des Leinöls u. s. w.

Den Grad des Zusammenhangs ermittelt man durch Versuche die Körper zu brechen, zu zerdrücken, zu zerreissen, zu zerbrechen oder zu zerschneiden. Nach dem hierbei wahrgenommenen verschiedenen Verhalten werden dann die verschiedenen Ausdrücke: zerfliessend, weich, teigig, leicht zerreisslich, zähe, fest, brüchig, geschmeidig, spröde, bröcklich u. s. w. gebraucht.

Hinsichtlich der Elasticität ist zunächst zu bestimmen, ob sie vorhanden oder nicht, und von welcher Form sie ist (vgl. §. 24). Zur Vergleichung ihres Grades wählt man ebenfalls bekannte Natur- und Kunstgegenstände, z. B. die Lederhaut, den Knorpel, das Kautschuk u. dgl.

Die Gestalt der Körper wird angegeben, indem man sie mit bekannten Gegenständen vergleicht, z. B. kugelig, bohnen-, maulbeer-, birnförmig u. s. w., oder man beschreibt sie genau durch Bezeichnung des Verhältnisses zwischen Ecken, Kanten und Winkeln, und nimmt dabei noch Rücksicht auf Einfachheit und Zusammengesetztheit; eine solche Bezeichnung findet insbesondere bei Eingeweidesteinen statt.

§. 33.

Bei Bezeichnung **der Farbe** pathologischer Gegenstände ist eine besondere Vorsicht erforderlich, denn die Farbe ist am meisten geeignet, das Wesen der Sache zu bezeichnen. Es ist jedoch nicht leicht, die richtige, für Andere verständliche und in gleicher Weise auffassbare Bezeichnung des Farbentons zu finden; daher erfordert dies viel Uebung. Bei der Bestimmung der Farben kommt es weniger auf ein scharfes, als auf ein gebildetes Auge an; daher wird eine völlige Uebereinstimmung in den bezüglichen Angaben vermisst. Die in den Haussäugethieren vorkommenden Grundfarben sind: weiss, grau, roth, braun, schwarz. Diese Farben sind entweder rein oder schmutzig; letzteres, wenn sie eine unbestimmte Beimischung anderer Farben haben. Um den Grad der Grundfarben (die Intensität) d. i. das Verhältniss der Menge des färbenden Stoffes zu dem nicht färbenden zu bezeichnen, gebraucht man die Ausdrücke: leicht, hell, hoch, dunkel. Ist eine Mischung von Farben genau zu erkennen, so muss die Grundfarbe als die intensivere von der Nebenfarbe, welche jener einen Stich verleiht, genau unterschieden werden. In einem solchen Falle wird bei den Ausdrücken die Hauptfarbe nach- und die Nebenfarbe als Adjectiv mit der Endung ich oder icht vorgesetzt. Das Weisse ist entweder reinweiss, z. B. schneeweiss, milchweiss, oder ein gemischtes Weiss, z. B. röthlich-weiss, röthlichgrau, bläulich-weiss u. s. w., und darf man nicht sagen grauröthlich u. s. w.

Reines Gelb, Grün und Blau kommen im gesunden Körper der Haussäugethiere nicht vor, im kranken nur sehr selten; gemischte Farben der beiden ersten Arten werden meist durch Gallenfarbestoffe, die der letzten Art durch venöses Blut, insbesondere in durchscheinenden Häuten, und ein schmutziges Grün durch die Fäulniss hervorgebracht. Roth ist die am meisten, in den manichfachsten Abstufungen vorkommende, und auch für die Beurtheilung bedeutungsvollste Farbe. Man unterscheidet bei dieser, wie bei allen Grundfarben, das Lichte und das Dunkle und ihre Aehnlichkeit mit der gewöhnlichen Farbe von gewissen Gegenständen, z. B. rosenroth, zinnoberroth, ziegelroth. Freilich sind namentlich Rosen und Ziegel von sehr verschiedener Röthe; es sind daher jene Bezeichnungen nach der gewöhnlichen Uebereinkunft zu nehmen. Die gemischten rothen Farben sind: bläulich-roth, gelblichroth, braun-roth u. s. w.

Grau ist eine vielverbreitete Farbe im thierischen Körper, und ist dabei das Lichte und das Dunkle hervorzuheben. Das reine Braun ist nicht häufig; bei der von ihrer Umkleidung befreiten Leber jedoch und bei den Schilddrüsen die normale

Farbe, daher leberbraun auch als Bezeichnung einer eigenthümlichen Farbe im gemeinen Leben gebraucht wird. Bei den Nieren hat das Braune einen Stich in's Graue. Schwarz kommt als normale Farbe in der Aderhaut des Auges vor, und von den krankhaften Gebilden sind die Melanosen ebenfalls schwarz.

§. 34.

Die Oberflächen thierischer Theile zeigen entweder einen Glanz oder keinen; im letzteren Falle sind sie glanzlos, trübe, matt (*opacus*). Die Art des Glanzes ist nur ein untergeordnetes Merkmal, da es sich in krankhaften Zuständen der Organe mehr um die Gegenwart oder Abwesenheit des normalen Glanzes handelt. Uebrigens wird der Glanz durch den Grad der Dichtigkeit der Körper, durch die Anordnung ihrer anatomischen Elementar-Theile, sowie durch Befeuchtung mit Serum und Beschmierung mit Fett hervorgebracht.

Der Grad der Durchsichtigkeit wird auf verschiedene Weise bezeichnet, als wirklich durchsichtig, oder als durchscheinend (vgl. §. 24); wirklich durchsichtig sind nur gewisse Theile des Auges im normalen Zustande (Hornhaut, wässrige Feuchtigkeit, Krystallinse und Glaskörper), alle andern normalen und abnormen Gebilde sind bloss durchscheinend.

Die Flüssigkeiten werden hinsichtlich ihrer Durchsichtigkeit oder Durchscheinigkeit, also abgesehen von jeder Farbe, als wasserhell, trübe, flockig u. s. w. bezeichnet.

§. 35.

Diejenigen Bezeichnungen anatomischer Eigenschaften, welche das Verhältniss fester und flüssiger Theile zu einander ausdrücken sollen, erfordern eine grosse Genauigkeit, weil sie viel Aufklärung über die obwaltenden pathologischen Zustände geben. Alle Organe sind im gesunden Zustande mit der Ernährungsflüssigkeit mehr oder weniger durchfeuchtet, und fragt es sich, in wie weit eine Verschiedenheit hievon im krankhaften Zustande stattfindet, und von welcher Art die Flüssigkeit ist, welche durch das ganze Gewebe gleichartig verbreitet und so gleichsam mit den Organtheilen gemengt ist. Wenn auf der Schnittfläche eines Organes die darin enthaltene Flüssigkeit erst beim Drucke sichtbar wird, so sagt man, es sei davon mehr oder weniger durchfeuchtet; quillt, sickert oder träufelt aber die Flüssigkeit ohne Anwendung eines Druckes wie aus einem Schwamme heraus, so ist das Organ mehr oder weniger, stark oder mässig mit demselben getränkt (infiltrirt), wie es bei Wassersucht (*oedema*) der Haut und der Lunge, und bei Blutfülle dieses Organes der Fall ist. Findet sich dagegen eine Flüssigkeit in Höhlen von einer neugebildeten Haut, oder von einer solchen, die dem Organe im normalen Zustande eigen ist, so nennt man die Flüssigkeit eingesackt (*saccatus*); hierher gehören z. B. die Wasserbälge (*hydatides*), Sackwassersuchten (*hydropes saccati*), Eiterbälge (*vomicae*), die Blutgeschwulst oder der Blutbalg (*haematoma saccatum v. haematocystis*).

Bilden Gasarten den Inhalt, so drückt man den Gradunterschied mit aufgedunsen, aufgebläht (meteoritisch, tympanitisch, emphysematisch) aus. Sind Gasarten und Flüssigkeiten mit einander gemengt, wie diess häufig in den Luftwegen vorkommt, so bilden sie einen Schaum (*spuma*); je nach der Menge und Zertheilung der Luftarten kann dann der Schaum mehr oder weniger fein oder grob sein.

Es versteht sich übrigens von selbst, dass nicht nur die Gegenwart pathologischer Flüssigkeiten, sondern auch die Abwesenheit, Verminderung oder Vermehrung physiologischer angegeben werden müsse.

§. 36.

Endlich ist darauf Rücksicht zu nehmen, ob die krankhaften Neugebilde eine Textur oder Structur besitzen oder nicht; Concremente, Steine und Tuberkeln besitzen diese Eigenschaften nicht, sie sind structurlos. Ist ein Organ in seiner Textur oder Structur verändert, oder tritt das Neugebilde mit diesen Eigenschaften auf, wie es alle wirklich organisirten thun, so ist die Art und Weise des feineren Gewebes (der Textur) und des gröberen Baues (der Structur) möglichst genau anzugeben, was zu den schwierigeren Aufgaben gehört, die durch Uebung und Nachahmung guter Muster gelöst werden müssen. Insbesondere ist bei solchen Beschreibungen das Verhältniss des Grundgewebes (*stroma*) zu dem Zwischengewebe (*parenchyma*) welches letztere, wenn es weich ist, auch Breistoff genannt wird, zu beachten, die Art und Weise der Maschen- oder Zellenräumen-Bildung genau aufzufassen. Ueber diesen Punct wird häufig leicht weggegangen; aber die Genauigkeit und Treue (Exactheit) in demselben ist eben so sehr geeignet, die Unterschiede der pathologischen Theile festzustellen, als dem Untersucher Vertrauen zu erwerben.

FÜNFTES KAPITEL.

Von der Abfassung der Zergliederungs-Berichte und der Krankheits-Bestimmung.

§. 37.

Die **Zergliederungs-Berichte** (Sections-Protocolle) erfordern eine verschiedene Abfassung, je nach dem Zwecke, dem sie dienen sollen; hat der practische Thierarzt die Absicht, sich Erfahrungen zu sammeln, ohne von den Einzelfällen einen wissenschaftlichen Gebrauch zu machen, so genügt es mit der Aufzeichnung des wesentlichen anatomischen Befundes zu dem im Tagebuch enthaltenen kurzen Krankheits-Berichte. Anders aber verhält sich die Sache, wenn von einzelnen merkwürdigen Fällen ein wissenschaftlicher Gebrauch in einer Zeitschrift gemacht werden soll, oder wenn die Berichte auf polizeiliche und gerichtliche Veranlassung erstattet werden; in diesen Fällen müssen sie so umfassend und bestimmt sein, dass der sachverständige Leser auf die schriftliche Darstellung hin im Stande ist, sich ein selbstständiges Urtheil zu bilden. In Sections-Berichten dieser Art ist zunächst die Veranlassung zu den Sectionen, der specielle Zweck zu dem sie angestellt worden und die Umstände, unter denen sie stattfinden, anzuführen; dann folgt die Beschreibung der äusseren, und hierauf die der inneren Untersuchung. Besteht in gerichtlichen und polizeilichen Fällen kein Zweifel hinsichtlich der Identität des zu untersuchenden Thieres, so bleiben die Erkennungszeichen desselben weg (vergl. §. 11), in anderen Fällen aber müssen sie in dem Berichte denjenigen Merkmalen vorausgehen, welche für die technische Beurtheilung des Falles nöthig sind. Selten geschehen die Sectionen der Hausthiere unter Verhältnissen, dass während derselben die Beschreibung des Befundes vom secirenden Thierarzte gemacht oder einer anderen Person (einem polizeilichen oder gerichtlichen Beamten oder einem sachverständigen Collegen) in die Feder dictirt werden kann; daher ist es jedenfalls erforderlich, dass der in solchen Beschäftigungen weniger Geübte sich während der Section Notizen über den wesentlichen Befund macht, um nachher bei Niederschreibung des Sections-Berichtes, oder beim Dictiren desselben zu Protocoll keine Verlegenheiten, Irrungen und Verwirrungen entstehen. Diesem wird jedoch bei den Geübteren schon dadurch vorgebeugt, dass die Sectionen selbst in gehöriger Ordnung gemacht werden (vergl. §. 12.) und dass die Thierärzte zum Behufe ihrer Sammlung störende Einflüsse so viel als möglich von sich abzuhalten suchen.

§. 38.

Bei den **Sections-Berichten** sind zu unterscheiden: die Art der Abfassung und ihr Inhalt (Form und Materie). Hinsichtlich des Formellen kommt die Schreibart (Diction) und die Ordnung in den Aufzeichnungen in Betracht. Sections-Berichte sind nun zwar keine Schriftstücke, in denen man durch glänzenden Periodenbau u. dgl. seine Sprachkenntniss an den Tag legen soll; doch aber sind sie im Stande eine günstige Meinung von dem Berichterstatter zu erregen, wenn sie den Denkgesetzen gemäss (logisch) geordnet sind, ihre Sprache kurz, bestimmt und frei von Wiederholungen und Häufungen (Pleonasmen und Tautologien) ist. Ein unerlässliches Mittel zur Herbeiführung der Ordnung in solchen Berichten ist die Ordnung in den Sectionen selbst, und eine solche findet dann statt, wenn die Organe der Reihe nach untersucht werden, wie sie im anatomischen, noch besser aber im Verrichtungs-Zusammenhange stehen, und wenn die Merkmale der krankhaften Veränderungen in der Reihe aufgefasst werden, wie sie früher (§. 4) in natürlicher Folge für die sinnliche Wahrnehmung angegeben worden ist. Demnach ist es durchaus fehlerhaft, wenn man z. B. von der Beschreibung des Bauchfelles auf die Leber, von dieser auf die Lunge, von dieser auf den Magen, von diesem auf das Herz, den weiten, den engen Darm u. s. w. übergeht; und eben so fehlerhaft würde es sein, die Merkmale, welche durch das Auge allein, mit solchen, welche durch den Tastsinn aufgefasst werden, durch einander zu mengen, z. B. zu sagen, dass das Herz blassroth, schlaff, mattglänzend, in seinen Kammern erweitert und hie und da mit röthlichen Flecken versehen gewesen sei.

§. 39.

Bezüglich des Materiellen der Sections-Berichte ist es zunächst erforderlich, dass in der Beschreibung nichts Wesentliches übergangen werde, dass auf das Wesentliche das grössere Gewicht, auf das Minderwesentliche oder Unwesentliche ein geringeres oder kein Gewicht gelegt, dass nur das wirklich Krankhafte in der Regel geschildert werde, das wirklich Gesunde aber nicht. Indessen gibt es auch von dieser Regel Ausnahmen; dann nämlich, wenn die Abwesenheit von krankhaften Zuständen in gewissen Organen die Annahme, wegen welcher die Section gemacht wurde, verneint; handelt es sich z. B. darum, durch die Section zu ermitteln, ob ein Pferd mit der Rotzkrankheit behaftet ist, so ist es nicht genügend anzugeben, dass die Schleimhaut der Nase, des Kehlkopfs, der Luftröhre und der Lunge selbst normal gewesen seien, sondern es sind die Zeichen der Normalitä tdieser Organe und insbesondere noch anzuführen, dass sich in denselben weder Knötchen noch Geschwüre befunden hätten, wenn man sich dem Verdachte der Oberflächlichkeit, der schlaffen Gewissenhaftigkeit und dem Einwurfe entziehen will, dass die Ansicht von der Gesundheit dieser Organe sehr relativ sein könne. Ferner ist es hinsichtlich des Materiellen der Sections-Berichte erforderlich, dass sie keine vorgefasste Meinung an den Tag legen, sondern durchaus gegenständlich (objectiv, frei von aller subjectiven Beimischung) gehalten sind, dass sie also nur Beschreibungen und keine Krankheits-Unterscheidungen (Diagnosen) enthalten, welche in die den Berichten anzuschliessenden Gutachten gehören; so ist es z. B. falsch, bei einer

Beschreibung der Lunge zu sagen: sie sei entzündet, hepatisirt, tuberkulös gewesen, sondern richtiger ist es, diejenigen Merkmale genau anzugeben, woran der Sachverständige jene Zustände erkennen kann, insofern es in der That nicht der Fall ist, dass alle Sachverständigen hinsichtlich der Deutung der anatomischen Abweichungen einig sind. Endlich gehört es noch zur gegenständlichen Haltung der Sections-Berichte, dass sie durchaus frei von Ausdrücken der Verwunderung und des Erstaunens sind, vielmehr nur nüchterne, genaue Angaben enthalten, weil sonst gerechter Verdacht der Uebertreibung oder Geringschätzung entsteht. Demnach ist es fehlerhaft zu sagen, ungeheuer und dgl., oder nichtsbedeutend, winzig u. dgl.

§. 40.

An den Sections-Bericht schliesst sich die Bestimmung oder Unterscheidug der Krankheit (*diagnosis*) an; sie entsteht in Folge einer wissenschaftlichen und erfahrungsmässigen Ueberlegung und Schlussfolgerung aus dem Befunde auf die Bedeutung desselben. Uebrigens ist die Diagnose zweifacher Art: eine anatomische und eine pathologische, beziehungsweise klinische. Zunächst besteht die Aufgabe, aus den Merkmalen, welche an den Organen aufgefunden und im Sections-Berichte angeführt wurden, die Formen der anatomischen Veränderungen z. B. als Entzündung, Vereiterung, Tuberkeln, Blutung u. dgl. zu bezeichnen, und zwar nach der Anleitung, wie sie im zweiten Theile dieses Buches gegeben ist. Diese Unterscheidung erfordert eine grosse Aufmerksamkeit und Genauigkeit; trotzdem aber ist sie nicht immer mit Zuverlässigkeit zu machen, und dann verlangt es die Wissenschaft und Gewissenhaftigkeit, dass man es eher bei der Angabe der Merkmale von den anatomischen Veränderungen bewenden lässt, als der Eitelkeit des Alleswissens zu fröhnen, und einen Selbstbetrug zu begehen, oder sich von der falschen Scham der Unzulänglichkeit des Wissens hinreissen zu lassen, und Anderen trügerischen Sand in die Augen zu streuen. Wichtig ist es auch, das Stadium der Entwicklung der anatomisch-pathologischen Processe und ihre Dauer festzustellen, und zwar nicht allein für die Wissenschaft, sondern noch mehr in gerichtlichen Fällen, in denen die Beurtheilung von der Zeit des Krankheitsanfanges abhängig gemacht ist. Zum Behufe dieser Bestimmungen ist eine grosse Umsicht erforderlich, die nicht ausschliesslich durch die Betrachtung der anatomischen Veränderungen erworben werden kann, sondern zum grossen Theil durch Beobachtungen der Krankheits-Processe an lebenden Thieren und durch Kenntniss mitwirkender Umstände erlangt werden muss. Aber trotz dem grössten Ernste und pflichtmässiger Gewissenhaftigkeit in diesem Puncte lässt sich nur selten die Dauer genau bestimmen, und ist je nach den Zuständen ein Spielraum von Stunden, Tagen, ja selbst Monaten zu lassen. Die pathologische, beziehungsweise klinische Diagnose besteht in der Bezeichnung des Krankheitszustandes nach Anleitung der speciellen Pathologie, und in gerichtlichen Fällen sogar in Bezeichnung des Namens, welchen das Gesetz z. B. in Währschaftssachen anführt. Ist also die pathologisch-anatomische Diagnose dahin ausgefallen, dass Tuberkulosis der serösen Häute des Brust- und Bauchfelles u. s. w., in dem und dem Stadium der Entwicklung, mit dieser oder jener wahrscheinlichen Dauer besteht, so ist auch noch anzugeben, dass dieser Zustand unter dem Namen „Franzosenkrankheit" u. s. w. begriffen ist.

§. 41.

Um klinische Erfahrungen zu machen ist es erforderlich, dass man sich vor der Section die stattgefundene Krankheit hinsichtlich ihrer Entstehung und ihres Verlaufes, und namentlich die wesentlichen Symptome, welche die Diagnose und Therapie begründeten, vergegenwärtige, um zu sehen, ob recht geurtheilt worden ist, ob sich aus dem anatomischen Befunde auch die im Leben beobachteten Symptome entwickeln, beziehungsweise in einen physiologischen Zusammenhang bringen lassen. Es findet sich dann nicht selten, dass diess nicht der Fall ist, und ist zu untersuchen, ob der Fehler an der Beobachtung oder an dem darauf gegründeten Urtheile oder an der Mangelhaftigkeit der Wissenschaft lag. Diese Beurtheilung wird als *epicrisis* bezeichnet, und ist sehr geeignet die Erfahrung zu läutern.

Es ist endlich nicht immer genügend, zu wissen, dass die Thiere todt sind, dass sie unter dieser oder jener Symptomen-

Verbindung krank waren, bei der Section diese oder jene anatomischen Veränderungen aufgefunden wurden, sondern es hat auch einen wissenschaftlichen, noch mehr aber zuweilen einen practischen Werth, namentlich in polizeilichen und gerichtlichen Fällen, zu wissen, wodurch insbesondere der Tod herbeigeführt wurde, ob durch Blutmangel, Lähmung, Erschöpfung der materiellen Unterlage u. dgl.; aber in dieser Beziehung ist wenig Gewissheit zu erlangen. Um ein Beispiel anzuführen, wie wenig Uebereinstimmung in diesem Puncte stattfindet, mögen die bezüglichen Ansichten Rokitansky's (Lehrb. der path. Anat. 1. Bd. 3. Aufl. S. 24) und Engel's (Specielle pathol. Anat. Wien 1856. S. 248.) gegenübergestellt werden. Ersterer sagt: „Der Ausgang in den Tod tritt im Allgemeinen unmittelbar oder mittelbar ein: a) durch Aufhebung der Function lebenswichtiger Organe und Lähmung, Dislocationen, zumal rasche und grosse, Hypertrophien, Atrophien, Texturkrankheiten; b) durch Erschöpfung der zur Erhaltung der Normalgebilde nöthigen, organischen Materie. — Tabescenz, Marasmus, Anämie; c) durch Anomalie der Constitution (anomale Vegetations-Vorgänge, Desorganisation, Entmischung) der Blutmasse." Dagegen sagt der Andere: „Was die Todesarten betrifft, so darf man einen Menschen nach althergebrachter Weise nur am Schlagfluss, an dem Stickfluss, an der Herzlähmung und an der Erschöpfung der Kräfte sterben lassen; man würde den Tod, glaube ich, nur für eine Verstellung halten, wenn man eine andere oder auch keine Todesart angäbe." Ferner (S. 252): „Man höre endlich auf, in einem wissenschaftlichen Berichte Ausdrücke (obiger Art) zu gebrauchen, die wir nicht beweisen können, und von einem Anatomen zu verlangen, dass er den Arzt einer Beweisführung überhebe, die sachgemäss nur diesem allein zustehen kann."

ZWEITER, BESONDERER THEIL.

ERSTE ABTHEILUNG.

Erworbene Fehler.

ERSTER ABSCHNITT.

Von den Fehlern des Blutes.

ERSTES KAPITEL.

Von den Fehlern des Blutes im Allgemeinen.

§. 42.

Alle Abweichungen in den sonst normalen Geweben, sowie in den Absonderungs-Flüssigkeiten, ferner alle organisirten und zum Theil auch nicht organisirten Neubildungen lassen sich, mit Ausnahme derjenigen Fehler, welche durch mechanische Gewalten, sowie durch anorganisch-chemische Einwirkungen und Processe entstanden sind, auf Regelwidrigkeiten (Anomalien) in den vegetativen Thätigkeiten zurückführen, und erschliessen wir aus dem, was diese Thätigkeiten in dem thierischen Stoffe der Organe, Neubildungen und Absonderungs-Flüssigkeiten hinsichtlich der Menge und Beschaffenheit hervorgebracht haben, auf dem Wege der wissenschaftlichen Erfahrung die Bedeutung, die er an und für sich, sowie für das Leben des Thieres hat oder gehabt hat.

§. 43.

Das Blut ist die Mutterflüssigkeit, aus der die vegetative Kraft ursprünglich allen Stoff zu ihren Bildungen nimmt; daher betrachten wir dieses zunächst, und zwar in Bezug auf Abweichungen von der Norm, insofern sie durch einfache, sinnliche Wahrnehmung und leicht anzustellende Versuche erforscht werden können. Es könnte verlangt werden, hier am Orte vor Allem die Fehler der Lymphe und des Chylus zu besprechen, insofern diese Flüssigkeiten das Material für die Blutbildung liefern; da sie aber hinsichtlich ihrer anomalen Verhältnisse nur äusserst wenig gekannt sind, so wird bezüglich derselben auf die allgemeine Pathologie verwiesen, wo hypothetische Annahmen eher erlaubt sein dürften, als in der pathologischen Anatomie, in der mit Recht die sinnliche Erfassbarkeit der Angaben verlangt wird.

§. 44.

Es ist hier nicht am Orte, auf den Streit näher einzugehen, ob das Blut die ursprüngliche Veranlassung zu Fehlern der festen und der übrigen flüssigen Theile des thierischen Körpers gebe, oder ob die ursprüngliche Fehlerhaftigkeit dieser Theile eine solche des Blutes bedinge, ob nämlich die humoral- oder solidar-pathologischen Ansichten mehr begründet seien. In dem thierischen Körper lässt sich, das Leben als Ganzes betrachtet, eine Unterscheidung zwischen flüssigen und festen Theilen hinsichtlich ihres Werthes für dasselbe nicht machen, da derselbe überhaupt nur auf Gegenseitigkeit dieser Theile beruht, die vom Ursprung an organisch mit einander verbunden thätig sind; ja nicht einmal anatomisch lässt sich ein Unterschied zwischen festen und flüssigen Theilen des Thierleibes durchführen, in sofern alle festen flüssige und alle flüssigen Theile auch feste und sogar organisirte (Zellen) enthalten. Es giebt also weder absolut feste, noch absolut flüssige Theile im thierischen Körper. Wenn diess auch anerkannt werden muss, so braucht man um desswillen doch nicht so weit zu gehen, wie es geschehen, das Blut als ein Gewebe anzusehen, weil es zahlreiche Formelemente (Blutzellen) hat und wie alle eigentlichen Gewebe der Anbildung und Rückbildung unterworfen ist.

§. 45.

In der That ist es der Fall, dass das Blut in seiner Menge und Beschaffenheit ebensowohl von dem ihm ursprünglich zugeführten Chylus, von der Lymphe und von den Abänderungen, welche das arterielle Blut auf den verschiedenen Wegen der vegetativen Thätigkeiten erleidet, indem es in venöses umgewandelt wird, als auch von directer Aufnahme abändernder Stoffe von aussen in die venöse Abtheilung des Gefässsystemes durch Haut und Lunge (Miasmen und Contagien und anderer Stoffe), sowie durch Uebergang krankhafter Producte (z. B. des Eiters), durch Zurückhaltung abzuscheidender Stoffe, oder übermässige Ausscheidung derselben bestimmt wird. Es kommt also darauf an, dass in den speciellen Fällen der gerade vorhandene Blutfehler gehörig unterschieden und erkannt werde, woher und wodurch derselbe entstanden, und welcher Werth ihm hinsichtlich der Erklärung der übrigen anatomischen Veränderungen beizulegen ist. Es ist diess zwar kein leichtes, vielmehr zur Zeit nicht selten ein trostloses Geschäft; die Forderung aber, welche dahin führen kann, muss als ein würdiges Bestreben der Wissenschaft aufgestellt werden.

§. 46.

Im Folgenden wird das Blut in seinen Fehlern hinsichtlich der Menge (*quantitas*), der Beschaffenheit oder Mischung (*qualitas*) und der Ortsveränderung (*dislocatio*) betrachtet, und werden sich an diese Kategorien auch die Bemerkungen knüpfen lassen, welche von den Blutgefässen hinsichtlich anatomischer Störungen zu machen wären. Diese Eintheilung in der Betrachtungsweise ist nicht so anzusehen, als wenn durch sie die möglichen Fehler des Blutes sich genau unterscheiden liessen; vielmehr ist es der Fall, dass in der Regel Fehler der Menge mit solchen der Mischung zugleich bestehen, dass Ortsveränderungen von Fehlern der Menge und der Mischung ebensowohl abhängig sein, als auch solche hervorrufen können. Eine derartige Eintheilung ist jedoch für die gründliche Auffassung erspriesslich, indem sie die Beurtheilung gleichzeitig vorkommender verschiedener Fehler erleichtert.

ZWEITES KAPITEL.

Von den Fehlern in der Menge der Blutmasse.

§. 47.

Das Blut kann hinsichtlich der Menge eine krankhafte Vermehrung und Verminderung erleiden, und können diese sowohl allgemein, als örtlich vorkommen, entweder vorzugsweise die Arterien oder die Venen, die grösseren oder kleineren (Capillar-) Gefässe betreffen. Hiernach ist zunächst die Vollblütigkeit oder Blutfülle (*polyhaemia*, *plethora*, *hyperaemia*) von der Blutarmuth, Blutleere oder dem Blutmangel (*defectus sanguinis*, *oligaemia*, *anaemia*, *spanaemia*, *ischaemia*) zu unterscheiden, dann diese einzutheilen in eine allgemeine und örtliche Blutfülle (*hyperaemia universalis et localis*) und in eine allgemeine und örtliche Blutarmuth (*oligaemia universalis et localis*); ferner in eine arterielle und venöse Blutfülle oder Blutarmuth der grösseren oder Capillar-Gefässe (*hyperaemia et oligaemia arteriosa vel venosa aut capillaris*). Vollständiger oder allgemeiner Blutmangel oder Blutleere kommen nicht vor und sollten daher diese Ausdrücke in der gedachten Beziehung vermieden werden.

§. 48.

Wie viel Mühe man sich auch gegeben hat, die Menge des in den Thierleibern enthaltenen Blutes, beziehungsweise das Verhältniss desselben zu den übrigen Körpertheilen zu bestimmen, so hat man doch begreiflicherweise wegen der Verschiedenheit der angewendeten Methoden und der Individualitäten der Thiere und ihrer schwankenden Zustände in dieser Hinsicht keine übereinstimmende Resultate gewinnen können.

Collin (*Traité de physiologie comparée etc., tome sec. Paris, 1856 pag. 165*) giebt nach eigenen und fremden Versuchen im Mittel an, dass das Verhältniss sei: beim Pferde 1 : 18, beim Ochsen und beim Hammel 1:23 und beim Hunde 1:12. Wenn aber auch die in dieser Beziehung gewonnenen Resultate übereinstimmend wären, in allen Individuen einer und derselben

Thierspecies ein gleichbleibendes Verhältniss der Blutmenge zu den übrigen Körpertheilen aufgefunden sei, so würde dies doch auf dem Gebiete der pathologischen Anatomie nichts helfen, da man auf diesem sich nicht auf eine mathematisch-genaue Bestimmung der Blutmenge einlassen kann; es bleibt daher nichts Anderes übrig, als sich die ungefähre Blutmenge an gesunden, nicht durch Blutverlust getödteten Thieren durch's Augenmaass zu merken. Dieser Weg führt uns auch zur richtigen Beurtheilung der Blutmenge in den verschiedenen Organen im gesunden Zustande nach Massgabe ihrer hervor- oder zurückgetretenen Thätigkeit.

§. 49.

Die allgemeine Blutfülle wird insbesondere an der starken Röthe der Organe, und daran erkannt, dass die Gefässe überhaupt, insbesondere die Venen sehr gefüllt erscheinen, und dass beim Einschneiden in die Organe, je nachdem sie aus einem mehr oder minder lockeren Gewebe bestehen und zu ihrer Lebensaufgabe eine mehr oder minder grosse Menge Blutes bedürfen, auch mehr oder minder von dieser Flüssigkeit durchfeuchtet oder getränkt sind, so dass es in grösserem Masse hervorquillt oder heraussickert, als es im gesunden Zustande der Fall ist. Dass die Lunge und die Leber sich in dieser Beziehung unterscheiden werden von Muskeln, ist leicht einzusehen. Die allgemeine Blutfülle besteht nur als venöse, insofern bekanntlich das meiste Blut in den Gefässen dieser Art in den Leichen enthalten ist.

Die örtliche Blutfülle, welche also einzelne Organe und in der Regel die feineren Gefässe derselben betrifft, wird daran erkannt, dass sie mehr Blut enthalten, als ihr gerade obwaltender Lebenszustand erfordert; daher sind sie röther, stärker geschwellt (turgescirt) und schwerer, als gewöhnlich. Doch ist in dieser Hinsicht wohl zu beachten, dass die im Leben bestandene Blutfülle von den Leichen-Hypostasen (vergl. §. 21) wohl unterschieden werden muss. Die örtliche Blutfülle der Capillargefässe wird auch wohl als Gefässeinspritzung (*injectio vasorum*) und als Blutandrang (*congestio*) bezeichnet und je nach der Form der Erscheinung in Puncten, Sternchen, Netzen oder Verzweigungen: punkt- oder sternförmige, netzartige oder dentritische Injection oder Congestion benannt; es ist aber wohl zu merken, dass bei Leichen weder von Injection noch von Congestion die Rede sein kann, insofern namentlich diese letztere Bezeichnung nur auf das Leben passt, in Leichen jedoch immer nur eine Blutfülle vorhanden ist, und es sich dann fragt ob im Leben wirklich eine Congestion stattgefunden habe oder nicht; ja es kann sogar der Fall sein, dass im Leben Blut-Congestion nach irgend einem Organe bestand, wovon an der Leiche nichts mehr wahrzunehmen ist.

§. 50.

In ähnlicher Weise verhält es sich auch mit der **Blutstockung** (*stasis sanguinis*); denn in den Leichen stockt alles Blut, und kann erst aus der mehreren oder minderen Festigkeit des Blutes in den Gefässen, in dessen Folge es durch Streichen mehr oder minder leicht entfernt werden kann, beurtheilt werden, ob im Leben ein sogenannter congestiver Zustand mit Stase bestand oder nicht. Jedenfalls ist genau zu beachten, dass die Injections- oder Congestions-Röthe nicht mit Tränkung des rothen Blutserums (mit Imbibitions-Röthe) verwechselt werde. (Vergl. §. 22.)

Die örtliche Blutfülle oder Hyperämie wird übrigens auch noch unterschieden in eine active, wenn sie durch örtlich wirkende mechanische, chemische oder dynamische Reize, in eine traumatische, wenn sie durch Trennungen des Zusammenhangs, und in eine passive, wenn sie durch Verminderung der Spannkraft, also durch Erschlaffung eines Organes, besonders seiner Gefässe und aufgehobene Nerventhätigkeit bewirkt wird, in eine mechanische, wenn der Rückfluss des Blutes in den Venen durch Hindernisse dieser Art behindert ist, und endlich in eine specifische, wenn sie durch Einführung fremdartiger Stoffe in den Organismus (Gifte, Contagien, Miasmen) oder in Folge vorhergegangener Blutkrankheit besteht (Röll, Lehrb. der Path. u. Therap. Wien, 1856 p. 124). Solche Unterscheidungen können wohl an der Leiche gemacht werden; aber sie erfordern grosse Vorsicht, insbesondere hinsichtlich der activen und passiven Hyperämie, da die ursächlichen Verhältnisse nicht immer im Tode zu erkennen sind.

§. 51.

Die allgemeine Blutarmuth. Es sind zwei Arten dieses Zustandes zu unterscheiden: 1) die durch Blutverlust (*haemorrhagia vel haemorrhoea*) und 2) die allmählige durch Krankheit oder durch Nahrungsentziehung entstandene, die man auch als physiologische und pathologische Blutarmuth unterscheiden könnte. Stirbt ein Thier zufällig durch Blutverlust, oder wird es absichtlich hierdurch getödtet, so sieht man allerdings die grösseren Gefässe und vorzüglich die Arterien leer, und die Venen viel weniger Blut als sonst enthaltend, aber in den Capillargefässen bleibt noch eine gewisse Menge dieser Flüssigkeit und die Organe haben, obwohl je nach der Art derselben beim Einschneiden nur wenig Blut hervorquillt, doch ein frisches Ansehen und sind prall, während sich auch die Todtenstarre stark in den Muskeln entwickelt. Anders aber verhält es sich mit der zweiten Art der Blutarmuth; denn dadurch, dass das Blut allmählig in diesen Zustand geräth, erlangt es auch eine Abänderung in seiner Beschaffenheit, es wird wässeriger und ärmer an rothen Blutkörperchen. In Folge dieses Zustandes sieht man dann die Todtenstarre nur in geringem Grade auftreten, die Organe blass, weniger geschwellt, leichter und schlaffer, als im gesunden Zustande, während beim Einschneiden in dieselben je nach ihrer Art wenig und wässeriges Blut hervorquillt. Dieser Zustand entsteht meist durch unzulängliche Stoffzufuhr zum Blute überhaupt oder durch ein zu geringes Maass im Verhältniss zum Verbrauch durch normale und abnorme Secretionen, oder auch dadurch, dass die Organe, welche bei der Chylus- und Blutbildung betheiligt sind, wegen krankhafter Zustände ihren Dienst versagen.

§. 52.

Die örtliche Blutarmuth kann in Bezug auf ihre Erkenntniss dem Vorhergehenden zufolge keinen Schwierigkeiten unterworfen sein; sie beruht zunächst auf einer unregelmässigen Vertheilung des Blutes in den Organen. Um in dieser Beziehung aber ein richtiges Urtheil zu fällen, ist darauf Rücksicht zu nehmen, dass auch in physiologischen Zuständen eine ungleiche Vertheilung, je nach der Aufgabe der Organe für das Leben Statt findet, und dass in dieser Beziehung auch zeitliche Schwankungen bestehen, je nachdem Organe gerade für ihren Zweck thätig sind oder nicht, wie hierher gehörige Beispiele aus den beiderseitigen Geschlechts-Apparaten leicht aufzufinden sind. Uebrigens kann die örtliche Blutarmuth durch mehrere Ursachen veranlasst werden; ist in gewissen Organen eine krankhafte Blutfülle, so muss in anderen Blutarmuth entstehen; ist ferner irgend ein mechanisches Hinderniss vorhanden, wodurch das Einfliessen des Blutes in die Organe behindert wird, z. B. unmittelbarer Druck auf ein Organ durch krankhafte Gebilde u. s. w. oder auf die zuführenden Gefässe, wodurch dieselben eine Verengerung oder vollständige Verschliessung (*stenosis vel stegnosis et obliteratio*) erleiden, so muss dasselbe ebensowohl der Fall sein, als wenn ein Organ durch Gewebsveränderungen unfähig geworden ist, die gewöhnliche Menge Blutes aufzunehmen.

DRITTES KAPITEL.

Von den Fehlern in der Beschaffenheit des Blutes.

§. 53.

Die normale Beschaffenheit des Blutes kann eine Aenderung erleiden ebensowohl dadurch, dass die in ihm gewöhnlich vorkommenden näheren und entfernteren Bestandtheile ein abnormes Verhältniss zu einander oder eine regelwidrige Beschaffenheit erlangen, als auch dadurch, dass in dasselbe Stoffe gelangen, welche ihm im gesunden Zustande nicht angehören. Nun ist aber wohl zu bedenken, dass, wie schon innerhalb der Grenzen der Gesundheit häufige Schwankungen hinsichtlich der Blutmenge vorkommen, und eben mit diesen schon Schwankungen in dem gegenseitigen Verhältnisse der Blutbestandtheile gegeben sind, — so also nicht eine jede Schwankung dieses

Verhältnisses als krankhaft bezeichnet werden darf, sondern nur eine solche Aufhebung des Gleichgewichtes, welche nicht allein auffallende Veränderungen im Blute bewirkt, sondern auch entweder als ursprünglich entstanden und dann die Organe des Körpers verändernd, oder als eine Folge krankhafter Gebilde und Processe betrachtet werden kann.

Die fehlerhafte Beschaffenheit des Blutes bezeichnet man auch als fehlerhafte Mischung (*dyscrasis*), oder auch einfach als Mischung (*crasis*), wenn sie als eine eigenthümliche in Bezug auf pathologische Folgen erachtet wird, so z. B. bezeichnet man das Blut als in tuberkulöser Crase bestehend, wenn angenommen wird, dass eine ursprüngliche eigenthümliche Beschaffenheit des Blutes Tuberkeln erzeuge und sich auf diese Weise örtlich seiner abnormen Bestandtheile entledige (sich lokalisire). Diejenigen Pathologen und Anatomen, welche solchen Ansichten huldigen, werden Craseologen genannt und ihre Lehre Craseologie. Rokitansky war früher ein Anhänger dieser Lehre, und hat sich als solchen dadurch bekundet, dass er ausser der genannten tuberkulösen Crase oder Dyscrasie noch eine einfache Faserstoffcrase, eine croupöse, aphtöse, typhöse, exanthematische, septische, krebsige u. dgl. annahm, und hiermit in den Fehler der Humoral-Pathologen zurückgefallen war.

§. 54.

Diese Crasenlehre hat einen grossen Widerstand gefunden, besonders an Virchow, der, wie schon angeführt wurde, das Blut als ein Gewebe, bestehend aus Zellen und einer flüssigen Zwischenzellen-Substanz, betrachtet. Dieser ist nämlich nur geneigt, eine solche Beschaffenheit des Blutes für eine Crase zu halten, von welcher nachgewiesen ist, dass sie ursprünglich entstanden, eine bleibende Veränderung der Elemente des Blutes also eine Entwicklungskrankheit desselben ausdrückt, und daher den Textur-Veränderungen fester Gewebe analog ist; diejenigen Mischungen des Blutes aber, die im Nachweis einer hie und da durch chemische Untersuchung gefundenen Veränderung der Menge eines der Elemente des Blutes, oder die, welche in den Exsudaten ihre Stütze finden, könnten nicht die Bedeutung einer

Crase (in jenem Sinne) haben (vergl. Dr. A. Foerster, Lehrb. der pathol. Anat. Jena 1850. S. 122.). In der 3. Auflage seines Werkes hat Rokitansky seine frühere Crasenlehre fast ganz aufgegeben, und bemerkt nur als hierher gehörig (1. Bd. S. 371): „obgleich die grösste Anzahl der Abnormitäten des Blutes aus localen Störungen hervorgeht, so gibt es doch unzweifelhaft auch primitive Erkrankungen desselben, welche gleich jenen die Grundlage abnormer, lokaler Erkrankungs-Vorgänge werden."

Zur Zeit wird es also am gerathensten sein, in vorkommenden Fällen das Vorhandensein der verschiedenen Mischungsfehler des Blutes je nach ihrer Art zu beweisen, und womöglich zu ermitteln, ob sie als ursprüngliche oder als abgeleitete anzunehmen, und welche Folgen ihnen weiter hinsichtlich anatomischer Störungen beizumessen sind. Das Wort „Crase" kann man wohl brauchen, nur sollte bis auf Weiteres keine vorgefasste Meinung in jenem Sinne damit verbunden werden.

§. 55.

Der **Faserstoff** (Fibrin) des Blutes kann ebensowohl eine krankhafte Vermehrung (*hyperinosis*), als auch eine eben solche Verminderung (*hypinosis*, *v. defibrinatio*) erleiden. Nach einer grossen Reihe von Versuchen ist nun zwar bekannt, wie viel Faserstoff im Mittel in dem Blute der verschiedenen Haussäugethiere vorkommt; aber in der Regel können zu pathologisch-anatomischen Zwecken, zumal im practischen Leben keine genauen Untersuchungen in dieser Beziehung gemacht werden, und wäre diess auch der Fall, so würde die aufgefundene Faserstoffmenge im Einzelfalle, insofern sie vom Mittel nicht bedeutend abwiche, noch kein Recht geben, eine krankhaft vermehrte oder verminderte Menge anzunehmen. Um in dieser Beziehung ein richtiges practisches Urtheil zu gewinnen, bleibt nichts übrig, als sich häufig Anschauung von dem normalen Verhältnisse zu verschaffen. Wir nehmen dann eine abnorme Vermehrung des Faserstoffs in dem Leichenblute an, wenn im Herzen und in den mit demselben in Zusammenhang stehenden Gefässen Blutgerinsel (*coagula*) vorkommen, welche fest (compact) sind, und sich, ohne ihren Zusammenhang zu verlieren, herausnehmen lassen. Sind diese Gerinsel indess locker, gallertartig (gelatinös), breiig, ohne jenen Zusammenhang, fehlen sie ganz, und ist daher das Blut vollkommen flüssig, so wird nach Graden eine krankhafte Verminderung oder ein vollständiges Fehlen des Faserstoffs (Defibrination) angenommen. In dieser Hinsicht kann auf den Streit keine Rücksicht genommen werden, wonach trotz der verminderten Erstarrungsfähigkeit des Faserstoffs, doch die normale Menge desselben vorhanden sein könne; denn hier am Orte muss die Erstarrungsfähigkeit des Faserstoffs als eine Eigenschaft desselben in der Weise angesehen werden, dass das Vorhandensein des letzteren das Auftreten jener Erscheinung bedingt, und dass, wo diese nicht auftritt, auch kein Faserstoff vorhanden ist, vielmehr eine Modification desselben, der kein eigentlicher Faserstoff in anatomischem Sinne mehr ist. Die Blutgerinsel, welche in den genannten Theilen der Leichen aufgefunden werden, sind entweder durchaus roth, mit den Blutkörperchen gleichförmig gemengt, oder es sind zwei verschiedene Schichten, eine rothe und eine gelblich-graue zu erkennen, wenn dies nicht der Fall ist. Die ursächlichen Verhältnisse, welche diese Verschiedenheit bedingen, sind dieselben, welche auch für das Aderlassblut geltend gemacht werden, nämlich mehr oder minder grosse Raschheit der Erstarrung und mehr oder minder grosses specifisches Gewicht der Blutkörperchen, so dass, wenn das Blut rasch erstarrt, und die Blutkörperchen keine Gelegenheit finden, sich zu senken, dann eine gleichmässige Röthe der Blutgerinsel, beziehungsweise des Kuchens stattfindet; wenn aber ersteres der Fall nicht ist, und die Blutkörperchen sich senken, dann wird jene Farbenverschiedenheit in den Gerinseln gesehen. Daher wird es auch stets geschehen, dass der rothe Theil desselben die unterste Stelle (mit Rücksicht auf die Lage des sterbenden Thieres) einnimmt. Die Vermehrung des Faserstoffs kommt insgemein bei Entzündungen, insbesondere der Lunge und der Häute vor, während eine Verminderung desselben vorzugsweise in typhösen Krankheiten, in narcotischen Vergiftungen und allen den Fällen gesehen wird, worin das Athmen ungenügend war oder gar Erstickung (*suffocatio*) stattfand.

§. 56.

Die im Herzen, am meisten in der rechten Kammer desselben vorkommenden Blutgerinsel werden auch als „falsche Polypen" (*polypi spurii*) bezeichnet, und als Ursache des Dampfes beim Pferde angesehen. Es ist indess wohl zu unterscheiden, ob solche Gerinsel erst nach dem Tode oder im Sterben oder schon während des Lebens eingetreten sind. Die unterscheidenden Merkmale bestehen darin, dass die beim Sterben entstandenen sich gerade so verhalten wie Aderlassblut, während die bereits im Leben aufgetretenen, je nach ihrer Dauer mehr oder weniger fest sind, eine faserige Textur oder sogar einen gewissen Grad von Gewebebildung zeigen, und den Blutfarbestoff grösstentheils eingebüsst haben, oder von demselben nur an ihrer Oberfläche getränkt sind. In diesem Zustande werden solche Gerinsel vorzüglich als Pfröpfe (*thrombus*, der Blutpfropf) bezeichnet, während der Process, wodurch dieselben zu Stande kommen, Blutpfropfbildung (*thrombosis*) genannt wird. Kommen solche Pfröpfe in Gefässen vor, wodurch Verstopfung derselben (*obstructio vasorum*) bewirkt wird, so werden sie auch wohl als Infarcte (*infarctus*, die Verstopfung) bezeichnet. Die schon im Leben bestandene Thrombosis kommt nicht selten vor, und ist am meisten beim Pferde beobachtet worden, sowohl in der venösen, wie in der arteriellen Abtheilung des Gefässsystems; die Verstopfungen sind alsdann vollständig oder unvollständig, den Blutlauf vollständig aufhebend oder nicht; ferner sind jene Pfröpfe wandständig, oder in der Achse der Gefässe, so dass bei nicht vollständiger Verstopfung das Blut in jenem Falle durch ein enges Achsenrohr, im letzteren Falle zwischen dem Pfropf und der Gefässwand fliesst. Hierhergehörige Beispiele sind: die Thrombosis der linken Vorkammer des Herzens und der Lungenvenen, und zuweilen bis in das Lungengewebe hinein, so dass nesterweise die Capillargefässe der Lungenläppchen sich in einem ähnlichen Zustande befinden; ferner der rechten Herzkammer bis in die Lungenarterie hinein, dann der hinteren Hohlvene, der hinteren Aorta, der Pfortader, der Becken- und Darmbeinarterien (beim Pferde nicht sehr selten), und endlich gehören noch hierher die Puls- und Blutadergeschwülste (*aneurysmata et varices*) in gewissen Zuständen.

§. 57.

Die ursächlichen Verhältnisse der Thrombosis liegen entweder im Blute selbst, und sind dann als krankhafte Gerinnbarkeit desselben (*diastasaemia v. inopexia*) anzusprechen, oder was eher erweislich, es sind mechanische Verhältnisse, z. B. Loslösung entstandener kleiner Gerinsel an den Herzklappen und ihren Sehnenfäden (die man auch wohl als Vegetationen bezeichnet), oder Loslösung von Gewebetheilen der Gefässe und anderer krankhaften Gebilde, wie Eiter und dergleichen, durch deren Fortführung in die engeren Gefässe Verstopfung, Verlangsamerung oder Stillstand des Blutlaufes und daher Gerinnung des Blutes hervorgebracht wird. Oefter wird die Thrombosis auch bewirkt durch Druck auf die Gefässe und Zusammenschnürung derselben; letzteres bei Unterbindungen, Einschnürungen (z. B. bei Darmverschlingung); ersteres bei krankhaft vergrösserten Organen oder Geschwülsten, welche benachbarte Gefässe beengen. Die Folgen der Thrombosis sind mehr oder weniger bedeutend, ja selbst das Leben aufhebend, je nachdem sie einen mehr oder minder grossen Umfang hat, mehr oder minder edle Organe betrifft.

§. 58.

Die **Vermehrung und Verminderung des Eiweissgehaltes im Blute** (*hyperalbuminosis et hypoalbuminosis sanguinis*). Noch weniger Zuverlässigkeit lässt sich hinsichtlich der krankhaften Vermehrung und Verminderung des Eiweisses im Blute in pathologisch-anatomischer Hinsicht feststellen, da nicht allein der Eiweissgehalt des Blutes im gesunden Zustande, sondern auch in ein und derselben Krankheit sehr schwankend befunden wurde, und auch die Unterscheidung durch einfache sinnliche Wahrnehmung wenig Sicherheit gewährt. Doch ist in den Fällen ein grösserer Gehalt an Eiweiss, und das gewöhnliche Verhältniss zum Faserstoff überwiegend anzunehmen, wo das Blut eine dickliche, schleimichte Beschaffenheit hat, ohne einen festen Kuchen zu bilden, sowie das

Gegentheil da anzunehmen ist, wo das Blut einen geringfügigen Kuchen bildet und das den Eiweissstoff enthaltende Serum sehr dünnflüssig ist. In jenem Falle erstarrt das Blut beim Erhitzen zu einem festen Kuchen, in diesem nur theilweise mit Ausscheidung von Wasser. Röll (Lehrb. d. Pathol. und Therap. 1856. S. 212) gibt zu erkennen, dass der grössere Eiweissgehalt des Blutes sich einstelle, wenn dieser Flüssigkeit eine grössere Menge Wassers, aber nur wenig oder kein Eiweiss entzogen werde, wie in langwierigen Durchfällen und bei Anwendung drastischer Abführmittel; aber er könne nicht lange bestehen, insofern die Dichtigkeitszunahme des Blutes durch Aufsaugung von Wasser wieder ausgeglichen werde. Derselbe stellt, mit der obigen Angabe übereinstimmend, die Blutwässrigkeit als solche hin, welche eine Verminderung des Eiweissgehaltes bekunde, und hält sodann Wassersuchten für eine sehr häufige Folge dieses Zustandes, während Colin (Traité de physiol. comp. 1856. T. sec. p. 183) sagt, dass der Eiweissgehalt des Blutes in den entzündlichen Krankheiten sich in dem Maasse vermindere, wie der Faserstoff sich vermehre, und zwar sehr auffallend im Eiweissharnen (*albuminuria*), in den Haut- und Höhlenwassersuchten, doch sei dann seine Verminderung eher die Folge, als die Ursache der Wassersuchten. Was das Auftreten des krankhaften Gehaltes an Eiweiss im Harne betrifft, wie es insbesondere beim Pferde, aber in verschiedenen Krankheiten der Fall ist, so ist der dickliche, schleimige Harn kein ausreichendes Kennzeichen des abnormen Eiweissgehalts, sondern es ist erforderlich, um denselben darzuthun, den Harn zu erhitzen, oder mit Salpetersäure zn versetzen, um auf diese Weise das Eiweiss im geronnenen Zustande herauszufällen (vergl. Thierärztl. Zeit. 1844. S. 4).

§. 59.

Vermehrung und Verminderung der Blutkörperchen (*polycythaemia et olygocythaemia*). Zunächst ist zu unterscheiden zwischen rothen und weissen Blutkörperchen, die gleichzeitig im Blute, aber in einem sehr verschiedenen Verhältnisse vorkommen. Die weissen Blutkörperchen sind den Lymphkörperchen gleich zu achten, jedoch sind sie sehr wechselnd in ihrer Grösse, bald kernlos, bald mit einem oder mehreren Kernen versehen und im letzteren Falle nicht von den Eiterkörperchen zu unterscheiden.

Die Vermehrung der rothen Blutkörperchen ist schwer festzustellen, selbst wenn man sich auf's Zählen einlassen wollte, was begreiflicher Weise in der Praxis nicht stattfinden kann. Man nimmt zwar insgemein an, dass dann eine solche Vermehrung vorhanden sei, wenn das Blut wie im ausgesprochenen Typhus eine dunkelrothe Farbe hat und wenig Neigung zur Erstarrung besitzt; indess kann die tiefere Farbe des Blutes ebensowohl durch eine dunklere Farbe der einzelnen Blutkörperchen und durch die theilweise Auflösung des Blutfarbstoffes (Hämatin) im Serum hervorgebracht werden, als auch durch eine wirkliche Vermehrung der farbigen Blutzellen.

Die Verminderung der rothen Blutkörperchen ist schon mit mehr Sicherheit dann anzunehmen, wenn das Blut von blasser Farbe ist und eine wässrige Beschaffenheit, Bleich- und Wassersucht bedingt, auch dann mit Sicherheit, wenn starke Blutverluste stattgefunden haben, weil die rothen Blutbläschen sich nicht so rasch wiedererzeugen wie die übrigen Bestandtheile des Blutes.

Die Verminderung der weissen Blutkörperchen kann weder durch einfache sinnliche Wahrnehmung bestimmt werden, noch hat sie einen Werth auf pathologisch-anatomischem Gebiete; die Vermehrung derselben ist indess in der Regel dann anzunehmen, wenn die rothen Blutkörperchen vermindert erscheinen, wenn das Blut sich in einen kleinen rothen und verhältnissmässig grossen lymphatischen Kuchen scheidet, in welchem Falle die weissen Blutkörperchen sich grösstentheils in dem nicht gefärbten erstarrten Plasma eingeschlossen finden. Die Fälle, in denen die farblosen Blutkörperchen so ausserordentlich vermehrt sind, dass das Blut seine rothe Farbe allmälig einbüsst, indem es die der Himbeer-Gallerte annimmt, und sofort immer mehr erbleicht, bis es endlich eine mattweisse Flüssigkeit darstellt (Rokitansky), und beim Menschen als *leukaemia v. leukocythaemia*) bezeichnet wird, scheint bei den Hausthieren noch nicht festgestellt zu sein, wenigstens sind derartige Fälle bei den fleissigen Untersuchungen in Wien noch nicht aufgefunden worden (Röll).

§. 60.

Vermehrung und Verminderung des Wassergehaltes im Blute (*hydroaemia et spissitudo sanguinis*). Das Verhältniss des Wassers zu den festen Bestandtheilen des Blutes ist im gesunden Zustande schon sehr schwankend, aber das Gleichgewicht wird bald wieder hergestellt. Die Ausfuhr des Wassers auf den Absonderungswegen und die Zufuhr desselben in Nahrungsmitteln und Getränken bedingen jene Schwankung; so fand Schultz, dass ein Ochs, dem während 24 Stunden das Getränk entzogen worden war, nur $^{775}/_{1000}$ Wasser im Blute hatte, während dieses Thier nach Sättigung mit Wasser $^{840}/_{1000}$ dieser Flüssigkeit im Blute nachwies. Dieser Umstand ist daher bei der Beurtheilung wohl zu beachten. Ist das Blut dickflüssig, erstarrt dasselbe zu einem festen Kuchen mit geringer Ausscheidung von Serum, so ist ein verminderter, ist aber das Gegentheil der Fall, ein vermehrter Wassergehalt in demselben anzunehmen.

Hinsichtlich der Vermehrung und Verminderung der in dem Blute der Haussäugethiere vorkommenden **Salze** in Krankheiten sind bisher, so viel bekannt, noch keine Untersuchungen angestellt worden, obgleich es wichtig wäre zu wissen, ob in Krankheiten, die sich durch vermehrte oder verminderte Ablagerungen von unorganischen Stoffen auszeichnen, wie in Stein-, Concrement- und Tuberkelbildung, in Knochenbrüchigkeit und Knochenweiche ein veränderter Gehalt an Salzen im Blute, welche vorzugsweise in Verbindungen von Kohlensäure und Phosphorsäure mit alkalischen Basen bestehen, vorkomme oder nicht.

§. 61.

Der **vermehrte Fettgehalt des Blutes** (*lipaemia*) und der **verminderte.** Das Fett kommt im Blute in einem verschiedenen chemischen Zustande, als besondere Fettarten und Fettsäuren vor, auch in verschiedener Form, theils als kleine microscopische, staubähnliche Theilchen (Moleküle), theils als solche Bläschen, theils an Chyluskörperchen gebunden, theils endlich in chemischer Mischung mit den übrigen Bestandtheilen des Blutes (verseift) vor. Die Menge desselben ist schon im gesunden Zustande sehr verschieden, je nach der Nahrung und dem Uebergange des Chylus in's Blut, so dass bei Säuglingen das Aderlassblut eben wegen seines grossen Fettgehaltes beim Erstarren eine milchichte dünne Schicht an der Oberfläche zeigen kann. Der verminderte Fettgehalt kommt hier nicht weiter in Betracht, weil er nicht auf eine einfache Weise zu erkennen, jedoch in allen schwindsüchtigen Krankheiten anzunehmen ist. Der vermehrte krankhafte Fettgehalt des Blutes ist dann anzunehmen, wenn bei Abwesenheit einer reichlichen Zufuhr an Fett das erstarrte Blut eine weissliche, schillernde Oberfläche zeigt, und das Serum milchig, wie in ausgesprochenen typhösen und fauligen (putriden, septischen) Processen erscheint; aber es ist dennoch nicht ganz gewiss, ob in derartigen Fällen eine wirkliche Vermehrung des Fettgehaltes, vielleicht durch verzögerte Umwandlung des sonst normalen Gehaltes, oder durch Metamorphose anderer Bestandtheile des Blutes in Fett (wie der weissen Blutbläschen) vorhanden ist, oder ob das sonst unscheinbare (verseifte) Fett nunmehr ausgeschieden ist. In hohen Graden des typhösen — d. i. Anthrax — Processes sieht man zuweilen mehr oder minder grosse Fettäuglein auf dem Blute schwimmen, was man als Fettschmelzen zu bezeichnen und als durch Resorption des Fettes zu Stande gekommen anzunehmen pflegt, aber wohl eher die Folge der Ausscheidung des in dem Blute sonst unscheinbar vorhandenen Fettes ist. Bei Untersuchungen zur Feststellung dieses Zustandes ist eine besondere Vorsicht nöthig, damit nicht durch das Sectionsmesser Fett auf das Blut übertragen, oder dass nicht etwa Mittheilung des Fettes durch ölhaltige Arzneitränke, wovon nicht selten etwas in die Luftröhre geräth, und sich bei der Section der Lunge ihrem Blute beimengt, als ursprünglich vorhandenes angenommen werde.

§. 62.

Vermehrung der wesentlichen Harnbestandtheile im Blute (*uraemia*). Als wesentliche Bestandtheile des Harns kommen in demselben der Harnstoff, die Harnsäure und die Harnbenzoesäure vor, welche schon im Blute vorgebildet sind, und im gesunden Zustande nach Maassgabe ihrer Entstehung durch Umwandlung stickstoffhaltiger Blutbestandtheile durch die Nieren abgesondert werden. Sei es nun, dass in Krankheiten die Nieren ihren Dienst völlig oder ganz versagen, sei es, dass jene Körper in einem grösseren Maasse gebildet wurden, als die Nieren auszuscheiden vermögen, genug, man findet zuweilen das Blut, noch mehr aber stattgefundene Ergüsse in den Körperhöhlen mit einem harnigen, ammoniakalischen Geruch versehen, indem wirklich aus jenen Körpern durch weitere Umwandlung, wie es auch ausserhalb des Organismus im Harne geschieht, Ammoniak gebildet wird. Nach Röll führt eben diese Umwandlung bei Hunden öfter, bei Pferden seltener zum Tode.

§. 63.

Zucker im Blute. Es ist bekannt, dass Zucker im Blute enthalten ist, der ebensowohl direct durch den Chylus in dasselbe gelangt, als auch in der Leber bereitet wird, und sich vorzugsweise in die innere Hohlvene zwischen der Leber und der rechten Herzhälfte und der Lunge vorfindet, in der Lunge selbst aber durch den Respirations-Process umgewandelt wird, zuweilen aber auch in grösserer Menge vorkommt, und dann in der ganzen Blutmasse, ja sogar im Serum der Höhlen aufgefunden worden ist (Colin). Die gewöhnliche Menge Zuckers im Blute kann kein Gegenstand pathologisch-anatomischer Betrachtung sein, und kann auch die in demselben vorkommende krankhafte Menge, weil sie durch einfache sinnliche Wahrnehmung nicht nachgewiesen werden kann, und überhaupt die Nachweisung des Zuckers in thierischen Flüssigkeiten, zumal wenn er nicht in grösserer Menge vorkommt, zu den schwierigen Aufgaben gehört. Da man indess auch Zucker im Harne aufgefunden hat, so ist doch noch in Kürze auf diesen Gegenstand einzugehen. Blot hat in einer der Academie der Wissenschaften in Paris vorgelesenen Abhandlung nicht allein dargethan, dass schwangere Frauen, Wöchnerinnen und säugende Frauen überhaupt Zucker im Harne haben, und zwar im Verhältniss zur Milchabsonderung, sondern auch, dass dies bei den Kühen, und daher wahrscheinlich ebenso bei den übrigen Thieren stattfindet

(Sauson, Réc. d. méd. vét. fév. 1857). Aeltere thierärztliche Schriftsteller führen zwar auch das Vorkommen der Zucker- oder Honig-Harnruhr (*diabetes mellitus s. mellituria*) bei den Thieren an; aber es lagen Gründe vor, die Aechtheit der Thatsachen zu bezweifeln (vergl. mein Handb. d. allg. Pathol. Berlin 1843. S. 390). Indessen will in neuerer Zeit Perosino bei einem Pferde, welches an Magenkoller (*vertigo symptomatica*) litt, während seiner Krankheit Zucker im Harne gefunden haben; es ist daher in dieser Beziehung weiter zu forschen. Es gibt zahlreiche Methoden den Zucker im Harne nachzuweisen; hierher gehören 1) die Auffindung von Gährungspilzen durch's Microscop; 2) die Gährung und Ausscheidung des Weingeistes; 3) die Untersuchung mit dem Polarimeter, indem der Zucker das polarisirte Licht nach rechts dreht; 4) Lösungen von ätzendem Kali und eben solchem Kalk, welche mit Zuckerlösungen gebräunt werden; 5) eine bis zum Kochen erhitzte mit Weinsäure und überflüssigem Kali versetzte Kupfervitriollösung, worin sich der Zucker rasch oxydirt und dann rothes Kupferoxydul niederfällt; 6) endlich das Verfahren von Maumeus, welches für die Praxis am geeignetsten sein dürfte (*Comptes rendus 18. Mars 1850*). Dieser hat nämlich gefunden, dass zur Entdeckung des Zuckers im Harne Streifen von weissem Merino entsprechen, wenn sie drei bis vier Minuten lang in einer Auflösung von Zinnbichlorid (1 Theil desselben auf 2 Theile Wassers) hatte einweichen und dann bei gelinder Wärme trocknen lassen. Die Streifen macht man wie die von Lackmuspapier 7—10 C. M. lang, 2—3 C. M. breit. Bei der Anwendung werden diese Streifen mit einem Tropfen der zu untersuchenden Flüssigkeit in Berührung gebracht, über eine glühende Kohle oder Weingeistflamme gehalten, worauf dann bei Anwesenheit von Zucker binnen 1 Minute ein deutlicher schwarzer Fleck entsteht.

§. 64.

Gallenfarbstoff im Blute (*cholaemia*). Das rothe Pigment der Blutkörperchen (*haematin*) erleidet während des Lebens mannichfache Modificationen und es ist wahrscheinlich, dass es schon im gesunden Zustande in das eigenthümliche Gallenpigment zerfällt und in dem Masse dies geschieht, in der Leber mit den übrigen Bestandtheilen der Galle abgesondert wird. Wie dem aber auch sein möge, jedenfalls ist sicher, dass nicht selten Gallenpigment im Blute kranker Thiere gefunden wird. In diesen Fällen kann das Pigment ebensowohl durch Aufsaugung wegen gestörter Ausleerung der Gallengefässe ins Blut gelangen, als auch bei Nichtvorhandensein einer solchen Störung, ja sogar bei gesunder Leber sich im Blute bilden, und dann Veranlassung zu der bekannten Erscheinung der Gelbsucht (*icterus*) geben oder auch nicht. Im letzteren Falle wird dann doch jedenfalls das Bindegewebe und andere Theile mehr oder weniger gelb gefärbt gefunden, auch in dieser Weise Krankheitsproducte, wie die seröse Ausschwitzung und selbst der Harn. Der Gallenfarbstoff wird im Serum des Blutes, in serösen Exsudaten und im Harne am einfachsten nachgewiesen durch Zusatz von käuflicher Salpetersäure (eine Verbindung von Salpetersäure und salpetriger Säure). Hierauf tritt dann zunächst eine grüne, dann eine blaue, sofort eine violette, röthliche und gelbe Farbe auf, was auf einem Oxydationsprocesse des Gallenpigments zu beruhen scheint. Im Typhus des Pferdes kommt das Gallenpigment im Blute häufig vor, auch nach meinen Beobachtungen in der sog. blutigen Harnruhr (*haematuria*) des Rindviehes, welche vielleicht häufiger in dunkeler galliger Färbung, als in Auflösung des unveränderten Blutfarbstoffes besteht und dann als gallige Harnruhr (*choluria*) zu bezeichnen wäre.

§. 65.

Eiter im Blute (*pyaemia*). Eiter kann von aussen bei Eiterheerden durch angefressene, geöffnete Gefässe in den Blutstrom gelangen, oder unmittelbar durch entzündete im Innern mit Eiterungsprocessen versehene Venen, dann die Capillargefässe verstopfen, wie es am häufigsten in der Lunge, insbesondere des Pferdes stattfindet, zu raschen und reichlichen plastischen Ausschwitzungen Veranlassung geben, welche sehr bald in Eiter zerfallen, und wie es scheint, dadurch, dass die vorhandenen Eiterkörperchen als Ferment wirken. Kommt Eiter in grösserer Menge in das Blut, so kann derselbe sofort den Tod in Folge Verstopfung der Blutcapillaren in der Lunge, den Tod durch Apoplexie (s. w. u.) bewirken. Aber nur in seltenen Fällen kann der Eiter im Blute unzweifelbar durch's Mikroskop nachgewiesen werden, wie es von mir in einem Falle letztgedachter Art geschehen ist. Als Pyaemie (oder *septicaemia status putridus, v. necrosis sanguinis*) wird indess auch der Zustand des Blutes bezeichnet, wenn faulige, inficirende Stoffe (Jauche) durch Aufsaugung aus dem eigenen Körper oder von aussen in die Blutbahnen gelangen und als Fermente zur Zersetzung des Blutes wirken.

In solchen Fällen hat das Blut ein schmutziges, aufgelöstes Ansehen, bewirkt häufig Ausschwitzungen von blutigem Serum, Tränkungen u. s. w., und besitzt dann das Blut eine gewisse Menge farbloser Blutkörperchen in verschiedener Form. Bei der Druse des Pferdes kommen bekanntlich nicht selten umfangreiche und rasch sich entwickelnde metastatische Abscesse vor, und scheint hierbei ebenfalls eine übergrosse Menge weisser Blutkörperchen bei sonst normaler Beschaffenheit des Blutes mit im Spiele zu sein, ebenso bei den sogenannten Milchmetastasen.

Ausser Eiter und Jauche können auch noch andere fremdartige Theile in's Blutgefässsystem gelangen, wie Faserstoffgerinnsel, Theile von erweichten Neugebilden, wie von Tuberkeln und Krebsgeschwülsten und ähnliche Erscheinungen veranlassen. Von den im Blute vorkommenden Würmern wird später gehandelt werden.

DRITTES KAPITEL.

Von den Ortsveränderungen des Blutes.

§. 66.

Zu den Ortsveränderungen des Blutes (*dislocationes sanguinis*) gehören die Fälle, in denen das Blut mit allen seinen Bestandtheilen aus seinen natürlichen Bahnen durch Trennung des Zusammenhangs der Gefässe tritt. Diese Blutaustretungen kommen entweder an der äussern Oberfläche oder im Innern des Körpers vor. Ist das Letztere der Fall, so sind drei Möglichkeiten gegeben; entweder wird das Blut in die Höhle eines Eingeweides ergossen, aus der es vermittelst einer natürlichen Leibesöffnung nach aussen ergossen zu werden vermag, und so diess wirklich geschieht, wird der Fall als Blutfluss (*profluvium sanguinis*) bezeichnet; oder das Blut wird in eine der natürlichen Körperhöhlen oder krankhaft neugebildete ergossen, und dann wird der Fall insgemein als Blutung (*haemorrhagia*) mit dem Zusatze „innere“ (*h. interna*) benannt; oder endlich das Blut tritt in die Gewebe der Organe und dann wird der Fall als Gewebeblutung (*h. parenchymatica*) und wenn das Gewebe ein normales, mit dem Blutaustritt Lebensgefahr verbunden ist, als Schlagfluss (*apoplexia*), insbesondere zum Unterschied vom Nervenschlag, der Nervenlähmung (*paralysis*), als Blutschlag (*a. sanguinea*) bezeichnet.

Die Blutung, beziehungsweise der Blutfluss kann entweder aus Arterien oder aus Venen oder aus Harngefässen stattfinden und sind dann diese Fälle als arterielle, venöse und kapillare zu unterscheiden. Die Blutergüsse überhaupt, je nach Art der Trennung des Zusammenhanges der Gefässe einzutheilen und in dieser Hinsicht eine Zerreissung (Ruptur, *rhexis*), ein Auseinanderweichen (*diaeresis*), ein Anfressen (*diabrosis*) und eine Durchsickerung durch sehr kleine Oeffnungen (*diapedesis*) zu unterscheiden, hat keinen practischen Werth, obgleich in den vorkommenden Fällen wohl darauf zu sehen ist, in welcher Art die Gefässe verletzt sind und durch welche Urcachen die Verletzungen zu Stande gekommen sind. Das aus den Gefässen getretene Blut wird Extravasat (*extravasatum*), und insbesondere dann als Blutknoten (hämorrhagisches Infarct) bezeichnet, wenn sich das Extravasat in grösserer Menge im Organengewebe befindet; und hiervon ist dann wiederum der apoplectische Heerd zu unterscheiden, der in einer grösseren Blutansammlung und in einer hierdurch gebildeten Höhle eines lockeren Organes mit theilweiser Zerstörung seines Gewebes besteht.

§. 67.

Die ursächlichen Verhältnisse der Blutergüsse überhaupt sind sehr manichfaltig; sie sind meistens mechanische, insofern theils derartige äussere Einwirkungen auf die Gefässe stattfinden, oder eine etwa vorhandene Blutfülle der Gefässe bewirkt eine Pressung der Gefässwände von innen her und in dessen Folge Zerreissung derselben, wie bei Congestionen und Stasen; nicht selten aber bersten auch die Gefässe durch abnorme Beschaffenheit des Blutes selbst, indem diese Flüssigkeit die Wandungen derselben auflockert, erweicht und durchbricht, wie bei septischer oder putrider Beschaffenheit des Blutes. Sehr oft wird die Zerreissung der Gefässe dadurch befördert, dass in ihren Wandungen selbst anatomische Störungen bestehen, die Ausdehnungen, Gewebsauflockerungen oder Brüchigkeit derselben bedingen.

Die Unterscheidung der Blutergüsse von andern ähnlichen Zuständen, wie von Ausschwitzungen des Serums, worin Blutfarbestoff sich in Auflösung befindet, ist in der Regel nicht schwierig. Dieses Letztere gerinnt nicht, während das ganze Blut mehr oder minder geronnen erscheint, und mit dem Mikroscop die Blutkörperchen erkennen lässt. Zuweilen ist jedoch diese Unterscheidung auch Schwierigkeiten unterworfen, dann nämlich, wenn die Gerinnung durch Säuren, wie im Magen, bei geringer Menge des Blutes verhindert wird, und wenn es darauf ankommt, die Blutunterlaufung (*sugillatio, ecchymosis*) genau von den Ausschwitzungen und Tränkungen der Gewebe mit blutigem Serum zu unterscheiden, doch gelingt auch diess bei gehöriger Achtsamkeit (vergl. §. 82). Die Rehflecken, Petetschen, Petechien (*petechiae*), wie sie zuweilen in fieberhaften Krankheiten bei abnormer Blutmischung, namentlich auf der Nasenschleimhaut vorkommen, zeigen sich bald als wirkliche kleine Gewebeblutungen, bald als Ausschwitzungen blutigen Serums.

§. 68.

Die anatomischen und pathologischen Folgen der Blutergüsse sind sehr verschieden. Was die ersteren anbetrifft, so kann das Blut, wenn es nur in geringer Menge vorhanden ist, Entzündung des zunächst liegenden Gewebes hevorrufen, dann aber auch das vorher ergossene Blut sammt dem etwa durch den Entzündungsprocess neu hinzugetretenen und dem Faserstoffergusse nach vorheriger Umwandlung und Auflösung dieser

Theile vollständig ohne zurückbleibende Spuren wieder aufgesogen werden. Ist jedoch das Extravasat von grösserem Umfange, so kann allerdings noch eine allmählige Aufsaugung in gedachter Art stattfinden, aber in der Regel ist diess nicht vollständig der Fall; es kann ein Pigment durch Umwandlung des Blutfarbestoffes zurückbleiben, es kann indess auch das ergossene Blut eine eiterige Umwandlung, eine fettige Metamorphose, oder nach theilweiser Aufsaugung der Rest eine Concrementbildung durch Ablagerung von Kalksalzen eingehen. Blutungen grösseren Umfanges in lockergewebigen Organen (apoplectische Heerde) bewirken meist Zertrümmerungen des umliegenden Gewebes; hierdurch wird die Blutung vergrössert, und das Organ unmittelbar in einem mehr oder minder grossen Umfange zerstört und dann das Blut zuweilen vermittelst Durchbrechung der Wandungen nach aussen vergossen. Die pathologischen Folgen verhalten sich nach dem Umfange der Blutergüsse, oder nach dem Standpuncte, den die betroffenen Theile im Organismus für das Leben einnehmen, was die Pathologie näher zu würdigen hat.

§. 69.

In allen Körpertheilen, welche mit Blutgefässen versehen sind, können natürlich Blutergüsse vorkommen, und je nach Art der Organe, aus welchen und in welchen sie stattfinden, sind sie auch in anatomischer und pathologischer Hinsicht verschieden zu würdigen.

Die Blutungen der allgemeinen Decke, insofern sie auf chirurgischen Zuständen, wie Quetschungen (*contusiones, conquassationes*), Wunden (*vulnera*), Geschwüren (*ulcera*) beruhen, haben hier wegen ihrer leichten Verständlichkeit kein weiteres Interesse; anders aber verhält es sich mit den Blutergiessungen in dem Gewebe des genannten Organes oder auch im Unterhautbindegewebe als Begleiter von Krankheiten, die sich durch fehlerhafte Blutmischung, wie im Typhus auszeichnen, wozu denn auch derartige Zufälle zu rechnen sind, die man bei Schafen und Schweinen Scorbut (*scorbutus*), bei letzteren Thieren auch Borstenfäule genannt hat. Beim Milzbrande kommen derartige Blutungen im Unterhautzellgewebe und tiefer zwischen den Muskeln als ausgezeichnete apoplectische Heerde in Verbindung mit carbunkulösen Exsudaten vor, die wegen des brandigen (necrotischen) Zustandes des Blutes rasch brandigen Zerfall (*necrosis*) der umgebenden Gewebe bewirken und sich eben hierdurch vergrössern.

Eine andere eigenthümliche capillare Blutung der Haut wird bisweilen bei Pferden von edler, vorzugsweise orientalischer Rasse beobachtet, indem Blutgefässe der Art, die mitunter mehr oder minder grosse Geschwülste (*angiotelectasiae* vergl. §. 130) bilden und in der warmen Jahreszeit entweder von selbst oder in Folge Kneipens mit den Zähnen und Reibens aufbrechen. Eine weitere, noch interessantere hierher gehörige Erscheinung bildet das Blutschwitzen (*sudor cruentus*), welches bei Thieren verschiedener Art beobachtet worden ist (vergl. meine allgem. Pathol. S. 381 und die Cent. Zeit v. Kreutzer 1853 Nr. 27); es ist indess leider noch nicht festgestellt, ob in solchen Fällen ein Austritt des Blutes mit allen seinen Bestandtheilen stattfindet oder nicht; am wahrscheinlichsten ist jedoch ein Durchschwitzen von blutig gefärbtem Serum.

§. 70.

Hinsichtlich der übrigen häutigen Gebilde kommen die Blutungen in den serösen Häuten durch Krankheitsprocesse nur selten vor, am meisten noch an der Spinnweben- und Gefässhaut des Gehirns und des Rückenmarks; aber durch mechanische Einwirkungen kommen an diesen Gebilden häufig Blutungen vor, z. B. an den Gehirnhäuten durch Erschütterung und Zertrümmerung des Schädels, sowie an den Rückenmarkshäuten durch gleiche Angriffe der Wirbel, und so kommt in ähnlicher Weise auch Blutung an dem Rippen- und Bauchfelle, durch Rippenbrüche und Quetschung der Bauchwand vor. Die mit Schleimhäuten versehenen Organe zeigen nicht selten Blutung, insbesondere im Verdauungsschlauche von den Lippen bis zum After durch mechanisch eingreifende Dinge, wie verschluckte Werkzeuge und Knochen, ferner durch Blutegel bei Pferden (in der Rachenhöhle), die mit dem Trinkwasser verschluckt wurden, zuweilen auch bei diesen Thieren durch Bremsenlarven (im Magen), durch Würmer (im Darmcanal) auch bei anderen Thieren;

ferner durch Verwickelungen des Darmcanals und dergl. Bei Krankheitsprocessen, wie beim Typhus und ausgesprochenen Milzbrande, kommen Blutungen nicht selten an der Schleimhaut des Darmcanals vor; in der Form der Apoplexie mit Zerstörung und Durchlöcherung (*perforatio*) des Darmcanals bei Pferden; in der Form des Rücken- oder Lendenblutes (*proctorrhoea*) beim Rinde, während beim Hunde auch zuweilen das Aufbrechen von Blutknoten (Hämorrhoiden, *haemorrhoides*) am After, wie auch das Blutbrechen (*haematemesis*) bei diesen Thieren vorkommt.

Aus den Schleimhäuten der weiblichen Geschlechtstheile kommen die Blutungen bei Schwergeburten und bei roher Geburtshülfe oft vor, auch nach ungestümer Begattung. Die physiologische Blutung aus der Gebärmutter (*metrorrhoea*), wie sie bei brünstigen Hunden regelmässig in der Form der monatlichen Reinigung des menschlichen Weibes (*menstruatio*), bei Kühen seltener beobachtet wird, muss gehörig unterschieden werden. Es ist nämlich der Fall, dass bei brünstigen Kühen zwar jedesmal eine blutige Absonderung und selbst ein blutiger Erguss an der innern Fläche der Gebärmutter stattfindet, aber es tritt das Blut nur selten nach aussen und wird in der Regel resorbirt; zuweilen jedoch und insbesondere nach stattgefundener Begattung wird es auch nach aussen durch den geöffneten Muttermund entleert, und dann nicht selten fälschlich als eine Folge der Verletzung durch den ungestümen Begattungsact angesehen.

Im Gebiete der Harnwege kommen ebenfalls Blutflüsse vor, namentlich bei heftigem Blutandrange nach den Nieren, insbesondere nach specifischen Reizen, wie es zuweilen bei Pferden der Fall ist, welche Spanischfliegensalbe auflecken; in solchen Fällen entsteht eine wirkliche Blutung, insofern das Blut geronnen abgeht; bei dem seuchenartig auftretenden Blutharnen des Rindes (*haematuria*) aber ist es keine wahre Blutung, sondern nur ein blutig oder gallig gefärbter Harn (vergl. §. 64). In dem Schleimhautgebiete des Euters kommt die Blutung nicht selten in der Form des Blutmelkens (*lac cruentum*) nach mechanischen Verletzungen oder bei Congestionen und Entzündungen dieses Organs, insbesondere beim Rindvieh vor. Zuweilen hat auch bei typhösen Processen die Milch eine blutige

Färbung, aber das Blut ist als solches mit allen seinen Theilen nur dann in der Milch anzunehmen, wenn sich in derselben blutige und sich zu Boden senkende Gerinnungen nachweisen lassen.

§. 71.

Von besonderer Wichtigkeit sind endlich noch folgende Formen der Blutungen, weil sie eine genauere anatomische Unterscheidung erfordern.

Das Gehirn zeigt, abgesehen von den Erschütterungen und Zertrümmerungen des Schädels, bisweilen in Folge innerer Krankheitszustände, insbesondere der Gehirnentzündung, Blutungen, welche, wenn sie kleine Stellen betreffen, als capillare Blutung (*haemorrhagia v. apoplexia capillaris*) bezeichnet werden; zeigt sie sich aber in grösserem Umfange durch Zusammenfluss kleiner Stellen oder auch ursprünglich, so heisst sie haemorrhagischer Infarct oder apoplectischer Heerd. Bei der Bestimmung dieser Zustände ist Vorsicht nothwendig. Oeftere Anschauung des gesunden, mit Blutfülle versehenen Gehirns auf der Schnittfläche schützt vor einer Verwechselung durchschnittener und einen Blutausfluss gestattender Gefässchen mit den bereits im Leben entstandenen Blutergiessungen, wobei die umgebende Gehirnsubstanz stets etwas verändert, sowohl in der Farbe, als auch in der Textur gefunden wird. Mit dem Rückenmark verhält es sich in ähnlicher Weise.

Das Herz zeigt nicht selten Blutungen an der äussern Fläche und in seinen Höhlen zwischen der Um- und Auskleidung und der Muskelsubstanz in Krankheiten, die mit einer fehlerhaften Blutmischung einhergehen, oder auch in solchen, wobei die Herzthätigkeit sehr gesteigert ist. Man hat sich in solchen Fällen vor einer Verwechselung mit Tränkungen (der Imbibitionsröthe) und der Entzündung zu hüten. Tritt ein Bluterguss aus den Kranzarterien und Kranzvenen, sowie aus den Höhlen des Herzens durch Zerreissung dieser Theile auf, so haben am häufigsten mechanische Einwirkungen Veranlassung dazu gegeben; aber es entsteht auch zuweilen ein solcher nach Erweiterung und Substanzschwund (Atrophie) dieser Theile, obwohl bei diesem Zustande nicht nothwendig ein Riss erfolgt, wie es Gurlt u. A. beobachtet haben. Besonders denkwürdig sind die Fälle, in denen nach heftigen Aufregungen das Herz zerrissen gefunden wurde, so z. B. bei einem Schweine, das an der Tollwuth gestorben war, und bei Pferden in Zornanfällen.

Das Nasenbluten (*epistaxis s. rhinorrhagia*) kommt zwar auch nach mechanischen Verletzungen bei allen Hausthieren vor, bei Pferden jedoch am meisten in Folge von Blutwallungen (*orgasmus*) und Congestionen nach dem Kopfe, aber auch bei geschwürigen Processen in der Nasenschleimhaut (z. B. bei der Rotzkrankheit) wie auch bei ähnlichen Zuständen in der Lunge (z. B. bei Tuberkulosis), woraus Ergüsse bei diesen Thieren bekanntlich durch die Nase gehen und dann mit Husten (*haemoplysis*) verbunden sind.

Der Blutfluss der Nase darf nicht verwechselt werden mit der blutigen Secretion, wie er nicht selten bei diesen und anderen Thieren in typhösen, anthraxartigen Processen in Folge eines zur Zersetzung neigenden oder schon mehr oder weniger zersetzten (dissoluten) Blutes stattfindet. Bei Lungenblutung, Blutsturz (*pneumorrhagia*) ist das Blut aus nahe liegenden Gründen schaumig. Die nicht durch mechanische Ursachen entstandene Blutung der Lunge in das Parenchym dieses Organes, welche nach Graden als Infarct oder apoplectischer Heerd bezeichnet wird (vergl. §. 66) bedarf eine genaue Unterscheidung einerseits von der Congestion und Stockung des Blutes, sowie von der Entzündung, andererseits von der Leichenhypostase (vrgl. §. 21). Die Annahme der Blutung verlangt demnach, dass man wirklich aus den Gefässen getretenes Blut sieht, was allerdings bei grösseren apoplectischen Heerden mit gleichzeitiger Gewebszerstörung keine Schwierigkeit hat; bei kleinen aber wohl, besonders dann, wenn die genannten Zustände durcheinander liegen. In solchen Fällen ist das betreffende Lungenstück anzuschneiden und die Farbenverschiedenheit auf der Schnittfläche genau zu beachten; sieht man dann an den dunkeleren Stellen das Blut zwischen dem Gewebe hervorquellen ohne und bei leichtem Drucke, und sieht man bei gelindem Auswaschen eines solchen Lungenstückes Lücken im Gewebe, so kann auf parenchymatöse Blutung mit Wahrscheinlichkeit geschlossen werden.

Die Leberblutung kommt nach mechanischer Einwirkung auf dieses Organ bei allen Thieren, aber auch nach unbekannter Ursache als ein eigenthümlicher Krankheitszustand, besonders beim Pferde vor. In solchen Fällen entsteht zunächst eine Blutansammlung zwischen der serösen Umkleidung und dem Parenchym dieses Organes, welche sich allmählig unter gleichzeitiger Veränderung der Lebersubstanz und Zerstörung derselben an den vom Blute berührten Stellen vermehrt, bis endlich die seröse Haut platzt, und dem Leben des Thieres durch eine Verblutung ein Ende gemacht wird. Dieser Process ist nicht gehörig anatomisch und pathologisch gewürdigt. Röll führt (*l. c. p.* 570) an, dass der gedachte Zustand gewöhnlich an der convexen Fläche der Leber vorkomme; wenn ich jedoch nicht sehr irre, so habe ich denselben nur an der hintern concaven Fläche in den wenigen von mir beobachteten Fällen gesehen.

Die Milzblutung kommt häufiger vor, als die Leberblutung, sowohl nach äusseren, mechanischen Einwirkungen, als auch nach inneren Ursachen; und zwar kommt sie desshalb häufiger nach äusseren mechanischen Einwirkungen (z. B. Stössen an die linke Unterrippengegend) vor, weil die Milz hier nahe liegt und zeitweise eine physiologische Blutfülle hat und dann wegen grösserer Mürbheit verletzbarer ist. Gurlt (*l. c. p.* 196) fand sie eingerissen und auch in zwei Stücke getheilt; dann wird natürlich eine rasche Verblutung und der Tod bewirkt. Bei kleineren Rissen ist jedoch auch Heilung durch Vernarbung möglich; aber man hat sich vor einer Verwechselung solcher pathologischen Narben mit den physiologischen, die nicht selten an diesem Organe, namentlich beim Pferde durch Faltung und Druck benachbarter Organe zu Stande kommen, zu hüten. Die parenchymatösen Blutungen der Milz sind, wenn sie keinen bedeutenden Umfang in der Form des apoplectischen Heerdes haben und nicht zu Zerreissungen und Verblutungen Veranlassung geben, vor allen anderen am schwersten zu diagnosticiren, weil das Organ an und für sich sehr blutreich ist. Im Milzbrande kommt die blutige Anschwellung dieses Organes mit Gefässberstung am häufigsten vor.

Die Nierenblutung kommt in Folge äusserer, mechanischer Einwirkungen nnd mehrerer krankhaften Zustände vor; das Blut findet sich dann zuweilen im Parenchym oder zwischen diesem und seiner Kapsel oder auch nach aussen ergossen. Ueber das Blutharnen vergl. §§. 64 u. 70.

Die Eierstockblutung kommt am häufigsten bei der Stute vor, wahrscheinlich in Folge des Platzens Graf'scher Bläschen, aber, wie es scheint, auch in Folge eines eigenthümlichen Entartungsprocesses, des Blutschwammes (*fungus haematodes*) und dessen Erweichung und Auflösung. Entweder ist das Blut noch in einer mehr oder minder grossen Blase eingeschlossen und am Umfange des Organes hervorragend, oder dieselbe ist geborsten und hat zum Bluterguss, beziehungsweise zur Verblutung Veranlassung gegeben.

ZWEITER ABSCHNITT.

Von den Luft- und Wasser-Ansammlungen.

ERSTES KAPITEL.

Von den Luftansammlungen.

§. 72.

Die Luftansammlung (*pneumatosis*) kommt häufig vor im Gefässsystem und in hohlen Organen, in Körperhöhlen und im Gewebe der Organe, vorzüglich im Bindegewebe. Die Bezeichnung der Luftansammlung, die wohl auch unter die Anomalien des Inhalts der Organe gezählt wird, ist je nach dem Orte ihres Vorkommens verschieden; im Allgemeinen wird die im Gewebe vorkommende: Luft- oder Windgeschwulst (*emphysema*), und die in Höhlen und hohlen Organen auftretende: Windsucht, Trommelsucht (*flatulentia*, *meteorismus*, *tympanitis*) genannt.

Die angesammelte Luft kann einen verschiedenen Ursprung haben; entweder ist sie von aussen in den Körper eingedrungene atmosphärische, oder sie hat sich in demselben gebildet oder beziehungsweise ist sie aus dem gebundenen Zustande frei geworden. Es erfordert bei manchen Luftansammlungen Vorsicht, keine Verwechselung mit der im Leben bestandenen und der nach dem Tode entstandenen und dann als Leichensymptom aufzufassenden zu machen (vergl. §. 19).

Die Diagnose der Luftansammlung hat keine Schwierigkeit; das Hauptmerkmal des Emphysems ist das Knistern beim überfahrenden Drucke und das der Tympanitis der gleichnamige (tympanitische) Percussionston. Die Folgen der Luftansammlungen sind natürlich nach den betroffenen Organen und nach dem Umfange verschieden und leicht zu ermessen.

§. 73.

Bekanntlich tritt zuweilen bei nicht gehöriger Vorsicht durch die Aderlasswunde der Drosselvene, begünstigt durch die Saugkraft des Herzens atmosphärische Luft in die venöse Herzhälfte und kann dann bei einer gewissen Menge (50—60 K" nach Hertwig) den Tod bewirken. Ein solcher Fall kann als Luftblut (*pneumatohaemia*) bezeichnet werden, und findet man dann die Luft mit dem Blute in der rechten Herzhälfte und in der Lungenarterie in mehr oder minder grossen Blasen gemengt; dasselbe ist auch dann natürlich der Fall, wenn die Thiere durch Einblasen von Luft in das Gefässsystem getödtet wurden. Es findet sich aber auch zuweilen in Krankheiten, welche mit Blutentmischungen einhergehen, und zwar bei Sectionen unmittelbar nach dem Tode, eine Ansammlung von Luftbläschen im Blute und ist dann anzunehmen, dass die sonst im Blute unscheinbar vorhandenen Luftarten (Sauerstoff und Kohlensäure) sich ausgeschieden haben (*pneumatohaemia septica.*) Zuweilen wird auch im Gekröse, Netze und dem Lungenfell im Verlaufe der Gefässe Luft gefunden und werden so kleine Windgeschwülste im Bindegewebe gebildet, deren Entstehung wohl auf eine Absonderung von Luft aus den Gefässen zurückgeführt werden darf. Dasselbe ist auch nicht selten der Fall beim Rindvieh im Milzbrandfieber, namentlich im Unterhautzellgewebe am Widerrüste (beim sog. Schaufblut der Bewohner des Niederrheines), und obwohl man auch dann beim Ueberfahren solcher Geschwülste mit den drückenden Fingern ein Knistern und Rauschen vernimmt, so würde doch, mit Rücksicht darauf, dass jene Fälle meist einen guten Ausgang nehmen, die Bezeichnung desselben als rauschender Brand sehr ungeeignet sein.

§. 74.

Im Verdauungskanal vom Magen bis zum After befindet sich immer Luft im gesunden Zustande, welche entweder vorzugsweie bei gierigem Abschlucken von Futter und Getränken, namentlich bei pflanzenfressenden Thieren in diese Organe gelangt, oder in denselben durch Gährungsprocesse ihres Inhalts entwickelt oder auch an ihren Schleimhäuten abgesondert wird. Der zuletzt gedachte Ursprung ist inzwischen noch streitig, d. h.

es wird die Luftabsonderung aus den Gefässen des Darmkanals bezweifelt. Der Verfasser nimmt eine solche mit Gerlach (Magaz. für die gesammte Thierheilk. 17. Bd. S. 187) aus den von diesem vorgebrachten Gründen und vorzugsweise deshalb an, weil derselbe bei Kälbern die Luftansammlung im Pansen direct beobachtet hat und auch deshalb, weil bei ihm (dem Verf.), wenn er viel Leichen- und Schwefelwasserstoffgas eingeathmet hat, dergleichen übelriechende Gase durch Winde häufig abgehen.

Die Luft, welche sich bei koppenden Pferden im Magen und Darmkanal findet, ist meist verschluckte atmosphärische, und auch die im Pansen des Rindviehes beim Weiden gegen den Wind unmittelbar sich ansammelnde. In den zahlreichsten Fällen sind jedoch die Luftarten Folge von Gährungsprocessen des Inhalts (*contenta*) des Magens und Darmkanals, wodurch diese Organe mehr oder weniger wind- oder trommelsüchtig (meteoritisch oder tympanitisch) aufgetrieben und beziehungsweise als *tympanitis ventriculi, ruminis, intestinalis* bezeichnet werden. Findet sich ein Darmstück bei einem eingeklemmten Bruch durch Luft erfüllt, so wird diese Erscheinung Windbruch (*pneumatocele*) genannt. Die Gase, welche in solchen Fällen gebildet werden, sind nach der Natur der Nahrungsmittel verschieden, pflanzliche erzeugen überwiegend Kohlensäure und Kohlenwasserstoffgas, thierische ausserdem noch Ammoniak und Schwefelwasserstoffgas. Ob auch als Krankheitszustand, abgesehen von Fäulniss nach dem Tode und von der von aussen eingedrungenen Luft in den freien Raum der Bauchhöhle, wie z. B. durch Wunden und Geschwüre in der Bauchwand, oder in der Scheide durch Schwergeburten, oder beim Einschneiden dieses Organes zum Behufe der Castration, — sich eine Trommelsucht des Bauchfellsackes (*tympanitis v. meteorismus peritonealis*) bilden könne, ist noch zweifelhaft; als Leichensymptom kommt indess eine solche sicher vor. Im Mastdarm kommt auch nicht selten von aussen eingetretene Luft vor, namentlich bei alten, schlaffen Pferden und Rindern, wenn die Schliessmuskeln ihren Dienst versagen; dann wird Luft beim Einathmen ein- und beim Ausathmen theilweise ausgeführt.

§. 75.

Das Letztere ist auch der Fall hinsichtlich der Scheide bei den genannten Thieren aus gleicher Ursache, oder wenn in seltenen Fällen durch Schwergeburten oder rohe Geburtshülfe das Mittelfleisch eingerissen ist, Mastdarm und Scheide miteinander in Verbindung stehen.

In selteneren Fällen tritt auch Luft von aussen in die Gebärmutter durch die erschlafften Geburtswege bei geöffnetem Muttermunde; der Tragsack erscheint alsdann wie in hohem Grade aufgeblasen (*inflatus*). Dieser Zustand wird als Gebärmutter-Windsucht (*physometra*) bezeichnet und finden sich zwei Präparate der Art von Pferden im Cabinet der hiesigen Thierarznei-Schule.

§. 76.

Die Brusthöhle und insbesondere die Lunge sind nicht selten Gegenstand der Luftansammlung, und dann ist die Luft meistens von aussen eingedrungen, kann aber auch im Inneren durch Fäulniss von Krankheitsproducten entwickelt werden. Die Luftansammlung im freien Raum der Brusthöhle, in den Pleurasäcken, die Windbrust (*pneumatothorax*) entsteht in den meisten Fällen durch Eindringen der Luft vermittelst eindringender (penetrirender) Wunden oder Geschwüre an der äussern Brustwand (*pneumatothorax traumaticus*). Hiernach findet sich dann die Lunge zusammengedrückt und wegen ungenügender Ausdehnung derselben ist Erstickung (*suffocatio*) erfolgt. Es kann aber auch die Luft von der Lunge her in die Pleurasäcke gerathen, wenn am Umfange jenes Organes eine Trennung des Zusammenhanges besteht und die Luft der Lungenbläschen oder der Luftgefässe heraustritt. Solche Fälle werden zuweilen durch Lungengeschwüre oder auch durch fremde (bei Wiederkäuern vom Pansen oder der Haube aus) in die Lunge eintretende Körper bewirkt; in seltenen Fällen aber auch dadurch, dass ein fremder Körper durch die Luftröhre in die Lunge gelangt und diese dann durchbohrt, wie ein vom Verfasser beobachteter Fall beweist, in welchem es ein Stücken Grasähre war, welches in dieser Weise die Lunge eines Hundes durchbrochen, Luft- und Blutansammlung in der Brusthöhle dieses Thieres veranlasst hatte. Wieder in andern Fällen ist die in Folge einer Windgeschwulst eingerissene Pleura dieses Organes Schuld an der Windbrust.

§. 77.

In der Lunge kommt die Windgeschwulst (*emphysema*) überhaupt nicht selten, beim Pferde insbesondere häufig vor und bildet dann eine der Ursachen der Dämpfigkeit (*asthma*). Es sind zwei Formen des Lungenemphysems zu unterscheiden: Das Lungenbläschen-Emphysem (*emphysema vesiculare*) und das Zwischen-Lungenläppchen-Emphysem (*e. interlobulare*). Ersteres kann für sich allein bestehen; letzteres ist aber immer mit dem ersteren verbunden. Das **Vesicular-Emphysem** kann dadurch entstehen, dass die Thiere schnelle Bewegungen gegen starken und kalten Wind machen, wodurch eine Erkaltung der innern Oberfläche der Lunge und hierdurch eine verminderte Contractilität des Lungengewebes, insbesondere der Lungenbläschen bewirkt wird (Lungenverfang); aber auch nach der Erklärung Laennec's in folgender Weise: Die Bronchialzweige werden zuweilen durch verdickten Schleim in der Weise verstopft, dass wohl beim energischen Einathmen noch Luft in die betreffende Lungenpartie gelangen kann, aber beim Ausathmen der Austritt derselben in der Art beschränkt wird, dass bei Wiederholung dieses Vorganges endlich die Lungenbläschen durch Verminderung ihrer Zusammenziehungsfähigkeit sich mehr und mehr erweitern. Gerlach (*l. c. p. 196*) stimmt in Bezug auf das Emphysem beim Dampf mit Louis mehr überein, insofern er annimmt, dass diesem Zustande eine Lähmung der Lungenbläschen zu Grunde liegt, so dass das Ausathmen nicht genügend durch die Lunge unterstützt wird, daher unvollständig ist, und sodann die Lungenbläschen in dem Zustande der Ausdehnung bis zu einem gewissen Grade beharren. Wenn es nun auch als gewiss angenommen werden kann, dass die Lungenbläschen beim Emphysem in einem gewissen Grade gelähmt sind, so ist jedoch damit die Entstehung der Lähmung noch nicht erklärt, zumal nicht bei stellenweisem Emphysem des einen oder des andern Lungenflügels.

Am häufigsten findet man beim Pferde die vorderen Enden der Lungenflügel und die unteren Ränder derselben emphysematisch, was mit der geringen Verengerung der Brust beim Ausathmen in den entsprechenden Gegenden in Zusammenhang zu stehen scheint.

§. 78.

Das Interlobular-Emphysem der Lunge kommt dann zu Stande, wenn beim Vesicular-Emphysem Lungenbläschen platzen und alsdann die Luft gleichzeitig in das die Lungenläppchen vereinigende Zwischenbindegewebe tritt. In solchen Fällen geräth die Luft nicht selten auch unter den serösen Ueberzug der Lunge und erhebt dieselbe zu mehr oder minder grossen Blasen. Diese Form des Emphysems kann gar nicht verkannt werden, das Vesicular-Emphysem jedoch, besonders wenn es nur einen beschränkten Umfang hat, erfordert einige Aufmerksamkeit bei der Diagnose. Die betreffenden Lungenstücke fallen hierbei nicht so stark zusammen, wie im gesunden Zustande, sind lufthaltiger und puffiger, ja selbst lässt sich die Luft aus ihnen nicht so leicht herausdrücken, wie aus gesunden Lungenstücken. Diese letzteren schwimmen zwar auf dem Wasser; die ersteren aber, wegen ihrer grösseren Leichtigkeit mit noch geringerer Einsenkung, und bei genauer Betrachtung lassen sich bei diesen die Lungenbläschen mit blosem Auge unterscheiden, was wenigstens bei der gesunden Lunge des Pferdes kaum möglich ist.

Ein dem Lungen-Emphysem entgegengesetzter Zustand, welcher darin besteht, dass Lungenpartien durch Verschliessung der Luftgefässe für die Luft unzugänglich geworden und daher zusammengefallen und dichter sind, und auch nicht aufgeblasen werden können, beim Einschneiden nicht knistern (decrepitiren) im Wasser untersinken, ohne dass man ein Krankheitsproduct in denselben bemerken könnte, wird als Ausdehnungslosigkeit (*atelectasis*) bezeichnet. Diese entsteht durch Verstopfung der Luftzuführungsgänge und allmählige Verödung der Lungenläppchen.

§. 79.

Die Ansammlung von Luft im Unterhaut-Bindegewebe, die **Windgeschwulst der Haut** (*emphysema subcutaneum*) kommt in mehr oder minder grossem Umfange häufig vor. Ausser den

(§. 73) beim Milzbrandfieber des Rindes vorkommenden gutartigen Fällen kommen andere beim bösartigen Milzbrande durch die brandige (necrotische) Beschaffenheit des Blutes unter der allgemeinen Decke in der Form des rauschenden Brandes, aber auch in inneren Organen, insbesondere in der Lunge, und so auch nach brandig gewordenen Verletzungen des Zusammenhanges (wie z. B. beim Englisiren und Castriren u. s. w.) vor, in welchen Fällen dann auch die Oberhaut zu Blasen erhoben wird.

Wunden, die im Umfange des Schulterblattes bis zwischen die Muskellagen dringen, bewirken fast immer, besonders beim Pferde wegen der Beweglichkeit des Schulterblattes und der Lockerheit des Bindegewebes, zumal zwischen der Schulter und der Brust, ausgebreitete Windgeschwülste, insofern die Luft so zu sagen durch die Entfernung des Schulterblattes vom Rumpfe eingepumpt und durch die Wiederannäherung dieser Theile weiter gepresst wird. Hamon, (*Réc. de méd. vét. 1848 p. 73*) beobachtete einen derartigen Fall, in dem sich die Windgeschwulst auf der einen Körperhälfte sehr verbreitete, aber an der Mittellinie des Körpers sich scharf abgegrenzt hatte; und Gerlach bemerkt (*l. c. p. 193*), dass er wiederholt Luft (wahrscheinlich beim Pferde) unter die Haut „gepumpt", sie durch Streichen nach allen Seiten getrieben, hierbei aber nicht über die Mittellinie gebracht habe. Nach meinen Beobachtungen tritt die Luft beim Pferde über den ganzen Körper, wenn sich eine starke Wunde mit Quetschung am vorderen Theile der Brust zwischen den beiden Schulterblättern befindet, und die Metzger blasen die Haut der Kälber in der Regel auch nur durch eine Hautöffnung auf.

§. 80.

Das allgemeine Hautemphysem kommt auch zu Stande durch Rippenbrüche mit gleichzeitiger Verletzung des Rippenfelles und der Lunge und bei unverletzter allgemeiner Decke, indem alsdann zunächst die Luft aus der Lunge in die Brustfellsäcke und aus diesen durch die innere Wunde der Rippenwand in das Bindegewebe und sodann durch die Bewegungen des Brustkorbes weiter wandert. Dasselbe ist auch der Fall bei penetrirenden Brustwunden und bei verletzter Lunge, insofern alsdann beim Einathmen die Luft durch die sich öffnende Wunde in die Brusthöhle tritt, beim Ausathmen aber bei sich theilweise schliessender Wunde in das Unterhautbindegewebe getrieben wird.

Gerlach (*l. c. p. 199* ff.) leitet das bei Rindern öfter beobachtete Hautemphysem u. a. davon ab, dass zunächst ein interlobulares Emphysem entsteht, aus dem dann die Luft an der Lungenwurzel und an dem Lungenbande durch das Mittelfell weiter wandert und sofort in das Unterhautbindegewebe gelangt. Ich selbst habe ein paarmal bei für den anatomischen Unterricht getödteten Pferden Luft im vorderen Mittelfellsraume bei gleichzeitigem interlobularen Lungenemphysem gesehen, ohne dass Hautemphysem damit verbunden war. Nach demselben Beobachter (Gerlach) ist das traumatische Hautemphysem an und für sich, also abgesehen von den veranlassenden Ursachen, ohne nachtheilige Folgen, da die Luft nicht als Reizmittel unter der Haut wirkt und daher auch bei seinen Versuchen nie eine Spur von Reizung im Bindegewebe, und sogar dann nicht gefunden hatte, wenn beträchtliche Mengen Luft 8—14 Tage lang unter der Haut gewesen waren. Die nachtheilige Wirkung des Hautemphysems ist daher nur auf Druck und Spannung zurückzuführen. Die von aussen kommende, das Hautemphysem zu Stande bringende Luft fand Gerlach, sowohl bei zufällig vorkommenden Fällen dieser Art, als auch bei einem absichtlichen Versuch, in folgender Weise zusammengesetzt:

Kohlensäure .	7,85
Sauerstoff . . .	15,73
Stickstoff . . .	76,42
	100,00

ausserdem aber fanden sich auch noch deutliche Spuren von Ammoniak. Man sieht also, dass hierbei die atmosphärische Luft in ähnlicher Weise, wie beim Athmungsprocesse abgeändert wird.

ZWEITES KAPITEL.

Von den Wasseransammlungen.

§. 81.

Unter **krankhafter Wasseransammlung** ist die Gegenwart einer grösseren Menge Serums zu verstehen, als im gesunden Zustande in den Organen, insbesondere im Bindegewebe derselben und in den mit serösen Häuten ausgekleideten Höhlen vorkommt. Dieser Zustand wird als Wassersucht (*hydropisis, hydropisiu, hydropismus*) bezeichnet; betrifft die Wassersucht die serösen Höhlen, so wird sie Höhlenwassersucht (*hydrops*), wenn aber das Organgewebe: Gewebewassersucht (*oedema*) genannt, und bekommt dann diese je nach ihrer Ausbreitung und jene nach den betroffenen Höhlen besondere Namen.

Bei dem in krankhafter Menge vorhandenen Wasser ist auch dessen Beschaffenheit zu berücksichtigen, und da schon innerhalb der Grenzen der Normalität sowohl in Ansehung der Menge als auch der Beschaffenheit des Serums Schwankungen vorkommen, so ist es zum Behufe der Beurtheilung des Abnormen in dieser Beziehung erforderlich, dass zunächst eine richtige Anschauung der normalen Verhältnisse gewonnen werde. Vor allem jedoch möge bemerkt werden, dass in diesem Kapitel nur die Rede sein wird von denjenigen Ansammlungen von Serum, welches keine auffallende Abweichung vom normalen Zustande zeigt, und das insbesondere nicht in Folge einer Entzündung zu Stande kommt, die stets hervorstechende Abänderungen in der Beschaffenheit des Serums bewirkt (vgl. §. 112).

§. 82.

Das Serum ist entweder eine wasserhelle, oder einen Stich in's Gelbe besitzende Flüssigkeit, die sich kaum etwas klebrig anfühlt und einen milden thierischen Geruch besitzt; es hat eine Dichtigkeit von 1012 — 1020, und besteht aus Wasser, Eiweiss, Natron und Kalk, in Verbindung mit Kohlensäure, Phosphorsäure und Chlor in etwas schwankenden Verhältnissen, und endlich will Colin auch noch Zucker im Serum des Pferdes nachgewiesen haben. Diese Flüssigkeit ist daher gleich einem dünnen Blutserum, und gerinnt auch wie dieses, doch nur in einem geringeren Grade durch Zusatz von Alkohol und Salpetersäure, sowie durch Erhitzung. Im gesunden Zustande befindet sich von dieser Flüssigkeit im Bindegewebe so viel, als zur Erfüllung seiner bekannten Aufgabe erforderlich ist, und zwar im flüssigen Zustande, und nicht im dunstförmigen, wie es hie und da noch angenommen wird. Man fand davon bei gesunden Pferden unmittelbar nach dem durch Blutverlust bewirkten Tode im Herzbeutel 80 — 110, in den Pleurasäcken 100 — 200, in der Bauchhöhle 300 — 1000 und in den Gehirnhöhlen 5 — 8 Gramme. (Colin. Traité de physiolog. comp. 1856. T. II. p. 438). Nach dem Tode nimmt das Serum in der ersten Zeit durch fortdauernde Durchschwitzung an Menge zu, und erhält bei eingetretener Fäulniss eine röthliche Farbe von aufgelöstem Blutroth.

§. 83.

Findet man nunmehr das geschilderte Serum in beträchtlicherer Menge, als angegeben worden, so ist dieselbe für krankhaft zu erachten, namentlich dann, wenn durch die grössere Menge dieser Flüssigkeit im Unterhautbindegewebe eine Senkung derselben nach den tieferen Körperstellen, oder in den übrigen Organen und Höhlen eine Beschränkung der Thätigkeiten durch Ausdehnung und Druck nachgewiesen werden kann.

Die nächsten, im Organismus liegenden ursächlichen Verhältnisse für die Wasseransammlungen bestehen in einer wässrigen Blutbeschaffenheit (vgl. §. 60.) sowie in Behinderungen des Blutrückflusses durch die Venen und des Lymphflusses durch die Lymphgefässe, wodurch dann nicht allein Vermehrung der Absonderung in den Capillargefässen, sondern auch Verminderung der Aufsaugung gegeben ist. Im ersteren Falle ist die Bedingung zu allgemeinen, im letzteren zu örtlichen Wassersuchten gegeben. Die auf diese Weise zu Stande gekommenen Wassersuchten sind stets für passive und auch für chronische anzusehen, während die activen und acuten durch besondere Reizungszustände bewirkt und ihre Erledigung in dem Kapitel von der Entzündung finden werden.

Die **Hautwassersucht** kommt als allgemeine (*hydrops anasarca*) und als örtliche (*oedema cutaneum*) vor. Im ersteren Falle ist die Haut schlaff, und wenn durchscheinend, bleich, wie in der Bleichsucht der Schafe, mehr oder weniger mit Serum getränkt, daher teigig anzufühlen, während durch Fingereindrücke bewirkte Gruben nur langsam wieder ausgeglichen werden. Bei der allgemeinen Hautwassersucht kommen auch stets örtliche Wassergeschwülste vor, so unter der Brust, dem Bauche, am Halse (im Triel der Rinder) und an den unteren Enden der Gliedmaassen, weil das Bindegewebe eine Senkung des Wassers nach den tiefer gelegenen Stellen zulässt, und haben daher die örtlichen Oedeme nur selten ihren Ursprung am Orte ihres Vorkommens. Beim Einschneiden in die oedematöse Haut sieht man dieselbe mit Feuchtigkeit getränkt und in einem noch höheren Maasse das Unterhautbindegewebe, aus dem in solchen Fällen das Wasser sickert. Das Gegentheil von der Hautwassersucht hinsichtlich der Erscheinung ist die vorzugsweise beim Rindvieh vorkommende und Störungen im Ernährungsprocesse beweisende Harthäutigkeit (Lederbund, kaltes Feuer, *coriago*), in welcher die Haut trocken ist und fest anliegt.

Die Oedeme der Haut dürfen nicht verwechselt werden mit Gelenk- und Sehnengallen. Bekanntlich sondern die inneren, der serösen Haut ähnlichen Auskleidungen der Kapselbänder, der Sehnenscheiden und der sogenannten Schleimbeutel eine dickliche, eiweisshaltige, gelbliche Flüssigkeit ab, die nicht selten und namentlich beim Pferde abnorm vermehrt wird, und auf diese Weise Wassersuchten der genannten Theile darstellt, welche auch als Gallen (*gallae v. ganglia*) bezeichnet werden. Die bekannten Stellen ihres Vorkommens, ihre schärfere Begrenzung und ihr elastisches Schwappen unterscheiden sie hinreichend bei lebenden Thieren vom Hautödem, während die Section keinen Zweifel übrig lässt.

§. 85.

Im Bereiche des Nervensystems kommt die Wassersucht als **Gehirn- und Rückenmarks-Oedem** (*oedema cerebri et medullae spinalis*) vor. In diesen Fällen sind die betreffenden

Organe mit Serum, das von der Gefässhaut (*pia mater*) stammt, mehr als gewöhnlich durchfeuchtet und weicher, mitunter fast breiartig und von blasser Farbe. Mit diesem Zustande ist zwar gewöhnlich auch eine vermehrte Ansammlung von Wasser in den Höhlen des Gehirns und Rückenmarks verbunden; aber mit der Wassersucht der Gehirnkammern und des Rückenmarkskanals so wie des Sackes der Spinnwebenhaut nicht nothwendig Gehirnoedem.

Die Wassersucht der Spinnwebenhaut (*hydrops arachnoidealis*) ist dem Gehirn und Rückenmark gemeinschaftlich, weil die aus dieser Haut gebildeten Säcke beider Theile in einer ununterbrochenen Verbindung mit einander stehen; aber nicht also ist es mit der Wassersucht der Gehirnkammern und des Rückenmarkskanales einerseits und der Wassersucht der Spinnwebenhaut anderseits. Denn das Wasser kann, wie es Renault und Lavocat in Bezug auf das Pferd, Rind und Schaf gezeigt haben, nicht aus dem Arachnoidal-Sacke in die Gehirnkammern und den Rückenmarkskanal gelangen und so auch umgekehrt nicht. Ja es ist sogar zuweilen der Fall, dass das Wasser der Gehirnkammern nicht in den Rückenmarkskanal und das Wasser dieses nicht in die Gehirnkammern gelangen kann. In einem Falle sah ich die Gehirnkammern strotzend angefüllt mit Wasser, ohne dass es durch den Kanal des Rückenmarks herauslief, und ein anderes Mal war es mir nicht möglich bei Einflössung von Wasser in die Gehirnkammern, dasselbe in den Rückenmarkskanal und durch denselben ablaufen zu lassen.

Die Gehirnhöhlen-Wassersucht (*hydrops ventriculorum cerebri*) und die Wassersucht des Rückenmarkskanals (*h. canalis medullae spinalis*) sind, bei Beachtung der (§. 82.) angeführten normalen Menge des Serums, in ihren verschiedenen Graden nicht zu verkennen; aber es ist mitunter unmöglich aus dem Sectionsbefunde allein zu entscheiden, ob der vorhandene Fall zu den acuten oder chronischen gehört. Gewöhnlich ist allerdings das Serum bei chronischer Wassersucht des Gehirns und des Rückenmarks wasserhell, indess wird es auch zuweilen so in acuten Fällen gefunden, was zur Vorsicht, namentlich in gerichtlichen Fällen auffordert. Da wo von der Ausschwitzung in Folge der Entzündung des Gehirns und des

Rückenmarks, so wie ihrer Umhüllungen die Rede sein wird, kommt dieser Gegenstand nochmals zur Sprache.

Im Bereiche der höheren Sinnes-Apparate ist nur die Wassersucht des Augapfels (Wasserauge, *hydrophthalmia v. hydrophthalmus*) bekannt; sie besteht in einer vermehrten Ansammlung des Serums in beiden Augenkammern oder auch im Glaskörper.

§. 86.

Im Bereiche der Luftwege ist zunächst der Wassersucht des Kehlkopfs (*oedema laryngis*) zu gedenken und zu beachten, dass wenn bloss die Schleimhaut der Stimmritze, also des Eingangs in den Kehlkopf serös infiltrirt ist, dieselbe als Glottisoedem (*oedema glottidis*) bezeichnet wird. Röll gibt (l. c. p. 414) an, dass er diesen Zustand bisher nur als Begleiter der Lungen-, Kehlkopfs- und besonders der Rachenentzündung, des Typhus, tuberkulöser und diphteritischer, im Kehlkopf sitzender Geschwüre gesehen habe. Der Verfasser hat denselben jedoch auch schon selbstständig beim Pferde beobachtet, und betraf dann vorzugsweise den Kehldeckel und die von ihm abgehende Fortsetzung der Schleimhaut zur Zungenwurzel. Dieser Zustand bedingte den sogenannten Pfeiferdampf.

Die Lungenwassersucht, das Lungenoedem (*oedema pulmonum*) kommt in ausgebildetem Grade und selbstständig nur selten vor, als Begleiter anderer Krankheitszustände und in geringem Grade jedoch häufiger. Beim selbstständigen Lungenoedem sind die Lungen etwas aufgetrieben, blass, grau und teigig anzufühlen; beim Einschneiden knistern sie nicht. Das Zwischenbindegewebe der Lungenläppchen scheint vermehrt zu sein, was aber wohl von der Aufquellung desselben herrühren mag; auf den Schnittflächen quillt, und wie es scheint ebensowohl aus den Lungenbläschen, als aus dem Bindegewebe, reichliches Serum hervor, das aber dicklicher (eiweisshaltiger) als das der Körperhöhlen ist. Einmal beobachtete ich bei ein und demselben Besitzer zwei Pferde, die kurz nach einander an dieser, einen acuten Verlauf zeigenden Krankheit zu Grunde gingen; die Lunge eines jeden Pferdes liess etwa 1 Maass Serum aussickern. Die veranlassenden Ursachen dieser Krankheit sind nicht ermittelt worden, auch konnte eine Hemmung des Blutrückflusses aus den Lungen nicht nachgewiesen werden.

Die Brustwassersucht (Höhlenwassersucht der Brust, *hydrothorax*) besteht in einer mehr oder minder grossen Wasseransammlung in beiden Pleurasäcken, und trifft mit allgemeiner Wassersucht und wässriger Beschaffenheit des Blutes zusammen. Die einseitige Brustwassersucht, d. h. die nur eines Pleurasackes habe ich als chronischen Zustand noch nicht beobachtet. In dem Maasse der Wasseransammlung findet man natürlich die Lungen zusammengedrückt, zähe beim Anfühlen, und die serösen Auskleidungen der Brusthöhle in ihrem Glanze vermindert, matt.

In ähnlicher Weise wie mit der Brustwassersucht verhält es sich auch mit der Herzbeutel-Wassersucht (*hydrops pericardii*).

§. 87.

Im Gebiete der Bauch und Beckenhöhle ist zunächst der Bauchwassersucht (*ascites v. hydrocoelia*) zu gedenken; sie kommt bei allen Haussäugethieren vor, beim Hunde aber, wie es scheint, am häufigsten, nicht allein bei allgemeiner Wassersucht, sondern auch als selbstständige Krankheit. Nicht selten sind Aftergebilde, insgemein Krebse bei dem genannten Thiere die Veranlassung zur Wassersucht ebensowohl in der Brust-, wie in der Bauchhöhle. Röll bemerkt (l. c. p. 587), dass ihm bis dahin die Bauchwassersucht beim Pferde noch nicht vorgekommen sei; hierbei scheint derselbe nicht allein die chronische, sondern auch die ausschliessliche Bauchwassersucht im Auge gehabt zu haben, weil die Bauchwassersucht des Pferdes in mehr oder minder hohem Grade bei allgemeiner Wassersucht dieses Thieres in der That nicht selten ist. Die Bauchwassersucht bietet in anatomischer Hinsicht keine bemerkenswerthen Verschiedenheiten von den übrigen örtlichen Wassersuchten dar; nur die, dass diese Höhle wegen ihrer Einrichtung in Bezug auf die Bauchmuskeln eine grosse Ausdehnung, und wegen der darin gelagerten Organe eine längere Dauer gestattet, als andere Höhlenwassersuchten.

Bei allgemeiner Wassersucht findet man auch andere Gebilde in der Bauchhöhle mit Serum abnorm getränkt, so z. B.

die Bauchspeicheldrüse und das Gekröse bei seinem Uebergang auf den Darmkanal, besonders am Dickdarm; ferner die sogenannte Nierenkapsel bei Abwesenheit von Fett in derselben.

Wenn in der Gebärmutter Junge zurückbleiben und dieselben sammt ihren Hüllen in faulige Auflösung gerathen, so findet man auch die Schaam und die Scheide oedematös.

In der Gebärmutter selbst kommt, wie in allen mit Schleimhäuten ausgekleideten Organen keine eigentliche Wassersucht vor; doch aber in dem Schafhaut- und Harnsack der Eihüllen (*hydrops amnii et allantoideae*) und zwar zuweilen in einem so grossen Umfange bei Kühen, dass sie sich wegen der hierdurch bewirkten Last und wegen allgemeiner Schwäche nicht vom Boden zu erheben vermögen.

Die sogenannte Eierstockwassersucht (*hydrops ovarii*) gehört nicht hierher, weil sie in neugebildeten Wasserblasen besteht, daher bei den Neubildungen in Betracht zu ziehen ist. Ebensowenig gehört hierher die sogenannte Nierenwassersucht (*hydrops renis*), welche bei den Atrophien in Betracht gezogen wird.

DRITTER ABSCHNITT.

Von den Fehlern der Ernährung.

ERSTES KAPITEL.

Von den Fehlern der Ernährung im Allgemeinen.

§. 88.

Die Arten unserer Haussäugethiere zeigen in ihren verschiedenen Rassen und Schlägen ein gewisses mittleres Maass der Körperentwickelung sowohl in der Grösse (*magnitudo*), als in dem Körperumfange (*volumen*) und dem Gewichte (*pondus*); wird dieses mittlere Maass der Körperentwickelung bedeutend überschritten, oder in auffallender Weise nicht erreicht, so sind damit Regelwidrigkeiten gesetzt, die man im ersten Falle als Riesenwuchs (*macrosomia, magnitudo gigantea*) und das betreffende Thier als Riese (*gigas, animal giganteum*); im anderen Falle als Zwergwuchs (*microsomia, magnitudo pygmaea*) und das betreffende Thier als Zwerg (*pigmaeus, animal pigmaeum*) bezeichnet.

Diese Regelwidrigkeiten können entweder in ihren Anfängen angeboren sein, wenn sie nämlich schon bei dem eben geborenen, ausgetragenen Thier bemerkt werden, oder sie sind erworben, wenn sie erst später im selbstständigen Leben hervortreten. Diese Regelwidrigkeiten bestehen ferner bei richtigem Verhältniss der einzelnen Körpertheile zu einander, oder nicht; im ersten Falle hat man es mit dem verhältnissmässigen Riesen- oder Zwergwuchs (*macrosomia v. microsomia proportionalis*), im andern Falle mit dem unverhältnissmässigen Riesen- oder Zwergwuchs (*macrosomia v. microsomia inproportionalis*) zu thun, und sind es dann die Gliedmaassen, welche diese Unverhältnissmässigkeit bewirkend zu lang oder zu kurz sind. Der unverhältnissmässige Zwergwuchs, der durch zu kurze Gliedmaassen entsteht, angeboren und nicht selten angezüchtet ist, wie bei englischen Rindvieh- und Schweinsrassen, gehört weil angeboren, nicht hieher, und ist überhaupt nicht für abnorm zu halten, weil absichtlich hervorgebracht, insofern bei Mastvieh die Gliedmaassen für minder werthvolle Theile gehalten werden; ja man würde sogar, wenn solche Thiere ohne Beine zu stehen und zu gehen vermöchten, nichts dagegen haben, wenn man dieselben wo möglich vollständig wegzüchtete.

Die Thiere, welche diese Regelwidrigkeiten an sich tragen, können übrigens ganz gesund sein, obwohl sie den an sie zu stellenden Anforderungen nicht immer entsprechen; und hinsichtlich der ursächlichen Verhältnisse lässt sich nichts anderes sagen, als dass der Entwicklungstrieb, beziehungsweise im richtigen oder unrichtigen Verhältnisse vermehrt oder vermindert ist.

§. 89.

Bestehen die im vorigen § bezeichneten Regelwidrigkeiten nicht, ist nämlich das Knochengerüste von gewöhnlicher Grösse, oder von derselben nicht auffallend abweichend, so ist es der Körperumfang im Ganzen, welcher in Betracht gezogen werden muss, insofern die Weichgebilde, insbesondere die Muskeln und das Fett eine auffallende Vermehrung oder Verminderung an Masse zeigen, was dann im ersten Falle als allgemeine Uebernährung (*hypertrophia universalis*), im zweiten als allgemeiner Mangel an Ernährung oder als allgemeiner Schwund (*atrophia universalis v. tabes*) und insofern auch damit Abnahme der Körperkraft verbunden, als Hinwelken (*marasmus*) zu bezeichnen ist. In diesen Fällen ist dann wiederum zu unterscheiden, ob die allgemeine Uebernährung vorzugsweise die Muskel- oder die Fettmasse betrifft, und wird dann in dieser Beziehung einerseits der Fleischüberfluss (*polysarcia*) und der Fleischmangel (*asarcia*) und anderseits der Fettüberfluss oder die Fettsucht (*obesitas*) und der Fettmangel oder die Ausmergelung (*emacies*) unterschieden; dabei ist jedoch zu beachten, dass wenn dieser letztere Zustand vorkommt, dann auch die Muskelmasse insgemein vermindert ist, dass aber, wenn Fettüberfluss vorhanden, dann nicht nothwendig auch die Fleischmasse vermehrt ist, vielmehr vermindert sein kann, wie es die Mast der Thiere insbesondere der Schweine zeigt. Uebrigens aber ist noch zu bemerken, dass, wenn die Massenzunahme des thierischen Körpers aus ökonomischen Rücksichten beabsichtigt wurde, dann der pathologische Begriff derselben wegfällt, obwohl sie in physiologischer Beziehung ungeeignet sein kann. Die ursächlichen Verhältnisse der allgemeinen Hypertrophie bestehen, neben einer kräftigen assimilirenden Thätigkeit, in Zufuhr einer Fülle von solchen Nahrungsmitteln, welche Muskelsubstanz oder Fett hervorzubilden im Stande sind, und dann im verminderten Stoffverbrauch; die ursächlichen Verhältnisse der allgemeinen Atrophie aber im graden Gegentheil, also in schwach assimilirender Thätigkeit, in zu geringer Zufuhr von ernährendem Material und in vermehrtem Stoffverbrauch. [Ob bei der Fettleibigkeit sich neue Fettzellen zu bilden vermögen, oder bei der Magerkeit die vorhandenen untergehen, oder ob endlich die Fettzellen angeboren und konstant sind, und nur angefüllt oder ausgeleert werden, ist noch nicht ausgemacht.

§. 90.

Die Uebernährung oder der Mangel an Ernährung kann auch, wie es am häufigsten der Fall ist, einzelne Organe betreffen, und dann hat man es mit örtlichen oder besonderen Fällen zu thun (*hypertrophia et atrophia localis v. specialis v. organorum*).

Die Uebernährung kann ferner unterschieden werden: in eine wahre oder ächte (*hypertrophia vera*) und in eine falsche oder unächte (*h. spuria*); die erste besteht in einer Massenzunahme durch Vervielfältigung oder Schwellung der den Organen eigenthümlichen Gewebtheile, die andere in Hervorbildung der den Organen im gesunden Zustande fremdartigen Gewebtheile. Bei der wahren Hypertrophie z. B. eines Muskels ist nur die gewöhnliche Muskelsubstanz und sonst nichts zu erkennen; bei der falschen Hypertrophie eines solchen Organes aber sieht man ausser der Muskelsubstanz auch noch irgend eine andere, z. B. Knochen- oder Knorpelsubstanz u. dgl. Wie mit der falschen

Hypertrophie, so verhält es sich auch in dieser Beziehung mit der falschen Atrophie, und werden diese beiden Zustände auch als Paratrophie bezeichnet, die nie als allgemeine vorkommt, weil sie mit dem Leben unverträglich ist.

Es kann allerdings ebensowohl vorkommen, dass Organe eine Vermehrung ihrer eigenthümlichen Gewebtheile haben, ohne desshalb grösser als im normalen Zustande zu sein, als auch, dass solche eine Verminderung an ihren anatomischen Elementen erleiden, ohne kleiner als im gewöhnlichen Zustande zu erscheinen; im ersteren Falle besteht dann eine ungewöhnliche Dichtigkeit, im anderen Falle eine ungewöhnliche Lockerheit der Gebilde. Aber es würde ins Kleinliche gehen, wenn man auch diese Zustände, welche sehr schwer zu bestimmen sind, beziehungsweise unter die Hypertrophien und Atrophien zählen wollte, vielmehr ist es gerathener, sie einfach als Consistenz-Verschiedenheiten aufzufassen.

Die Paratrophien, in denen also auch die innere Beschaffenheit der Organe eine regelwidrige ist, kommen hier nicht weiter in Betracht; sie gehören in den Abschnitt, welcher von der Neubildung abnormer Gewebe handeln wird. Man könnte die wahren Hypertrophien zwar auch zu den Neubildungen zählen, insofern dabei die anatomischen Elemente in vermehrter Zahl gefunden werden; aber in der wahren Hypertrophie betrifft die Neubildung nicht allein normale Gewebe, sondern auch solche, welche den Organen eigenthümlich sind, welche mit jenem Zustande behaftet sind, während sonst normale Gewebe auch in Organen vorkommen können, welchen sie nicht eigenthümlich sind, z. B. Knochengewebe in Muskeln, dann aber auch zu den Neubildungen und zwar zu solchen normaler Gewebe in ihnen fremden Organen gezählt werden müssen.

§. 91.

Die Hypertrophien und Atrophien können in practischer Hinsicht nicht von den Erweiterungen und Verengerungen hohler Organe getrennt werden, besonders wenn mit der Erweiterung eine normale oder vermehrte Dicke, und mit der Verengerung eine vermehrte oder verminderte Dicke der Wandungen vorkommt. Ist diess der Fall, so ist sowohl hinsichtlich der Erweiterung, als auch Verengerung hohler Organe ein dreifacher Unterschied zulässig, und zwar 1) eine einfache, 2) eine excentrische und 3) eine concentrische Hypertrophie oder Atrophie. Die einfache Hypertrophie oder Atrophie besteht mit normaler Grösse der Höhle, die excentrische mit Erweiterung, und die concentrische mit Verkleinerung derselben.

Die hypertrophirten und atrophirten Organe zeigen entweder ihre normalen Farben und Gestalten, oder es kommen in dieser Beziehung Abweichungen vor, aber diese Abweichungen haben in der Regel keine Bedeutung; was aber die Farbe insbesondere betrifft, so kann sie wohl mehr oder weniger gesättigt, als im gesunden Zustande erscheinen; ist sie aber eine ungewöhnliche, so steht eine veränderte Beschaffenheit des Gewebes, also eine Paratrophie zu vermuthen.

§. 92.

Die ursächlichen Verhältnisse der örtlichen Hypertrophie und Atrophie sind, wie es im Wesen der Sache liegt, solche, welche die Ernährung der Theile zu vermehren oder zu vermindern im Stande sind. Zunächst ist hierher der Einfluss der Nerven und des Blutes zu zählen; ist dieser stärker oder schwächer als gewöhnlich, so sind in jenem Falle die Bedingungen zur Hypertrophie, in diesem Falle zur Atrophie gegeben. Was den Nerveneinfluss insbesondere anbetrifft, so ist es eine bekannte Thatsache, dass Schmerzen in der Regel Schwund zur Folge haben, und zwar, wie es scheint, aus dem Grunde, weil im Schmerz die Nervenkraft verbraucht und daher die Innervation beim Stoffleben zum Behufe der Aneignung vermindert ist. Druck auf die Nerven hat denselben Erfolg; aber wenn auch bei der Hypertrophie eine vermehrte Innervation anzunehmen ist, so kann eine solche jedoch nicht klar nachgewiesen werden. In Ansehung des Bluteinflusses so ist indess klar, da das Blut die einzige Flüssigkeit ist, die zur Ernährung der Organe dienen kann, dass dasselbe in vermehrter Menge in Organen die Hypertrophie, in verminderter die Atrophie bedingen müsse; jene Vermehrung kann ebensowohl die Folge eines höheren Erregungszustandes der Organe durch Congestion in activer Weise, als auch durch Beschränkung des Rückflusses, durch

Congestion in passiver Weise, in jenem Falle als dynamische, in diesem Falle als mechanische Hyperämie gegeben sein.

Ferner ist als ursächliche Bedingung der Hypertrophie vermehrte und als solche der Atrophie verminderte Thätigkeit oder Lähmung besonders in den Muskeln anzuführen; wie nicht minder auch in analogen oder in einem sympathischen Verhältnisse zu einander stehenden Organen der Absonderung die vermehrte Thätigkeit des einen die verminderte Thätigkeit des andern, und hierdurch dann in jenem Hypertrophie, in diesem Atrophie hervorgerufen wird, z. B. bei den Nieren.

Häufig ist es auch der Druck von Seiten eines hypertrophirten Organes oder eines Neugebildes, welcher Atrophie in dem gedrückten und Beschränkung der Entwicklung hervorbringt, wie z. B. ein grosser Magen in der Regel eine kleine Milz, Gegenwart von Blasenwürmern Schwund des sie beherbergenden Organes und weiterhin selbst der knöchernen Decke, wie am Schädel hervorbringen, und so kann selbst mechanischer Druck von aussen je nach der Intensität und Dauer und je nach der Natur der Organe bald Hypertrophie bald Atrophie bewirken, wie z. B. an der Haut Schwielen, an den Knochen bald Auftreibungen bald Schwund, wie an den Nasenbeinen des Pferdes durch den Nasenriemen.

Endlich wäre noch als Ursache der Atrophie die Zerrung, besonders in den Muskeln, so wie in diesen und andern, besonders parenchymatösen Gebilden Zertrümmerung durch verschiedene Krankheitsprocesse mit nachfolgender Aufsaugung und Verödung zu zählen. Wie viel Antheil die verminderte Rückbildung und Aufsaugung an der Hypertrophie, wie viel die Vermehrung dieser Thätigkeiten an der Atrophie haben, wird sich, obwohl diese Verhältnisse als mitwirkende Ursachen denkbar sind, kaum bestimmen lassen.

§. 92.

Was die Folgen der Hypertrophie und Atrophie anbelangt, so sind dieselben, wie leicht einzusehen, nach dem Grade und der Ausdehnung dieser Zustände und nach der Bedeutung, welche die betreffenden Organe für das Leben haben, sehr verschieden. In der Regel wird die Verrichtung der mit Hypertrophie oder Atrophie versehenen Organe, je nach der Ausbildung dieser Zustände entweder beschränkt oder aufgehoben, jedoch gibt es auch hievon in Ansehung der Hypertrophie Ausnahmen, wie z. B. in den Drüsen, welche wegen Vermehrung der functionirenden Gewebe eine vermehrte, ja sogar erschöpfende Thätigkeit erlangen können.

Die hypertrophirten Organe sind insgemein durch Druck auf benachbarte beschränkend, entziehen überdiess durch ihren grösseren Stoffverbrauch anderen Organen nothwendiges Nahrungsmaterial und bewirken hierdurch theilweises Verkümmern derselben.

Alle Organe des thierischen Körpers können in die hier in Rede stehenden Zustände gerathen, die einen häufiger, die andern seltener, am öftesten aber sind die drüsigen Gebilde von denselben heimgesucht, wahrscheinlich wegen ihres schon im normalen Zustande grösseren Blutgehalts und wegen der Lebhaftigkeit des Stofflebens.

ZWEITES KAPITEL.

Von den Hypertrophien und Atrophien im Besonderen.

§. 93.

Die Haut (allgemeine Decke) nebst ihren Anhängen und dem Unterhautbindegewebe sind häufig mit Hypertrophie und Atrophie befallen.

Die Oberhaut (*epidermis*) ist nicht selten der Verdickung ausgesetzt in Folge von Druck durch Geschirre oder Aufliegen und von Krankheitszuständen in der Lederhaut. Durch Druck entsteht die Schwiele (*callositas*, *tyloma*), z. B. beim Pferde an den Rändern des Hinterkiefers durch Druck und Anschlagen an die Krippenkanten oder an anderen Stellen des Körpers durch Geschirrdruck, die man auch wohl wegen der besonderen Form als Schwamm bezeichnet. In Folge von Wunden ist die Oberhaut in der Regel an den Narben verdickt, zuweilen austerschaalenartig, ebenso auch nicht selten in Folge der Anwendung von scharfen Salben mit Ausfall und Mangel der Haare gepaart, und so auch beim Verbrühen der Haut. In einer eigenthümlichen, bisher bei Rindern und Pferden beobachteten, rothlaufartigen Entzündung der Haut bildet sich ebenfalls eine dicke Schicht Oberhaut, die mit den nach innen hervorragenden Haaren abfällt und das Sonderbare zeigt, dass solche Oberhautlappen bei gefleckten Thieren durchlöchert sind, weil nur die ursprünglich weissen Hautstellen von der Krankheit berührt werden, nicht aber die farbigen. Die Haare wachsen später wieder. Atrophie der Oberhaut ist nicht bekannt.

Die Hornwarzen des Pferdes, sowie die Sporen in den Haarzotten sind nicht selten grösser oder kleiner, als gewöhnlich, also hypertrophirt oder atrophirt; in seltenen Fällen fehlen auch die sog. Kastanien dieses Thieres ganz, wie ich diess einmal an den hinteren Gliedmaassen, an welchen sie übrigens in der Regel kleiner sind, als an den vorderen, selbst gesehen habe. In dieser Hinsicht zeigt dann das Pferd eine Verwandtschaft mit dem Esel, bei welchem die Hornwarzen stets an den hintern Gliedmaassen fehlen, während sie bei den beiden Bastarden dieser Thiere bald vorkommen, bald fehlen.

Die Haare, als hornige Gebilde der Haut, sind mitunter, besonders an der Mähne und am Schweife des Pferdes, ungewöhnlich stark entwickelt (lang); auch an diesen Theilen in Folge von Hautkrankheiten nicht selten sehr sparsam (Rattenschwanz). Einmal sah ich bei einem Pferde mit einer ringförmigen, rosenartigen Entzündung an dem Schweifende die verdickte Oberhaut mit den Haaren abfallen; an anderen Stellen der Haut war von dieser Erscheinung nichts zu bemerken. Die langen Mähnenhaare sind nicht selten mit einander verklebt durch eine klebrige Hautabsonderung und durch äusseren Schmutz; man hat diesen Zustand Weichselzopf (*plica polonica*) genannt, dürfte jedoch, was die Bedeutung desselben bei Pferden anbetrifft, nicht mit dem beim Menschen vorkommenden zu vergleichen sein. Das Deckhaar fehlt nicht selten an einzelnen Hautstellen (Narben), aber auch zuweilen fast vollständig am ganzen Körper in Folge unbekannter Ursachen, während die Haarsäckchen jedenfalls atrophirt oder verödet sein werden. Dieser Zustand, der am häufigsten bei Pferden und Hunden beobachtet worden ist, wird als Nacktheit oder Kahlheit (*alopecia*) bezeichnet.

Sogenannte Hauthörner (*cornua cutis v. ceratomata*) sind nicht selten bei den Hausthieren beobachtet worden. Gurlt führt viele Fälle der Art (in seinem angeführten Werke) an, und bemerkt, dass es zwei Arten derselben gebe; die eine am häufigsten vorkommende Art bestehe in Auswüchsen von verschiedener Grösse und Gestalt und befinde sich an irgend einer Stelle der Haut frei, d. h. nicht eingeschlossen, und entstehe wahrscheinlich als abnormes Product, wie die sogen. Kastanien bei Pferden als normale Gebilde entstehen, nur mit dem Unterschiede, dass bei jenen das Horngewebe sich in Fasern strecke, wie die Haare, bei diesen aber in Lamellen sich verdichte. Die zweite und seltenere Art entstehe in Balggeschwülsten. Demnach kann nur die erste Art, wenn auch das wuchernde Epidermialgebilde in der Form von den gewöhnlichen abweicht, zu den Hypertrophien gezählt werden, während die andere Art zu den Neugebilden gehört, wovon in der Folge gehandelt wird. Bei Pferden kommen bisweilen symmetrisch und asymmetrisch kleine mit der Haut überzogene Beulen (Knochenauftreibungen) auf der Stirn vor, die auch wohl als Hörner bezeichnet werden; sie gehören aber nicht hierher.

Die normal vorkommenden Hörner der Wiederkäuer erscheinen nicht selten hypertrophisch oder atrophisch, in ihrer Gestalt mehr oder weniger durch das Vorhandensein der wesentlichen Geschlechtstheile (Hoden und Eierstöcke), oder durch Zwitterbildung verändert, oder sie sind in abnormer Zahl vorhanden; sie können im selbstständigen Leben verloren gegangen sein und sich dann auch neu bilden, wenn der Hornzapfen mit der Gefässhaut (keratogenen Membran) blieb, im anderen Falle nicht; die neu erzeugten Hörner sind aber immer unvollkommen. Dieses Vorkommen gehört ebenfalls zu den Neubildungen, während das angeborene Fehlen und das Vorkommen von überzähligen Hörnern zu den angeborenen Fehlern gehört. Jedenfalls sind die Fehler an den Hörnern zu unbedeutend, um in einer pathologischen Aanatomie berücksichtigt zu werden.

Die Krallen, Klauen und Hüfe sind ebenfalls nicht selten hypertrophisch oder atrophisch, namentlich die Hüfe des Pferdes, sowohl im Ganzen, als in ihren einzelnen Theilen, und können dann diese Fehler bei dem genannten Thiere von grosser Bedeutung werden; aber sie finden eine specielle Berücksichtigung in der Hufbeschlaglehre, können aber im Vortrage passend angeführt werden. Hierher gehören bei ungleichen Hüfen das Hufschwellen und der Hufschwund, die ungleiche Dicke der Hornwände und ihrer Theile, der Sohle und des Strahls (fetter und magerer Strahl) und endlich die schwieligen Narben und der sogen. Hornblattbruch (*ceratophyllocele*).

Die **Lederhaut** ist insgemein im Zustande der Hypertrophie oder Atrophie, wenn das Unterhautbindegewebe sich ebenfalls in denselben befindet. Unter den Namen Straub-, Igels- und Elephantenfuss kommen sehr verschiedene Zustände bei den Pferden, insgemein an den hinteren Gliedmaassen vor. Sie bestehen wesentlich in Hypertrophie des Unterhautbindegewebes und in der Regel auch der Lederhaut; aber der Zustand, worin sich das wuchernde Bindegewebe befindet, ist ebenso verschieden, wie die Veranlassung dazu. Geschwülste der Art erreichen zuweilen einen ausserordentlichen Umfang, übersteigen aber selten gewisse Grenzen, die in der Regel am Schienbein, zuweilen am Vorderknie- und Sprunggelenk liegen. Ist ein solcher Zustand Folge und Ausartung der Mauke (einer erysipelatösen Entzündung an der hintern Fläche des Fessels), so ist das untere Ende der betroffenen Gliedmaassen aufgetrieben, uneben, rissig, mit warzigen Auswüchsen versehen, zwischen welchen eine schmierige, stinkende Flüssigkeit sich befindet. Diese Auswüchse werden als Feig- oder Feuchtwarzen (*fici v. marisci*) bezeichnet. Schneidet man in eine solche Geschwulst ein, so hört man bisweilen ein Knistern, und leistet sie dann einen grossen Widerstand; in diesem Falle ist die Grenze der Haut nicht immer zu unterscheiden, die Schnittfläche sieht weiss, speckicht aus, und das Gewebe, zwischen welchem seröse Flüssigkeit hervorquillt, ist nicht deutlich zu erkennen. Dieser Zustand ist als Verhärtung des Bindegewebes (*scleroma*) zu bezeichnen. Zustände dieser Art erhalten insbesondere den Namen Straub- oder Igelsfuss, wenn die dem Ausfallen entgangenen steifen, oft mit klebriger Feuchtigkeit verfilzten Haare gesträubt stehen. In anderen Fällen hat die Haut und das Haar keine regelwidrige Beschaffenheit, das Unterhautbindegewebe ist noch weich, aufgequollen, in seiner Faserung zu erkennen und mit viel Serum durchtränkt; dann liegen in der Regel Knochenauswüchse des Fessel- und Krongelenkes zu Grunde, wahrscheinliche Folgen der Verstauchung. Wieder in anderen Fällen, wovon ich einen ausgezeichneten vor mir habe, ist die Haut vor dem Fesselgelenk von Haaren entblösst, nicht von dem darunter liegenden wuchernden Bindegewebe zu unterscheiden, die Gechwulst ist uneben, kugelig zusammengesetzt, von röthlich-blauer Farbe und hat so einige Aehnlichkeit mit dem Markschwamm, was sie indess nicht ist. Aehnliche Geschwülste kommen auch zuweilen an anderen Körperstellen des Pferdes vor, so sah Gurlt eine 70 Pfd. schwere auf dem Kreuze, die nach Anwendung von Eiterbändern und scharfen Salben eingetreten war.

Beim Rindvieh kommt eine, bisher von mir nur an der untern Fläche der Bauchwand beobachtete, eigenthümliche Art von Geschwülsten vor, die gemeinhin als Warzen aufgefasst werden, mit solchen jedoch nur eine entfernte Aehnlichkeit besitzen. Diese Geschwülste finden sich in der Regel in grosser Zahl vor, und erreichten in zwei von mir beobachteten Fällen (bei einer Kuh und einer Ferse) ein solches Gewicht, dass die Haut herabgezogen wurde und gekrösartig aussah. Diese kugeligen Geschwülste von verschiedener Grösse sind meist haarlos, haben ein röthlich-blaues Aussehen und zwischen sich, da, wo sie gedrängt stehen, eine eiterartige Schmiere, welche in abgestossener und erweichter Oberhaut besteht. Auf der Schnittfläche dieser Geschwülste erkennt man die Grenzen der verdünnten Lederhaut deutlich genug und als Körper der Geschwulst ein wucherndes, weiches, mit Serum stark durchtränktes Bindegewebe. Ich nenne dieses Erzeugniss einfache Weichgeschwulst (*molluscum simplex*). Wahrscheinlich gehören die von Gurlt (*l. c. p. 45*) angeführten Geschwülste vom Schwanze eines Ochsen ebenfalls hierher.

§. 94.

Unter den **willkührlichen Muskeln** ist die **wahre Hypertrophie** in einzelnen dieser Organe, wie es scheint, unbekannt, und wahrscheinlich kommt dieselbe desshalb nicht vor, weil bei den Thieren keine einseitigen Verwendungen von Gliedern, wie beim Menschen, gemacht werden, wobei die vorwiegende Verwendung einzelner Muskelpartien eine überwiegende Ernährung derselben durch grössere Innervation und Blutzufuhr bedingt. Zwar führen die beiden Gunther, Vater und Sohn in Hannover (die Beurtheilungslehre des Pferdes, Hannover 1859 S. 146) an, dass der Schwund des äussern Kaumuskels beim Pferde einseitig (mithin auch wohl Hypertrophie der entgegengesetzten Seite) in Folge von Unordnungen in den gleichseitigen Backzähnen vorkomme, wodurch der Gebrauch der betreffenden Seite für das Kauen verhindert werde; indess muss ich dieses Vorkommen vorläufig aus anatomischen Gründen bezweifeln, insofern beim Kauen die Kaumuskeln beider Seiten thätig sind, insbesondere beim Zermalmen der äussere Kaumuskel der einen und der innere Kaumuskel der anderen Seite Gehülfen, und so die entsprechenden anderen Gegenwirker sind. Die eigenthümliche Art von Anschwellungen in den Muskeln, die sich im Bereiche der Sitzbeine und der Kruppe in einzelnen Jahrgängen bei Saugfüllen nicht selten einfinden, bezeichnen dieselben Gunther selbst (l. c. p. 254) als eine Erkrankung und Degeneration der Muskeln unter dem Namen: Eisballen. Ob bei Thieren, insbesondere bei Pferden, welche eine längere Zeit hindurch an angestrengtem Athem (*respiratio laboriosa*), wie beim Dampfe leiden, die bezüglichen Muskeln in den Zustand der Hypertrophie verfallen, ist noch nicht ermittelt.

Um so häufiger aber kommt die Atrophie der willkürlichen Sceletmuskeln, und zwar in Folge von Quetschungen, Zerrungen bei Verstauchungen, Verrenkungen und Knochenbrüchen, und auch überhaupt dann vor, wenn Organe dieser Art wegen Schmerzen oder Gelenkverwachsungen oder fehlerhafter Zustände ihrer Sehnen, wie beim Sehnenklapp der Pferde, eine längere Zeit hindurch mehr oder weniger ausser Verwendung kommen. Wenn einseitiger Schwund in den Kaumuskeln vorkommt, so wird derselbe wahrscheinlich Folge von einseitigen Schmerzen sein. Die Atrophie der Muskeln besteht wahrscheinlich, wie die Hypertrophie dieser Organe in einer Vermehrung ihrer Fasern, in einer Verminderung derselben, insofern durch microscopische Untersuchung im ersten Falle keine Verdickung, im zweiten Falle keine Verdünnung jener anatomischen Elemente wahrgenommen werden kann; beim Beginne des Muskelschwundes jedoch scheint die Aufsaugung des Fettes diese Erscheinung allein zu bedingen, insbesondere wenn Schmerzen die Veranlassung dazu geben.

In geschwundenen Muskeln wird nicht selten eine ungewöhnliche Menge von Fett gesehen; es ist fraglich, ob in solchen Fällen das Muskelgewebe sich in Fettgewebe umwandelt, oder das letztere sich selbstständig erzeugt hat, wie diess letztere Gurlt (l. c. im Nachtrag p. 57) annimmt. Die Erörterung hierüber gehört in die Betrachtung von den Neubildungen. Die Farbe der geschwundenen Muskeln ist blasser, ihre Consistenz aber zäher als im normalen Zustande, in welchem sie wegen des grösseren Turgors prall geschwellt erscheinen. Die Atrophie in Muskelpartien der Gliedmaassen bewirkt zuweilen sonderbare Verunstaltungen, die einen hinsichtlich der Diagnose in grosse Verlegenheit bringen können; so ist es mir jüngst vorgekommen, dass ich in Bezug auf das Oberschenkel- und Oberarm-Gelenk bei Pferden Bruch oder Verrenkung annahm, während nur Muskelschwund bei der Section aufzufinden war.

Die Hypertrophie und Atrophie der zu den Eingeweiden und dem Blutgefässsystem gehörigen willkürlichen und unwillkürlichen Muskeln kommen später zur Sprache.

Hinsichtlich der Sehnen und Bänder ist ebenfalls keine wahre Hypertrophie bekannt; Atrophie in den Muskeln aber bewirkt auch diesen Zustand in den zugehörigen Sehnen, obwohl auch derselbe zuweilen in diesen Theilen selbstständig in Folge häufiger Zerrungen, wie z. B. bei der Bärenfüssigkeit der Pferde in Folge zu starken Durchtretens vorkommen und hierdurch Zerreissung der Beugesehnen des Fusses entstehen kann. In ähnlicher Weise verhält es sich auch mit den Bändern.

§. 95.

Bei den **Knochen** kommt die wahre Hypertrophie gewiss auch nur selten vor; denn die Fälle, welche Gurlt (l. c. p. 103) als Knochenvergrösserung (*hypertrophia ossium*) sowie (eod. l. p. 109 und im Nachtrag p. 53) als Knochenwucherung aufführt, hält derselbe, wie es scheint, selbst nicht für wahre Hypertrophie, sondern für Folgen der Entzündung und anderer krankhaften Processe. Es befindet sich indess im hiesigen zootomischen Cabinet ein Schienbein vom Pferde, welches in allen seinen Theilen vergrössert und ziemlich gleichmässig verdickt ist, eine glatte Oberfläche, so wie eine ungewöhnliche Dicke der die Markhöhle umgebenden Wandungen hat, daher ich diesen Fall zur wahren Hypertrophie zählen möchte; ferner die Fälle, in welchen das Schädeldach eine ungewöhnliche Dicke, und diejenigen, in welchen platte Knochen überhaupt anstatt der Zellen zwischen beiden Platten dichte Knochenmasse zeigen, wie auch zuweilen bei langen Knochen anstatt der Markröhren Knochenmasse gefunden wurde.

Die Atrophie der Knochen ist nicht selten; im höheren Alter der Thiere kommt sie am ganzen Scelet vor, auch in Krankheitszuständen, wie bei der Knochenbrüchigkeit und bei Nahrungsmangel; in jener Krankheit brechen die Knochen deshalb leicht, weil ein Missverhältniss zwischen dem organischen und unorganischen Bestandtheile besteht, und namentlich der erstere vermindert ist, weshalb denn auch solche Brüche keine reagirende Entzündung zur Folge haben. In dieser Knochenkrankheit sowohl, als auch in der sog. Markflüssigkeit findet man das Knochenmark verschwunden und anstatt dessen eine wässerige Flüssigkeit. Der Schwund einzelner Knochen oder ihrer Theile kommt in der Regel durch Druck von aussen durch Geschirre vor, wie z. B. häufig an den Nasenbeinen der Pferde, dann am Gaumen dieser Thiere durch ungewöhnlich lange Backenzähne, welche durch Fehlen entgegenstehender nicht abgerieben wurden, oder von innen durch Aftergebilde, wie am Schädel beim Rinde und Schafe durch den Gehirnblasenwurm und an anderen Knochen durch Geschwülste verschiedener Art, so wie auch endlich dadurch, dass Knochen durch Verrenkung oder Bruch ausser Thätigkeit gesetzt werden.

§. 96.

Im Bereiche des **Nervensystems** ist bisher noch keine Hypertrophie bei den Haussäugethieren nachgewiesen worden, wenn nicht hierher ein im hiesigen Cabinet befindliches, aus älterer Zeit von einem Landbeschäler stammendes Gehirn zu zählen ist, von welchem keine andere Notiz vorhanden ist, als dass dasselbe verhärtet gewesen sei. Dieses Gehirn ist ungewöhnlich gross, und zwar vielleicht nur desshalb, weil es einem sehr grossen Pferde angehörte. Die Härte desselben kann jetzt nicht mehr beurtheilt werden, weil im Weingeiste alle Organe dichter werden; jedoch hatten sich 48 Gramm Krystalle aus demselben ausgeschieden, die bei näherer Untersuchung als Cholestearin erkannt wurden, was nicht allein die angebliche Verhärtung desselben erklärt, sondern auch die Hypertrophie, insofern sie auf Verdichtung beruht, wahrscheinlich macht (vergl. den 3. Absatz von §. 90). Ein anderes Präparat im hiesigen Cabinet von älterem Datum, welches als ungewöhnlich grosses und verhärtetes Achselgeflecht einer Kuh bezeichnet ist, zähle ich aus dem Grunde nicht hierher, weil die ungewöhnliche Grösse dieses Theiles durch Bindegewebe bewirkt ist.

Die Atrophie ist oft im Nervensystem beobachtet worden, sowohl am grossen als kleinen Gehirn und am Rückenmarke (*Atrophia encephali, cerebri, cerebelli et medullae spinalis*), wie auch an den Nerven (*a. nervorum*). Die Veranlassung zu diesem Zusande ist in der Regel ein Druck, hinsichtlich des Gehirns und Rückenmarks durch übermässiges Serum in den Kammern jenes und in den Höhlen dieses Organes, oder im Sacke der Spinnwebenhaut; hinsichtlich aller Centraltheile des Nervensystems und der davon abgehenden Nerven durch Neubildungen, Knochenauswüchse und weiche Geschwülste verschiedener Art und durch Eingeweidewürmer, insbesondere bei Rindern und Schafen durch den Gehirnblasenwurm (*coenurus cerebralis*). Bei den Nerven veranlasst auch Unthätigkeit der Organe Schwund der dazu gehörigen Nerven, wie an den Augen der Sehnerven und an den Muskeln der Bewegungsnerven; sind beide Augen eine längere Zeit mit Blindheit behaftet, so findet man beide Sehnerven vor und hinter ihrer Durchkreuzungsstelle atrophirt, ist dagegen nur ein Auge erblindet, so findet man nur den Sehnerven derselben Seite vor der Durchkreuzungsstelle mehr und hinter derselben an der anderen Seite weniger geschwunden, und zwar aus dem Grunde, weil die Sehnerven nicht mit allen ihren Bündeln kreuzen. Durchschneidung oder anderweitige Verletzung der Nerven bewirkt ebenfalls Schwund; ob aber der letztere auch idiopathisch entstehen könne, und ob das im geschwundenen Nerven zuweilen vorkommende Fettgewebe durch Umwandlung des Nervengewebes oder durch selbstständige Neubildung entsteht, ist zweifelhaft.

§. 97.

Im Bereiche des **Blut-** und **Lymphgefässsystems** kommt die Hypertrophie und Atrophie am öftesten am Herzen vor, man hat sich aber zu hüten, dass nicht einfache Erschlaffung (passive Erweiterung) dieses Organes, wie sie so oft in Schwächekrankheiten gesehen wird, und dass nicht innerhalb gewisser Grenzen liegende Schwankungen in der Grösse desselben (edle Pferde haben in der Regel ein grösseres Herz, als gleich grosse unedle), ferner dass nicht Verdickungen des Herzens durch Aftergebilde mit wahrer Hypertrophie verwechselt werden. Die Hypertrophie und Atrophie des Herzens *hypertrophia et atrophia cordis*) kommen übrigens sowohl in einzelnen Theilen als im Ganzen dieses Organes vor, die Atrophie indess häufiger als die Hypertrophie, und die theilweise Atrophie (eines Vorhofes oder beider oder einer Kammer) häufiger, als des ganzen Herzens. Die Atrophie geht in den Vorkammern zuweilen so weit, dass nur die äussere und innere Haut des Herzens zurückbleiben, und gibt diess dann, wenn auch nicht nothwendig, Veranlassung zur Zerreissung und Verblutung. Wenn bei Atrophie Fettgewebe in den Herzwandungen vorkommt, so ist es wiederum zweifelhaft, ob dasselbe durch Umbildung der Muskelfasern oder selbstständig als Lückenbüsser im Bindegewebe entstanden ist. Uebrigens darf die Fettbildung in den Wandungen des Herzens nicht verwechselt werden mit dem, vorzugsweise in dessen Furchen eingelagerten Fett, wie es nicht selten bei Pferden und Hunden in grossem Maasse gesehen und auch wohl zum Schwunde des Herzfleisches Veranlassung geben kann.

Alle Formen der Hypertrophie und Atrophie, die in hohlen Organen vorkommen können (vergl. §. 91), sind auch am Herzen beobachtet worden, vielleicht jedoch mit Ausnahme der concentrischen Hypertrophie. Die excentrische Hypertrophie scheint öfter an der linken Kammer, die excentrische Atrophie öfter an der rechten Kammer vorzukommen. Die höheren Grade der Hypertrophie des Herzens bedingen auch Erweiterung des Herzbeutels; die höheren Grade der Atrophie desselben aber, wie es scheint, nicht immer Verengerung dieses Sackes. Die Form des Herzens erleidet bei den in Rede stehenden Zuständen gewisse Abänderungen, sowie auch seine Farbe und Dichtigkeit; bei der Hypertrophie ist die Farbe dunkelroth und die Substanz derb, bei der Atrophie aber findet das Gegentheil statt. Hinsichtlich der Dichtigkeit und Festigkeit ist jedoch auf die Todtenstarre Rücksicht zu nehmen, um einem möglichen Irrthum zu entgehen. Die möglichen Formveränderungen lassen sich mit Rücksicht auf die normale Gestalt des Herzens und die Verschiedenheit der Durchmesser der Kammern dieses Organes leicht erklären.

Hypertrophie der inneren Haut des Herzens (*endocardium*) und der Klappenapparate kommt zwar nicht selten vor, ebensowohl in Verbindung mit dem gleichnamigen Zustande des Herzens, als selbstständig, aber nur selten als wahre, vielmehr ist in der Regel durch Neubildung eine fehlerhafte Beschaffenheit dieser Gebilde zu bemerken (Paratrophie). Atrophie der Klappen in der Form von Durchlöcherung und Fensterung, zunächst des freien Randes derselben nebst Verdünnung der angrenzenden Theile fand Röll (l. c. p. 477) nicht selten bei Hunden.

Die ursächlichen Verhältnisse der gedachten Herzfehler sind nicht immer zu ermitteln, am ehesten noch die der Hypertrophie, insofern man damit in der Regel Klappenfehler und krankhafte Zustände in der Lunge vergesellschaftet findet, aus denen sich ein mechanisches Hinderniss für die Fortbewegung des Blutes, namentlich in der rechten Herzhälfte, und in dessen Folge verstärkte Arbeit dieses Theiles und hieraus die Massenzunahme ableiten lässt.

Hinsichtlich der Folgen der Hypertrophie und Atrophie des Herzens lässt sich wohl annehmen und auch theoretisch rechtfertigen, dass einerseits die Atrophie, ausserdem dass sie, wie bereits angeführt, zur Zerreissung und Verblutung führen kann, auch ein ungenügendes Moment für die Fortbewegung des Blutes bieten werde, besonders wenn der Zustand die Kammern betrifft, aus denen das Blut der Schwere entgegen fortgetrieben wird, und anderseits, dass Hypertrophie ein verstärktes Moment in dieser Hinsicht bieten müsse; aber durch Beobachtung ist in dieser Beziehung äusserst wenig festgestellt. Röll macht (l. c. p. 476) die hierher gehörige Bemerkung, dass die Volumszunahme des Herzens und mithin auch des Herzbeutels bisweilen einen enormen Umfang erreiche, wie dies einige in der Sammlung der Wiener Thierarzneischule aufgestellten Präparate nachweisen, und dass solche anatomische Fehler während des Lebens zu jener Form des dämpfigen Athmens Veranlassung geben dürften, welche mit dem Namen Herzschlägigkeit oder Herzschlechtigkeit bezeichnet werden; ferner: hohe Grade der Herzvergrösserung wären wohl während des Lebens durch Percussion und Auscultation auszumitteln, sie seien ihm jedoch unter mehr als 5000 genau untersuchten und theilweise auch secirten Pferden noch nicht vorgekommen, während geringere Stufen der Entwickelung nicht zu den Seltenheiten gehörten.

An den Blutgefässen kommt die wahre Hypertrophie wahrscheinlich nicht vor, wohl aber die wahre Atrophie, insbesondere zuweilen an dem Stamme der Aorta und den nächsten Theilästen derselben, und gibt dann mitunter Veranlassung zur Zerreissung und Verblutung.

Wahre Hypertrophie und Atrophie der Lymphgefässe ist unbekannt, ja selbst scheint in den Lymphganglien keine wahre Hypertrophie vorzukommen; sie erscheinen zwar oft vergrössert in der sogenannten Darrsucht, dann aber auch in der Beschaffenheit, und zwar in der Regel durch tuberkulöse Materie verändert.

§. 98.

Im **Athmungs-Apparate** sind bisher Hypertrophie und Atrophie am Kehlkopfe, an der Luftröhre und ihren Verzweigungen nicht selten beobachtet worden; am Kehlkopfe insbesondere Hypertrophie der Gebilde der Stimmritze, des Kehldeckels und der Pyramidenknorpel, noch häufiger aber Atrophie dieser Knorpel und einzelner Kehlkopfmuskeln, verbunden mit Lagenveränderungen dieser Theile, wodurch Verengerung des Kehlkopfs, und in dessen Folge Pfeiferdampf (Kehlkopfrohren, zum Unterschied des Nasenrohren, das durch Beengung der

Nasenkanäle entsteht) bewirkt wird. So hält Gurlt (l. c. im Nachtrag p. 113) für eine der häufigsten Ursachen dieses krankhaften Athmens das Schwinden der Muskeln, welche zur Erweiterung der Stimmritze bestimmt sind, nämlich des hinteren und seitlichen Ringgiesskannen- und Quergiesskannen-Muskels an einer Seite, während die gleichnamigen Muskeln der andern Seite und die für die Verengung der Stimmritze bestimmten Schildgiesskannen-Muskeln an beiden Seiten gesund sind. Die geschwundenen Muskeln sind dann gelb und enthalten Fett. Auffallender Weise hat man bis jetzt in den meisten Fällen die Muskeln des linken Giesskannenknorpels in jener Weise verändert gefunden. Gurlt vermuthet, dass die Veranlassung dazu in zu kurzem Zurückzäumen nach einer Seite zu suchen sei, weil der bezeichnete Zustand nur bei Pferden vorkomme; indess ist es nicht erklärt, wie es komme, dass das zu kurze Aufzäumen immer nur an derselben Seite vorkommt.

Wahre Hypertrophie der Schilddrüsen ist schon oft beobachtet worden, insbesondere bei Hunden, Schafen, Ochsen und Pferden; bei längerem Bestehen dieses Zustandes gehen aber stets in den genannten Organen Veränderungen vor, welche denselben zur Paratrophie stempeln. Die wahre Hypertrophie der Schilddrüsen sowohl, als auch die paratrophische Vergrösserung derselben wird als Kropf (*struma*) bezeichnet; diesen Zustand *bronchocele* (Luftröhrenastbruch) zu nennen ist ungeeignet, weil derselbe in einem anderen anatomischen Verhältnisse besteht (S. w. u.). Der Kropf bewirkt in der Regel durch Druck erschwertes Athmen; doch versichern die beiden Günther (Beurtheilungslehre des Pferdes S. 213), dass das beim Pferde nie der Fall sei.

Die Luftröhre kommt entweder in der einen oder anderen Richtung in einem mehr oder minder grossen Abschnitte zusammengedrückt, mit oder ohne Bruch einzelner Knorpelringe, theilweisem Schwunde derselben und Verdickung der Schleimhaut vor, wodurch ebenfalls Athmungsbeschwerden verursacht werden. Diese Form- und Raumveränderung der Luftröhre und ihrer Verzweigungen werden zuweilen durch Druck benachbarter Geschwülste hervorgebracht, häufiger aber mögen mechanische Einwirkungen von aussen auf den Halstheil der Luftröhre Schuld daran sein. Die Auseinanderweichung der Enden der Knorpelringe ist zuweilen beim Pferde so stark, dass der Schlund in der dadurch entstandenen Rinne vollständig geborgen wird, ohne nachtheilige Folgen zu veranlassen; dass hierbei die Gewebe an der hinteren Wand der Luftröhre hypertrophirt sind, ist selbstverständlich. Der wahre Luftröhrenbruch (*tracheocele*) d. h. eine Ausbuchtung der ganzen Schleimhaut zwischen zwei Luftröhrenringen an der vorderen oder an den seitlichen Flächen oder zwischen mehreren Ringen an der hinteren Fläche der Luftröhre scheint bisher bei den Hausthieren noch nicht beobachtet worden zu sein; dagegen erwähnt Röll (l. c. p. 142) das Vorkommen besonderer Ausbuchtungen (*diverticula*) beim Pferde als Begleiter chronischen Catarrhes, welche dadurch entstehen sollen, dass einzelne Schleimbälge zu dickwandigen Säckchen, die allmählig die Grösse einer Erbse bis einer Haselnuss erreichen, heranwachsen, sich zwischen den Faserbündeln der hinteren Luftröhrenwand hindurchdrängen und nach aussen als kleine Auswüchse hervorragen, während sie nach innen mit einer kleinen Oeffnung, aus welcher sich bei angebrachtem Drucke eine zähe, weisse Flüssigkeit ergiesst, münden. Wahrscheinlich gehört der von Dupuy beobachtete Fall bei einer Eselin (vergl. Gurlt l. c. p. 269) ebenfalls hierher; denn man fand im Kehlkopfe dieses Thieres u. a. in jeder Tasche eine weiche Geschwulst von der Grösse einer Haselnuss mit einer Oeffnung, durch welche eine eiterähnliche Materie herausfloss, es sei denn, dass hier ein anatomischer Irrthum obwaltet, insofern beim Esel sich die Kehlkopftaschen anders verhalten, als beim Pferde. Bei jenem Thiere kommen nur Andeutungen dieser Taschen vor, welche mit denen des Pferdes übereinstimmen; mehr nach vorn aber befinden sich über den Stimmsaiten enge Oeffnungen, welche zu weiten Taschen führen. Es wäre demnach möglich, dass Dupuy diese mit Schleim angefüllt fand, nicht aber abnorme Divertikel.

Die Luftröhren- (Bronchial-) Aeste sind nicht selten, und zwar am öftesten in Folge langwieriger Catarrhe dieser Theile, erweitert und verengert mit oder ohne Hypertrophie und Atrophie ihrer Wandungen. Die Erweiterungen dieser Gebilde werden zuweilen als Luftröhrenastbrüche (*bronchocele*), die

Verengerungen und Verschrumpfungen als Atelectasie bebezeichnet. Röll sagt (l. c. p. 424) über diese Zustände, welche bei anatomischen Untersuchungen der Lunge höchst beachtenswerth sind, folgendes: „Die Bronchialerweiterung ist entweder eine gleichförmige, oder eine sackige, wobei die ergriffenen Bronchien stellenweise in ihrem Verlaufe zu sackartigen Ausbuchtungen von wechselndem Umfange (von Erbsen- bis Wallnuss- und Hühnerei- selbst Faustgrösse) ausgedehnt sind, deren Wandungen dünn, und einer serösen Haut ähnlich, und nicht selten mit leistenartigen Vorsprüngen besetzt sind. Die zwischen solchen Säcken gelegenen Bronchialabschnitte sind nicht selten gleichfalls erweitert, und enthalten, wie die ersteren, einen zähen, glasigen oder schmutzigen, bisweilen selbst übelriechenden Schleim. Beim Rinde schliessen sich häufig solche Säcke von dem zuführenden Bronchus vollständig ab, ihr Inhalt dickt sich ein und wird endlich zu einer bröckligen, mörtelähnlichen Concretion, ein Befund, der häufig mit Lungentuberkulose verwechselt wird. Diese Form der Erweiterung entwickelt sich entweder aus dem erstgedachten, indem die Anhäufung von Schleimmassen und der Druck der einströmenden Luft nach und nach eine erweiterte Stelle des Bronchus sackartig ausdehnt, wodurch das anstossende Lungenparenchym zusammengedrückt wird und verödet, oder und zwar am gewöhnlichsten dadurch, dass die in einem, durch Tuberkulose, chronische Infiltration, Bindegewebsneubildung oder Compression verödeten Lungenabschnitte verlaufenden Bronchialzweige, sobald der Brustkorb über der verödeten Lungenpartie nicht entsprechend einsinkt, allmählig auseinandergezogen und erweitert werden, um den sonst durch die von Luft ausgedehnten Lungenzellen eingenommenen Brustraum zu erfüllen. Dieser Zustand findet sich am häufigsten in den Lungenspitzen bei Pferden, welche so oft infiltrirt angetroffen werden, und woselbst die feineren Bronchien nicht selten die Weite eines Mannsfingers und darüber mit stellenweise sackigen Ausbuchtungen zeigen, dann längs des oberen Randes der Lungen, längs des Verlaufes der grösseren Bronchien. Bei ihrem Vorkommen in der Nähe der Lungenoberfläche ist das Lungenfell an den betreffenden Stellen entweder trübe, oder mit einer mehr oder weniger dichten Schichte

Bindegewebes überzogen, und bisweilen durch fadige oder strangartige Fortsätze mit der Brustwand verbunden."

Die ächte Hypertrophie des wesentlichsten Lungengewebes, der Lungenbläschen, ist bisher unbekannt, und gehören die durch Bindegewebe gebildeten, nicht selten vorkommenden Narbenmassen dieses Organes, welche in Folge verharrschter, durch verschiedenartige pathologische Processe hervorgebrachten Hohlräume entstehen, zu den Neubildungen. Atrophie der Lunge jedoch, entweder eines mehr oder minder grossen Abschnittes derselben, eines Flügels oder der ganzen Lunge ist nicht selten, und wird durch anhaltenden Druck und Behinderung der Ausdehnung und Functionsbeschränkung hervorgebracht, z. B. durch Luft und Ergüsse in der Brusthöhle, durch Geschwülste in derselben und in der Bauchhöhle, oder endlich durch pathologische Neubildungen in der Lunge selbst, insbesondere häufig bei Wiederkäuern durch belebte und unbelebte Hydatiden. In mehr secundärer Weise in Folge von Auflösungs- und Verjauchungsprocessen pathologischer Erzeugnisse kommt der Schwund der Lungensubstanz am häufigsten vor; wenn aber Darley und Marshall behaupten, bei Pferden keine Spur von der Lunge mehr gefunden zu haben, so ist Gurlt (l. c. p. 119) sehr zurückhaltend, wenn er eine solche Behauptung nur für sehr übertrieben ausgibt.

§. 99.

Unter den Organen des **Verdauungs-Apparates** ist in denjenigen, welche zum Gebiete der Maul- und Rachenhöhle gehören, zur Zeit keine reine Hypertrophie und Atrophie bekannt; die Zunge und andere Theile werden zwar nicht selten geschwollen angetroffen, aber nur durch Entzündung und deren Folgen, oder durch Neubildungen, deren Betrachtung also nicht hierher gehört.

Beim Schlunde dagegen, vorzugsweise bisher beim Pferde am häufigsten, bei Rindern seltener beobachtet, kommt ebensowohl Hypertrophie als Atrophie der Muskelhaut in dem einen oder dem anderen Abschnitte dieses Organes nicht selten vor, und zwar verbunden mit Ausdehnung (*dilatatio*) oder Verengerung (*strictura*, *stenosis*), sowie zuweilen mit Auseinanderweichung der Muskelhaut und beutelartigem Hervortreten der Schleimhaut (*diverticulum*). Die ursprüngliche Veranlassung solcher Zustände ist nicht bekannt; sie sind indess sehr bedeutsam hinsichtlich der Folgen, wenn sie namentlich im Brustabschnitte des Schlundes vorkommen und mit Divertikeln verbunden sind. Sie geben zunächst Veranlassung zu Anhäufung von Futter in den Schleimhautbeuteln, und hiedurch zu Druck auf die Athmungsorgane, und in dessen Folge zu Athmungsbeschwerden, die sich immer nach dem Fressen steigern, und dann allmählig wieder abnehmen mit der Entfernung des angehäuften Futters, indem dasselbe entweder in den Magen gelangt oder ausgebrochen wird. Findet sich der Divertikel in der Brusthöhle, so steht der schnellen Ausbildung desselben weniger entgegen, als am Halse, und führt dann auch endlich durch Zerreissung und Eintreten des Futters in die Brusthöhle zum Tode. Inzwischen können derartige Pferde zuweilen viele Jahre hindurch in einem solchen Zustande leben, während jedoch die Ernährung mangelhaft ist. In diesem Augenblicke beobachte ich ein 9 — 10 Jahr altes Pferd mit Frweiterung des Schlundes am Halstheile, welche wahrscheinlich in die Brusthöhle hinabreicht. Die Luftröhre ist nach der rechten Seite hingedrängt, und der Schlund liegt am ganzen Halse an der linken Seite, der sich beim Frasse kropfartig anfüllt; das Thier athmet etwas beschwerlich in der Ruhe, beschwerlicher bei Bewegung und rohrt alsdann. Das Futter wird langsam mit Unterbrechungen aufgenommen; während dessen senkt das Thier den Kopf, streckt zuweilen den Hals wie bei Brechreiz, macht kauende Bewegungen bei leerem Maule, und während dessen sieht und fühlt man auch Bewegungen im Schlunde von oben nach unten, die mit einem Geräusche verbunden sind, als wenn Luft abgeschluckt würde (freies Koppen). Von Zeit zu Zeit, alle 2 — 3 Tage wird sodann Futter durch Recken und bei Husten ausgeworfen. Dieses Thier ist in kurzer Zeit in mehrere Hände, obwohl fast ganz werthlos, zu einem ansehnlichen Preise bisher ungeahndet übergegangen, da es nach den hiesigen Gesetzen keinen Gewährsmangel hat.

Bei seiner Einpflanzung in den Magen wird die Muskelhaut des Schlundes, insbesondere beim Pferde, ausserordentlich verdickt (hypertrophirt) gefunden, ohne dass ein Uebelstand im Leben damit verbunden gewesen wäre; häufiger aber noch ist die Atrophie dieses Theiles verbunden mit Erweiterung bei koppenden Pferden.

Der **Magen** wird zuweilen, insbesondere bei Pferden, Schweinen und Hunden unverhältnissmässig gross gefunden (*ventriculus ingens*) in Folge allmähliger Erweiterung durch Uebermaass, zumal blähenden Futters; dabei sind dann die Häute von normaler Dicke, was nur durch stärkere Ernährung (Hypertrophie) geschehen kann. Hiermit ist die einfache und plötzliche Ausdehnung dieses Organes durch grosse Futtermassen und Luft (*ventriculus inflatus*) nicht zu verwechseln, wobei im Verhältnisse der Ausdehnung eine Verdünnung seiner Häute, um deswillen aber keine Atrophie vorhanden ist; hiebei kommt dann nicht selten, besonders beim Pferde, Zerreissung am grossen Bogen dieses Organes vor, entweder sämmtlicher Häute, oder nur der serösen und Muskelhaut, während dann die Schleimhaut divertikelartig hervorgetrieben ist. **Röll** bemerkt (l. c. p. 554), dass Hypertrophie sämmtlicher Magenhäute sich gewöhnlich im Gefolge chronischer Catarrhe vorfände, indess wird dieselbe auch bei Gegenwart von Magensteinen bei Pferden und Hunden gesehen. Die Muskelhaut am Pförtner wird auch zuweilen hypertrophirt gefunden, ohne aber nachtheilige Folgen zu bewirken. Abnorme Kleinheit des Magens ist bisher nur als Folge verminderter Ausdehnung desselben durch ungenügende Nahrungsmenge oder vollständigen Mangel daran erkannt worden.

Der **Darmkanal** zeigt bisweilen eine ungewöhnliche Verengerung und Erweiterung, wie der Magen, und auch aus gleicher Ursache, sowie dann auch die anatomischen Erscheinungen in beiden Organen in dieser Hinsicht sich ähnlich sind. Einzelne Stellen von Hypertrophie der Muskelhaut, namentlich am Dünndarme, geben zu Verengerungen dieses Theiles Veranlassung; auch starke Wulstungen der Schleimhaut (besonders im Dünndarme der Pferde in Folge chronischen Darmcatarrhes, **Röll**) kommen vor. Die stellenweise Verdickung (Hypertrophie) sämmtlicher Häute des Dickdarmes wird zuweilen (beim Pferde) durch Darmsteine, sowie auch durch von aussen in den Darmkanal gerathene kleine Flusssteine und Sand, besonders in der magenähnlichen Erweiterung des Grimmdarmes bewirkt. An den Poschen des Dickdarmes beim Pferde werden nicht selten kleine Ausbuchtungen der Schleim- und serösen Haut, erstere zwischen der Muskelhaut hervorgedrängt, zuweilen auch grössere gesehen, welche mit gewöhnlichem Darminhalt oder je nach ihrer Lage mit Luft erfüllt sind, oder auch in seltenen Fällen ein Concrement enthalten. Diese Ausbuchtungen werden als falsche Divertikel bezeichnet; sie bersten zuweilen, ergiessen ihren Inhalt in die Bauchhöhle, und veranlassen dann eine tödtlich verlaufende Entzündung. Das wahre Divertikel kommt bei der Einpflanzung des engen in den weiten Darm, am sog. Krummdarm vor; es besteht aus einer Erweiterung sämmtlicher Häute des Darmkanals mit einer oder zwei Oeffnungen in denselben, ist mehr oder weniger gross (in einem Falle sogar hatte es die doppelte Grösse des Magens), ist zuweilen mit der Bauchwand verwachsen und hat als Inhalt den gewöhnlichen des Darmkanals. Gurlt (l. c. p. 169) versichert, dass solche Divertikel, welche für fortgebildete beziehungsweise erweiterte Ueberreste des fötalen Nabel-Blasen-Darmganges zu halten sind, oft bei Pferden, wie Otto oft bei Schweinen, gesehen zu haben; auch führt derselbe (l. c. im Nachtrag p. 77) an, dass bisweilen zwei oder drei solche Anhänge beim Pferde vorkommen, wovon aber einer oder zwei wohl ein Bruch der Schleimhaut (falscher Divertikel der obigen Art) sei. Demnach scheint dieser Anatom das letztere Vorkommen nicht selbst beobachtet zu haben, weil sich falsche und wahre Divertikel nicht schwer von einander unterscheiden lassen.

Die Leber ist in Bezug auf wahre Hypertrophie und Atrophie, wenn es erlaubt ist so zu sagen, mit einiger Nachsicht zu behandeln, denn es gibt ausser der Milz kein Organ, welches sowohl in seinen einzelnen Abtheilungen, als im Ganzen so grossen innerhalb der Normalität liegenden Schwankungen in Bezug auf Grösse ausgesetzt wäre, als sie. Man weiss, dass die Leber regelmässig beim Fötus und neugeborenen Thiere viel grösser ist im Verhältniss zu den übrigen Körpertheilen, als im späteren Alter; aber auch in diesem selbst ist kein gleichbleibendes Verhältniss wahrzunehmen, so dass wohl nie bei zwei gleich grossen oder gleich schweren Individuen einer und derselben Thierart die Lebern von gleicher Grösse und Schwere gefunden werden mögen. Wie es sich mit der ganzen Leber verhält, so mit ihren Lappen. In der Regel ist bekanntlich der rechte Lappen der grösste, sehr oft ist es aber auch der linke, sowie auch der mittlere und Spiegel'sche Lappen grossen Schwankungen unterworfen sind. Hypertrophie und Atrophie der Leber sind daher nur dann anzunehmen, wenn die Abweichungen von der Grösse bei sonst normalem Gewebe augenfällig sind.

In dieser Weise wird die Atrophie dieses Organes öfter gesehen, als die Hypertrophie; indess auch hiebei ist mit grosser Aufmerksamkeit zu Werke zu gehen, dass nicht die reine Atrophie mit solcher, welche die Folge vorhergegangener Paratrophie ist, verwechselt werde; wo nur immer eine augenfällige Veränderung in der Farbe und Dichtigkeit und im Zusammenhang der Leber bemerkt wird, da ist der zuletztgedachte Zustand anzunehmen. Mit dem Vorstehenden in Uebereinstimmung hält auch Röll (l. c. p. 573) die Hypertrophie der Leber für sehr selten, und Gurlt führt nur ein einziges, hierher gehöriges Beispiel von einem 20 Monat alten Kalbe an, bei welchem die Leber 21 Pfd. schwer gefunden wurde, während die Atrophie einzelner Lappen und auch des ganzen Organes oft beobachtet worden sind, dabei jedoch, wie es scheint, immer nur das eigentliche Gewebe der Leber, mit Ausnahme der grösseren Gallengefässe, und nie ihr seröser Ueberzug schwindet, was als ein characteristisches Merkmal des nach der Geburt stattgefundenen Schwundes angesehen werden dürfte. Die stellenweise Atrophie der Lebersubstanz von der Peripherie nach dem Centrum bewirkt auch zuweilen eine scheinbare abnorme Lappung, die sich aber von der angeborenen dadurch unterscheidet, dass bei jener nicht wirklich Spaltung, sondern nur Schwund vom Leberparenchym und Neubildung von Bindegewebe stattfindet.

Die Uebernährung der Leber (*hypertrophia hepatis*) wird auch wohl als zu grosse Leber (*hepar praegrande*) bezeichnet und von dieser die in Folge von Gewebeveränderungen und Neubildungen vergrösserte Leber als *hepar amplificatum* unterschieden.

Die ursächlichen Verhältnisse dieser Zustände sind dunkel

(vgl. §. 92), es sei denn, dass für die Atrophie ein beschränkender Druck von einem benachbarten Organe oder Neugebilde nachgewiesen werden könnte. Die Folgen dieser Zustände sind zunächst für die Hypertrophie vermehrte, und für die Atrophie verminderte Absonderung der Galle, wenn nicht, wie es allerdings scheint, trotz diesen Zuständen eine normale Menge Galle abgesondert wird, insofern die vergrösserte Leber nicht im Verhältniss ihrer Masse thätig ist, und die verkleinerte eine vermehrte Thätigkeit entwickelt. Denn die Absonderung aller Organe in Bezug auf Menge ist nicht allein von der Grösse der Organe, sondern auch von dem Bedürfnisse abhängig, und es ist diess in Bezug auf die Leber für die in Rede stehenden Zustände um so eher anzunehmen, als nur selten nachtheilige Folgen für das Leben davon gesehen werden.

Die Gallenblase zeigt mit ihrer Vergrösserung keine Verdünnung ihrer Wandungen, und ist sonach mit diesem Zustande stets Hypertrophie verbunden. Die ungewöhnliche Grösse der Gallenblase wird am häufigsten beim Rinde angetroffen, und zwar in der Regel bei normaler Grösse der Leber, woher sich als Ursache dieses Zustandes irgend eine Behinderung des Ausflusses der Galle ergibt. Die Vergrösserung der Gallenblase durch Neubildungen in derselben gehört nicht hierher. Wie es sich mit der Vergrösserung der Gallenblase, so verhält es sich auch mit der gleichen Eigenschaft in Bezug auf den Lebergallengang des Pferdes und den gemeinschaftlichen Gallengang der übrigen Haussäugethiere. Beobachtungen von zu kleiner Gallenblase finden sich nicht aufgezeichnet.

Die Milz scheint noch mehr Freiheit hinsichtlich der Abweichung von der normalen Grösse bei gesundem Gewebe für sich in Anspruch zu nehmen, als die Leber, insbesondere beim Pferde und Schweine; man sah bei diesen Thieren die Milz sehr klein aber auch sehr gross, ohne dass ein Uebel im Leben bemerkt wurde, was nicht wundern darf, insofern die Milz fast ungestraft bei lebenden Thieren, wie es schon oft bei Hunden geschehen ist, entfernt werden kann. Mit den atrophischen und hypertrophischen Grössenabweichungen dieses Organes sind auch nicht selten Abweichungen in der Gestalt und Zahl verbunden, die angeboren zu sein scheinen. Unter den betreffenden Präparaten im hiesigen Cabinet befindet sich eine Milz von einem $1^1/_2$ Jahr alten Schwein, die aus zwei der Länge nach zusammengewachsenen Milzen zu bestehen scheint; indess hat man auch vollkommene Theilungen derselben bemerkt, wobei man die kleinen Stücke als Nebenmilze zu bezeichnen pflegt. Kleine dieser Art werden nicht selten beim Pferde im Verlauf der Milzrinne angetroffen, doch hat man sich hierbei vor einer Verwechslung mit hypertrophirten Lymphganglien zu hüten. Narbenähnliche Vertiefungen werden oft an der Milz gesehen; Röll sagt in dieser Beziehung (l. c. p. 579), dass dieselben sich in Folge vorausgegangener Entzündungen oder Trennungen des Zusammenhanges zu bilden scheinen; indess besitzt das hiesige Cabinet eine Milz von einem 1 Tag alten Fohlen, woran solche nebst kleineren Einschnitten an den Rändern zu sehen sind. Demnach scheint es mir, dass solche Narben eher durch Faltungen, jedenfalls aber durch den ruhigen Gang des Ernährungs-Processes durch Rückbildung von Nierenparenchym und Anbildung fibröser Narbensubstanz entstehen, wenn nicht auch Aufberstungen vorkommen sollten, wie es zuweilen auftretende, tiefe Narben mit gezackten Rändern vermuthen lassen. Eine Milz in der hiesigen Sammlung von einem 1 Jahr alten Schwein, die eine vielleicht bei diesen Thieren noch nicht beobachtete Grösse zeigt, (sie ist 70 C. M. lang, am stumpfen Ende 12 C. M. und am spitzen Ende 8 C. M. breit) hat am stumpfen Ende eine der Länge nach verlaufende 13 C. M. lange und $1^1/_2$ C. M. tiefe Narbe. An einer anderen Pferdemilz sieht man ausser Narben auch einen Balken, ähnlich denjenigen des Herzens, welcher aus der Fläche hervorgeht und in dieselbe sich einsenkt, und im fibrösen Strange auch Milzgewebe hat. Noch jüngst fand ich bei microscopischer Untersuchung des Blutes aus einer sehr grossen Milz eines Pferdes, welche in ihrem Gewebe durchaus normal zu sein schien, nur sehr blutreich war, die von Dr. Pollender in dem Blute der Milz der am Milzbrand gestorbenen Rinder gesehenen Stäbchen, und zwar ebenfalls eine sehr grosse Zahl, obwohl nicht daran zu denken war, dass jenes Pferd am Milzbrande gestorben sei.

Von der Bauchspeicheldrüse sind keine bemerkenswerthe atrophische und hypertrophische Zustände bekannt.

Das Bauchfell wie überhaupt alle serösen Umhüllungen und Auskleidungen sind bisher noch nicht unter dem Gesichtspuncte der Hypertrophie und Atrophie betrachtet worden, obwohl diese Zustände vorkommen, jener bei grosser Ausdehnung ohne Verdünnung der serösen Haut, z. B. bei entwickelter Bauchwassersucht und dem zu grossen Herzen, dieser bei Zusammenziehung ohne Verdichtung in der Atrophie gewisser Organe wie wiederum beim Herzen, bei der Scheidehaut der Hoden u. s. w. Insofern solche Zustände keine pathologische Bedeutung haben, erscheint ihre Vernachlässigung gerechtfertigt.

Hier ist es inzwischen am Orte, einer Erscheinung zu gedenken, die man insgemein als Folge einer Entzündung ansieht, nach meinem Dafürhalten aber als Hypertrophie eines Elementar-Gebildes der serösen Haut gedeutet werden muss. Es kommen nämlich auf der serösen Haut des Magens, der Leber, der hinteren Fläche des Zwerchfelles und in seltenen Fällen auch der Milz und des Gallendarmes des Pferdes sehr oft fadige Auswüchse, entweder nur einzeln, oder in grösserer Zahl, und zuweilen einen dichten Filz bildend vor. Findet das Letztere statt, so ist es vorzüglich an der hinteren Fläche der Leber und an der vorderen des Zwerchfelles der Fall, und gibt dann zuweilen Veranlassung zu Anheftungen zwischen diesen Organen. Diese Fäden stehen bloss im Zusammenhang mit der serösen Haut. und kann das Gewebe der genannten Organe im Uebrigen ganz gesund erscheinen; dass die Fäden die seröse Haut nicht durchdringen, ergibt sich daraus, dass diese sehr leicht abgezogen werden kann, ja selbst erscheint die seröse Haut an denjenigen Stellen, wo keine Fäden stehen, in der Regel ganz normal; sie ist weder getrübt noch verdickt. Die Fäden stehen zwar mit der serösen Haut in einem innigen Zusammenhange, doch können sie unter einiger Vorsicht mit der Pincette abgelöst werden, ohne dass die seröse Haut zerreisst, oder eine Oeffnung bekommt. Daher ist es mehr als wahrscheinlich, dass die Fäden nur der Oberfläche der serösen Haut angehören. Uebrigens haben die Theile eines Fadens einen innigen Zusammenhang unter sich, so dass man zur Zerreissung derselben fast die Kraft anwenden muss, die man zur Zerreissung dicker Sehnenfasern anzuwenden hat. Die microscopische Betrachtung eines solchen Fadens zeigt ein Gewebe aus zarten Fasern mit punctirtem Zwischengewebe. Die fadigen Auswüchse bieten übrigens unter sich manche Verschiedenheiten dar; obwohl sie an ihrer Basis durchgängig breit sind und spitzig zulaufen, so bemerkt man doch zuweilen ihre Spitze zerfasert, oder zu einem Knöpfchen angeschwollen, oder auch die Fäden ästig getheilt, nahe stehende mit einander verbunden u. s. w. Aus dieser Darstellung, namentlich aus dem Umstande, dass man dergleichen Fäden nicht selten nur einzeln auf ganz gesunden Lebern findet, wird man erkennen, dass sie nicht die Folge einer Entzündung mit Ausschwitzung und deren Organisation sein können, es sei denn, man wolle annehmen, dass eine solche an einzelnen Puncten stattgehabt habe. Was aber ferner noch gegen die Entzündung spricht, ist der Umstand, dass der Magen und die Leber zuweilen von den beschriebenen Fäden übersäet angetroffen werden, ohne auch nur Verklebungen zwischen diesen Organen bewirkt zu haben. Das Auftreten solcher Fäden habe ich in einem Aufsatze mit Abbildungen (Thierärztliche Zeitung 1848 p. 69 f. f.) als Inosis bezeichnet und den Aftergebilden angereiht. Seitdem ich weiss, dass die serösen Häute im normalen Zustande an ihrer freien Fläche mit microscopischen Zotten (den *glandes projectées* der Franzosen) versehen sind, welche ein, jenen Fäden ähnliches Bild geben, betrachte ich die letzteren wesentlich als eine Hypertrophie der ersteren. Was diese Inosis oder die Entstehung der inotischen Fasern veranlasst, weiss ich nicht; eine Zeit lang habe ich sie in Zusammenhang mit dem warzigen Fadenwurm bringen zu müssen geglaubt, da derselbe in der Regel in diesem Zustande in der Bauchhöhle gefunden wird; da diess aber nicht immer der Fall ist, so ist dieser Zusammenhang zur Zeit nicht zu begründen.

§. 100.

Unter den **Harnwerkzeugen** sind es vorzüglich die Nieren, welche nicht selten der wahren Hypertrophie und Atrophie in verschiedener Art, verbunden mit Gestaltveränderungen unterworfen sind.

Die Hypertrophie der Nieren zeigt sich zunächst in

der Form von Verschmelzung beider Organe; Röll (l. c. p. 603) sah einen Fall der Art beim Pferde, wobei das verbindende Stück Nierensubstanz an dem hinteren Ende vorkam, und Gurlt (l. c. im Nachtrag p. 87) einen anderen Fall bei einem Thiere derselben Art, wo die beiden, die gewöhnliche Grösse überschreitenden Nieren am hinteren Ende verschmolzen waren. Dieser Zustand wird als Hufeisenniere bezeichnet, ist ein angeborener Bildungsfehler, und nachtheilige Folgen davon für ihre Inhaber sind nicht bekannt. Zuweilen werden beide Nieren grösser gefunden als gewöhnlich, häufiger aber nur eine, und zwar dann, wenn die andere functionsuntüchtig in Folge von Atrophie oder Entartung geworden ist. Indess beschreibt Dittweiler einen denkwürdigen Fall vom Pferde (Thierärztl. Zeitung 1844 p. 9), in dem die rechte Niere von normaler Grösse gefunden wurde, trotzdem die linke Niere nur aus einem lederartigen Sacke von der Grösse einer Wallnuss bestand, welcher mit einer lauchgrünen, dicklichen Flüssigkeit angefüllt war. Druck von benachbarten Geschwülsten und Verödung der Nierenarterien vermögen einen solchen Schwund zu Stande zu bringen. Gurlt führt (l. c. p. 200) an, dass er bei Hunden und Katzen die rechte Niere mehrfach kleiner, als die linke gefunden habe, jene jedoch von regelmässiger Form und Textur. Vielleicht noch denkwürdiger als die Nierenhypertrophie und die zuletzt gedachte concentrische Atrophie dieser Organe ist die excentrische (vgl. §. 91). Diese letztere besteht darin, dass die Nierensubstanz von innen, vom Becken aus zur Peripherie der Niere schwindet, und kann dieser Zustand nachgerade so weit gehen, dass endlich nur die eigene Haut der Niere übrig bleibt. Die Veranlassung dazu ist Druck, entweder von dickem Schleime oder Harnsteinen im Nierenbecken, beziehungsweise in den Nierenkelchen, oder auch von Eingeweidewürmern (*Strongylus Gigas* beim Pferde, Rinde und Hunde) in diesen Theilen. Noch häufiger ist es die Behinderung des Harnabflusses, welcher diesen Zustand durch Anhäufung des Harnes im Harnleiter in Folge eines oder mehrerer eingeklemmter Nierensteinchen, oder auch ohne solche in Folge Verwachsung des Harnleiters oder weiterhin beim Hunde in Druck der hypertrophirten Vorsteherdrüse auf die Harnröhre hervorbringt. Ist der eine oder andere Fall gegeben, so sammelt sich der Harn im Harnleiter an, derselbe wird weiter ohne Verdünnung seiner Wand (er ist hypertrophirt), er dehnt sich in der Regel dünndarmählich aus und erhält auch ähnliche Windungen mit Ausbuchtungen; der rückstauende Harn übt so natürlich einen Druck zunächst auf die Röhrensubstanz und sofort auf die Rindensubstanz der Nieren aus, und bringt dieselben durch Aufsaugung zum Schwinden. Ein solcher Zustand ist fälschlich als Nierenwassersucht (*hydrops renum pessimus v. hydronephrosis*) bezeichnet worden; ich nenne denselben *atrophia renum urinosa* (vgl. Thierärztl. Zeit. 1845, p. 37 f. f., wo dieser Gegenstand ausführlicher abgehandelt worden ist). Am zuletzt angeführten Orte wird dann auch eines Falles von einem Schweine speciell erwähnt, in dem sich beide Nieren, was selten zu sein scheint, in dem gedachten Zustand befanden, auch dass der Inhalt sich bei der chemischen Analyse als ein schwacher Harn ergeben habe, was später in einem anderen Falle von Fürstenberg hinsichtlich eines Thieres gleicher Art bestätigt worden ist (Gurlt l. c. im Nachtrag p. 88). Einmal beobachtete ich diesen Zustand bei der rechten Niere eines Schweines, während der Harnleiter vollständig von der Blase abgetrennt, jener an seinem hinteren Ende zugespitzt und vollständig geschlossen war, so dass selbst nicht durch Druck Harn zum Ausflusse gebracht werden konnte. Dieses (im hiesigen Cabinet befindliche) Präparat bietet auch in anatomischer Beziehung die auffallende Erscheinung dar, dass es nur allein aus der erweiterten eigenen Haut der Niere und dem Harnleiter besteht; jene ist an ihrer äusseren Oberfläche buchtig, als wenn sie von der gelappten Niere des Rindes stammte. Diese Poschen entsprechen in der Zahl der gewöhnlichen Zahl der Nierenwärzchen beim Schweine, und im Innern dieses häutigen Behälters sieht man auch nach dem Nierenausschnitt, beziehungsweise Becken hingerichtete Scheidewände, welche höchst wahrscheinlich die Malpighischen Pyramiden trennten, während man bekanntlich nichts von einer solchen Lappung bei der normalen Niere des Schweines bemerkt und von ihr die eigene Haut abzuziehen vermag, ohne dass man von derselben nach dem Inneren der Niere abgehende Fortsätze bemerken könnte. An anderen weniger ausgebildeten Präparaten der Art vom Schweine sehe ich dasselbe, nur weniger auffallend.

Von der Erweiterung und Hypertrophie der Harnleiter war bereits im Vorstehenden die Rede; die Atrophie und Verengerung selbst Verödung dieser Theile entsteht entweder durch Unwegsamkeit derselben in Folge Verschlusses durch einen oberhalb der atrophirten Partie eingeklemmten Harnstein oder durch äusseren Druck und Einschliessung von einem Aftergebilde.

Die Harnblase wird in ihren Häuten verdickt (hypertrophirt) gefunden, insbesondere ihre Schleimhaut durch chronischen Catarrh; diese und die Muskelhaut auch bei Anwesenheit von Blasensteinen und Gries. „An Harnblasen, deren Muskelhaut hypertrophisch ist, stülpt sich bisweilen die Schleimhaut zwischen den Bündeln der ersteren nach aussen, und veranlasst dadurch Bildung eines (falschen) Divertikels, einen Zustand, der sich meist nur bei Gegenwart von Blasensteinen, welche in dieser Ausbuchtung liegen, vorfindet" (Röll l. c. p. 608). Die ungewöhnliche Grösse der Harnblase durch Ansammlung von Harn durch einfache Ausdehnung ihrer Häute gehört ebensowenig hierher, als das einfache Zusammengezogensein dieses Organs bei Abwesenheit von Harn. Atrophie der Harnblase ist nicht bekannt.

§. 110.

Bei den **Geschlechtswerkzeugen** ist es die Vorsteherdrüse des Hundes, welche nicht selten hypertrophirt angetroffen wird; aber bei längerer Dauer geht dieser Zustand in wirkliche Entartung, namentlich in Vereiterung und Verjauchung über. Die Hoden sind vielleicht nie von gleicher Grösse bei einem und demselben Thiere, bald ist es der rechte, bald der linke Hoden, welcher grösser oder kleiner ist; es ist also in dieser Hinsicht nichts Beständiges zu bemerken, wie man wohl angenommen hat. Keineswegs besteht aber in solchen Fällen um deswillen schon Hypertrophie oder Atrophie; indessen kommen Fälle dieser Art bei ungewöhnlicher Vergrösserung oder Verkleinerung dieser Organe vor, häufiger aber mit Textur-Veränderungen, und dann besteht Paratrophie. Die Hoden, welche in der Bauchhöhle zurückbleiben (*cryptorchidismus*), wie bei Spitz- oder Klopphengsten, sind stets verkümmert. In ähnlicher Weise, wie mit den Hoden, verhält es sich mit den Eierstöcken. Die ungewöhnliche Grösse oder Kleinheit der männlichen oder weiblichen Ruthe gehört unter die angeborenen hypertrophischen und atrophischen Zustände, oder sie sind durch Texturveränderungen bewirkt. Das Euter oder die Brüste sind nicht selten ungewöhnlich gross oder klein und daher, wenn keine Gewebeveränderungen vorhanden sind, hypertrophirt oder atrophirt, und zwar kommen solche Zustände nicht allein bei weiblichen, sondern auch die Hypertrophie bei männlichen mit Milchabsonderung vor. Das stramme Euter, welches wenig oder keine Milch absondert, und in welchem die grössere Dichtigkeit durch Vermehrung und Verhärtung des Bindegewebes hervorgebracht wird, ist unter dem Namen Fleischeuter bekannt.

VIERTER ABSCHNITT.

Von der Entzündung und ihren Ausgängen.

ERSTES KAPITEL.

Von der Entzündung.

§. 102.

Die **Entzündung** (*imflammatio*, *phlogosis*, *phlegmasia*, *phlegmone*), welche sich bekanntlich als Vorgang im Leben durch vermehrte Röthe und Wärme, durch vermehrte bis zum Schmerz gesteigerte Empfindung, ferner durch Geschwulst und gestörte Verrichtung (*rubor*, *calor*, *dolor*, *tumor et functio perturbata*) der davon ergriffenen Gebilde auszeichnet, ist als solche ein pathologischer Begriff und kein anatomischer, und obwohl der Name sowohl auf pathologischem, als anatomischem Gebiete nur bildlich ist, und die Sache selbst nicht in ihrem Wesen bezeichnet, so ist derselbe doch, weil geläufig und nicht durch eine bessere, kurze Bezeichnung ersetzt, beibehalten worden.

Weder die Theorie der ursprünglichen Entstehung der Entzündung, die übrigens je nach Verschiedenheit pathologisch-physiologischer Ansichten verschieden ausgefallen ist, noch die Erklärung der ihr zukommenden Merkmale im Leben, noch ihr Einfluss auf dasselbe sind hier näher zu erörtern, sondern diess der Pathologie zu überlassen; aber es ist hier am Orte das durch die Sinne Wahrnehmbare, das anatomisch Erkennbare der Entzündung ebensowohl hinsichtlich ihrer Entstehung und Ausbildung, als in Ansehung des Leichenbefundes, und zwar dies letztere so klar als möglich herauszustellen. Denn es ist die Entzündung eine der am häufigsten vorkommenden anatomischen Störungen, sie ist für die Würdigung der Krankheits-Processe sehr wichtig, und kann bei ungenügender Kenntniss und Unachtsamkeit leicht mit anderen verwandten Zuständen, besonders in gewissen Organen verwechselt werden.

§. 103.

Betrachtet man eine durchscheinende Haut eines lebenden Thieres, z. B. die Schwimmhaut eines Frosches oder die Flughaut einer Fledermaus u. s. w. microscopisch, indem man dieselbe mechanisch oder durch eine ätzende Flüssigkeit reizt, so wird zunächst eine Verlangsamung des Blutlaufes in den Haargefässen bewirkt, die Blutsäulchen schwanken vor und rückwärts, indem sich die Gefässchen ausdehnen und die Zahl der Blutkörperchen darin sich vermehrt. Dieser Vorgang wird als Congestion bezeichnet; da aber dieses Wort auch einen pathologischen Begriff als Blutandrang hat, so thut man wohl dasselbe auf anatomischem Gebiete nicht, vielmehr anstatt desselben die Bezeichnung Blutanhäufung, Blutfülle der Capillargefässe (*hyperaemia capillaris*) zu gebrauchen (vergl. §. 49).

In Folge des eben geschilderten Vorganges kommt dann endlich das Blut zum Stocken (*stasis*) in einer Anzahl von Gefässchen, während in anderen dieser Zustand eingeleitet oder auch theilweise durch den nachfolgenden Blutstrom durch Druck überwunden wird. Während diese Stockung vor sich geht, lagern sich die Blutkörperchen aneinander, und verkleben miteinander, wie man das Letztere deutlich daran erkennen kann, dass, wenn ein gestocktes Blutsäulchen wieder flott wird, dann zunächst aus Blutkörperchen bestehende Schöllchen oder Säulchen in Bewegung gesetzt werden. Mit dieser Stockung verschwindet die sog. ruhende Schicht (der Lymphraum) an den Gefässwänden, d. h. derjenige Raum, welcher bei normalem Blutlauf von der durchscheinenden Blutlymphe (*plasma*) eingenommen wird, während die Blutkörperchen die Mitte des Gefässes einhalten. Die in Stockung gerathenen Blutsäulchen sehen dunkelroth aus, während man bei normalem Kreislauf eine rothe Farbe an den rasch dahin schwirrenden Blutkörperchen nicht bemerken kann. Jene Erscheinung erklärt sich einfach aus der Anhäufung von farbigen Theilchen, obwohl auch eine Vermehrung von farblosen Blutkörperchen wahrgenommen werden kann; wahrscheinlich aber ist die Anhäufung der Blutkörperchen nicht der einzige Grund der Röthe, sondern auch das theilweise Austreten ihres Farbstoffes in die Blutlymphe, und zwar um desswillen ist dies wahrscheinlich, weil man beim Wiederflottwerden von gestockten Blutsäulchen die Lymphe röthlich sieht.

Eine weitere Erscheinung, die eine solche Betrachtung darbietet, ist das Bersten von Gefässchen und das Austreten von Blut (Blutung); auch sieht man die zwischen den ergriffenen Blutgefässmaschen liegenden Substanz-Inseln sich trüben, und es lässt sich, mit Beachtung des Entzündungsprocesses im Grossen und der Verfolgung desselben mit blossen Augen schliessen, dass diese Trübung in Folge der Ausschwitzung von Blutlymphe besteht. Die Zerreissung von Blutgefässchen ist ebensowohl Folge des Druckes von hinten (*a tergo*) durch den nachfolgenden Blutstrom, als auch die Exsudation von Plasma, insofern durch dieselbe Ursache die Gefässwände ausgedehnt, ihre organischen Poren erweitert und somit durchdringlicher werden. Es ist wahrscheinlich, dass auch eine organische Wechselwirkung zwischen Gefässen und ihrem Inhalt einerseits, dem Organengewebe und seinen Nerven anderseits bei allen diesen Erscheinungen mit im Spiele ist, aber es ist davon nichts zu sehen, und daher hier nicht weiter in Betracht zu ziehen.

§. 104.

Aus dem Vorstehenden ist also zu entnehmen, dass die capillare Blutfülle, die Verlangsamung und Stockung des Blutes (die entzündliche Stasis) die Einleitung zur Blutung und Ausschwitzung von Plasma bilden, dass also zur Vollendung der Entzündung alle jene Stadien des Vorganges gehören, dass zwar, wie man zu sagen pflegt, allemal die Congestion die Entzündung einleitet, diese aber nicht immer jener nothwendig folgt. Die Exsudation von Plasma, einer mehr oder weniger Eiweiss und Faserstoff haltigen (albuminösen und fibrinösen) Flüssigkeit ist als solche hinzustellen, welche den Entzündungs-Process als solchen vollendet, und ist daher auch nur dann mit Gewissheit Entzündung anzunehmen, wenn ein solches Exsudat unmittelbar gesehen, oder doch dessen Gegenwart aus Gewebeveränderungen erschlossen werden kann.

Der Entzündungs-Process stimmt insofern mit dem normalen Ernährungs-Processe überein, als in diesem ebenfalls Blutlymphe durch die Capillargefässwandungen schwitzt, und davon der organisationsfähige Theil in das Organengewebe übergeht, sich mit demselben identificirt, während das übrige Serum das Gewebe tränkt und feucht erhält, insbesondere das bewirkt, was man Lebensschwellung nennt, und sodann wieder aufgesogen wird. Daher hat man auch die Entzündung als Ernährungs- oder Vegetations-Process bezeichnet, aber als einen in quantitativer und qualitativer Hinsicht abnormen, insofern das entzündete Gebilde in der Regel an Volumen zunimmt, und insofern neben dem normalen Gewebe ein demselben fremdartiges Product, das gleich anfangs als ein faserstoffiges erscheint, zu erkennen ist. Das ist nun zwar in einer ähnlichen Art auch bei dem Zustandekommen von Neubildungen (Aftergebilden) der Fall; aber es werden sich bei der Betrachtung des Bildungsvorganges dieser (vergl. §. 126) hinreichende Verschiedenheiten von der Entzündung ergeben, obwohl diese selbst als Ausgang (s. w. u.) zu Neubildungen Veranlassung geben kann. Vorläufig ist die Entzündung als ein mehr stürmischer, im Organengewebe selbst vor sich gehender Process aufzufassen, dagegen der Afterbildungs-Process als ein ruhiger, ausserhalb der Elementartheile der Organe sich ereignender, obwohl dieselben auch in ihren Kreis, jedoch in mehr zufälliger Weise, doch wirklich nicht selten hineingezogen werden.

§. 105.

Bei gehöriger Beachtung des bisher Gesagten wird sich ergeben, welche Erscheinungen an der Leiche für die Feststellung der Entzündung im Allgemeinen berechtigen, aber auch, wie verzeihlich es ist, wenn unter den Anatomen in dieser Beziehung Verschiedenheit der Ansichten obwaltet, so dass die Einen einen gewissen Befund für das Resultat einer Entzündung halten, die Anderen nicht; es ist diese Meinungsverschiedenheit um so natürlicher, als der Entzündungsprocess aus einer Reihe aufeinanderfolgender Elementar-Processe besteht, von denen es sich immer fragen kann: ob sie zum Abschlusse gekommen sind oder nicht. Zur Diagnose der Entzündung gehört zunächst das Merkmal der Gefässinjection und der dadurch entstehenden Röthe, welche nicht mit Tränkung der Gewebe durch rothes Serum (mit der Imbibitions-Röthe) und der einfachen Blutunterlaufung verwechselt werden darf, und auch bei gehöriger Aufmerksamkeit nicht verwechselt werden kann (vgl. §§. 22 u. 66). Die Gefässe lassen sich, namentlich wenn der Exsudations-Process noch keine grossen Fortschritte gemacht hat, genau als solche erkennen, auch dass die arteriellen Zweiglein ebenso mit Blut erfüllt sind, wie die venösen; das Blut in diesen Gefässchen hat eine dunklere Farbe, als im normalen Zustande, es ist braunroth oder von dunkler Ziegelfarbe, und haftet ziemlich fest in den Kanälchen. Diese Merkmale aber genügen dem Verfasser allein nicht zur Annahme der wirklichen Entzündung, weil man sonst kein Mittel hätte, die Entzündung von der einfachen Blutfülle zu unterscheiden, sondern es wird von ihm die unmittelbare Wahrnehmung eines ungewöhnlichen Exsudats gefordert, oder wenigstens die Gegenwart solcher Merkmale, aus denen auf die Anwesenheit eines Exsudats geschlossen werden kann. Auf den serösen Häuten z. B. ist in der Regel ein fibrinöses Exsudat (Erguss) bei Entzündung zu sehen, und wenn nicht, so wären sie nur dann für entzündet zu halten, wenn sie weniger durchscheinend, d. i. trübe, in ihrem Gewebe aufgelockert und leichter als im normalen Zustande zerreisslich, weil mit Exsudat infiltrirt, sind. Denn stellt man die Forderung der Anwesenheit des Exsudats, sei es ein parenchymatöses, ein Infiltrat oder ein wirklicher Erguss, bei der Diagnose der Entzündung nicht, so ergeben sich insbesondere mit parenchymatösen Organen unüberwindliche Schwierigkeiten hinsichtlich der Diagnose; ja man darf sogar so weit gehen, auch in dem Falle ein Exsudat für die Folge eines Entzündungs-Processes anzusehen, wenn es die Eigenschaften eines entzündlichen hat, obgleich die capillare Injection mit den übrigen dazu gehörigen Merkmalen nicht mehr gesehen werden sollte, wie es bei reichlichem Ergusse nicht selten der Fall ist. Was die Unterscheidung des entzündlichen Exsudats von dem nicht entzündlichen anbelangt, so ist dessen faserstoffige Natur festzuhalten, die allemal als solche erkannt wird, wenn die früher gedachten Elementar-Processe wirklich zum Abschlusse gekommen sind; nicht immer aber sieht man den Faserstoff in dichter Masse, und in diesem Falle genügt es, wenn das Exsudat nur Flocken davon nachweist.

In dem entzündlichen Exsudat treten sehr bald, nachdem es gesetzt worden, sehr bemerkenswerthe Veränderungen auf, die sowohl in vor- als rückschreitenden Bildungen bestehen; sie kommen bei der Betrachtung der verschiedenen Ausgänge der Entzündung zur Sprache. Im zunächst folgenden soll die Rede sein von den Verschiedenheiten und Eigenthümlichkeiten, welche die Entzündung in verschiedenen Gewebsarten darbietet. Denn wie gründlich man auch die Entzündungsmerkmale im Allgemeinen aufgefasst haben mag, so würden sich doch hinsichtlich mancher Organe Verlegenheiten ergeben, wenn diese nicht einer erfahrungsmässigen, speciellen Würdigung unterzogen wurden. Das Allgemeine bietet hier wie überall nur die Grundlage für die richtige Deutung und das richtige Verständniss des Besonderen.

§. 106.

Die **Haut** (allgemeine Decke), nebst ihren Fortsetzungen als hornerzeugende Membrane über die Fussenden und Hornzapfen, ferner das Unterhaut-Bindegewebe nebst den sich anschliessenden Schleimbeuteln sind bei gehöriger Beachtung der gemachten Auseinandersetzung keiner Schwierigkeit hinsichtlich der anatomischen Bestimmung der Entzündung unterworfen. Natürlich ist nicht allein in Rücksicht auf diese Gebilde, sondern überall auf pathologisch-anatomischem Gebiete bei Untersuchungen von Theilen auf die physiologischen Erscheinungen der Wärme, erhöhten Empfindlichkeit und der gestörten Verrichtung zu verzichten, ja selbst die anatomischen Erscheinungen der Röthe und Geschwulst sind gewissen Verschiedenheiten bei Leichen-unterworfen. Aeusserlich kann die Röthe da nicht erscheinen, wo die Haut mit hornigen Kapseln überzogen ist, und bei denjenigen Thieren und an denjenigen Stellen der Haut nicht, welche ein schwarzes Pigment in derselben haben; in diesen letzteren Fällen vertritt ein stärkerer Glanz die Röthe, insbesondere an haarlosen oder dünn behaarten Stellen, doch ist selbst dieser Glanz im Leben stärker, als im Tode. Die Geschwulst der entzündeten Hautportion, welche an den mit hornigen Kapseln umgebenen Gebilden fehlt, und nur in der Nachbarschaft derselben auftritt, ist überhaupt bei den Leichen nicht so stark, wie sie es im Leben war, und zwar aus dem Grunde, weil die Schwellung wegen Entweichung der Wärme, und wegen der noch nach dem Tode fortgehenden Wanderung des von dem ausgeschwitzten Plasma ausgeschiedenen Serums im Unterhaut-Bindegewebe abnehmen muss. Deswegen ist bei der Beurtheilung der Entzündungsgeschwülste an Leichen hinsichtlich ihrer Grösse auf diesen Umstand Rücksicht zu nehmen, auch darauf, ob die gleichzeitig aufgefundenen Oedeme, selbst dann, wenn sie sich entfernt von dem Entzündungsheerde an den tiefer gelegenen Körperstellen vorfinden, von denselben abgeleitet werden können. Uebrigens findet man beim Durchschneiden entzündeter Hautportionen dieselben nebst dem Unterhautbindegewebe je nach der Dauer der Entzündung mehr oder weniger fest, und zwar das zuletzt genannte Gewebe immer fester, als im normalen Zustande, weil seine Räume mit erstarrtem Exsudate angefüllt sind, das bereits rück- oder vorschreitenden Umwandlungen unterworfen sein kann (vgl. d. Kap. über die Ausgänge der Entzündung).

Die Veranlassungen zur Entzündung der Haut und der übrigen genannten, unmittelbar mit derselben in Zusammenhang stehenden Gebilde sind bekanntlich sehr mannichfach; je nach denselben, ob Zerrungen, Quetschungen, Trennungen des Zusammenhanges u. s. w. bestehen, sind begreiflich die Erscheinungen abgeändert, worüber die Chirurgie nähere Auskunft ertheilt. Auch ist zu berücksichtigen, dass die verschiedenen Hautportionen, selbst abgesehen von den mit Hornkapseln umgebenen, bei gleicher Heftigkeit der Entzündung im Leben, doch eine Verschiedenheit der Schwellung, der Gefässinjection und der Exsudation zeigen können, und zwar in der Art, dass dünnere und locker aufliegende Hautstellen in jener Beziehung ein stärkeres Bild zeigen, als die im normalen Zustande dickeren und fester anliegenden.

Die pathologische Anatomie hat, abgesehen von den in die

Augen fallenden mechanischen, chemischen und arzneilichen Ursachen der Entzündung der Haut, so wie aller übrigen Organe keine Mittel, die aus allgemeinen, äusseren und inneren ursächlichen Momenten entstandenen zu unterscheiden, wenn sie nicht specifischer Natur und mit bestimmt gearteten Hautausschlägen verbunden sind. Indess ist die Beurtheilung dieser sowohl, als auch der rheumatischen und metastischen, sowie der rosenartigen (erysipelatösen) Entzündung der Pathologie zu überlassen, es sei denn, die pathologische Anatomie wolle diese letztere als solche charakterisiren, welche oberflächlich, weniger begrenzt und mit geringerer Schwellung begleitet ist.

In Betreff der Beurtheilung der Dauer der Hautentzündungen bietet die pathologische Anatomie einige Anhaltspuncte in den noch zu erörternden Entzündungsausgängen.

Wenn besondere Formen als Beispiele der Hautentzündung angeführt werden sollen, so dürfte die bei Fohlen und Kälbern beobachtete Nabelentzündung (*omphalitis*) eine Erwähnung verdienen; ferner die am meisten bei Pferden und Hunden vorkommende Entzündung der Vorhaut und des männlichen Gliedes, die zuweilen zu der bekannten Erscheinung der *phimosis* und *paraphimosis* Veranlassung gibt.

§. 107.

Die **Sceletmuskeln** bieten im Zustande der Entzündung (*myitis v. myositis*) die Erscheinung, dass die Gefässinjection, capillare Blutung und Exsudation, sowie die Röthe und Schwellung, wie es scheint, allein das die secundären Muskelfasern sowie die Muskelbündel und die ganzen Muskeln unter sich verbindende Zellgewebe und die hieraus hervorgehenden Scheiden betrifft. Die Muskelfasern selbst büssen sogar nachgerade ihre braune Farbe ein und werden gelblich, und zeigen dann die secundären Fasern bei microscopischer Betrachtung die Querstreifen nicht mehr (Rokitansky). Es kommt natürlich auf die Dauer der Entzündung dieser Organe an, ob das im Bindegewebe vorhandene Exsudat noch weich und dieses Gewebe selbst noch aufgelockert erscheint, oder ob eine mehr oder minder grosse Festigkeit und Verschmelzung in Folge entwickelter Organisation aus dem erstarrten Faserstoffe des Exsudats stattgefunden hat, in welchem letzteren Falle dann die Muskelpartien zusammengezogen und auf ihrem Querschnitt, in Folge der verschiedenen Farben des Exsudats und der Muskelsubstanz gelb und grau marmorirt erscheinen.

Hinsichtlich der ursächlichen Verhältnisse der Muskelentzündung und der hierauf sich stützenden pathologischen Begriffe gilt dasselbe, was oben von der Haut gesagt wurde.

§. 108.

Die **sehnenfaserigen** (fibrösen) **Gebilde**, wohin die Flechsen (eigentliche und Kapsel-) Bänder, die Knorpel- und äussere Knochenhaut, ferner die sehnigen Ausbreitungen (Aponeurosen), sehnigen Muskelscheiden, die harte Gehirn- und Rückenmarkshaut sammt der äusseren Haut des Herzbeutels und einige Umhüllungen von Eingeweiden, wie der Milz, der Nieren, der Eierstöcke und Hoden nebst der äusseren Platte ihrer Scheidehaut, sowie die undurchsichtige Hornhaut des Augapfels, — gehören, gerathen wegen ihrer durchgehends mechanischen Aufgabe und daher im physiologischen Zustande unbedeutenden Empfindlichkeit und sparsamen Gefässgehaltes nicht leicht in Entzündung, und wenn sie mit diesem Zustande behaftet sind, so zeigen sie auch die angeführten anatomischen Erscheinungen desselben nur in einem geringen Grade. Die Gebilde der genannten Art haben zunächst in Folge der Entzündung und der damit verbundenen Ausschwitzung ihren Glanz verloren und sehen daher matt aus; zuweilen bemerkt man an ihnen eine streifige Röthe, sie sind ein wenig aufgelockert, und sind sogar bei langer Dauer der Entzündung leicht zerreisslich. Zu Faserstoffablagerungen an ihrer Oberfläche ist nur selten Gelegenheit, und wo eine solche gesehen wird, dürfte sie meist anderen benachbarten Gebilden, z. B. Bindegewebe, serösen Häuten, die in den Kreis der Entzündung hineingezogen worden, beigemessen werden.

Hier dürfte es am Orte sein, noch besonders darauf aufmerksam zu machen, dass das im Wirbelkanal zwischen der harten Rückenmarkshaut und der inneren Oberfläche jenes stets im gesunden Zustande vorhandene röthlich-gelbe Fett von sulziger Beschaffenheit nicht mit entzündlichem Exsudat verwechselt werde, das überhaupt nur bei mechanischer Zertrümmerung des Wirbelkanals vorkommen möchte.

§. 109.

Die **Knorpel,** so scheint es wenigstens, sind keiner eigentlichen Entzündung unterworfen; das, was man für *chondritis* ausgegeben hat, beschränkt sich auf Textur-Veränderungen in Folge der Entzündung der Knorpelhaut (*perichondritis*) und anderer, mit denselben in Berührung stehenden Gewebe, wie z. B. an den Fussknorpeln des Pferdes, an den Ohrmuscheln des Hundes, an den Knorpeln des Luftröhrenkopfes und der Luftröhre und den Gelenk- und Zwischengelenkknorpeln, wo es der krankhafte Zustand der Lederhaut, der Schleimhaut und der Synovialhaut ist, welche die Knorpel ins Mitleiden zieht, wobei dieselben trübe werden, erweichen und in den Schwärungs-Process übergehen können; aber Gefässinjection und faserstoffiges Exsudat hat man an diesen Gebilden noch nicht bemerkt.

Die Knochenentzündung (*ostitis*) ist in der Regel gepaart mit der Entzündung der äusseren und inneren Knochenhaut (*periostitis et osteomyelitis*), doch kann die Entzündung mit der äusseren Knochenhaut auch für sich allein vorkommen. Die Erscheinungen der Knochenentzündung bieten Verschiedenheiten dar, je nachdem dieselben aus äusseren (mechanischen), oder aus inneren (dyscrasischen) Ursachen zu Stande kommt. Im ersten Falle wird weder Anschwellung noch Erweichung des Knochens gesehen, wohl aber, ausser Blutung, auch ein plastisches Exsudat, und zwar bei Brüchen nicht allein von den Knochenhäuten aus, sondern auch von den Bruchflächen her; im anderen Falle aber kommen jene Erscheinungen, Anschwellung und Erweichung vor. Hieher zähle ich die Veränderungen, welche in der Gelenkseuche, der sog. Lähme verschiedener Thierarten im Säuglingsalter an den Gelenkenden der Gliedmaassen vorkommen, noch mehr aber die sog. englische Krankheit, oder doppelten Glieder (*rachitis*), welche ebenfalls bei jungen Thieren, Füllen, Schweinen und Hunden beobachtet worden ist. Hierbei sind die befallenen Knochenenden angeschwollen, röthlich, mit Gefässen durchzogen und fast knorpelweich, weil arm an Knochenerde, wesshalb man diesen Zustand auch Knochenweiche (*osteomalacacia*) genannt hat.

§. 110.

Im Bereiche des (Blut- und Lymph-) Gefässsystemes ist zunächst der Entzündung des Herzens (*carditis*) zu erwähnen. Die Entzündung des Herzfleisches (*myocarditis*) für sich allein ist bisher noch nicht beobachtet worden, jedoch nach Verwundungen, namentlich bei Rindern durch fremde, von der Haube oder vom Wanste aus in das Herz eingedrungene Körper, und dann in Verbindung mit der Entzündung des Herzbeutels, so wie der äusseren und inneren Haut des Herzens, sehr oft. Röll (l. c. p. 473) leitet jedoch die „nicht selten" in Pferdeleichen aufgefundenen, weissen, derben Schwielen, welche in verschieden grosser Ausdehnung und Zahl die Stellen des Herzfleisches einnehmen, und am häufigsten in der linken Kammer und an der Spitze vorkommen sollen, von geringerer Dicke als die Herzwand, und etwas nach aussen gebuchtet sind (unscheinbares Herzaneurisma), von einer chronischen Entzündung ab.

Die Entzündung des Herzbeutels und des äusseren Herzüberzuges (*pericarditis*) findet ihre Erledigung weiter unten bei den serösen Häuten; was aber die Entzündung der inneren Haut des Herzens (*endocarditis*), und der damit im Zusammenhang stehenden Klappenapparate anbetrifft, so ist eine besondere Vorsicht anzuwenden, dass nicht gewöhnlich auf einen kleinen Umfang beschränkte Blutungen aus den Gefässen zwischen dem Herzfleische und der Herzauskleidung, und dass ferner nicht Tränkungen dieser Haut mit blutig gefärbtem Serum für Entzündung angesehen werden, wie dies schon oft irrthümlich vorgekommen ist. Sollen jene Gebilde für entzündet gehalten werden, so müssen sie wenigstens matt und aufgelockert, sowie mit einem Exsudat belegt erscheinen, von dem es übrigens noch zweifelhaft ist, ob es seine Entstehung den Gefässen jener Häute oder dem in den Höhlen befindlichen Blute zu verdanken hat. Röll führt (l. c. p. 473) an, dass diese Entzündung sich bei Pferden nicht sehr selten in Verbindung mit anderen Krankheits-Processen vorfinde, besonders mit Lungen-,

Brust- und Bauchfellentzündung, und nach länger fortgesetztem Gebrauche grosser Gaben von Fingerhutkraut, dann aber meist auf eine umschriebene Stelle der linken Herzkammer beschränkt sei.

Hinsichtlich der Entzündung der Arterien (*arteriitis*), welche den wenigen vorliegenden Beobachtungen zufolge auch nur ihre innere Haut betrifft, gilt dasselbe rücksichtlich der anatomischen Merkmale, wie es so eben beim Herzen angegeben worden ist.

Die Entzündung der Venen (*phlebitis*) ist nicht selten; sie entsteht oft durch die Entzündung sie umgebender, oder an dieselben angelagerter Gebilde, ferner durch Eindringen fremder Stoffe (Eiter, Jauche) in dieselben, und durch Verletzungen, namentlich beim Aderlass (Aderlassfistel). Die gewöhnlichen Merkmale charakterisiren diese Entzündung hinreichend, welche an sämmtlichen Häuten jener Gefässe zu erkennen sind, aber es scheint ihr innerer Beleg mit Faserstoff hauptsächlich aus dem Höhlenblute abgelagert zu sein.

§. 111.

Die **Entzündung der Lymphgefässe** (*lymphangeitis*) kommt fast ausschliesslich beim Pferde und Rinde vor, oder ist doch am meisten bei diesen Thieren und vorzüglich bei jenen beobachtet worden, weil die oberflächlichen Lymphgefässe der Haut in diesem Zustande ein wesentliches Symptom des sog. Hautwurmes (*malleus farciminosus*) ausmachen, obwohl die Lymphgefässentzündung nicht allein in dieser Krankheit, sondern auch nicht selten in anderen auftritt.

Was die anatomischen Merkmale der Entzündung in diesen Gefässen anbelangt, so haben sie das mit anderen Gebilden gemein, dass man in ihnen Gefässinjection und Auflockerung nebst Exsudat wahrnimmt, aber nicht allein in ihnen, sondern auch im benachbarten Bindegewebe, das nachgerade in den Zustand der Verhärtung (*sclerosis*) übergeht, und dann äusserst schwer von jenen Gefässen zu trennen ist; die entzündeten Lymphgefässe aber haben das von anderen entzündeten Organen Unterscheidende, jedoch mit den entzündeten Venen in einem gewissen Grade Uebereinstimmende, dass sie sich im Verlaufe der Entzündung allmählig ausdehnen, indem ihre Wand dicker und die Innenfläche derselben mit einer krümlichen Masse, grösstentheils einer Ausscheidung der Lymphe belegt wird. Da, wo die Klappen sich in diesen Gefässen befinden, erleiden sie eine Einschnürung, wodurch das Bild eines aus länglichen und aneinander gereihten Geschwülsten bestehenden, mehr oder weniger dicken Stranges entsteht, welcher seinen Verlauf nach einer Lymphdrüsenlagerung nimmt.

Als ursächliche Momente der Lymphgefässentzündung lassen sich nicht selten anatomisch und mit Wahrscheinlichkeit Einführung von ungeeigneten Stoffen in dieselben, z. B. von Geschwürsflächen und Jaucheheerden nachweisen, zuweilen aber auch nicht; im ersten Falle ist dann die Entzündung als abgeleitete (secundäre), im anderen dagegen als ursprüngliche (primäre) zu betrachten.

In dem sog. Einschuss oder Hexenschuss, der beim Pferde in der Regel ohne bemerkbare Vorboten plötzlich an der inneren und hinteren Fläche eines Oberschenkels auftritt, und in einer schmerzhaften, oberflächlichen (erysipelatösen) Hautentzündung besteht, sind zwar auch die dort gelagerten und in der Nähe befindlichen, oberflächlichen Lymphgefässe in den Kreis der Entzündung hineingezogen, brechen auch auf, bilden aber meist gutartige, bald heilende Geschwüre, während solche Geschwüre im Hautwurm einen bösartigen Character zeigen. Gurlt führt (l. c. p. 319) an, dass er neben den geschwollenen Lymphgefässen im Hautwurm der Pferde, also neben den sog. Wurmbeulen auch seröse Bälge finde, die nur an den Lymphgefässen lägen, aber nicht mit ihrer Höhle in Verbindung ständen, und die er für krankhaft vergrösserte Hautschleimbeutel halte. Dieser Gegenstand wäre einer weiteren Untersuchung zu unterziehen, insofern nicht anzunehmen ist, dass überall da, wo entzündete Lymphgefässe sind, sich auch sog. Schleimhautbeutel vorfinden werden.

Die Entzündung der Lymphganglien oder der sog. Lymphdrüsen (*lymphadenitis*) ist ebenfalls anatomisch durch Gefässinjection, zuweilen durch Ecchymosen, immer aber durch Schwellung in Folge fibrinösen Exsudats characterisirt. Oft ist diese Entzündung mit dem gleichartigen Zustande der in sie eintretenden Lymphgefässe gepaart, und dann von gleichen ursächlichen Verhältnissen abzuleiten, oft aber auch nicht. Die Anschwellung im Kehlgange bei der gutartigen Druse scheint weniger die Lymphganglien selbst, als vielmehr das die einzelnen Ganglienkörner verbindende Zellgewebe zu betreffen; anders aber verhält es sich bei bösartiger Druse und Rotz, in welchen ausserdem die Lymphgefässknäuel selbst in den Kreis des Leidens hineingezogen sind, wenigstens liefern jene Geschwülste in der Regel einen gutartigen (Zellgewebe-) Eiter, diese aber nie, und verhalten sich dann ähnlich den sog. Wurmbeulen.

§. 112.

Die **Entzündung der serösen Häute** kommt oft vor, entweder an umschriebenen Stellen, oder in grösserer Ausbreitung, entweder selbstständig, oder in Verbindung mit der Entzündung derjenigen Organe, wozu sie gehören. Die serösen Gebilde, welche hier in Betracht kommen, sind die des Auges (die durchsichtige Hornhaut, nebst dem Descemet'schen Häutchen, die Linsenkapsel und der Glaskörper, nebst der Aderhaut); dann die der Gehirn- und Rückenmarks-Umhüllungen (Gefäss- und Spinnwebenhaut, nebst den Auskleidungen der Höhlen der Centralorgane des Nervensystems), ferner das Brustfell mit seinen Fortsätzen (Rippenfell, Mittelfell, Lungenfell, Ueberzug des Zwerchfelles), ferner die innere Auskleidung des Herzbeutels und die Umkleidung des Herzmuskels; ferner das Bauchfell mit seinen Ueberzügen der verschiedenen in der Bauch- und Beckenhöhle gelagerten Organe, und endlich die Fortsetzung desselben als Hoden- und Saamenstrang-Ueberzug und der inneren Auskleidung der Scheidenhaut des Hoden- und Saamenstranges. Hiernach sind folgende Unterscheidungen am gangbarsten: Hornhautentzündung (*ceratitis*, weniger passend: *corneitis*), Entzündung der Spinnwebenhaut, stets in Verbindung mit solcher der Gefässhaut (*arachnoditis*, weniger richtig: *arachnitis*), und hiebei zu trennen die Entzündung des Gehirntheils dieser Haut, von der dem Rückenmark angehörigen (*arachnoditis cerebralis et spinalis*), ferner Brustfellentzündung (*pleuritis*) in ihren verschiedenen Abtheilungen als *pleuritis costalis*, *diaphragmatica*, *mediastinalis v. me-*

diastinitis v. mesodmitis); hierbei ist zu merken, dass es sehr ungeeignet sein würde, zu sagen: Zwerchfellentzündung (*diaphragmitis v. diaphragmatitis*), wenn bloss der seröse Ueberzug dieses Organes und nicht zugleich auch seine Muskel ergriffen ist; ferner Bauchfellentzündung (*peritonitis v. peritoneitis*) mit ihren Abtheilungen: *peritoneitis hepatica*, *linealis*, *gastrica*, und endlich: *mesenteritis v. mesenteriitis*.

Der Anfang der Entzündung in den serösen Häuten ist characterisirt durch Gefässinjection und zuweilen durch kleine (punct- oder sternförmige) Blutungen, sowie durch Infiltration und Exsudat, wodurch diese Haut matt und aufgelockert erscheint. In diesem Stadium ist dann meist die Absonderung eines trüben Serums vermehrt; bei weiterer Entwickelung der Entzündung kommt es zur Absonderung eines trüben flockigen Serums oder zu einem Beleg der Häute mit einem mehr oder weniger dichten Faserstoff nebst Anwesenheit von mehr oder weniger klarem oder trübem Serum, in welche beide Theile sich das, bei grosser Erweiterung der Gefässe und bei starkem Blutdruck ausgeschwitzte Plasma geschieden hat, während die Gefässinjection mehr und mehr verschwindet. Bei der Diagnose der Entzündung in den serösen Häuten hat man ganz besonders darauf zu achten, dass eine solche nicht mit Tränkung vermittelst blutigen Serums und mit Blutunterlaufungen verwechselt werde (vgl. §§. 20 u. 67).

In den verschiedenen Abtheilungen der serösen Häute bieten die vorgenannten anatomischen Entzündungsmerkmale eine Verschiedenheit dar; dieselbe bezieht sich jedoch nur auf die Menge des Exsudats, und wird dieselbe deswegen verschieden gross angetroffen, weil die Räumlichkeiten für die Ansammlung desselben verschieden gross sind, oder weil die Function gewisser Organe bei einer gewissen Menge des Exsudats fortbestehen kann oder nicht. In dieser Hinsicht bietet sich, wie leicht einzusehen, ein grosser Unterschied zwischen der Exsudatmenge an der äusseren oder inneren Oberfläche des Gehirns und der Brust und Bauchhöhle dar. Im Leben lässt sich der Vorgang der Entzündung seröser Gebilde am schönsten an der zufällig entstandenen oder absichtlich bewirkten *corneitis* beobachten; die Trübung derselben und die Ausschwitzung in die vordere Augenkammer erfolgt hier sehr rasch, jedoch die Gefässinjection vom Hornhautring her sehr langsam.

Hinsichtlich der Brustfellentzündung macht Röll (l. c. p. 428 f. f.) die nachstehende beachtenswerthe Bemerkung: „Das Vorkommen der einseitigen Brustfellentzündung, welches beim Pferde aus anatomischen Gründen nahezu in Abrede und nach dem Ergebnisse pathologischer Sectionen als sehr selten hingestellt wird, ist den klinischen Erfahrungen zu Folge häufiger, als das der beiderseitigen, was Niemand, dem ein hinreichendes klinisches Material zu Gebote steht, zu bestätigen anstehen wird, um so mehr, da die Diagnostik dieser Krankheit nicht zu den Kunststücken gehört. Dass im Cadaver die beider seitige Brustfellentzündung häufiger angetroffen wird, beweist nur, dass diese öfter zum Tode führt, als die einseitige. Den Grund, dass trotz der von der Anatomie behaupteten Communication der beiden Brusthälften beim Pferde, doch einseitige Ergüsse während des Lebens nachgewiesen werden können, suchen wir darin, dass entweder die Oeffnungen in den Mittelfellblättern in einem gegebenen Falle fehlen, oder dass das Exsudat nicht bis zur Höhe derselben heraufreicht, oder dass sie durch plastische Exsudate verlegt sind. Dringt jedoch das Exsudat aus einer Brusthälfte in die andere über, so veranlasst es daselbst gleichfalls den Eintritt der Brustfellentzündung.“ Dieser Bemerkung möge die folgende von meiner Seite angeschlossen werden: oft habe ich mich beim Pferde darüber zu vergewissern gesucht, ob denn wirklich das Mittelfell in seinen unteren Abtheilungen durchbrochen ist; aber es ist mit Rücksicht auf die grosse Zartheit dieses Gebildes und der vollständigen Durchsichtigkeit desselben in vielen Maschen wegen sehr schwer durch die directe Untersuchung zu einem Resultate über diesen Punct zu gelangen, zumal da man nicht wissen kann, in wie weit etwa die mit dem gewaltsamen Oeffnen der Brusthöhle verbundenen Erschütterungen einen Antheil an den hie und da aufgefundenen Durchlöcherungen des Mittelfelles haben. Daher habe ich bei Pferdeleichen zu einem bestimmten Ergebniss zu gelangen getrachtet, indem ich das Zwerchfell von der Bauchhöhle her an der einen Seite durchstach, und so der Luft Eintritt in die sonst geschlossene Brusthöhle gestattete. Hiebei strömte die Luft mit Geräusch ein, während sich das Zwerchfell nur an der Seite abflachte und hob, wo der Einstich gemacht worden war, dagegen die andere Seite des Zwerchfells ihre Aushöhlung nach der Bauchhöhle hin beibehielt. Dies beweist nun zwar, dass die Luft nur den einen Brustfellsack erfüllt hatte, und nicht in den anderen übergetreten war, und dennoch halte ich diesen Versuch nicht für beweisend in Anbetracht der Nichtdurchlöcherung des Mittelfelles, insofern der mit Luft ausgedehnte Lungenflügel der anderen Seite sich so innig an das durchbrochene Mittelfell angelagert haben konnte um hierdurch den Eintritt der Luft in ihren Brustfellsack zu verhindern. Vielleicht ist ein sicheres Resultat durch behutsames Einflössen von Wasser in die eine Hälfte der Brusthöhle bei Pferdeleichen zu erzielen, was noch zu versuchen ist.

§. 113.

Die **Entzündung der Schleimhautgebilde** ist noch häufiger, als die der serösen Häute, weil sie direct einwirkenden Schädlichkeiten viel mehr ausgesetzt sind, als diese; denn alle Schleimhautgebilde stehen mit äusseren Leibesöffnungen und an diesen mit der Lederhaut in Verbindung. Hierher gehört die Bindehaut des Auges, die Schleimhaut in den Luftwegen von den äusseren Nasenöffnungen an durch die Nasenkanäle, einerseits mit ihren Ausbuchtungen in den Nebenhöhlen der Nase, anderseits mit ihren Fortsetzungen als Luftsäcke beim Pferde und bei allen Thieren durch die Eustach'schen Trompeten in die Trommelhöhlen hinein; ferner die Fortsetzung dieser Schleimhautabtheilung vermittelst der Rachenhöhle durch den Kehlkopf und die Luftröhre und ihre Aeste, worauf sie denn endlich als Luftgefässchen und Lungenzellen endigt. Ferner gehört hierher die Schleimhaut des Verdauungskanales oder Nahrungsschlauches von den Lippen bis zum After hin mit ihren zahlreichen Erweiterungen und Ausbuchtungen, sowie Einstülpungen nach den zum Verdauungskanal zahlreich führenden Drüsenausführungsgängen. Endlich gehört hierher die Schleimhaut der Harn- und Geschlechtswege, welche bei weiblichen Thieren an den Schaamlippen beginnt, sich durch die Scheide und die Gebärmutter fortsetzt und an den gefranzten Rändern der Muttertrompeten endigt, während sie bei männlichen Thieren an der Eichel anfängt, sich durch die Harnröhre fortsetzt, sich in die Ausführungsgänge der Geschlechtsdrüsen und Saamenblasen ausbuchtet, bei beiden Geschlechtern aber sich noch durch die Harnblase und Harnleiter fortzieht und endlich als Nierenbecken oder Nierenkelche endigt.

Die Entzündung überhaupt ist in den Schleimhäuten in anatomischer Hinsicht gar nicht zu verkennen; wie überall, so bilden auch hier die Gefässinjection, die hierdurch bewirkte tiefere Röthe, die Ausschwitzung in das Schleimhaut-Gewebe selbst und die dadurch erzeugte stärkere Schwellung desselben, und endlich das Vorkommen des Exsudats an der Oberfläche dieser, wie aller übrigen häutigen Gebilde die charakteristischen Merkmale. Damit aber genügt es nicht, sondern man hat zunächst die mehr oberflächliche, leichte (erethische) Entzündung von der die ganze Dicke der Schleimhaut einnehmenden und sich sogar auf die, mit derselben in Zusammenhang stehenden Gebilde fortsetzende Entzündung zu unterscheiden. Die erste Art wird als katarrhalische Entzündung oder als Katarrh (*catarrhus v. catarrheuma*), die andere einfach als Entzündung (*inflammatio*) bezeichnet. Je nach der Abtheilung der Schleimhaut, welche mit der einen oder der andern Entzündungsart behaftet ist, wird dann die Form bezeichnet, z. B. einerseits als Nasencatarrh (*catarrhus nasalis*), Luftröhrencatarrh (*c. trachealis*), oder anderseits als Nasenentzündung (*rhinitis*), Luftröhrenentzündung (*tracheitis*). Auch wird diese Unterscheidung in anderer Weise gemacht, z. B. *ophthalmia*, die Augenentzündung überhaupt, *o. catarrhalis*, die katarrhalische Augenentzündung; ferner *enteritis*, die Darmentzündung *e. catarrhalis*, die katarrhalische Darmentzündung u. s. w. Ferner kommt es insbesondere rücksichtlich des Catarrhs, darauf an, dass die acuten Zustände von den chronischen unterschieden werden, und dürfen diese wiederum nicht verwechselt werden mit derjenigen Hypertrophie der Schleimhäute, die, bei Abwesenheit eigentlicher Entzündungsmerkmale, mit vermehrter Absonderung begleitet ist, und daher die hierher gehörigen Zustände als Schleimflüsse (*blennorrhoeae*) zu bezeichnen sind. Ferner ist wiederum ein Unterschied zu machen hinsichtlich der Natur des Exsudats; ist dasselbe als Faserstoff in zusammenhängenden Lappen auf der Oberfläche der entzündeten Schleimhaut gelagert, so wird die Entzündung Croup, und die abgesonderte Masse selbst croupöses Exsudat genannt. Croup ist ein englisches Wort, und wurde ursprünglich damit nur die häutige Bräune bezeichnet, wird indess jetzt überall da angewandt, wo in Folge der Entzündung der Schleimhaut eine faserstoffige Ablagerung an ihrer Oberfläche vorkommt.

Der acute und der chronische Katarrh stellen sich in den verschiedenen Abtheilungen der Schleimhaut etwas abweichend dar. Vor allen ist es die Nasenschleimhaut des Pferdes, welche hier in dieser Beziehung eine genaue Beachtung erfordert, weil sie zu Krankheitszuständen Veranlassung gibt, die ein grosses pathologisches und polizeiliches Interesse erregen, und deshalb eine genaue Diagnose erfordern. Der acute Nasencatarrh (*catarrhus nasalis acutus*), welcher bei allen Haussäugethieren, und die gutartige Druse (*coryza benigna*), welche nur beim Pferde und den verwandten Arten vorkommt, zeigen wenigstens in anatomischer Hinsicht ziemlich übereinstimmende Erscheinungen; in beiden Fällen lässt die Nasenschleimhaut die oben angegebenen Merkmale der catarrhalischen Entzündung mit anfangs wässerigem, später eiterartigem Exsudat, besonders bei der gutartigen Druse erblicken, bei der dasselbe nicht selten wie guter Zellgewebeeiter, sowohl bei der Betrachtung mit unbewaffnetem, als bewaffnetem Auge erscheint (vgl. §. 120). Der Unterschied besteht jedoch noch zwischen beiden Formen, dass bei der gutartigen Druse eine (im Leben schmerzhafte und heisse) den Kehlgang einnehmende, vorzugsweise das Bindegewebe der hier befindlichen Lymphganglien betreffende und leicht in Eiterung übergehende Geschwulst besteht, während diess bei dem einfachen Catarrh der Nasenschleimhaut entweder gar nicht, oder nur in einem unbedeutenden Grade der Fall ist.

Im chronischen Catarrh der Nasenschleimhaut (*c. n. chronicus*) ist dieses Gebilde nicht so gleichmässig geröthet, wie in dem gleichnamigen acuten Processe, vielmehr blass, stärker geschwellt, und bläulich gestreift durch aufgetriebene Venen; auch das Exsudat zeigt sich insofern verschieden, als es mehr die Natur des Schleimes mit schmutziger Färbung annimmt. Ist dieser Zustand beim Pferde mit einer harten (im Leben wenig empfindlichen), mehr oder weniger fest anliegenden Lymphganglien-Geschwulst im Kehlgange verbunden, so wird derselbe als bedenkliche oder verdächtige Druse (*coryza maligna*) besonders dann bezeichnet, wenn der catarrhalische Zustand, so wie die bezeichnete Geschwulst einseitig vorkommen. Die verdächtige Druse hat eine entfernte Aehnlichkeit mit dem Pferderotz (*ozaena maligna*), welch' letzterer jedoch wesentlich eine Tuberkelkrankheit ist (vgl. §. 138).

Der Croup der Nasenschleimhaut der Pferde wird von Röll (l. c. p. 394) in zwei Formen unterschieden, die eine als Follicular-Verschwärung und die andere als eigentlicher Nasencroup bezeichnet. Diese Unterscheidung gründet sich vorzüglich darauf, dass zwar in beiden Formen der Process unter den Erscheinungen eines intensiven Catarrhs beginnt, dass aber dann derselbe bei der Follicular-Verschwärung in den Croup der Follikel der Schleimhaut übergeht, indem dieselben schwellend wie Grieskörner hervorragen, dabei ihr gelbliches faserstoffiges Exsudat schmilzt, und hiernach als mit intensiv gerötheten Rändern versehene Geschwürchen hervortreten, während beim eigentlichen Croup das faserstoffige Exsudat eine dichtere, gleichmässigere, röthliche oder gelbliche und fester anklebende, hautartige Ablagerung zeigt, die bei künstlicher Entfernung oder Abschmelzung die stark gewulstete und geröthete Schleimhaut mit einzelnen Blutpuncten besetzt erscheinen lässt.

Nach demselben Pathologen gehört auch der acute Rotz der Pferde in die Kategorie jener croupösen Entzündungen, insofern derselbe nicht, wie in seltneren Fällen, aus acuter Tuberkulose hervorgegangen ist. Derselbe schildert die anatomischen Veränderungen der Schleimhaut der Nasenhöhle und des Kehlkopfs hiebei wie folgt: „Die Schleimhaut der Nasenhöhle ist stark geschwollen, bisweilen so, dass die einander gegenüberstehenden Flächen sich völlig berühren; sie ist hoch geröthet, von zahlreichen, mit Blut überfüllten, weiten Venen und Blutextravasaten durchzogen, stellenweise von dichten Schichten geronnenen, faserstoffigen Exsudats beschlagen, und von verschiedenen, gewöhnlich unregelmässig gestalteten, länglichen, ausgebuchteten, mit einem zottigen oder höckerigen, morschen Grunde und geschwellten Rande versehenen, nicht selten bis auf den Scheidewandknorpel dringenden Geschwüren besetzt. Auf der Schleimhaut des Kehlkopfes, besonders jener der Giesskannenknorpel, sind ähnliche diphtheritische Geschwüre (s. w. u.), deren Umgebung sich im Zustande eines acuten Oedems befindet, sehr häufig."

Das Wort *diphtheritis* stammt von *diphthera* (eine gerbbare Haut), und bedeutet demnach so viel, als Hautentzündung. Rokitansky schildert (l. c. 2. Bd. p. 45) die Diphtheritis als einen Zustand der Schleimhäute, welcher in einer Infiltration mit Exsudat und Verschorfung derselben, d. i. in dem Absterben zu einem weisslichen, gelblichen, braunen, grünlich-braunen, blutig suffundirten, morschen, brüchigen oder zähen Brandschorfe besteht, und je nach Umständen einen mehr oder weniger tief in die Schleimhaut, oder über sie hinaus in das submucose Gewebe greifenden Substanzverlust bedingt. Demnach sind die diphtheritischen Geschwüre wohl den eigentlichen Rotzgeschwüren ähnlich, jedoch hinsichtlich ihrer Entstehung und Merkmale von denselben zu unterscheiden (vergl. §. 138). Mit den vorgedachten pathologischen Veränderungen der Nasenschleimhaut des Pferdes darf diejenige nicht verwechselt werden, welche sich im Typhus dieses Thieres bei Localisation dieses Processes auf jener Haut und den Luftwegen überhaupt zeigt. Alsdann zeigt sich die Nasenschleimhaut stellenweise mit röthlichen oder bläulichen Flecken (typhöser Infiltration) versehen, in denen das Gewebe sich zu einer gelben Masse erweicht, und in dieser Weise in Geschwüre übergehen.

Das unter dem Namen bösartiges Katarrhalfieber oder Kopfkrankheit bekannte, in der Regel einen tödtlichen Ausgang nehmende Leiden des Rindviehes besteht wesentlich auch im Croup der Nasenschleimhaut.

Die acuten und chronischen katarrhalischen Zustände der Schleimhaut des Kehlkopfs, der Luftröhre und ihrer Verzweigungen (*laryngitis, tracheitis, bronchitis catarrhalis acuta et chronica*) bieten keine bemerkenswerthen Verschiedenheiten in anatomischer Hinsicht von den gleichen Zuständen der Nasenschleimhaut dar (vergl. jedoch §. 98, Absatz

3 u. 4). Der acute Katarrh des Kehlkopfes und der Luftröhre ist hinsichtlich des Pfsrdes unter dem Namen Kehlsucht oder Strengel bekannt. Der Croup dieser Organe wird als häutige Bräune bezeichnet, und ist bisher bei Pferden und Rindern beobachtet worden, während die katarrhalische Lungenentzündung die Luftröhrenäste betrifft. Beim Schafe sellt die acute und chronische Entzündung der Schleimhaut der Luftwege den sog. Schafrotz dar. In der Staupe der Hunde, wie in der Pest der Rinder ist die Schleimhaut der Luftwege ebenfalls katarrhalisch ergriffen, aber aus dem anatomischen Befunde dieses Gebildes allein sind diese Krankheiten nicht zu diagnostiziren (s. w. u.).

Die Schleimhaut des Magens und Darmkanals, welche ebenfalls sehr oft mit Katarrh behaftet angetroffen wird, zeigt etwas abweichende Merkmale in den betreffenden acuten und chronischen Zuständen von den gleichnamigen Processen der Schleimhaut der Luftwege. Diese Abweichungen sind vorzugsweise durch die Verschiedenheit der Organisation und Function bedingt. Magenkatarrh kann beim Pferde nur in der Darmabtheilung des Magens, und bei den Wiederkäuern nur im Labmagen vorkommen, weil nur in diesen Abtheilungen sich eine wahre Schleimhaut vorfindet. Der acute Magen- und Darmkatarrh zeichnet sich durch eine weniger gleichmässige, als vielmehr streifige Röthe aus, der chronische durch eine dunklere Röthe mit grauer Pigmentirung, auch nicht selten die Follicular-Verschwärung in ähnlicher Weise wie beim Pferde (s. oben), und im Uebrigen auch die Darmdrüsen geschwellt und mit Exsudat versehen erscheinen, während Schleim überhaupt von mehr eiweissartiger Beschaffenheit reichlich vorkommt. In ähnlicher Weise verhält es sich auch in der Darmruhr, in welcher, ausser den intensiven Erscheinungen des acuten Katarrhs in den Dickdarmabtheilungen, auch Excoriationen der Schleimhaut, selbst diphtheritische Geschwüre, blutige Infiltrationen und Ausscheidungen vorkommen.

Der Croup des Darmkanals kommt zwar bei allen Haussäugethieren als katarrhalische Modification vor, am häufigsten aber beim Rindvieh, und zwar nach meinen Wahrnehmungen am öftesten kurz nach dem Kalben, und hat in der

Regel einen günstigen Ausgang, indem die röhrenförmigen, mehr oder weniger lange und dicke, zuweilen viele Fuss betragende, zusammengerollte, im Inneren Contenta des Darmkanals enthaltende, und daher einem Darmstück nicht unähnliche Exsudatmassen durch den After abgesetzt werden. Diese Producte sind zuweilen als Darmstücke angesehen und für verschluckte Geflügeldärme gehalten worden. Gurlt hat die ihm bekannt gewordenen Fälle dieser Art (Mag. f. d. ges. Thierheilkd. XIII. p. 88. f. f.) zusammengestellt; im hiesigen Cabinet befinden sich ebenfalls 5 solcher Präparate. Zuweilen bestehen solche Exsudatmassen aus bohnen- und wallnussgrossen, glatten, aus Lamellen zusammengesetzten Körpern; wodurch sie diese Form erhalten, ist nicht bekannt. Das eine der hier befindlichen Präparate ist hühnerdarmdick und hat eine Länge von 6 Meter; die anderen sind etwas dicker und kürzer, und eines hat den Durchmesser des Dünndarmes vom Pferde.

In der Rinderpest befinden sich die bemerkbarsten anatomischen Veränderungen ebenfalls an den Schleimhautgebilden, insbesondere des Respirations- und Verdauungs-Apparates, so dass man in den verschiedenen Stadien dieser Krankheit nachgerade alle Formen des katarrhalischen Zustandes sammt dem croupösen Processe und vorzüglich im Darmkanal hat, und in dieser Beziehung wohl als bösartiger Darmcroup im Gegensatz des so eben besprochenen gutartigen zu bezeichnen wäre. Nach Röll (l. c. p. 249) erlangen die croupösen Gerinnungen auf den Peyer'schen Drüsenhaufen ihre bedeutendste Grösse, indem sie diese ihrer ganzen Länge nach oder doch stellenweise bedecken, und dicke, gelbbraune oder blutig gefärbte, an der Oberfläche wie zernagte, mit ihrer unteren häufig Blutpuncte zeigenden Fläche, mehr oder weniger fest aufsitzende, entweder weiche, stellenweise rahmähnlich zerfliessende oder ziemlich derbe, meist mehrere Linien dicke Schichten darstellen. Diese Drüsenhaufen selbst zeigen sowohl an den von Gerinnungen freien Stellen, als nach Hinwegnahme der aufsitzenden Platten ein siebähnlich durchlöchertes (areolirtes) Ansehen, und die Mehrzahl dieser Oeffnungen enthält ein weiss-gelbliches, vorspringendes Pfröpfchen, welches durch einen gelinden Druck herauszuheben ist.

Der chronische Katarrh im Gebiete der Harn- und Geschlechtswerkzeuge ist häufig; in der Gebärmutter findet er sich bei allen Thieren ein, ist aber bei Rindern und Pferden am öftesten in diesem Organe beobachtet worden. Bei Verschliessung des Muttermundes sammelt sich der mehr oder weniger dicke Schleim in grosser, den Bauch der Thiere sehr ausdehnender Masse an. In der Scheide der Stute ist der chronische Katarrh in der Form des weissen Flusses (*blennorrhoea*) mit krankhafter Rossigkeit gepaart nicht selten, und ebenso der Katarrh der Harnröhre beim Hunde unter dem Namen Tripper. Die Harnblase wird ebenfalls zuweilen katarrhalisch afficirt, besonders beim Pferde gefunden, wobei mitunter der sehr schleimige Harn mit Eiweissharn verwechselt worden worden ist; häufiger aber ist die Entzündung der Blase in Folge mechanischer Einwirkung durch Steine und Gries, wobei sie verdickt und zuweilen sogar geschwürig wird. Das Nierenbecken wird besonders beim Pferde nicht selten katarrhalisch ergriffen, in seiner Schleimhaut verdickt, und mit einer zähen Flüssigkeit erfüllt gefunden.

§. 114.

Im Bereiche der drüsigen Organe ist die Unterscheidung der Entzündung von anderen verwandten Zuständen erschwert, insbesondere in denjenigen Organen, welche von Natur blutreich sind, und ein dichtes Gewebe haben, wie z. B. in der Lunge, Leber und in den Nieren; es wird daher eine entsprechende Aufmerksamkeit erfordert, um Irrthümern zu entgehen.

Die Entzündung der Lunge (*inflammatio pulmonum v. pneumonitis*, nicht *pulmonitis*, wie es denn überhaupt ungeeignet ist, lateinischen Wörtern das Wörtchen „*itis*" zur Bezeichnung einer Entzündung anzuhängen) kommt bei allen Haussäugethieren vor, am häufigsten bei Pferden, Rindern und Hunden, am seltensten bei Schafen, bei welchen Entzündungen überhaupt, wegen der Eigenthümlichkeit ihrer Körperbeschaffenheit (Constitution) und des niederen Blutlebens, nur selten vorkommen. In Betreff der Ausbreitung der Entzündung über einen kleinen oder grösseren Theil der Lunge wird die Entzündung einzelner oder einer kleinen Anzahl Lungenläppchen von der Entzündung eines grossen Theils oder auch eines ganzen Lungenlappens, beziehungsweise Lungenflügels unterschieden; der erste Fall wird als Lungenläppchen- (lobuläre), der zweite als Lungenlappen- (lobäre) Entzündung bezeichnet. Hinsichtlich des Sitzes der Entzündung in dem verschiedenen Gewebe der Lunge ist die Lungenbläschen-Entzündung (*pneumonitis vesicularis*) von der Zwischenbindegewebe-Entzündung (*pneumonitis interstitialis*), d. h. von einer solchen zu unterscheiden, welche das die Lungenläppchen verbindende Zellgewebe betrifft. Die Vesicular-Pneumonie, welche bei allen Thieren, mit Ausnahme des Rindes, Regel ist, wird auch als croupöse bezeichnet, weil hier das Exsudat in den schleimhäutigen Zellen auftritt. Die Entzündung der ganzen Lunge kommt nicht vor, weil eine solche mit dem Leben unverträglich ist.

Bei der anatomischen Unterscheidung der Lungenentzündung ist zunächst darauf Rücksicht zu nehmen, dass eine solche nicht mit der Leichenhypostase in diesem Organe verwechselt werde (vergl. §. 21), auch dass nicht die blosse stärkere Anfüllung der Gefässe mit Blut (Hyperämie), beziehungsweise die Congestion, und endlich, dass nicht eine Blutung in das Lungengewebe für eine Entzündung angesehen werde (vergl. §§. 49 u. 71). Zur Bestimmung der Lungenentzündung gehört unbedingt die Gegenwart eines faserstoffigen Exsudats, weil sonst dieselbe ebenso wenig, wie eine jede andere Entzündung unterschieden werden kann.

Die entzündete Lunge zeigt natürlich alle jene Zustände zugleich, weil der eine von dem anderen abhängig ist, oder der eine den anderen einleitet, beziehungsweise der eine dem andern folgt, oder sie sich gegenseitig bedingen. Der entzündete Lungentheil zeigt sich daher in einem mehr oder weniger hohen Grade mit Blut erfüllt, mehr oder weniger dunkelroth oder braun oder grau, und zwar an verschiedenen Stellen in verschiedenen Farbentönen; er sinkt nicht ein, sondern ist prall, aber unelastisch und mehr oder weniger mürbe. Auf der Durchschnittsfläche quillt Blut hervor, an den dunkelrothen Stellen mehr, als an anderen mit lichterer Farbe. Diess ist insbesondere in der croupösen Lungenentzündung der Fall, bei der interstitiellen viel weniger (s. w. u.). Ein so beschaffenes Lungenstück sinkt im Wasser unter, weil es durch die Verstopfung der Bläschen für die atmosphärische Luft unzugänglich ist, und zwar sinken die dichten, weniger tiefrothen Stellen tiefer als die anderen. An jenen sind die Lungenbläschen nicht mehr als solche zu erkennen, weil sie mit einer, ihnen fremdartigen (Exsudat-) Masse erfüllt sind. Um genau zu Werke zu gehen, ist es nothwendig, dass das der Entzündung verdächtige Lungenstück leicht im Wasser ausgewaschen, oder besser vermittelst eines auffallenden Wasserstrahles ausgespült werde; denn so von dem grössten Theile des Blutes befreit lässt sich das Exsudat nicht mehr verkennen. Nicht selten kommt bei der Lungenentzündung das Faserstoff-Exsudat in grösseren Massen und nesterweise vor; diese Erscheinung hat man als Faserstofftuberkeln insofern ungeeignet bezeichnet, als dieselben sich in wahren Eiter zu verwandeln vermögen, was die ächten Tuberkeln nicht thun (Vgl. §. 138).

Ein auf eine solche Weise durch erstarrtes Exsudat verdichtetes Lungenstück bezeichnet man als hepatisirt (in *hepatisatio* begriffen), d. h. es ist hinsichtlich der Dichtigkeit dem Gewebe der Leber ähnlich geworden. Von einer solchen Hepatisation werden dann zwei Formen unterschieden: die rothe und die graue (*h. rubra et grisea*), welche hinreichend durch die Farbenverschiedenheit charakterisirt sind. Diese Verschiedenheit ist abhängig von der Dauer der Entzündung; im ersten Stadium besteht die rothe, in einem folgenden die graue, und so werden in der Regel in einem grösseren entzündeten Lungenstücke beide Formen nebst der blossen Hyperämie, der Blutstockung und der capillaren Blutung erkannt, weil die Entzündung von einzelnen Stellen aus fortschreitet. Mit der Hepatisation darf die Carnification des Lungengewebes, d. h. der Zustand, in welchem dasselbe dem Fleische ähnlich geworden ist, nicht verwechselt werden. Dieser letztere Zustand ist ein Ausgang der Entzündung, in welchem das Exsudat sich zu Bindegewebe organisirt hat, und daher das betreffende Lungenstück nicht mehr blutreich und mürbe, sondern von fester, zäher Textur erscheint.

Die Entzündung der Lunge kommt entweder in der Tiefe ihrer Substanz oder an ihrer Oberfläche vor, und hiernach lässt sich die centrale (*pn. centralis*) von der peripherischen (*pn. peripherica v. superficialis*) unterscheiden; bei den ursprünglich peripherischen, oder bei den peripherisch gewordenen Lungenentzündungen wird natürlich das Lungenfell mit in den Entzündungsprocess hineingezogen, so wie sich die croupöse Lungenentzündung nie auf die Lungenbläschen beschränkt, sondern sich nachgerade auf die Luftgefässe und Bronchien ausdehnt. Am öftesten werden diejenigen Lungenpartien zuerst von der Entzündung ergriffen, welche wegen der Beschaffenheit des Brustkorbes einer geringeren Ausdehnung unterworfen sind, so beim Pferde meist die vorderen Enden der Flügel und die unteren Ränder derselben.

Die Unterscheidung der Lungenentzündung in eine acute und chronische lässt sich anatomisch nur insofern rechtfertigen, als die Entzündung schnell oder langsam von einer Stelle zur anderen fortschreitet, und so entweder gewisse Ausgänge neben der Entzündung gesehen werden oder nicht, oder auch die Ausgänge nur allein.

Die interstitielle Lungenentzündung ist beim Rinde die am häufigsten, seltener vereinzelt, öfter in seuchenartiger Ausbreitung (Lungenseuche) vorkommende. Nach Röll (l. c. p. 451) ist dieselbe ihm auch beim Pferde vorgekommen; bei diesem befällt der Process besonders die zungenförmigen Spitzen und den vorderen unteren Theil der Lungenflügel, in welchen dann auf dem Durchschnitte das die Läppchen verbindende Zellgewebe auf mehr als 2—3''' verdickt, und von einem gallertartigen, grauen oder grünlichen Exsudate durchtränkt oder durch neugebildetes Bindegewebe starr und fest erscheint. Die Lungenbläschen sollen dabei nur selten mit einem Ergusse angefüllt, gewöhnlich aber durch den Druck der Umgebung zusammengepresst sein; ferner soll in Folge des Schrumpfens des neugebildeten Bindegewebes das zwischenliegende Lungenparenchym veröden, und sich hiedurch eine sackige, oft sehr beträchtliche Erweiterung der in einem solchen Abschnitte verlaufenden Bronchien entwickeln. Die Anatomie kann sich das Vorkommen der interstitiellen Lungenentzündung der genannten Theile an der Pferdelunge ungezwungen dadurch erklären, dass an denselben wirklich das Bindegewebe zwischen den Lungenläppchen stärker entwickelt ist, als an anderen.

Die bis zu einem gewissen Grade entwickelte interstitielle Lungenentzündung in der Lungenseuche des Rindviehes lässt sich gar nicht verkennen. Entweder wird, was häufiger ist, nur ein, oder es werden auch beide Lungenflügel, bald nur der rechte, bald nur der linke mit diesem Zustande, entweder an verschiedenen Stellen, oder, was öfter der Fall zu sein scheint, von der Mitte des Organes nach dem Umfange vorgeschritten, behaftet gefunden. Der kranke Lungentheil fühlt sich fest und derb an, sinkt nicht zusammen, während der nicht ergriffene Lungentheil dies thut und elastisch ist. Das Gewicht des kranken Theils hat bedeutend zugenommen, so dass ein Lungenflügel oft mehrere Pfunde wiegt, und Gurlt fand sogar einmal einen 60 Pfund schweren (l. c. p. 281). Beim Einschnitte in den kranken Lungentheil hört man in der Regel kein Knistern; vielmehr geht das Messer wie durch einen mehr oder minder festen Speck. Die Schnittfläche, was am meisten charakteristisch ist, hat ein marmorirtes Aussehen, weil verschiedenfarbige Stellen mit einander wechseln, mehr oder minder rothe, weisse, graue, gelbliche und zuweilen sattgelbe, und selten schwärzlich pigmentirte. Die rothen Stellen sind mehr oder weniger zusammengepresste und theilweise verödete Lungenläppchen, während die anderfarbigen aus mehr oder minder dicken, die rothen umgebenden Lagen durch eine in das Zwischenbindegewebe abgelagerte krankhafte Masse und deren nachgerade eintretenden Veränderungen hervorgehen. Die Hyperämie und der Exsudations-Process in dieser Krankheit beginnen nicht allein immer in dem Bindegewebe zwischen den Lungenläppchen, sondern beschränken sich auch in der Regel auf dasselbe; in den Lungenbläschen jedoch wird in der Regel im Entwicklungs-Stadium Serum angetroffen, das wahrscheinlich durch Endosmose hineingekommen, während es sich von dem erstarrenden Theile des Exsudats getrennt hatte, und geräth dann von dort aus in die Luftgefässchen und Bronchien, worin es, in Verbindung mit der atmosphärischen Luft, Schaum veranlasst. Wie überall in der Entzündung der Lunge, so ist es auch hier der Fall, dass, wenn jener Process die Oberfläche dieses Organes erreicht, dann das Lungenfell und sofort die übrigen Portionen des Brustfelles in den Kreis des Leidens hineingezogen, und in dessen Folge oft massenhafte Exsudate in der Brusthöhle angetroffen werden. Die zur Zeit aufgeworfene Frage: ob die Lungenseuche des Rindviehes eine wahre Entzündung oder eine eigenartige Krankheit (*morbis sui generis*) sei? ist vom anatomischen Standpuncte hinsichtlich der Entzündung bejahend zu beantworten, während jedoch auch nicht zu verkennen ist, dass dieselbe in pathologischer Beziehung eine eigenartige Bedeutung hinsichtlich ihrer Ansteckungsfähigkeit hat. Gerade diese Contagiosität, wofür der Verfasser zur Zeit, als sie bezweifelt wurde, wie er sich schmeichelt, siegreich in einer Schrift in die Schranken getreten ist (die Frage der Ansteckungsfähigkeit der Lungenseuche, Berlin 1843), hat ihn auch veranlasst, die krankhaften Lungentheile zuweilen microscopisch zu untersuchen, und wurden dann hiebei, jedoch nicht immer, den Pilzsporen ähnliche, mit scharfen Contouren versehene Körperchen wahrgenommen, und zwar in dem rothen Theile der erkrankten Lunge, also in den Lungenläppchen. Diese Wahrnehmung dürfte wenigstens einer weiteren Nachforschung werth sein.

Von den Speicheldrüsen des Kopfes und Bauches ist fast nur die Entzündung der Ohrspeicheldrüse (*parotitis*) in der Bräune oder auch selbstständig nach mechanischer Einwirkung bekannt. Die dargelegte allgemeine anatomische Kenntniss der Entzündung reicht bei diesem Organe zur Diagnose dieses Zustandes völlig aus.

Die Leberentzündung (*hepatitis*). Röll macht (l. c. p. 571) die durchaus gerechtfertigte Bemerkung, dass dieser Zustand wohl einer der allerseltensten der Hausthiere sei, und dass die als Leberentzündung diagnosticirten Fälle aller Wahrscheinlichkeit nach der Leberhyperämie angehören; ihm selbst sei derselbe nur einigemal (?) bei Pferden vorgekommen, wo die entzündeten Leberpartien gelblich oder grau-röthlich, erbleicht, ohne Spur eines körnigen Ansehens, sehr mürbe und hie und da von gelblichen Eiterpuncten durchsetzt erschienen, während die entsprechende Stelle des Bauchfellüberzugs getrübt und das umgebende Leberparenchym hyperämisch war. Und Gurlt sagt (l. c. im Nachtrag p. 83), dass er die Fettleber, die er oft in der Influenza der Pferde finde, früher für Entzündung gehalten habe; schweigt aber darüber, was er jetzt für Leberentzündung ansieht. Zuerst war es Hertwig, welcher es in Zweifel zog, dass die blassgelbe oder orangefarbige, mürbe Leber, wie sie oft in der sog. Influenza gesehen wird, Entzündung sei. Diess veranlasste mich zu einer näheren microscopischen und chemischen Untersuchung, welche solche Lebern nicht für entzündet, zuweilen, aber nicht immer für fettige Entartung erkennen liess. Worin dieser Zustand besteht, wenn nicht in einer fettigen Entartung, weiss ich heute noch nicht. Uebrigens habe ich nur ein einziges Mal die Leber bei einem Pferde in der Art angetroffen, dass ich sie für entzündet hielt; sie war rothbraun, derb, auf der Schnittfläche rothbraun und grünlich gesprenkelt und die darin vorkommenden Gefässe meist mit Pröpfen versehen; der Leberüberzug jedoch war normal.

Die Milzentzündung (*lienitis*) habe ich, wie es auch Röll (l. c. p. 579) von sich angibt, noch nicht als selbstständige Krankheit gesehen, wohl aber, wie er zuweilen bei Ochsen, so ich nur selten bei Pferden von einer dickwandigen Kapsel umschlossene Abscesse, welche eine eiterartige Flüssigkeit mit Concrementen enthielten. Gurlt (l. c. im Nachtrag p. 85) zieht die von Cruzel mitgetheilten Beobachtungen von Milzentzündung halb in Zweifel, und Röll (eod. l.) behauptet wieder, dass im Gefolge von Entzündung der inneren Herzauskleidung und von Pyämie bei Pferden oft in der Milz die bekannten keilförmigen metastatischen Entzündungs-Heerde oder Abscesse vorkommen.

Bei den Nieren ist die Nierenkapselentzündung, die nichts besonderes von der Entzündung der übrigen fibrösen Häute darbietet, zu unterscheiden von der eigentlichen oder einfachen Nierenentzündung (*nephritis*) und der eiweissigen oder körnigen Nierenentzündung oder Bright'schen Krankheit (*nephritis albuminosa*, *chalazonephritis v. morbus Brightii*). Die einfache Nierenentzündung wird an der Vergrösserung dieser Organe, an der dunkleren oberflächlichen Färbung und auf den Durchschnittsflächen an der dunkleren streifigen Röthe, dem stärkeren Hervortreten der Malpighischen Gefässknäulchen in der Rindensubstanz, und an der Infiltration mit einem trüben, eiweissstoffigen Exsudate, sicherer aber dann erkannt, wenn sich Eiterpuncte und grössere Eiterheerde gebildet haben. Dieser Zustand kommt nicht selten in Folge äusserer mechanischen Einwirkungen und solcher von Nierensteinen und Concrementen, sowie von specifisch auf die Nieren wirkenden Arzneistoffen (spanischen Fliegen u. dgl.) vor. Uebrigens kommen auch in diesen Organen in Folge von Ablagerungen faserstoffigen Gerinnsels im Blute, wie in anderen Organen, z. B. in der Lunge und Milz, sog. metastatische Infarcte von keilförmiger Gestalt vor, welche ihre Basis nach der Peripherie gekehrt haben, und je nach ihrem Alter eine verschiedene Farbe und Consistenz zeigen. Die eiweissige Nierenentzündung ist in den niederen Stufen ihrer Entwickelung sehr schwer oder gar nicht mit Sicherheit zu diagnosticiren, weil sie keine bemerkenswerthen Verschiedenheiten von den Merkmalen der einfachen Nierenentzündung darbietet; sieht man die Nieren kleiner, blasser als gewöhnlich, an ihrer Oberfläche körnig, wie sie im höheren Grade der Entwickelung dieser Krankheit erscheinen, so ist nicht an der Gegenwart jenes krankhaften Zustandes zu zweifeln. Diese körnige Beschaffenheit entsteht dadurch, dass die früher kranken Malpighischen Körperchen schwinden, während die noch gesund gebliebenen hervortreten. Der Harn ist in diesem Zustande meist eiweisshaltig; doch von verschiedener Farbe und Consistenz (vgl. §. 58). Eine ähnliche körnige Beschaffenheit wird nicht selten an den Nebennieren des Pferdes ohne Krankheit der Hauptnieren gesehen.

Die Entzündung in den Geschlechtsdrüsen bekommt man bei Sectionen in der Regel nur in ihren Ausgängen zu sehen. Die Entzündung der Eierstöcke ist unbekannt; dagegen kommt die Hodenentzündung (*orchitis*) nach äusseren und inneren Ursachen mit Eiterbildung vor und zwar in der Regel nach mechanischen Einwirkungen, aber auch nach Erkältung. Eine dyscrasische Hodenentzündung liesse sich beim Pferde insofern annehmen, als man zuweilen eine solche der Entwickelung der Rotzkrankheit vorhergehen sah. Das Euter wird nicht selten bei den verschiedenen Thiergattungen entzündet angetroffen, am meisten aber nimmt die Euterentzündung (*mastitis*) der Kühe die Thätigkeit der Thierärzte in Anspruch. Es kommen verschiedene Formen derselben vor: die oberflächliche und die tiefe Entzündung; jene betrifft entweder die Haut, ist rosenartiger Natur, mit Fieber und erhöhter Empfindlichkeit des kranken Organs verbunden, oder sie hat ihren Sitz vorzugsweise im Unterhaut-Bindegewebe, wobei dann die Haut weniger geröthet und empfindlich und etwas ödematös geschwellt ist. Die tiefe, das Drüsengewebe betreffende Entzündung beschränkt sich in der Regel auf ein Viertel- oder ein halbes Euter; die Geschwulst ist alsdann in der Tiefe zu fühlen und hart, ebenfalls schmerzhaft und mit grosser Verminderung oder Aufhören der Milchsecretion verbunden, während diess bei den anderen Entzündungen weniger der Fall ist.

§. 115.

Im Nervensystem kommt zwar auch die Entzündung vor, aber sie hat, insbesondere in den Centralorganen immer einen beschränkten Umfang und eine nicht stark ausgesprochene Entwickelung, weil das Gegentheil namentlich hinsichtlich des Gehirnes mit dem Leben unverträglich ist. Die starke Anfüllung der Gefässe des Gehirnes und des Rückenmarkes und stellenweise capillare Blutungen in diesen Theilen begründen noch keine Entzündung, jedoch dann, wenn aus der Erweichung der solche Stellen umgebenden Nervenmasse auf Exsudation geschlossen werden kann. Die stellenweise Gehirnerweichung erscheint als weisse und als rothe, welche Farbenverschiedenheit von der Menge des extravasirten Blutes und von dem mehr oder minder fibrinhaltigen Exsudate abzuhangen scheint. Es kommt zwar auch die Erweichung des ganzen Gehirnes vor; diese aber ist nur oedematöser Natur (vgl. §. 85), während allerdings auch im Umkreise jener durch Entzündung erweichten Stellen das Gehirn und Rückenmark oedematös ist. Röll bemerkt (l. c. p. 332), dass ihm faserstoffige Exsudate im Gehirn der Hausthiere noch nicht vorgekommen seien. In der Substanz des Gehirnes habe ich ein solches ebenfalls noch nicht gesehen, wohl aber einmal in auffallender Weise in den beiden Seitenkammern des Gehirnes eines Pferdes. In diesem Falle waren die Wände dieser Höhlen in der Dicke eines Papierblattes mit festem faserstoffigem Exsudate beschlagen; in dem Sacke der Spinnwebenhaut befand sich so viel helles Serum, dass nach dem Herauslassen desselben das Gehirn so stark geschwunden schien, dass man zwischen ihm und dem Schädel mit dem Zeigefinger bequem herumfahren konnte; die Substanz des Gehirnes erwies sich ungewöhnlich dicht, dieselbe nicht hyperämisch, wohl aber die Farbe der verschiedenen Substanzen etwas dunkler als im normalen Zustande und matt. Der Fall war ein chronischer, und berechtigte im Leben des Thieres nicht zur Annahme eines so auffallenden Sections-Resultates.

Gehirnabscesse kommen sehr selten vor, am meisten nach mechanischen Einwirkungen. Röll gedenkt (l. c. p. 331) der sogenannten Zelleninfiltration, welche von ihm einigemal bei Pferden in den hinteren Abschnitten des Grosshirnes beobachtet worden ist. Diese besteht in einer Umwandlung der aus dem eiweisshaltigen Exsudate der Gehirnentzündung gebildeten Zellen und der dazwischen liegenden Gehirnsubstanz zu Fett. Hiebei erschienen die betreffenden Gehirnabschnitte breiig, weich und gelblich gefärbt, und ergossen auf dem Durchschnitt eine wolkigtrübe Flüssigkeit, wähend nach deren Abspülen mit Wasser nur das Netz der Gehirngefässe zurückblieb.

Die Entzündung der Nervenhüllen sowohl, als auch der Nervenröhren bietet nichts Besonderes von der Entzündung des Gehirnes und Rückenmarkes und ihrer Umhüllungen dar.

ZWEITES KAPITEL.

Von den Ausgängen der Entzündung.

§. 116.

Insgemein werden folgende Zustände als Ausgänge der Entzündung (*exitus phlogosis*) bezeichnet:

1) Die Zertheilung (*discussio*).
2) „ Ausschwitzung (*exsudatio*).
3) „ Lösung (*resolutio*).
4) „ Eiterung (*pyosis v. suppuratio*).
5) „ Verhärtung (*induratio*).
6) „ Brand (*necrosis*).

Es wird genau zu untersuchen sein, ob und in wie weit die so bezeichneten Ausgänge auf dem gegenwärtigen Standpuncte der Wissenschaft ferner haltbar sind, worin sie bestehen, und in welchem physiologischen Zusammenhange sie untereinander sich befinden.

§. 117.

Die **Zertheilung** bezieht sich, der durchgreifenden Annahme zufolge, nicht auf die vollendete Entzündung, sondern nur auf die Anfüllung der Gefässe mit Blut und die Stockung desselben (Hyperämie und Stasis), sie ist also, streng genommen, kein Entzündungs-Ausgang, sondern vielmehr nur ein Ausgang der sog. Congestion. Bei gehöriger Beachtung des, (§. 103) hinsichtlich der Entstehung der örtlichen Blutfülle und Stockung Vorgebrachten wird sich leicht ermessen lassen, welcher Vorgang stattfinden müsse, um diese, die Entzündung einleitenden Zustände verschwinden zu machen, und ist jener Vorgang ebensowohl durch directe Beobachtung zu ermitteln, als es beim Auftreten dieses Zustandes geschehen konnte. Das Endergebniss der vollständigen Zertheilung ist, wie leicht einzusehen, dass das in den Gefässen gestockte Blut wiederum beweglich und fortgeführt werde, und der Lauf des Blutes seine völlige Freiheit wiedererlangt hat; es kann sich daher nur noch um die Erklärung handeln, wie diess geschieht. Beobachtet man, wie es (a. a. O.) angegeben ist, das Zustandekommen der Hyperämie und Stasis, so ergibt sich auch die Gelegenheit, die Zertheilung derselben wahrzunehmen, wenn man Geduld hat, und inzwischen die etwa zum Versuch gewählte durchscheinende Haut eines Frosches mit Wasser feucht erhält. Alsdann bemerkt man, dass die Wegsamkeit der Gefässe in ähnlicher jedoch umgekehrter Weise wieder zu Stande kommt, wie die Unwegsamkeit entstanden ist, dass nämlich die in den Gefässchen gestockten Blutsäulchen nach und nach in eine rück- und vorwärtsgehende schwankende Bewegung gerathen, sich mittlerweile die zusammengeklebten Blutkörperchen, anfangs in Schöllchen, später in einzelne Körperchen auflösen, und so bedarf es dann nur des Druckes von den arteriellen Gefässchen her, um oftmals mit einem Rucke den freien Fluss wiederherzustellen, oder, was allerdings weniger leicht zu beobachten ist, es wird das gestockte Blut durch den Druck des nachfolgenden Blutes allmälig vorwärts getrieben, indem durch annoch bestehenden freien Blutfluss in communicirenden Gefässchen die in diese hineingetriebenen, miteinander verklebten Blutkörperehen abgelöst werden; oder endlich, es sind, wie es wohl stets der Fall sein wird, beide Vorgänge gegeben. In wie weit hiebei etwa eine reagirende, sich durch Zusammenziehung der durch die Blutanhäufung erweiterten Gefässchen äussernde Thätigkeit betheiligt ist, lässt sich durch Beobachtung nicht feststellen.

Es ist in der That der Fall, dass gleichzeitig mit der Hyperämie und Stasis auch capillare Blutungen in das Gewebe der Organe stattfinden, entweder schon ehe eine bemerkbare Ausschwitzung vorhanden ist, oder beide Zustände kommen mit- und durcheinander vor. Eben desshalb kann der Begriff, den man sich von der Zertheilung macht, in der Wirklichkeit kein reiner, und derselbe nur davon hergenommen sein, dass dabei die Wiederherstellung der Wegsamkeit in den Blutgefässen Hauptsache, während das Verschwinden des ergossenen Blutes und des wahren Exsudates Nebensache ist.

Demnach kann die Zertheilung überhaupt nur bei beginnenden Entzündungen angenommen werden, aber nicht dann, wenn in Folge mechanischer Einwirkungen grössere Blutflüsse, wie bei Quetschungen, oder wenn bereits plastische Ausschwitzungen in einem gewissen Grade stattgefunden haben; und dürfte es vielleicht geeigneter sein, stets vom gleichzeitigen Vorkommen der Zertheilung und der im §. 119 zu betrachtenden Lösung zu sprechen. Die Zertheilung ist nur insofern Gegenstand der pathologischen Anatomie, als sie eine Erklärung derselben gibt, und als sie bei Untersuchungen der Leichen die Merkmale aufzeigt, an denen eine noch nicht stattgefundene Zertheilung erkannt wird, oder solche, welche die vollständige darthun, und somit das Verschwundensein einer etwa im Leben bemerkten Entzündung beweisen.

§. 118.

Die **Ausschwitzung** darf nicht unbedingt als Ausgang der Entzündung angenommen werden, weil jene zur Characterisirung dieser als solcher gehört (vgl. §. 105), vielmehr nur dann, wenn alle übrigen Entzündungs-Merkmale bei blosser Gegenwart von Exsudat verschwunden sind. Das Exsudat, welches überhaupt in Blutlymphe (Plasma) besteht, kann mehr oder weniger eiweiss- und faserstoffhaltig sein, und characterisirt sich hiernach als ein mehr seröses oder albuminöses oder fibrinöses. Es sind vorzugsweise Eiweiss und Faserstoff, welche beim Entzündungs-Exsudate in Betracht kommen, weil die grössere Menge des mit diesem verbundenen Serums sich von ihm trennt und aufgesogen wird. Jene bildsamen Stoffe (Blasteme) bleiben nicht unverändert, sondern es gehen bald nach ihrem Auftreten, wie es schon der Name andeutet, organische Veränderungen in ihnen vor. Diese beziehen sich entweder auf Hervorbildung solcher Zellen, welche zu einer Gewebsbildung führen, oder auf solche mehr oder weniger geformte Elemente, welche keine fortschreitende, sondern nur rückschreitende Umwandlungen zu machen im Stande sind, und hiedurch zur Aufsaugung gelangen können. Die Betrachtung jener Metamorphosen gehört in den Abschnitt von der Neubildung, die Betrachtung der letzteren aber in den folgenden §. Das Entzündungs-Exsudat hat je nach seinem Vorkommen und Verhalten noch besondere Namen erhalten; so wird das auf Schleimhäuten befindliche und zu Schichten erstarrte, als croupöses, das auf serösen befindliche von ähnlicher Beschaffenheit als falsche Häute (Pseudomembrane) bezeichnet.

§. 119.

Die **Lösung** als Entzündungsausgang besteht in der Aufsaugung des zu Stande gekommenen Exsudates; dieselbe kann unmittelbar stattfinden, wenn das Exsudat nur in geringer Menge vorhanden und vorzugsweise seröser Natur ist, also nicht zu ausgezeichneten Erstarrungen Veranlassung gibt, und zwar eher und leichter in Berührung mit aufsaugungsfähigen serösen Häuten, als in den Zwischenräumen des Organengewebes und in diesem selbst. Findet eine solche Resorption nicht unmittelbar statt, so gehen zunächst in dem Exsudate Veränderungen oben angedeuteter Art vor, wodurch dasselbe erst zu einem solchen Vorgange geschickt gemacht wird; es entstehen nämlich anfangs

Elementarkörnchen, welche sich zu Kernen mit einander verbinden, und diese geben dann weiter, wie es die Physiologie lehrt, zur Bildung ein- oder mehrkerniger Zellen Veranlassung. Ausser diesen finden sich aber noch andere geformte Theile in verschiedener Menge ein, die man vorzugsweise als Exsudatkörperchen bezeichnet; sie sind jenen Zellen in Ansehung der Grösse zwar ähnlich, besitzen aber keinen Kern, und bestehen nur aus einer Zusammenhäufung von Elementarkörnchen, weshalb sie auch als Kerne grösserer Art betrachtet worden sind. Diese Formelemente können natürlich nicht als solche aufgesogen werden, sondern sie müssen, da sie überhaupt keiner fortschreitenden Entwicklung fähig sind, zu einer aus Fettkörnchen bestehenden Punctmasse zerfallen, welche dann mit der eiweissigen Blutflüssigkeit eine emulsionartige Verbindung eingehen, und hienach zur Aufsaugung kommen. Häufig aber geschieht diese Aufsaugung nicht vollständig, sondern es bleibt ein Theil zurück, der verschiedenen Schicksalen unterworfen und zu Verhärtungen Veranlassung geben kann, worüber bei der näheren Betrachtung dieser das Erforderliche angegeben werden wird. Wie es bereits (§. 117) angeführt worden ist, dass die Zertheilung in der Regel mit der Lösung zugleich vorkommt, so wird es hier nur angedeutet zu werden brauchen, dass auch die Lösung mit theilweiser Verhärtung auftreten kann, und in der Regel auftreten wird.

§. 120.

Die **Eiterung** als Ausgang der Entzündung besteht in Bildung des Eiters (*pus*). Dieser ist in einem verschiedenen Verhältnisse zusammengesetzt aus Formbestandtheilen und einer formlosen, alkalisch reagirenden Flüssigkeit; jene werden als Eiterkörperchen, diese als Eiterserum bezeichnet. Dieses Eiterserum ist nichts anderes als Blutserum, und die Eiterkörperchen sind die im vorigen § bezeichneten, nur einer rückschreitenden Metamorphose fähigen Elementargebilde. Rokitansky sagt in dieser Beziehung (l. c. I. Bd. p. 136): „In der That bilden die Ergüsse in Bezug auf ihren Gehalt an den gedachten Elementen eine continuirliche Reihe, von einem Erguss mit einem Minimum derselben, bis zu jenem, der sich durch eine wuchernde Production dieser Elemente auszeichnet und den Eiter darstellt. Diese Elemente sind überall gleich, so dass alles dasjenige, was man zur Characteristik der Elementargebilde des Eiters, welcher bisher auf eine widernatürlich scharfe Weise von anderen Ergüssen gesondert wurde, beigebracht hat, von ihnen überhaupt gilt.“ Ausser diesen Formbestandtheilen kommen indess nach Umständen noch andere im Eiter vor, z. B. Fettkörnchen, Blut, Schleim, Epithelium- und andere Gewebstrümmer, Krystalle von phosphorsaurer Ammoniak-Magnesia und Cholestearin, und zuweilen sogar Infusorien. Der in dem Eiter angenommene Stoff (Eiterstoff, Pyin) ist nicht gründlich erwiesen, daher hypothetisch.

Wie aus dem Gesagten hervorgeht, bildet sich der Eiter aus plastischen Ergüssen hervor, und eben deshalb ist es ungeeignet von Eiterabsonderung, oder von Eiterergüssen zu reden, wie es zuweilen geschieht. Die Eiterbildung ist abhängig einestheils von der Natur, und anderntheils von der Menge des Exsudates; zuweilen ist dieses mehr geneigt, fortschreitende Metamorphosen zu Neubildungen, zuweilen mehr rückschreitende Metamorphosen zu Eiter und dessen Zerfall zu machen, und kann es dem Exsudate ursprünglich nicht angesehen werden, ob das eine oder das andere der Fall sein werde. Was die Menge des Exsudates anbetrifft, so ist nicht zu verkennen, dass in der Regel nur derjenige Theil desselben, welcher mit belebten Geweben in unmittelbarer Berührung ist, auch unter dessen organisirendem Einflusse steht, und sich eben hiedurch selbst zu organisiren vermag, während der entfernte Theil in Eiter zerfällt.

Hinsichtlich der Dichtigkeit und Farbe, des Geruches und des Geschmackes ist der Eiter grossen Verschiedenheiten unterworfen, je nach der Thierart und dem Gewebe oder Organe, von dem er stammt, und je nach dem Zustande der Thiere selbst und nach Verschiedenheit der äusseren Einflüsse. In dieser Beziehung sagt Hertwig (Practisches Handb. d. Chirurgie, Berlin 1850. p. 51): „bei den Pferden ist der Eiter im allgemeinen mehr eiweissartig zähe, beim Rindvieh mehr rahmartig dick, bei Schafen und Hunden mehr wässerig; von den Muskeln erscheint er graugelb und consistent, von fibrösen Gebilden ist er entweder gelblich, der verdickten Synovia ähnlich, oder dünnflüssig in's Graue spielend, und wie faulender Käse stinkend; von Knochen erscheint er gewöhnlich noch mehr ins Graue spielend, zuweilen nach Phosphor riechend, und oft schwärzt er die silbernen Sonden (vom Schwefel-Ammonium-Gehalte); von Lymphdrüsen ist er dickflüssig, gleichsam schleimig, vom Gehirne sehr salzig schmeckend und mit gerinnbaren weissen Klümpchen vermischt."

Je nach der Beschaffenheit des Eiters wird derselbe unterschieden: in guten und schlechten, wobei jedoch zu merken ist, dass schon, wie im Vorstehenden gesagt, verschiedene Eiterarten in ihren physikalischen Eigenschaften sehr abweichend sein können, ohne dass man deshalb berechtigt wäre, den einen als guten, den andern als schlechten zu bezeichnen; es ist in dieser Hinsicht stets die Thierart, sowie das Gewebe oder Organ, von dem der Eiter stammt, im Auge zu behalten. Insgemein bezeichnet man den dicklichen, weissen, rahmähnlichen (Zellgewebs-) Eiter von mildem thierischen Geruche als den gutartigsten (*pus bonum et laudabile*), während der dünnflüssigere, einen übeln Geruch und einen Stich in's Gelbe, Graue, Rothe, Braune oder Grüne besitzende Eiter für schlechter gehalten wird. Der schlechte Eiter bildet in seinen höheren Ausartungen den Uebergang zur Jauche (*ichor v. sanies*), die sich unter Umständen wohl aus gutem oder mehr oder minder schlechten Eiter unter dem Einflusse von Fäulnissbedingungen hervorbilden kann, nicht selten aber auch durch unmittelbaren Zerfall sonst normaler oder krankhafter Bildungen (wie z. B. der Tuberkeln) entsteht. Die Jauche zeigt nur unvollständig organisirte Formbestandtheile, z. B. zerfallene Eiterkörperchen oder Gewebselemente mit einer feinen Punktmasse (was alles man unter der Bezeichnung: „organischer Detritus" begreift) nebst Krystallen. Man unterscheidet ferner den Eiter in productiven und Geschwüreiter, insofern er nämlich mit Neubildung begleitet ist, oder vielmehr zerstörend auf die mit ihm in Berührung stehenden Gewebe einwirkt, und auf diese Weise eine Verschwärung (*ulceratio*) bewirkt, oder ein Geschwür (*ulcus*) unterhält, und in dieser Hinsicht dann auch die Eiterung von der Vereiterung unterscheidet (s. w. u.).

Von den Eiterproben, hinsichtlich deren man sich ehemals

viel Mühe gegeben hat, um Eiter von verwandten Flüssigkeiten z. B. von Schleim zu unterscheiden, ist nicht viel zu halten. Wenn die Gewebe und ihre Zustände gehörig in's Auge gefasst werden, worin die genannten Flüssigkeiten vorkommen, so wird nicht leicht eine Verwechslung geschehen können. Will man aber doch eine Eiterprobe haben, so möge es die sein, dass Eiter mit ätzenden Alkalien z. B. mit ätzendem Salmiakgeist sich zu einer dicken Flüssigkeit verdichtet, was Schleim nicht thut; dass Eiter mit Wasser aufgerührt eine milchichte Flüssigkeit bildet, aus den die Eiterkörperchen sich grösstentheils wieder senken, während der Schleim dem Wasser diese Beschaffenheit nicht mittheilt. Das Microscop und die dabei in Anwendung kommenden microchemischen Mittel dürften wohl die besten, hieher gehörigen Unterscheidungsmittel abgeben, wenn man dabei auf die Eigenthümlichkeit der Eiter- und Schleimkörperchen achtet, wozu die eigenthümliche Organisation gehört, wie sie in §. 119 bezeichnet wurde; übrigens schwellen die Eiterkörperchen bei Anwendung verdünnter Essigsäure auf und zerfallen, was Schleimkörperchen nicht thun.

Befindet sich das zu Eiter zerfallene Exsudat nicht an der Oberfläche eines Gebildes, sondern mehr in der Tiefe desselben, so beginnt die Eiterbildung in der Regel im Centrum der Exsudatmasse d. h. in demjenigen Theile derselben, der zunächst entstanden ist, oder auch, in mehr zerstreuten Entzündungs- und Ausschwitzungs-Processen, inselartig an verschiedenen einzelnen Stellen, die dann endlich sich vergrössernd zusammenfliessen, und auf diese Weise einen Eiterherd, eine Eitergeschwulst oder Eiterbeule (*abscessus*, in der Lunge oder in verwandten drüsigen Gebilden *vomica* genannt) darstellen, der dann allmählig vermittelst Erweichung des Gewebes, z. B. der Haut an der tiefsten Stelle dieselbe zu durchbrechen vermag und auf diese Weise einen offenen Abscess bildet. Findet der Eiter in dieser Art keinen Ausweg, so kann sein Herd durch allmählige Aufweichung und Zerstörung des umliegenden Gewebes sich vergrössern; oder er wird durch Absonderung von Blutserum aufgelöst, oder es wird das Eiterserum allein aufgesogen und aufgesogen und werden dann die Eiterkörperchen zu einer käseartigen, krümlichen Masse eingetrocknet, und weiteren

Schicksalen z. B. der Concretion, wovon später ausführlicher, unterworfen. Der kalte oder sogenannte Lymphabscess ist nur insofern Gegenstand der pathologischen Anatomie, als er in der Haut, insbesondere bei Pferden in bösartigen Drusenkrankheiten vorkommt, nicht von selbst aufbricht, und sein Inhalt mehr oder weniger der eingedickten Synovia, als dem Eiter ähnlich ist.

Mit der gutartigen, productiven Eiterung ist die sogenannte Fleischwärzchenbildung (*granulatio*) verbunden, d. h. die Entstehung eines Neugebildes (der Narbensubstanz), deren Betrachtung in den Abschnitt von den Neugebilden gehört.

Der Eiterungsprocess kann in allen Geweben und Organen vorkommen, die der Entzündung fähig sind, und wird das bisher Gesagte hinreichen, um in vorkommenden Fällen ein richtiges Urtheil hinsichtlich der Folgen zu gestatten, welche insgemein in Beschränkung oder Aufhebung der Function durch Druck, Zerstörung der Gewebe, in unnützem Verbrauch des sonst für die Ernährung erforderlichen Blutes oder in Vergiftung des Blutes selbst bestehen (vergl. §. 65.). Ob die Eiterbildung stets nur Folge der Entzündnng ist, dürfte noch nicht ausgemacht sein; es ist mir wahrscheinlich, dass sich ein in Eiter zerfallendes Exsudat ohne Entzündung bilden könne (vgl. §. 65.). Gurlt führt (l. c. im Nachtrag p. 134) drei Fälle von Pferden an, in denen sich Abscesse theils im Gehirn, theils zwischen demselben und seinen Umhüllungen in Folge Drusenmetastase vorfanden, obgleich weder die Symptome im Leben, noch die Sectionsbefunde auf Entzündung schliessen liessen. Hiezu bemerkt derselbe: es sei überhaupt nicht selten, dass bei der Druse Metastasen auf das Gehirn- oder Rückenmark stattfinden.

§. 121.

Die **Verhärtung** als Ausgang der Entzündung bezieht sich auf das Zurückbleiben des Exsudates, insofern dasselbe nicht unmittelbar durch Lösung und Aufsaugung, oder durch Bildung von Eiter und dessen Abscedirung oder Aufsaugung vollständig entfernt wurde, vielmehr dasselbe theilweise in verschiedenen Zuständen zurückbleibt, oder darauf, dass das faserstoffige Exsudat in mehr oder minder unmittelbarer Weise zu neuen Geweben sich umgestaltet. Daher kann hievon ausführlich erst im Abschnitte von den Neubildungen die Rede sein. Nur so viel sei hier bemerkt, dass die pathologische Anatomie nicht, wie die Chirurgie einen Unterschied zwischen warmen und kalten Verhärtungen macht, wohl aber einen solchen zwischen entzündlichen und nicht entzündlichen billigen kann, jedoch nur insofern, als die entzündliche Verhärtung nicht unbedingt als ein Ausgang betrachtet wird, eben weil sie noch von Entzündung begleitet ist.

Der Ausgang der Entzündung in Verwachsung (*adhaesio*) ist nur eine Abart von der Verhärtung, indem es bei jener auch auf Neubildung aus dem Exsudat bei gleichzeitig bewirkter abnormen Verbindung von Organen, welche im gesunden Zustande getrennt sein sollen, abgesehen ist.

Wenn durch mechanische Gewalten eine Trennung des Zusammenhanges stattfindet, und die getrennten Theile unmittelbar durch den Entzündungsprocess in Folge der Ausschwitzung und der sich daraus entwickelnden sparsamen Neubildung ohne Eiterung wieder miteinander vereinigen, so wird dies von der Chirurgie als Heilung auf dem ersten Wege (*sanatio per primam intentionem*), wenn aber Fleischwärzchenbildung mit Eiterung auftritt, dann als Heilung auf dem zweiten Wege oder durch Eiterung (*s. per secundam intentionem s. per suppurationem*) bezeichnet.

§. 122.

Brand in vollendetem Zustande ist örtlicher Tod, d. h. in den mit diesem Zustande befallenen Theilen hat der organische Stoffwechsel aufgehört, und der unorganisch-chemische ist eingetreten. Diese Abtödtung (*mortificatio*) kann sowohl flüssige Theile, wie das Blut, Exsudate und Eiter, als auch festweiche und festharte Theile des thierischen Körpers, sie mögen zu den normalen oder den Aftergebilden gehören, befallen, die normalen aber nur dann, wenn sie mit Blutgefässen und Nerven versehen sind. Demnach können also, nebst den genannten Flüssigkeiten, alle gewebigen Theile, mit Ausnahme der hornigen necrosiren.

Der Brand ist häufig ein Ausgang der Entzündung, nicht selten aber tritt er auch ursprünglich auf, in beiden Fällen dann, wenn überhaupt die Bedingungen seiner Entstehung erfüllt sind. Das Blut kann eine brandige Abtödtung durch verschiedene Einflüsse, z. B. miasmatische, wie beim Milzbrande, ferner durch Aufnahme fauliger (deleterer) Stoffe (vergl. §. 65.), sowie von Blut und Exsudaten an Typhus leidender oder gestorbener Thiere erlangen. Exsudate und Eiter verwandeln sich in Brandjauche, wenn ihr Stoff bereits eine Neigung zum Zerfallen hat, oder wenn sie dem Einflusse der atmosphärischen Luft ausgesetzt sind, noch eher aber, wenn beides der Fall ist; und gewebige Theile necrosiren überhaupt dann, wenn in ihnen durch irgend eine Veranlassung der Blutkreislauf oder der Nerveneinfluss oder auch beide zugleich aufhören. Die hieher gehörigen Veranlassungen sind manchfach; ist der Brand die Folge einer Entzündung, so kann man, vom pathologischen Standpuncte aus, die Ueberreizung der Gefässe und Nerven als unmittelbare Veranlassung zur Lähmung (Paralyse) dieser Gebilde, und in deren Folge zur mehr oder minder vollständigen Blutstockung angeben. In mehr oder minder unmittelbarer Weise aber kommt der Brand in Geweben zu Stande, wenn sie einer heftigen Erschütterung, Quetschung, Zertrümmerung, hohen Hitze- oder Kältegraden, dem Blitze oder der Anätzung mit chemischen Stoffen ausgesetzt sind; wenn ferner durch Einlagerungen und Druck krankhafter Gebilde normale von den blutzuführenden getrennt, oder die Blutgefässe unwegsam werden, was auch durch selbstständige Entartungen derselben geschehen kann. Und endlich kann auch der Brand in Geweben entstehen durch Berührung derselben mit fremdartigen und in Fäulniss begriffenen oder übergehenden Stoffen, z. B. mit Koth oder Harn, sowie überhaupt mit solchen deleteren Substanzen, wie sie oben hinsichtlich der Necrosirung des Blutes angedeutet worden sind.

Allgemein gültige anatomische Merkmale des Brandes zu geben, ist unmöglich; die Schilderung der verschiedenen Formen desselben aber schliesst nothwendig eine specielle Characteristik ein.

Die Unterscheidung des Brandes in kalten und heissen ist eine pathologische; der kalte Brand wird als *sphacelus*, der heisse als *gangraena* bezeichnet; dieser geht aus der Entzündung, jener aus den angegebenen anderen ursächlichen Bedingungen hervor. Der heisse Brand ist indess noch keine vollendete Necrose, sondern nur eine beginnende, d. h. der höchste Grad der Entzündung, in Folge welcher vollständige Lähmung der Gefässe und Nerven und absolute Blutstase bevorsteht. Andere Formen sind:

der trockene und der feuchte Brand (*sphacelus siccus et humidus*). Da in diesen Formen die Necrose als vollendet angenommen wird, so darf man sie, dem vorhergehenden zufolge, nicht als Gangrän bezeichnen. Der trockene Brand geht nie aus der Entzündung hervor, der feuchte Brand aber, ausser aus der Entzündung, auch aus anderen Ursachen. Wie es schon der Name sagt, so befinden sich die Gewebe im trockenen Brande in trockenem Zustande, daher man denselben auch als Mumificirung (*mumificatio*) bezeichnet. Die Hauptbedingung zur Hervorbildung des trockenen Brandes ist Mangel an Blutzufuhr, dann Begünstigung der Verdunstung der in den thierischen Theilen enthaltenen Feuchtigkeit, wie an der äusseren Oberfläche des Körpers, oder Wegnahme der Feuchtigkeit durch Aufsaugung. Rokitansky (l. c. I. Bd. p. 156) vergleicht den trockenen Brand mit der Vermoderung thierischer Substanz, d. h. mit Fäulniss bei Mangel oder unzulänglicher Feuchtigkeit mit Ausscheidung freier Kohle. Die im trockenen Brande befindlichen Theile sind verdorrt, eingeschrumpft, von mehr oder weniger lockerem (zunderartigen) oder festem (lederartigen) Zusammenhang. Ist der brandige Theil krustenartig, so wird er Schorf genannt, und dieser wird dann je nach seiner Farbe in weissen und schwarzen unterschieden, in jenen, wenn er von heller, in diesen, wenn er von dunkler Farbe, obwohl nicht gerade schwarz ist.

Der feuchte Brand besteht in einem der Fäulniss ähnlichen Zustande, insofern die Gewebetheile mehr oder weniger erweicht, zerfetzt und aufgelöst, in anorganisch-chemischer Umsetzung ihrer Bestandtheile begriffen sind. Daher auch der Fäulnissgeruch durch Entwickelunng verschiedener Gasarten, wie sie überhaupt aus der Fäulniss thierischer Stoffe hervorgehen. Sind die im feuchten Brande begriffenen Theile so gelagert, dass diese Gasarten nicht nach aussen entweichen können, so geben sie Veranlassung zu der Erscheinung brandiger Emphyseme, wie beim Milzbrande (rauschender Brand), oder zu tympanitischen Auftreibungen der Bauchhöhle, oder zu Brandblasen derjenigen Organe, welche eine dünne Hautbekleidung haben, welche Blasen dann aber auch in anderen Fällen mit blutigem Serum erfüllt sind. „Der heisse sowohl, wie auch der kalte Brand können in allen der Entzündung unterworfenen, anatomischen Geweben entstehen, und zwar findet man sie einzeln oder beide in einem gegebenen Falle bald nur an einem Gewebe, z. B. allein in der Haut oder im Zellgewebe oder in den Muskeln u. s. w., oder es leiden verschiedene Gewebe des entzündeten Theiles gleichzeitig daran. Im letzteren Falle ist es bemerkenswerth, dass gewöhnlich die grösseren Gefässe und Nerven in den brandigen Theilen sich am längsten in ihrer Integrität erhalten.“ (Hertwig, pract. Handb. d. Chir. p. 66). Wie also der trockene Brand mit der Vermoderung oder Mumificirung, so ist der feuchte Brand mit der Fäulniss zu vergleichen; und wie der Brand als örtlicher Tod bezeichnet worden ist, so könnte man den Tod des ganzen thierischen Körpers als allgemeinen Brand betrachten. In der That treten auch je nach Umständen in menschlichen und thierischen Leichnamen beide, beim Brande genannte Formen, die Mumificirung und Putrescenz auf.

Eine weitere Eintheilung des Brandes beruht auf der Untersuchung, ob derselbe mehr oder weniger deutlich abgegrenzt ist oder nicht; demnach die Bezeichnung begrenzter Brand (*sph. limitatus*) und zerstreuter Brand (*sph. diffusus*). Ist der Brand im Leben dadurch begrenzt worden, dass im gesunden Theile reagirende Entzündung und Eiterung entstanden ist, so bezeichnet man diesen Entzündungskreis als Abgrenzungs- oder Demarcations-Linie (*ligne de démarcation* der Franz.), während auf diese Weise der brandige Theil nach und nach abgestossen wird. In dieser Art treten zuweilen eigenthümliche Fälle auf; zu den seltneren gehört das Abwerfen eines Viertels des Euters, wovon sich zwei Fälle in der hiesigen Sammlung befinden. Liegen abgestorbene Theile in der Tiefe des Körpers oder der Organe, so werden sie zuweilen durch Hervorbildung einer Kapsel oder eines Sackes abgegränzt (abgekapselt), so z. B. bei Knochen durch Bildung einer knöchernen Kapsel um den abgestorbenen Knochen, wo man dann diesen als Sequester (*sequestrum* das Verwahrte) bezeichnet; ferner bei Tuberkeln und bei ganzen Lungenstücken in der Lungenseuche des Rindviehes, und endlich bei fremden, in den thierischen Leib eingedrungenen Körpern, wobei eine ähnliche Sequestration vorkommt.

Die Beurtheilung des Brandes in Rücksicht auf seine Folgen richtet sich nach dem Werthe der davon ergriffenen Theile für den Gebrauch der Thiere, oder für die Erfüllung der Lebenszwecke, oder auch für die Gestalt, ob dadurch Verstümmelungen (Schönheitsfehler) entstehen oder nicht. Die Necrose des Blutes ist begreiflich am gefährlichsten, weil dadurch das Leben unmittelbar in Gefahr steht; die Necrose aber der Organe ist mehr oder weniger bedeutend, je nachdem sie für das Leben von grösserer oder geringerer Wichtigkeit sind. In dieser Hinsicht beseht ein grosser Unterschied zwischen Haut- und Lungenbrand; und wiederum ein grosser Unterschied zwischen Brand der Haut, des Schweifes und dem brandigen Absterben der Füsse, wenn man die Gestalt und den Gebrauch der Thiere in's Auge fasst.

Im Besonderen bietet der Brand mancher Organe Eigenthümlichkeiten, welche noch hervorzuheben sind, um die anatomische Diagnose an den Leichen mit möglichster Bestimmtheit machen zu können. In der **allgemeinen Decke** kommt der **Brand** häufig an hervorragenden, knochigen Theilen z. B. an den Hüften bei Pferden vor, welche lange niederliegen, besonders im Sommer, und bei Krankheiten, die ohnehin zur Necrose neigen (*sphacelus per decubitum*). Der Brand der Haut und benachbarter Gebilde in Folge der brandigen Mauke (*paronychia sphacelosa*) bietet bei Beachtung der allgemeinen, früher angeführten Merkmale keine Schwierigkeit für die Beurtheilung; ebensowenig auch der Fussbrand in Folge der Fussentzündung; nur ist die Loslösung der Hornkapseln nicht genügend für die Diagnose, sondern es erübrigt noch die Erkennung der Brandjauche bei Abwesenheit wahren Eiters und der Nachweis des veränderten Zusammenhangs in den Gefässhäuten.

Der **Brand der Knochen** wird auch insbesondere als Necrose bezeichnet; indessen werden zwei verschiedene Formen unterschieden: der trockene Knochenbrand (*osteonecrosis*) und der feuchte Knochenbrand (*osteolyosis*, richtiger *osteolysis*). Jene Form ist die häufigere, diese aber ist äusserst selten, findet sich nur an den schwammigen Knochenenden, und gibt sich durch jauchige Auflösung der Knochen- und Knorpelsubstanz zu erkennen. Hinsichtlich des trockenen Knochenbrandes ist zu unterscheiden zwischen dem weissen und schwarzen; der letztere kommt nur an zelligen Knochen vor. Beim trockenen Brande überhaupt ist der Knochen specifisch leichter und auch leicht zu zerbrechen; er kommt in der Regel dadurch zu Stande, dass sich die die Blutgefässe enthaltende, ernährende Mutter des Knochens, die Knochenhaut, durch irgend einen Umstand von ihm abgelöst hat.

Im **Nervensystem** kommt der eigentliche **Brand** nicht vor, es sei denn, dass man die bei der Entzündung vorkommende Erweichung als einen verwandten Zustand ansehen wollte, von chemischer Zersetzung und Fäulniss ist dabei nichts zu sehen (vergl. §. 115.).

An den **serösen** und **Schleimhäuten** ist der feuchte **Brand** und die brandige Verschorfung, namentlich wenn die ursächlichen Verhältnisse desselben zu Tage liegen, wie es gewöhnlich der Fall ist, nicht zu verkennen; die allgemeinen Merkmale reichen hiebei völlig aus. In seltenen Fällen entwickelt sich beim Typhus des Pferdes in Folge von Apoplexie einzelner Darmpartien brandige Auflösung mit Durchlöcherung (*perforatio*) desselben. Die diphtheritischen Geschwüre gehören auch hieher, insofern sie durch brandiges Zerfallen von Exsudat zu Stande kommen (vergl. §. 113.).

Der **Brand in der Lunge** kann, wie leicht einzusehen, nicht das ganze Organ betreffen; bei der anatomischen Bestimmung des Brandes in derselben hat man die zerfliessende Mürbheit der Substanz und die Zersetzung des Blutes wohl zu beachten, damit nicht der Brand mit anderen Zuständen verwechselt werde. Am häufigsten kommt der Brand in der Lunge in Folge von Verjauchungsprocessen vor.

In der **Leber,** der **Milz** und den **Nieren** scheint der Brand in Folge der Entzündung nicht vorzukommen, wohl aber stellenweise durch verjauchenden Eiter und in diesem Zustande befindliche Aftergebilde. Die Milzschwellung (der sog. *Tumor*) wie sie oft in verschiedenen acuten und chronischen Krankheitszuständen, insbesondere in typhösen (anthraxartigen), aber nicht immer gesehen wird, kommt zuweilen dem Brande nahe, und kann zuweilen für wirklichen Brand angesehen werden, wenn das Gewebe der genannten Organe sehr mürbe, stellenweise breiig weich ist und jaucheartiges Blut enthält.

FÜNFTER ABSCHNITT.

Von den Neubildungen.

ERSTES KAPITEL.

Von den Neubildungen im Allgemeinen.

§. 123.

In dem unscheinbaren Vorgange des normalen Lebensprocesses werden stets die durch Schmelzung und Aufsaugung verloren gegangenen Stoffe des thierischen Körpers vermittelst Absonderung neuer aus dem Blutgefässsystem und Aneignung derselben von Seiten der Organe wieder ersetzt; dieser Austausch von Stoffen wird beziehungsweise als Ernährung und Wiederersatz (*nutritio et reproductio*) bezeichnet. In dem Falle aber, dass der Zusammenhang eines thierischen Gebildes aufgehoben ist, dass ein solches einen Substanzverlust mit Hinterlassung einer Lücke erlitten hat, oder gar ein ganzes Organ verloren gegangen ist, und im ersten Falle die Wiedervereinigung stattfindet, in den beiden anderen Fällen der Substanz- oder Organverlust wieder ersetzt wird, — kann diess nicht anders, als durch Neubildung von Gewebe, und nicht durch blosse Erhaltung des vorhandenen geschehen. Ein solcher Vorgang wird Wiedererzeugung (*regeneratio*) genannt. Bei diesem Vorgange ist das Bestreben des thierischen Organismus ersichtlich, seinen verletzten Zustand wieder auszugleichen, und sein ursprüngliches Gepräge (den normalen Typus) wiederherzustellen. Ist diese Wiederherstellung nur auf Vereinigung in abnormer Trennung befindlicher Theile oder auf Wiederersatz des Substanzverlustes gerichtet, so wird sie als Vernarbung (*cicatrisatio*) und das Mittel der Vereinigung, beziehungsweise das ergänzende Gewebe als Narbe (*cicatrix*) bezeichnet; wenn aber die Wiederherstellung ein ganzes Organ betrifft, so wird diess vorzugsweise Neubildung (*neoplasis*) und das neue Organ Neugebilde (*neoplasma*) genannt, obwohl das Narbengewebe im Grunde genommen auch nicht anders, als durch Neubildung, entweder einer, der verloren gegangenen gleichen oder ungleichen Substanz erfolgen kann. Eine andere Art von Neubildung, die als abnorm bezeichnet werden muss, besteht darin, dass ein Stoff erzeugt wird, der der Idee des Organismus und seiner Organe, so wie deren Verrichtungen nicht entspricht, mag er mit dem, woran oder worin er vorkommt hinsichtlich seiner Bestandtheile und Zusammensetzung entsprechen oder nicht. Ein solches Neugebilde wird vorzugsweise als Aftergebilde (*pseudoplasma*) und der Vorgang seiner Bildung als Afterbildung (*pseudoplasis*) bezeichnet. Demnach ist also unter Aftergebilde nicht allein ein solches zu verstehen, welches dem thierischen Organismus hinsichtlich des Stoffes fremdartig ist, sondern auch überhaupt ein solches, welches bezüglich seines Auftretens der ursprünglichen Idee desselben nicht entspricht.

§. 124.

Die **Aftergebilde** werden eingetheilt in organisirte und nicht organisirte; sie sind ersterer Art, wenn sie ein ans anatomischen Formbestandtheilen, Zellen, Fasern und häutigen Gebilden bestehendes Gewebe zeigen, also eine Textur haben, nicht organisirte, wenn diess nicht der Fall ist, obgleich sie organische, zum Theil auch organisirte Elemente in sich enthalten können. Es ist indess schwierig, ja unmöglich, in dieser Beziehung eine bestimmte Grenze zu ziehen, da es zweifelhafte Uebergänge gibt, wie es sich bei der speciellen Betrachtung näher herausstellen wird.

Ist das (organisirte) Neugebilde dem Gewebe der Organe, woran es vorkommt, gleich, so wird dasselbe als gleichartiges Gebilde (*homoeoplasma*) und der Vorgang seiner Entstehung als gleichartige Bildung (*homoeoplasis*) bezeichnet, auch wohl dann, wenn das Neugebilde überhaupt nur einem im thierischen Körper vorkommenden Gewebe ähnlich ist. Ist dies aber nicht der Fall, so wird es als ungleichartiges Gebilde (*heteroplasma v. dysmorphe*) und sein Zustandekommen als ungleichartige Bildung (*heteroplasis v. dismorphosis*) gedeutet. Zu den Homöoplasmen gehört auch in gewissem Betracht die wahre Hypertrophie, und zu den Heteroplasmen die falsche Hypertrophie und Atrophie, wovon bereits im dritten Abschnitte die Rede war.

Die organisirten Neugebilde kommen überhaupt in drei verschiedenen Formen vor: 1) als Anlagerungen an der Oberfläche solcher Organe, an denen sie aus einem vorhergegangenen Erguss entstanden sind; 2) als Einlagerungen, insofern sie in Folge der Infiltration eines Exsudates zwischen das Organgewebe oder in dieses selbst hervorgehen, dieses letztere in sich aufnehmen, dessen Rückbildung und Aufsaugung veranlassen; 3) als Geschwülste (*tumores*) insofern sie das Gewebe der Organe, woran sie vorkommen, nicht in sich aufnehmen, sondern dasselbe aus dem Raume verdrängen, und sogar über die Grenze desselben hinauswachsen.

Die **Umwandlung** (*metamorphosis*) hat man wohl als eine besondere Art der Neubildung bezeichnet, insofern angenommen wurde, dass sich das eine Gewebe in das andere direct umwandeln könne; auf dem gegenwärtigen Standpuncte der Wissenschaft ist indess eine solche Annahme, streng genommen, nicht ferner haltbar, weil bei scheinbarer Umwandlung in der Regel das ursprüngliche Gewebe zum Zerfall und zur Aufsaugung gelangt, während oder bevor sich das neue bildet. Inzwischen kommen jedoch auch wahre Umwandlungen vor, z. B. die Verknöcherung und die Umgestaltungen der Bindegewebssubstanzen ineinander, und ist es daher vom practischen Standpuncte wohl erlaubt, den Ersatz eines ursprünglichen Gewebes durch eine Neubildung überhaupt als Umwandlung zu bezeichnen.

§. 125.

Wie aus dem bisher Gesagten ersichtlich, sind die organisirten Neugebilde überhaupt unter die Fehler der Ernährung und der Textur zu zählen; sie sind sehr mannichfach und häufig, und bilden nicht allein dieserhalb einen wesentlichen Bestandtheil der pathologischen Anatomie, sondern auch desshalb, weil sie oft von bedeutsamen Folgen sind, wie sich aus der speciellen Betrachtung herausstellen lassen wird; denn in dieser Beziehung etwas Allgemeines zu sagen, würde fast fruchtlos sein. Ja selbst die Eintheilung der Neugebilde in gutartige und bösartige hinsichtlich ihres Einflusses lässt sich wissenschaftlich nicht, wohl aber practisch rechtfertigen, insofern es Neubildungen gibt, welche häufig auf die Organe zerstörend wirken, an denen sie vorkommen, welche ferner früher oder später erweichen oder zerfallen, nach der Ausrottung wiederkehren, von einem Allgemeinleiden abzuhängen scheinen, oder ein solches hervorrufen, während andere dies in der Regel nicht, wohl aber unter Umständen ebenfalls zeigen. Es ist also in dieser Hinsicht keine Beständigkeit aufzuweisen, noch weniger lässt sich die Gut- oder Bösartigkeit einer Neubildung aus ihrer Organisation erkennen, sicher jedoch kann der eine oder der andere Charakter aus den vollendeten Folgen abgeleitet werden.

Hiemit im Zusammenhange steht die Deutung der Aftergebilde als Schmarotzerwesen (Parasiten), insofern sie eine gewisse Selbstständigkeit zeigen, aber nur auf Kosten des Mutterbodens entstehen und sich fortzubilden vermögen, und hiedurch mehr oder weniger nachtheilig auf denselben zurückwirken. Ja man hat die parasitische Natur der Aftergebilde, besonders der unter der Form von Geschwülsten auftretenden dadurch hervorgehoben, dass man sie ehemals bald mit Thieren, bald mit Pflanzen verglich, woher dann auch die Bezeichnungen: Polyp, Krebs, Tuberkel, Schwamm u. dgl. entstanden und noch üblich sind.

§. 126.

Von Wichtigkeit ist die Kenntniss der Entstehung der Neugebilde, doch mehr von wissenschaftlicher, als von practischer Erheblichkeit. Der Stoff, aus welchem die Neugebilde entstehen, kann nur, wie für jede andere Bildung, aus dem Blute, entweder direct oder indirect stammen. Das Blut ist also so zu sagen die Mutterflüssigkeit für dieselben, sowohl für die organisirten, als auch für einen grossen Theil der nicht organisirten Neubildungen. Der Stoff des Blutes, welcher zur Entstehung und Fortbildung des Neugebildes mitwirkt, oder die alleinige Bedingung dazu enthält, wird als **Plasma**, **Blastem** oder **histogenetischer Stoff** bezeichnet; die erste Bezeichnung ist eine allgemeine und bedeutet so viel als **Bildungsflüssigkeit**, und kann angewandt werden ohne Rücksicht auf die Verschiedenheit in den Ansichten hinsichtlich des Wesentlichen des Zustandekommens der Neugebilde, oder auch der organisirten Bildungen überhaupt; die beiden anderen Bezeichnungen jedoch, wovon die erste so viel als **Keimstoff** bedeutet, und auch wohl **Cytoblastem** (Zellenkeimstoff) genannt wird, die letzte aber **gewebebildender Stoff** heisst, dürfen nur Anwendung bei der obwaltenden Ansicht finden, dass aus dem plastischen Stoffe des Blutes, der in der Regel als Exsudat, aber auch als Extravasat oder gar innerhalb der Gefässe sich abscheidend auftritt, — sich selbstständig Zellen in der Weise, wie es die Physiologie erläutert, hervorbilden, und diese dann sofort durch weitere Entwickelung zum Zustandekommen von Geweben Veranlassung geben. In dieser Beziehung, ob es nämlich eine selbstständige Zellen-, beziehungsweise Gewebebildung gebe oder ob alle Zellenbildung das Dasein solcher voraussetze, sind die Forscher nicht einig. **Rokitansky** steht in dieser Hinsicht in der Mitte zwischen beiden äussersten Ansichten; denn er gibt (l. c. I. p. 83) zu erkennen, dass am gewöhnlichsten Exsudat (im weitesten Sinne des Wortes) die Grundlage der Neubildung abgebe, und zwar als freies, auf den Oberflächen ergossenes, oder zwischen den Elementen eines Gewebes eingelagertes (interstitiales), indem sich aus demselben die Elemente der Neubildung in Form der Elementarkörnchen, des Kernes und der Zelle entwickeln, oder als parenchymatöses, indem es in Zellen selbst, oder in deren Abkömmlingen, in Zwischenzellensubstanzen aufgenommen, die ersteren zu inneren Erzeugnissen (endogener Production), die letzteren mit geeigneter Umsetzung (Reduction) ihrer Form und Mischung zum Auswachsen in verschiedener Form veranlasse; sehr oft communicirten gleich ursprünglich oder in baldiger Aufeinanderfolge diese Vorgänge, d. i. Entstehung von Gewebselementen aus freiem Blastem und Auswachsen von Zwischenzellensubstanzen im Entwicklungsheerde einer Neubildung. In Betreff der Frage, ob das Blastem immer und überall eines und dasselbe sei, oder ob es verschiedene Blasteme gebe, d. i. ob dem Blasteme von vorne herein verschiedene Eigenschaften zukommen, mit denen die Entwicklungsweise in einem wesentlichen Zusammenhange stehe, äussert derselbe, dass bei dem Dunkel, welches über den ursächlichen Grundlagen der verschiedenen Entwickelungsweise des gegebenen Blastemes liege, und dass namentlich bei der Unzulänglichkeit äusserer, auf freie Blasteme bestimmend einwirkender Einflüsse, der Umstand, dass die Entwickelungsweise mancher Blasteme in einer augenfälligen Beziehung zu anomalen Vegetations-Vorgängen im Plasma innerhalb des Gefässsystemes stehe, zu der Meinung führe, die Blasteme exsudirten mit bestimmten, aus örtlichen (auf einen bestimmten Bezirk des Capillar-Gefässsystemes umschriebenen) Vorgängen im Plasma hervorgehenden oder im Plasma selbst enthaltenen Eigenschaften. Uebrigens gehe das ursprünglich flüssige Blastem, vermöge seines Gehaltes an Faserstoff, meist rasch in den Zustand der Erstarrung über. Hievon sei jedoch die Umwandlung zu einem starren Gebilde in Folge der in und aus demselben stattfindenden Entwickelung von Kernen und kernhaltigen Zellen um so sorgfältiger zu unterscheiden, als auch sie sehr oft rasch zu Stande kommen. Der chemischen Constitution nach gehören die Blasteme den Eiweisskörpern (histogenetischen Stoffen) an; vor Allen gebe indess das Eiweiss selbst Blastem ab, nächstihm der Faserstoff, indem er aus dem Zustande seiner Gerinnung in jenen des flüssigen Eiweisses übergeführt, und zur Zellenbildung verwendet werde, oder mit Umgestaltung seiner Wesenheit eine zu Bindegewebsfasern sich spaltende Masse abgebe (vergl. §. 54.).

Kölliker, den man in der gedachten Beziehung für eine der massgebendsten Autoritäten halten darf, äussert sich (Handb. der Gewebelehre 3. Aufl. 1859. p. 17) hierüber ungefähr in folgender Weise; Schwann betrachte bei den Thieren in geradem Gegensatz zu den Pflanzen die freie Zellenbildung als die häufigere, diejenige durch Vermittelung anderer Zellen mehr als Ausnahme, welche Anschauung von den unmittelbaren Nachfolgern desselben getheilt worden, und vor allen auch durch C. Vogt; doch habe Reichert schon im J. 1840 erklärt, dass er bei Embryonen nirgends ein Cytoblastem finde, und Bergmann habe die Bedeutung der Furchung für die Zellenbildung nachgewiesen. Im J. 1844 sei dann durch ihn (Kölliker) der erste entschiedene Angriff gegen die freie Zellenbildung geschehen, indem er gezeigt habe, dass bei Embryonen alle Zellen von den Furchungskugeln abstammen, und hierauf gestützt auch für Erwachsene die freie Zellenbildung gänzlich geleugnet und den Satz aufgestellt habe, dass alle Zellen derselben directe Abkömmlinge der Furchungskugeln seien, und dass auch alle anderen Elementartheile aus solchen sich aufbauen. Allein die Thatsachen seien damals leider noch nicht so weit gewesen, dass ein solcher Ausspruch auf die Dauer sich hätte halten lassen, und so sei er später, da er sich nicht auf dem Standpuncte der Naturphilosophie befunden habe, welche a priori die ununterbrochene Erbfolge der organischen Elemente vertheidigte, namentlich mit Rücksicht auf die pathologische Zellenbildung im Eiter und in Exsudaten veranlasst gewesen, eine freie Bildung der Zellen für gewisse Fälle zuzugeben, in welcher Beziehung auch die Mehrzahl der anderen Histiologen sich einverstanden gezeigt habe. Erst in der neuesten Zeit sei nun ein Wendepunct in dieser Angelegenheit eingetreten, und zwar durch Remak, vorzugsweise durch Virchow. Die merkwürdigen Entdeckungen dieses Forschers über die Betheiligung der Bindegewebskörperchen an den pathologischen Zellenbildungen, und der von ihm mit grösserer Bestimmtheit als früher gegebene Nachweis, dass auch das Knorpel- und Knochenmark und die Periostablagerungen der Knochen, Bildungen, die bisher als eine wesentliche Stütze der freien Zellenbildung galten, ohne eine solche entstehen; diese Thatsachen seien es vor Allem gewesen, welche der alten Lehre den Todesstoss versetzt hätten, während er (Kölliker) nur noch einige Bestätigungen hinzugefügt habe, und nun Grund genug zu haben glaube, die alte Schwann'sche Lehre zum zweiten Male, und diesmal für immer zu verlassen. Diesem fügt sodann derselbe Autor (l. c. p. 27) noch Folgendes bei: „Die Frage über die Bildung der Zellen ist jetzt, wo die Lehre von einer freien Zellenbildung aus einem Blasteme als beseitigt betrachtet werden kann, eine ganz andere als früher, wo man nach dem Vorgange von Schleiden und Schwann zu erklären versuchte, wie in einer

Flüssigkeit ein Kernkörperchen und aus diesem ein Kern und endlich eine Zellenmembran sich bilde, und hat aus diesem Grunde auch die namentlich seit Schwann beliebte Vergleichung der Zelle mit einem Krystall nicht mehr die Bedeutung, wie früher. Ich finde mich daher auch nicht veranlasst, hier näher auf diesen Gegenstand einzugehen; doch kann ich nicht umhin zu bemerken, dass mit Hinsicht auf die erste Erzeugung organischer Formen, eine solche Vergleichung immer ihren Werth behalten wird."

Wenn nun auch als feststehend betrachtet werden kann, dass, wie bei der ursprünglichen Entstehung eines lebenden Wesens eine Zelle zu Grunde liegt, und eine solche zu einer unendlichen Zahl weiterer Zellen und hiedurch zum Aufbau des Organismus Veranlassung gibt, und nimmt man auch die Ansicht Kölliker's hinsichtlich der Erbfolge der Zellen in der Weise an, dass sich keine Zelle selbsständig, sondern nur vermittelst einer schon vorhandenen eine solche bilden könne, und mithin auch die Neugebilde aus bereits vorhandenen Zellen mit Hülfe des aus dem Blute stammenden Ernährungs-Materiales entstehen: so ist jedoch die Einsicht in die Entstehung organisirter Neugebilde hiedurch um nichts erleichtert. Wird die selbstständige Entstehung von Zellen in einem Blasteme angenommen, so muss in diesem selbst eine gewisse Qualität unterstellt werden, wie es Rokitansky annoch, obwohl mit einer gewissen Zurückhaltung thut; wird aber die selbstständige Entstehung derselben nicht angenommen, so muss eine Zuflucht zur Erkrankung vorhandener Zellen angenommen werden, wenn man sieht, dass sich an einem Gebilde ein ihm fremdartiges entwickelt. Damit stehen wir dann an der verschlossenen Pforte, wie sie sich auch vor dem Geheimniss einiger Missbildungen befindet. Uebrigens aber kann, den seitherigen Forschungen zufolge, als ziemlich sicher oder höchst wahrscheinlich angenommen werden, dass die organisirten Neugebilde überhaupt keine anatomische Elemente enthalten, die nicht auch im normalen thierischen Organismus angetroffen werden, und dass sie nur deshalb abnorme Gebilde sind, weil sie nicht am gehörigen Orte, nicht in gehöriger Menge und iu abweichender Verbindung und Anordnung, kurz in anderen Organisations-Verhältnissen erscheinen; inzwischen aber für normale und abnorme Gebilde gleichen Bedingungen und Gesetzen hinsichtlich ihrer Fortbildung und Lebensäusserungen unterworfen sind, so dass sogar die letzteren, wie die ersteren Fort- und Rückbildungs-Processen, der Erkrankung und dem Tode unterliegen.

§. 127.

Die nichtorganisirten Neubildungen unterscheiden sich von den organisirten vorzüglich dadurch, dass sie kein eigentliches Gewebe (Textur) zeigen, obwohl sie organisirte Elemente als zufällige Beimengungen enthalten können. Ihrer Hauptmasse nach bestehen sie aus formlosem Stoff, oder höchstens aus Krystallen, die beide meist nach den Gesetzen des anorganischen, nicht selten jedoch auch nach solchen des organischen Chemismus zusammengesetzt sind. Die nicht organisirten Neubildungen haben, wie die organisirten ihren Ursprung aus einer Bildungsflüssigkeit (Plasma), und diese ist entweder das Blut unmittelbar oder mittelbar; im ersteren Falle liefert die Blutflüssigkeit Salze, wodurch ursprünglich normale Gewebe oder Neubildungen wie Eiter, Tuberkeln und andere Geschwülste in eine steinartige Masse umgewandelt werden. Diese Umwandlungen, welche in Folge theilweisen oder vollständigen Zerfalles und Aufsaugung der früheren Bildungen zu Stande kommen, bezeichnet man als: Concretionen, Concremente, Verkalkungen, Verkreidungen, Versteinerungen, Incrustationen, und bestehen dieselben, ausser Resten von organischen Körpern und organisirten Elementen, alle aus Verbindungen der Kohlensäure und der Phosphorsäure mit Kalk und Talk; sie werden wohl auch als Verknöcherungen bezeichnet, indess sind sie insofern von den wahren Knochenbildungen zu unterscheiden, als ihnen kein Knorpel, wie diesen zu Grunde liegt (s. w. u.). Diese Neubildungen kommen also im Parenchym der Organe vor; dagegen gibt es andere, welche in schleimhäutigen Kanälen angetroffen werden, und meist aus Niederschlägen der in diesen befindlichen specifischen Absonderungsflüssigkeiten, die dann in dieser Beziehung als Mutterlauge betrachtet werden können, bestehen, zuweilen aber auch zum mehr oder minder grossen Theile aus solchen Stoffen, welche unmittelbar von aussen in einen solchen Kanal, wie z. B. in den der Verdauung mit dem Futter und Getränke, oder in anderer Weise gelangt sind. Diese Neubildungen sind sehr verschieden in ihrer Zusammensetzung; sie richtet sich nach der Natur der Absonderungsflüssigkeit, woraus sie entstehen, oder nach den Stoffen, welche direct von aussen in den Verdauungskanal gerathen. Hieher gehören die eigentlichen Steine (*calculi*), von denen eine Abart auch als Concremente bezeichnet wird, und ferner Haar- und Futterballen. Hinsichtlich der chemischen Zusammensetzung derartiger Neubildungen lässt sich nichts allgemein Gültiges sagen; sie findet daher bei der speciellen Betrachtung ihre Berücksichtigung, wie es auch hinsichtlich der Folgen der Fall sein wird.

§. 128.

Hinsichtlich der Eintheilung der im folgenden speciell zu betrachtenden Neugebilde sei hier wiederholt, dass dieselben in organisirte und nicht organisirte zerfallen. Von den organisirten werden zunächst diejenigen betrachtet werden, welche einfache Gewebe darstellen, als solche für sich allein vorkommen oder auch unter sich in verschiedenartiger Verbindung. Diese Verbindung, sowie die besondere Form des Auftretens geben dann Veranlassung zu einer eigenen Klasse der Geschwülste, und an diese schliessen sich dann die bemerkenswerthesten Umwandlungen, Concretionen u. dgl. an. Wenn es einigermassen erschwert ist, eine befriedigende Eintheilung der organisirten Neubildungen wegen vielfacher Uebergänge und daher unbestimmter Abgrenzung zu geben, so wird dieselbe bei den nichtorganisirten insofern erleichtert, als der Ort des Vorkommens, die Verschiedenartigkeit der Zusammensetzung und gewisse physikalische Merkmale passende Gründe zu naturgemässeren Abtheilungen geben.

ZWEITES KAPITEL.

Von den Neubildungen insbesondere.

I. KLASSE.

Von den organisirten Neubildungen.

I. ORDNUNG.

Von den Neubildungen einfacher Gewebe.

§. 129.

Die **Oberhaut** (*epidermis*) wird sehr leicht neugebildet, wenn sie durch irgend einen Umstand (Verbrühen, Spanischfliegensalbe u. dgl.) stellenweise verloren gegangen ist, wenn nur die Mutter ihrer Bildung, die Lederhaut mit ihrer oberflächlichen Gefässschicht (dem sog. Malpighischen Schleimnetze) vorhanden ist. Diese Neubildung geht in derselben Weise von Statten, wie der fortwährende Wiederersatz im normalen Zustande abgeschuppter Oberhaut durch neue, sich allmälig verhornende Zellen. Uebrigens aber bildet sich auch ein Analagon von Oberhaut auf Narben, welche sich in Folge Substanzverlustes der Lederhaut gebildet haben; in diesem Falle ist die Oberhaut dünner, und erleidet auch nicht die regelmässigen Abschuppungen, wie an normalen Hautstellen. Von den Oberhautschwielen ist bereits (§. 93.) gehandelt worden.

Hörner, Hüfe, Klauen und Krallen, sowie die sog. Kastanien und Spornen bilden sich ebenfalls unter günstigen Umständen wieder, wenn die betreffenden Gefässhäute (hornerzeugenden Membrane) unversehrt sind, ja selbst dann, wenn auch die Gefässzotten vertilgt sein sollten, bilden sich diese letzteren wieder hervor. Die neugebildeten hornigen Kapseln genannter Art sind aber nie so vollkommen, wie die ursprünglichen. Ueber die Neubildung dieser Theile in Form der Hypertrophie vergleiche §. 93.

Als Bestandtheil anderer Neubildungen, wie gewisser Geschwülste, insbesondere der Warzen, kommt das Oberhautgewebe ebenfalls vor, wovon später.

Die **Haare** wachsen nicht allein wieder nach, wenn sie abgeschnitten wurden, sondern sie werden auch bekanntlich im normalen Zustande gewechselt, indem sich das neue Haar in demselben Haarsäckchen bildet, das vom alten verlassen wurde. In derselben Weise werden auch in allgemeinen und örtlichen Krankheiten der Haut verloren gegangene Haare wieder erzeugt, wenn die Haarsäckchen unversehrt blieben; auch künstlich ausgezogene Haare, selbst Tasthaare werden unter jener Bedingung wieder erzeugt; ob sich aber neue Haarsäckchen bilden können ist zweifelhaft. In seltenen Fällen ist auch das Vorkommen der Haare auf anderen Gebilden beobachtet worden, so auf der Conjunctiva der Augen und der Schleimhaut der Nase bei Hunden; in Balggeschwülsten kommen sie öfter vor, wovon jedoch später.

Das **Oberhäutchen** (*epithelium*) kommt sehr verbreitet im gesunden Zustande und in verschiedenen Formen auf den Schleim- und serösen Häuten, in Gefässen u. s. w. vor; es bildet sich eben so leicht wieder, wie die Epidermis, wenn es verloren gegangen ist und seine Matrix unversehrt blieb; übrigens aber bildet es auch einen nicht selten vorkommenden Bestandtheil einiger Aftergebilde.

Die **Linse**, ein Product der Linsenkapsel (einer Epithelium-Zelle, Kölliker) erzeugt sich leicht wieder, wenn diese letztere nicht zerstört ist; jedoch ist dann die Linse nicht so vollständig wie die ursprüngliche.

§. 130.

Das **Bindegewebe**, eine besondere Art der Binde- oder Stützsubstanz überhaupt, ist mit dieser das verbreitetste unter allen Geweben. Henle unterscheidet zwei Formen des eigentlichen Bindegewebes: das lockere oder areolirte und das feste. Jenes tritt als Fettgewebe auf, wenn in seinen Maschen viele Fettzellen enthalten sind, und als lockeres, einfaches Bindegewebe, wenn die Fettzellen sparsam darin vorkommen oder ganz fehlen; dieses, das feste oder geformte Bindegewebe bildet die Hauptmasse der Sehnen und Bänder, der Faserknorpel, der fibrösen, serösen und Schleimhäute, der Gefässhäute (z. B. der weichen Gehirn- und Rückenmarkshaut) und der Lederhaut.

So wie das Bindegewebe im normalen Zustande das verbreitetste ist, so findet es sich auch, abgesehen davon, dass es selbstständige Neubildungen (Geschwülste oder Wucherungen) bildet, als Gerüste in allen wirklich organisirten Neubildungen. Wenn das Bindegewebe theilweise verloren gegangen ist, so bildet es sich leicht wieder, so wie auch alle die oben genannten, als geformtes Bindegewebe auftretenden Gebilde z. B. Sehnen und Bänder sich mehr oder weniger leicht wieder vereinigen, worüber jedoch noch specielle Angaben in Bezug auf die serösen und Schleimhäute, sowie auf die Lederhaut folgen werden.

Das Bindegewebe tritt, ausserdem dass es bei jeder Vernarbung die vorläufige (provisorische) oder bleibende Narbe bildet, als Wucherungen und Geschwülste oft auf; von einigen Formen derselben ist bereits bei Besprechung der Hypertrophie (§. 93.) die Rede gewesen. Andere Formen von Bindegewebs-Wucherungen und Geschwülsten kommen nach Röll's Darlegungen (l. c. p. 165) vor in Gestalt von fadigen Fortsätzen und Anhängen, brückenartigen Strängen und Platten, von flockigen, weichen Anhäufungen und derben, höckerigen, bisweilen zu Platten, zusammenhängenden Knötchen von sehnen- oder faserknorpeliger Härte, endlich als baumzweigähnliche (dentritische) Auswüchse auf serösen Häuten. Ferner gehören nach Röll auch hieher die beim Pferde nicht selten vorkommenden Wucherungen in den Kapselbändern, welche den Gelenkknorpel bisweilen überdecken, oder auch, von diesem ausgehend, demselben eine höckerige Oberfläche verleihen, verknorpeln und Veranlassung zum Lahmgehen geben; dann die sog. Gekrösanhänge, welche beim Pferde oft eine bedeutende Grösse erlangen, ferner die freien Körper in den Höhlen der serösen Säcke und die sog. Gelenkmäuse, welche durch die Abschnürung des Stiels der vorgedachten Auswüchse entstehen; und endlich bildet es die sog. Vegetationen in den Herzhöhlen und auf ihren Klappen u. dgl. Endlich dürften noch hieher zu zählen sein, die sog. Pachion'schen Drüschen, welche man beim Pferde an der Spinnwebenhaut in der Nähe des Sichelfortsatzes der Umhüllung des grossen Gehirnes findet, Körperchen, die mir in Berlin häufiger aufgefallen sind, als hier.

Das **Fettgewebe.** Bereits bei der Besprechung der Hypertrophie und Atrophie (§. 89.) ist angemerkt worden, dass es zweifelhaft sei, ob bei der Mast der Thiere, oder selbst bei der übermässigen Hervorbildung des Fettes, in der Fettsucht, sich neues Fettgewebe hervorbilde. Die Gründe für diesen Zweifel liegen darin, dass bei Untersuchung des Fettgewebes magerer und wohlgenährter Thiere sich bisweilen nur der Unterschied ergibt, dass bei ersteren die Fettzellen zusammengeschrumpft oder selbst mit einer wässrigen Flüssigkeit erfüllt erscheinen, während bei den anderen dieselben von Fett strotzen, bei beiden aber scheinbar eine gleiche Zahl Fettzellen aufgefunden wird. Ein anderer Grund, der jenen Zweifel rechtfertigt, liegt in der Thatsache, dass es Menschen und Thiere gibt, die trotz einer Lebensweise, welche die Fettbildung begünstigt, doch nicht fettleibig werden, und dass es auf der anderen Seite wiederum solche Individuen gibt, die trotz einer, der Fettleibigkeit ungünstigen Lebensweise doch in diesen Zustand gerathen. Es muss also, wie es auch die Viehzucht lehrt, eine Anlage zur Fettbildung angenommen werden, und diese Anlage wird wohl, soweit unsere gegenwärtige Kenntniss reicht, zumeist in der mehr oder minder grossen Zahl der schon früh im Embryonalleben sich entwickelnden Fettzellen bestehen. Wenn ein solcher Zweifel demnach für die physiologischen Zustände, das gewöhnliche Vorkommen des Fettes gerechtfertigt erscheint, so wird es sich doch gewiss anders in Betreff des Vorkommens des Fettes in Form selbstständiger, pathologischen Geschwülste, oder als Theil anderartiger pathologischen Bildungen verhalten; in solchen Fällen muss zur Zeit Neubildung des Fettgewebes festgehalten werden. Das Fett kommt übrigens, wie in physiologischen Zuständen, so auch in pathologischen, noch in anderer Form, als in Zellen vor, theils als chemischer Bestandtheil, theils als freies Fett, theils als Umwandlungs-Product anderer (Protein-) Körper vor; hiervon ist bereits (§. 119.) hinsichtlich des Vorganganges bei der Lösung der Entzündung die Rede gewesen, und wird hierüber noch weiter in der dritten Ordnung dieses Abschnittes gehandelt werden, während die Fettgeschwülste in der zweiten Ordnung zur Sprache kommen.

Die **serösen Häute**, da sie dem einfachen Bindegewebe am nächsten kommen, vernarben bei einfacher Trennung des

Zusammenhanges leicht wieder, selbst ohne Hinterlassung einer Spur; wenn jedoch eine Zerreissung mit unebenen Rändern Statt gefunden hat oder selbst ein mehr oder minder grosses Stück dieses Gebildes verloren gegangen ist, so bildet der Wiederersatz eine schwielige Narbe, und ist dann diese der normalen serösen Haut nicht ganz gleich. In Folge der Entzündung und plastischen Ausschwitzung an serösen Häuten bilden sich oft die bekannten Fäden (Filamente) und falschen Häute (Pseudomembrane) an denselben hervor, welche Veranlassung zu mehr oder minder innigen und ausgebreiteten Verwachsungen geben, und mitunter von normaler seröser Haut nicht zu unterscheiden sind; ebenso verhält es sich bei den ruhigen Vegetations-Vorgängen des Bindegewebes zu serösen Säcken und in einem minder ausgesprochenen Grade bei der Hervorbildung von Kapseln um fremde oder pathologische, der Abkapselung unterworfene Körper, in welchen Fällen die häutigen Gebilde nicht selten den fibrösen Häuten ähnlicher sind, als den serösen.

Die **Schleimhäute** vernarben leicht, jedoch mit Hinterlassung einer sichtbaren Spur, wenn sie Schnittwunden ausgesetzt waren; hat ein Substanzverlust derselben stattgefunden, so ist dies in einem höheren Grade der Fall, die Narben sind alsdann faltig, sternförmig, wie nach erfolgtem Luftröhrenschnitte und verheilten Geschwüren, z. B. den Rotzgeschwüren beim Pferde. Colin bemerkt (Traité de physiol. comp. II. p. 411), dass die Schleimhaut der Zunge, wenn sie zufällig eingerissen worden, wie diess oft beim Pferde geschieht, an der Stelle der Vernarbung keine Papillen dass ferner die Schleimhaut des Tragsackes der Wiederkäuer, an den Stellen, wo sie zufällig Zapfen verloren hat, eine glatte Narbe ohne Follikeln zeige, und dass man überhaupt nirgends die Wiedererzeugung von Papillen und Follikeln in den Schleimhäuten bemerkt habe. Indess gibt Rokitansky (l. c. I. p. 219) an, dass man zuweilen bei typhösem Substanzverlust der Schleimhaut des Darmes (beim Menschen) die Wiedererzeugung einer villösen Haut gesehen habe. Das selbstständige Vorkommen neugebildeter, wahrer Schleimhaut ist noch nicht beobachtet worden; Häute gewisser Bälge, von Abscessen und Hohlgeschwüren bieten nur eine entfernte Aehnlichkeit mit denselben dar.

Die **Lederhaut** verhält sich ähnlich wie die Schleimhäute; ein Substanzverlust derselben hat Narben zur Folge, welche dem übrigen Hautgewebe unähnlich sind in der Farbe und Vitalität. Das Pigment findet sich darin nicht mehr ein, es sei denn nach vielen Jahren, auch enthalten solche weder Drüsen noch Haare (Colin). Indessen kommt die selbstständige Neubildung der Lederhaut mit allen ihren normalen Bestandtheilen nicht selten als Balggeschwülste vor, wovon später. Hier möge jedoch noch angeführt werden, dass auch zuweilen mit Haaren versehene Lederhautgeschwülstchen auf der durchsichtigen Hornhaut verschiedener Thiere, so wie auch im Maule und am Eingange der Nasenhöhle (vgl. Hertwig: prakt. Handb. d. Chirurg. p. 206) gesehen wurden.

Das **elastische Gewebe** erzeugt sich ebenfalls nicht wieder, wenn es einen Substanzverlust erlitten hat, sondern es wird dieser durch Bindegewebe ersetzt; auch ist das selbstständige abnorme Vorkommen desselben bei den Hausthieren unbekannt, doch geht es nicht selten eine Verbindung mit anderen Elementen zu Geschwülsten ein, so wie es auch in der Form der Hypertrophie in gewissen Gefässgeschwülsten vorkommt (vergleiche §. 137.).

Das **Knorpelgewebe** wird nicht wieder erzeugt, wenn solches aus normalen Knorpeln verloren gegangen ist, wie es z. B. absichtlich bei dem Luftröhren- und Fussknorpelschnitte geschieht, sondern es wird die Lücke in solchen Fällen durch ein strammes Bindegewebe ausgefüllt, wie denn auch gebrochene Knorpel durch ein solches zusammenwachsen. Indess wird der Knorpel in abnormer Weise an ungewöhnlichen Orten erzeugt, und dann sls Knorpelgeschwulst bezeichnet, wovon später.

Das **Knochengewebe** kommt als Neubildung in sehr verschiedener Weise und oft vor; es entwickelt sich, wie auch im normalen Zustande, nicht unmittelbar, sondern aus einer Grundlage, die ursprünglich Bindegewebe ist, das sich in der Regel zunächst in Knorpel und dann in Knochen verwandelt, oder es geht diese Verwandlung zu Knochen aus dem Bindegewebe, ohne Dazwischenkunft von Knorpel unmittelbar vor sich. Im ersten Falle müssen sich die Knorpelzellen zu Knochenkörperchen, und im zweiten die Zellen des Bindegewebes in solche sammt ihren strahlenartigen Fortsätzen umwandeln, und in beiden Fällen die Zwischenzellensubstanz zum Theil in Knochenröhrchen mit dem darin enthaltenen Fette und den Gefässchen umbilden und das Ganze mit Knochenerde versehen werden. Die neugebildete Knochenmasse ist nicht immer den physiologischen Knochen ganz gleich, sondern es zeigen sich darin oftmals Uebergangsstufen; desshalb wird die wahre Knochenbildung von der knochenähnlichen (ostoiden) Bildung unterschieden, und schliesst sich dann diese an die blossen Verkalkungen (vgl. §. 127.) an.

Die Verknöcherung wahrer Knorpel kommt im höheren Alter regelmässig vor, insbesondere an der Nasenscheidewand, am Kehlkopfe mit Ausnahme des Kehldeckels, an der Luftröhre, an den Rippen- und Gelenkknorpeln und an den Fussknorpeln des Pferdes, und eben wegen dieser Regelmässigkeit ist es auch erlaubt, derartige Verknöcherungen als physiologische Vorgänge zu bezeichnen, die dann aber als pathologische betrachtet werden müssen, wenn sie sich in früheren Altersstufen, also unzeitig einstellen. Ausserdem wird aber die Verknöcherung oft beobachtet an allen denjenigen Gebilden, welche man als geformtes Bindegewebe betrachten kann, mithin an Bändern und Sehnen, an der harten Gehirn- und Rückenmarkshaut, an den Herzklappen; ferner in krankhaften Neubildungen verschiedener Art, welche ein Bindegewebsgerüste zur Grundlage haben. In der Bildung der Knochenschwiele (*callus*), durch welche gebrochene Knochen wieder zusammenwachsen, ist es ebenfalls zunächst auf Neubildung von Bindesubstanz aus dem Exsudate der entzündeten Theile abgesehen, welche sich dann später in Knorpel und sofort in Knochen umwandelt. Bei der Knochenschwiele unterscheidet die Chirurgie die vorläufige (den provisorischen Callus) von der schliesslichen (von dem definitiven Callus) in der Weise, dass jene die zuerst im Umfange der Bruchstelle sich entwickelnde, diese aber die später erfolgende, innerhalb der Bruchstelle von den Bruchflächen selbst ausgehende ist. Anfangs ist die Knochenschwiele selbst unter den günstigsten Verhältnissen stets rauh und hervorstehend und noch mürbe; später aber wird sie fester, verschwindet zuweilen unter günstigen Verhältnissen so vollständig, dass die frühere Bruchstelle nicht entdeckt werden kann. Wenn die gebrochenen Knochenenden nicht genau an einander gefügt erhalten werden, so bildet sich eine unregelmässige, oft massenhafte Schwiele, die man als wuchernde (*callus luxurians*) bezeichnet.

Ein anderer Vorgang der Wiedervereinigung gebrochener Knochen geschieht durch Eiterung und Granulation, von der Gurlt (l. c. im Nachtrag p. 50) sagt, dass sie ihm bei den Hausthieren nicht bekannt sei; Hertwig aber bezeichnet dieselbe (Pract. Handb. der Chirurgie p. 447) nur als weit seltener vorkommend, und zwar dann, wenn die Knochenstücke gänzlich getrennt, von der Beinhaut entblösst, oder die Bruchstücke bei einer gleichzeitig bestehenden Wunde der Luft ausgesetzt sind. Dann erfolgen die Veränderungen nur, wie bei der ersten (provisorischen) Callusbildung, und statt der plastischen Ausschwitzung zur zweiten (definitiven) Callusbildung entsteht an den Bruchflächen Eiterung, dann Necrose und Abstossung der Ränder in verschiedener Breite und hiernach erst die zweite Callusbildung. Auf dieselbe Weise entsteht auch neues Knochengewebe bei Verwundungen von Knochen, bei Caries und Necrose derselben, wenn keine vollständige Trennung des Zusammenhanges dieser Gebilde stattgefunden hat, während bei der Bildung neuer unvollständiger Knochen, um den zertrümmerten normalen beide oben bezeichnete Vorgänge, nämlich die unmittelbare Knochenbildung und die mittelbare mit Eiterung stattfinden. Der dann in der neuen Knochenkapsel eingeschlossene alte, allmählig zur Auflösung gelangende wird als Sequester, und die in jener Kapsel enthaltenen Löcher, durch welche die Jauche des in Auflösung befindlichen alten Knochens abfliesst, werden als Kloaken bezeichnet.

Von der Neubildung der Knochensubstanz in der Form der Hypertrophie ist bereits (§. 95) gehandelt worden, während von den verschiedenen Knochengeschwülsten in der folgenden Ordnung dieses Abschnittes die Rede sein wird.

Das **Muskelgewebe** kommt neugebildet in der Hypertrophie vor, und zwar sowohl hinsichtlich der glatten, als der quergestreiften Fasern; die Hypertrophie der glatten, unwillkürlichen Muskeln ist viel häufiger, als die der quergestreiften, willkürlichen. Weder bei Thieren noch Menschen ist bisher eine selbstständige Muskelgeschwulst beobachtet worden; wohl aber werden viele Aftergebilde gesehen, in denen den organischen Muskelfasern ähnliche vorkommen, aber quergestreifte Muskelfasern sind bisher noch in keinem Aftergebilde der Thiere nachgewiesen worden, und Rokitansky führt nur zwei den Menschen betreffende Fälle an (l. c. I. p. 189), in denen solche Muskelfasern unzweifelhaft nachgewiesen sind, der eine betraf eine Hoden-, der andere eine Eierstockgeschwulst.

Der Zusammenhang in den Muskeln wird, wenn er aufgehoben war, es sei mit oder ohne Substanzverlust, nur durch eine Bindegewebsnarbe wieder hergestellt.

Das **Nervengewebe** kommt nur zweifelhaft in der Form von Hypertrophie vor (vergl. §. 196). Neugebildete Nervenelemente sind in Aftergebilden der Hausthiere noch nicht anatomisch nachgewiesen worden, obwohl solche in den Papillargeschwülsten zu vermuthen sind (vgl. §. 131); doch will Virchow (Verh. d. Würzb. physiol. Gesellsch. I. 1850) Nerven in den Afterhäuten des Brust- und Bauchfelles des Menschen gesehen haben, und Rokitansky bemerkt (l. c. I. p. 179), dass er einen ganz selbstständigen, aus einem Ganglion entspringenden Nervenapparat an einer in eine Ovariumcyste hineingewachsenen, von allgemeiner Decke bekleideten, walzenförmigen Knochenbildung neben einem Gefässsysteme beobachtet habe. Derselbe behauptet auch, dass er wie Virchow, aber zu wiederholten Malen Neubildung von grauer Gehirnmasse in der Form von kleinen, in die Gehirnhöhlen hereingewachsenen Geschwülsten gesehen habe. Während Röll (l. c. p. 171) anführt, dass Versuche die Regeneration durchschnittener Rückenmarkspartien bei Wiederkehr der Bewegung und Empfindung in den betreffenden Theilen nachgewiesen habe, behauptet Colin (l. c. II. p. 412), dass die in gewisser Menge aus den Centralorganen des Nervensystemes entfernte Substanz nicht mit den normalen Characteren wiedererzeugt werde, dass jedoch solche Wunden mit Substanzverlust leicht heilen, indem sich Narbenmaterie bilde. Durchschnittene Nerven, selbst mit geringem Substanzverlust, vereinigen sich der Erfahrung zufolge wieder in der Art, dass nicht allein vollständige Leitungsfähigkeit derselben, sondern auch vollständige Continuität der Nervenelemente in einer gewissen Zeit wieder eintritt.

Blutgefäss-Neubildung scheint eben so häufig und fast eben so leicht, wie die Neubildung von Bindegewebe stattzufinden; denn dieses, wie Blutgefässe sind in allen Neubildungen zusammengesetzter Art (in Geschwülsten) wesentliche Bestandtheile, Bindegewebe als Stütz- oder Grundgewebe, Blutgefässe zu ihrer Erhaltung und Fortbildung.

Wenn ein Blutgefäss, es sei eine Arterie oder Vene, durchgeschnitten oder unterbunden worden, so wird den Versuchen zufolge der Kreislauf in diesen Gefässen dadurch wieder hergestellt, dass an den Wänden der unwegsam gemachten Gefässe neue hervorsprossen, und unter einander anastomisiren und hiedurch einen (collateralen) Kreislauf herstellen. Die Gefässneubildung findet auch dann statt, wenn die Papillen hornerzeugender (keratogener) Membrane zerstört sind; denn diese aus Gefässschlingen und Bindegewebe bestehenden Theile bilden sich wieder hervor, wenn jene Membran selbst erhalten blieb (vergl. §. 129. Abs. 2.).

Die Neubildung von Blutgefässen in Aftergebilden wurde früher vorherrschend als eine selbstständige betrachtet, nunmehr ist eine solche nach wiederholten genauen Untersuchungen zweifelhaft geworden, weil sie noch nicht direct beobachtet werden konnte, während dies in Bezug auf die Bildung von den ursprünglichen Blutgefässen aus geschehen ist. Am besten ist dieser Vorgang in plastischen Exsudaten auf serösen Häuten beobachtet worden; in diesen wachsen (nach Jos. Meyer) die ursprünglichen Haargefässe zu sehr feinen Fäden hervor, welche von jenen her hohl, d. i. zu zarten, aus einer durchsichtigen (hyalinen) Membran bestehenden Röhrchen werden, die allmählig unter einander anastomisiren. Diese zunächst neugebildeten Gefässchen, welche in der Regel von ungleichmässigem Durchmesser, buchtig und weiter sind, als die ursprünglichen Capillaren, geben dann beim Fortschreiten der Organisation des Exsudats zu weiteren Neugebilden von Haargefässen Veranlassung, und gerathen nach und nach in Bezug auf Weite und Dicke der Wände in ein mit den ursprünglichen Gefässen angemessenes Verhältniss. In ähnlicher Weise verhält es sich bei jeder anderen

Art Gefässneubildung, insbesondere auch bei der sog. Fleischwärzchenbildung (*granulatio*), wobei man diesen Vorgang an zu Tage liegenden, auf Narbensubstanzbildung abgesehenen, eiternden Flächen ziemlich gut mit blossem Auge beobachten kann. Das an der entzündeten Fläche hervortretende plastische Exsudat wandelt sich unter dem organisirenden Einflusse der bestehenden Gebilde in sog. Fleischwärzchen (*granula*) um, d. h. es wird selbst organisirt, indem sich Haargefässe in demselben entwickeln, während das weiter nach aussen befindliche Exsudat in Eiter zerfällt und eine schützende Decke für die Fleischwärzchen bildet. Die Ausschwitzung geht dann aus den neugebildeten Gefässchen fort und eben so die geschilderte Neubildung, bis der Zweck erreicht ist, d. h. bis die Narbensubstanz zu einem solchen Grade gediehen ist, dass die ursprüngliche Form wieder hergestellt ist (vgl. §§. 118 u. 120). Die auf diese Weise sich hervorbildenden sog. Fleischwärzchen zeigen bei der Berührung einen nicht geringen Grad der Empfindlichkeit; demnach scheinen sich auch neue Nervenelemente in ihnen zu bilden, obwohl man dies bisher nur in Ausnahmsfällen direct beobachtet hat (vergl. das oben über die Neubildung des Nervengewebes Gesagte). Die sog. Fleischwärzchen sind nicht in allen Fällen von gleicher Beschaffenheit, sondern oft von bedeutender Verschiedenheit, und zwar: 1) entweder fleischroth, derb, kleinkörnig, mässig empfindlich und wachsen nicht sehr schnell, aber gleichmässig hervor, und stellen in dieser Beschaffenheit die sogen. guten Granulationen dar; oder 2) sie wachsen sehr schnell in die Höhe, treten aber ungleich, warzenförmig hervor, und sind dabei entweder dunkelroth oder sehr blass und weich, bei der Berührung leicht blutend und in verschiedenen Graden empfindlich. In dieser Beschaffenheit heissen sie üppige Granulation oder wildes Fleisch (*caro luxurians*); oder 3) die Fleischwärzchen wachsen sehr langsam, sind blass und bilden bald eine weiche, bald eine fast schwielige, derbe Schicht von kleinen Wärzchen, die man träge Granulation nennt (Hertwig). Die leichte Blutung, wie sie bei den üppigen Fleischwärzchen vorkommt, ist eine Erscheinung, welche bei jeder Art Neubildung unter Umständen beobachtet wird, insbesondere in derjenigen aus Exsudaten seröser Häute; diese Blutung entsteht allemal aus neugebildeten, zartwandigen und weiten Gefässchen, und wird als **hämorrhagisches** Exsudat zum Unterschiede derjenigen Blutungen, welche aus ursprünglichen Gefässen während der Entzündung stattfinden, bezeichnet (vergl. §. 103. Abs. 3.).

Obwohl selbst Rokitansky in der neueren Zeit sich mehr auf die Seite derjenigen neigt, welche die freie Neubildung von Blutgefässen leugnen, und stets dieselben von alten ableiten, so bringt er doch Thatsachen (vom Menschen) bei, welche die Möglichkeit der Entwickelung von Blutkörperchen als Brutelemente in structurlosen Blasen (auswachsenden Mutterzellen, beziehungsweise Mutterkernen) darthun, und weist die Möglichkeit nicht ab, dass auch von diesen aus eine Neubildung (also eine selbstständige oder freie) von Blutgefässen stattfinden könne. Derselbe führt auch ein Analogon von Bildung neuer Blutgefässe in der als sog. Auflagerung vegetirenden Neubildung in Arterien an, in welcher durch Resorption ein System von Kanälen zu Stande kommt, welche in dem inneren Raume der Arterien gleich zarten, verengten Gefässmündungen sich befinden und von diesen aus gefüllt werden (l. c. I. p. 196 u. 203).

Das **Drüsengewebe** kommt als Neubildung in den ächten Hypertrophien der Drüsen vor, wovon bereits gehandelt wurde; von selbstständiger krankhafter Entwickelung der Drüsensubstanzen für sich allein, oder in Verbindung mit anderen abnorm vorkommenden Geweben ist nichts bekannt. Doch gedenkt Rokitansky der Neubildung von Schweissdrüsen und Talgfollikeln beim Menschen.

Farbstoffe (Pigmente) sind, wie normal, so auch in anormaler Weise sehr verbreitet, und kommen als rothe, gelbe, braune, grüne und schwarze in verschiedener Intensität und Nüancirung vor. Die Formen, in welchen die Pigmente auftreten, sind sehr verschieden; entweder stellen sie äusserst kleine, freie Körnchen oder Körnerhäufchen dar, oder sie sind in Zellkernen oder Zellen eingeschlossen, und endlich erscheinen sie in Krystallgestalt. Es ist wahrscheinlich, dass sämmtliche Pigmente, die eben nicht roth sind, sich aus dem Blutfarbestoffe hervorbilden, indem farbiges Blutserum exsudirt, oder Blut extravasirt, oder in Gefässen ins Stocken geräth, oder auch selbst innerhalb des Blutes im freien Kreislaufe durch allmählige Umwandlung des an die Blutkörperchen gebundenen Blutrothes (Hämatin); eine andere Art ihrer Bildung ist wenigstens nicht nachgewiesen. Die Pigmente, insbesondere am häufigsten gelbe, braune und schwarze kommen in allen Geweben und in vielen Flüssigkeiten normalen und abnormen Ursprunges (z. B. in dem Harn, in der Galle und in Exsudaten) sowie in krankhaften Neubildungen verschiedener Art (in Geschwülsten) vor, welche nicht selten wegen der ausserordentlichen Anhäufung schwarzen Pigmentes als schwarze Knoten (Melanosen) gestempelt werden, wovon später.

II. ORDNUNG.

Von den Geschwülsten.

§. 131.

Die **Warzen** (*verrucae verae v. vulgares*). Röll (l. c. p. 163) schildert dieselben als senkrecht in Grübchen der Lederhaut sitzende, aus Epidermiszellen zusammengesetzte und von einer Epidermialhülle umgebene Säulchen. So habe ich die Warzen noch nicht gesehen, und es wird daher diese Art wohl selten sein. Gurlt (l. c. p. 72) und besonders Hertwig (pract. Handb. d. Chirurg. p. 727) schildern dieselben mit meinen Wahrnehmungen übereinstimmend als Papillargeschwülste (*papillomata*), insofern sie aus, mit Epidermis überzogenen Auswüchsen des Papillarkörpers der Haut bestehen, die innen Gefässe und Nerven besitzen, und daher wenigstens in der Tiefe sehr empfindlich sind. Der Grösse und Form nach sind sie sehr verschieden; in letzterer Hinsicht zeigen sie entweder eine breite Basis, oder sie sind gestielt, an ihrem äusseren Ende entweder spitz oder stumpf; ihre Spitze ist entweder trocken oder feucht, eben oder rissig. Diese Aftergebilde können zwar nach den Beobachtungen des Letzteren an jeder Stelle der Haut vorkommen, doch sind die dünneren Stellen derselben, insbesondere an den Augenlidern und Lippen, am Halse und in der Gegend des Genickes, vor und hinter der Brust, unter dem Bauche, am Euter und an der inneren Fläche der Gliedmaassen am häufigsten ihr Sitz.

Zuweilen finden sie sich nur einzeln, oft aber auch mehrfältig und zuweilen sogar in grosser Anzahl an einem Individuum. Diese Aftergebilde kommen nicht allein an der Lederhaut, sondern auch an der Schleimhant, besonders an der der Maulhöhle und des Rachens, am meisten beim Hunde vor.

Diejenigen Warzen, welche eine röthliche Feuchtigkeit absondern, und sich in der Nähe der natürlichen Oeffnungen am hinteren Körpertheile vorfinden, werden Feucht- oder Feigwarzen (*fici v. mariscae*) und die besondere Anlage zu ihrer Entstehung *ficosis v. sycosis* genannt. Auch die Warzen, welche bei veralteter, bösartigen Mauke vorkommen, werden so bezeichnet (§. 93).

Warzen dürfen nicht mit ähnlichen Gebilden verwechselt werden, so z. B. nicht mit der einfachen Weichgeschwulst der Rinder (*moluscum simplex*, vgl. §. 93).

Die ursächlichen Verhältnisse der Warzenbildung sind nicht bekannt. Erblichkeit der Anlage dazu ist aber zuweilen nachgewiesen worden; so sah Hertwig Pferde, Rinder und Hunde in 2—3 Generationen schon in früher Jugend mit Warzen behaftet.

Die Folgen der Warzen richten sich, da sie an und für sich von keiner erheblichen Bedeutung sind, vorzüglich nach dem Sitze und ihrer Dauer; in letzterer Hinsicht sind sie zuweilen sehr hartnäckig, zuweilen verschwinden sie aber auch ohne angewandte Mittel.

§. 132.

Die **Fasergeschwulst** oder das **Fibroid** (*tumor fibrosus v. desmoides*) entwickelt sich im Unterlederhaut- (subcutanen), im Unterschleimhaut- (submucösen) und im subserösen Bindegewebe und besteht aus diesem selbst in mehreren Stufen der Entwickelung, so dass es mehr oder minder locker oder fest bis zur Knorpelhärte erscheint, je nach der Festigkeit der Textur mit mehr oder weniger Serum durchtränkt und mit Zellen in unvollständiger Entwickelung durchsetzt ist, zuweilen gleichmässig dicht, zuweilen aber auch mit cystenartigen Hohlräumen oder areolirter Textur versehen ist. Ausser dem Bindegewebe enthalten die Fibroide auch Gefässe in grösserer oder kleinerer

Zahl, aber keine Nerven, und je nach der Armuth oder dem Reichthum an jenen erscheinen sie auf der Schnittfläche weiss oder mehr oder weniger roth. Diese Aftergebilde liefern beim Kochen Leim. Diejenigen, welche unter der Lederhaut vorkommen, zuweilen verschiebbar sind, zuweilen auch festsitzen, sowohl an ihrer tieferen Umgebung als an der sie bedeckenden Lederhaut, werden vorzugsweise Fibroide genannt, und kommen am häufigsten am Schlauche des Pferdes in rundlicher Form von verschiedener Grösse, theils einzeln oder auch in Gesellschaft, dann zuweilen zusammengedrängt und verschmolzen vor. Diejenigen Fibroide, welche an den Schleimhäuten vorkommen, von denselben überdeckt oder auch über dieselben hervorgewachsen sind, werden auch Polypen genannt, und wurden früher für eine besondere Geschwulstart gehalten, jetzt aber als fibröser oder sarcomatöser Natur angesehen, obwohl zugestanden werden muss, dass in dieser Beziehung hinsichtlich der Haussäugethiere noch keine eingehenden Untersuchungen stattgefunden haben. Auch gehören hierher die einfachen Schwämme (*fungi simplices*) und wird die Unterscheidung dieser von den Polypen nach dem Orte des Vorkommens gemacht, so dass den zuletzt gedachten Gebilden die Schleimhautgebilde nicht weit von den natürlichen Leibesöffnungen, den Schwämmen aber die tiefer gelegenen Partien derselben zukommen, wie im Magen, Darmkanal, in der Gallenblase und im Nierenbecken, während die Polypen an der Augenbindehaut, in der Nasenhöhle und ihren Nebenhöhlen, ferner in der Rachenhöhle, im Kehl- und Schlundkopfe, ferner im Mastdarmende, in der Scheide, in der Gebärmutter und selbst in der Harnröhre, in der Harnblase und in den Zitzenkanälen angetroffen werden.

Die **Polypen** werden je nach ihrer Natur in drei verschiedene Arten eingetheilt, nämlich in Fleischpolypen, die eigentlichen Faserpolypen, 2) in Schleimpolypen und 3) in Blasenpolypen. Die Fleischpolypen erreichen oft eine sehr bedeutende Grösse, besonders in der Scheide und im Tragsack; es sind wahre Fibroide, die stets über der Schleimhaut stark hervorstehen, eine rundliche, birnförmige oder zusammengeballte Form besitzen und von einer festen Haut umgeben sind, die wahrscheinlich die entartete Schleimhaut selbst ist; sie sind entweder an ihrer Wurzel von geringerem Durchmesser (gestielt) oder mit einer breiteren Basis aufsitzend. Die Schleimpolypen haben eine lockere Textur, sind entweder mit der deutlich erkennbaren Schleimhaut umgeben, oder es ist dieselbe durch eine jauchige, die Umgebung angreifende Absonderung zerstört. Die Blasenpolypen bestehen aus lockerem, zelligen (cystenartigen oder areolirten) Gefüge und enthalten in ihren Hohlräumen eine mehr oder minder helle oder gelblich gefärbte, dem Blutwasser ähnliche Flüssigkeit. Der höchste Grad der Entwickelung der Blasenpolypen, nämlich in der Weise, dass die feste Substanz derselben äusserst sparsam, oder auch nicht zu erkennen ist, bezeichne ich als seröse Polypen; es sind mit Serum gefüllte Blasen der Schleimhäute, die ich zuweilen in der Scheide des Rindviehes und im Mastdarme des Pferdes beobachtet habe, und nach Umständen leicht für Vorfälle dieser Organe, oder beim Geburtsgeschäft für die vorgefallenen Eihäute gehalten werden können. Stets habe ich solche Blasen einfach geöffnet, und eine Wiederanfüllung derselben nicht bemerkt, (vergl. Thierärztl. Zeitung 1847. p. 126). An dem eben angeführten Orte ist auch ein von einem andern Thierarzte beobachteter Fall mitgetheilt, in welchem sich die Blase beim ersten Oeffnen wieder füllte, später nicht mehr. Ueber ähnliche Wasserblasen in der Scheide von Kühen sind ebenfalls (Mittheil. aus der thierärztl. Praxis, 2. Jahrgang. S. 130) Beobachtungen veröffentlicht worden.

Wie es bei den Fibroiden, beziehungsweise bei den Polypen der Fall ist, so finden bei den meisten Arten der Geschwülste Uebergänge statt, welche die Systematik derselben erschweren. Die (§. 93) angeführten einfachen Weichgeschwülste könnten auch hierher gerechnet werden, insofern sie sich zu den wahren Fibroiden der Lederhaut verhalten wie die Schleimpolypen zu den Faserpolypen der Schleimhäute.

Die Entstehungsursachen der Fibroide überhaupt sind unbekannt; ihre Folgen aber sehr verschieden. Die Fibroide der Haut sind ganz unbedenklich; die der Schleimhäute aber, die Polypen, bewirken Nachtheile, die von ihrer Grösse und dem Orte des Vorkommens abhängig sind, indem sie eine mehr oder minder grosse Unwegsamkeit von mehr oder minderer Erheblichkeit für das Leben hervorbringen; in dieser Beziehung ergibt sich ein leicht erklärlicher und grosser Unterschied zwischen Nasen- und insbesondere Kehlkopf-Polypen einerseits und solchen Aftergebilden der Scheide und des Mastdarmes anderseits.

Die **Fleischgeschwulst** (*sarcoma*) ist den fibroiden Geschwülsten sehr ähnlich und nur als eine besondere Form derselben zu betrachten. Es gibt kein Aftergebilde, über das die Angaben der Schriftsteller so verschieden sind, als dieses. Röll beschreibt dasselbe (l. c. p. 167) mit Rokitansky (l. c. p. 165) ziemlich übereinstimmend. Der letztere sagt: „Die Sarcome sind Bindegewebsgeschwülste, welche sich zunächst von dem Uterusfibroid durch den Mangel einer scharfen Abgrenzung unterscheiden. Wenn auch manchen derselben eine begrenzende, bald lockere, bald dichtere, fascienartige Bindegewebshülle zukommt, so sind sie doch gemeinhin der Textur der Organe, und zwar dem Bindegewebstheile eingewebt, so dass sie sich nicht ohne deren Verletzung herausschälen lassen. Sie bilden runde, rundliche, meist unebene, höckerige, gelappte, sich in den Geweben verästigende Geschwülste, und erreichen häufig einen ganz ausserordentlichen Umfang, zuweilen binnen kurzer Zeit. Sie sind gemeinhin vereinzelt, selten sind mehrere und zwar in einem Organe, oder doch in wechselseitiger Nähe vorhanden; sie verknöchern nicht.“ Von dieser Schilderung ist die Hertwig's (l. c. p. 703) und Gurlt's (l. c. p. 27) insofern abweichend, als beide die Möglichkeit und das wirkliche Vorkommen der Verknöcherung in diesen Geschwülsten und eine bestimmte Abgrenzung von den benachbarten Geweben behaupten. Kurz es ist beim Vergleich dieser Schriftsteller und anderer, z. B. Foerster, Heschl und Vogel durchaus kein Merkmal ausfindig zu machen, wodurch die Sarcome sich von den Fibroiden bestimmt unterscheiden lassen; man sollte daher beide nicht mehr getrennt aufführen, nur die Gattung Fibroid aufstellen, und in den vorkommenden Fällen die sich gerade ergebenden Verschiedenheiten auffassen und angeben. Aus dem Angeführten ist leicht zu urtheilen, was davon zu halten ist, wenn das Sarcom überdiess noch eingetheilt wird: in faseriges, gallertartiges und blasiges (Cysten-) Sarcom, welche den Faser-, Schleim- und Blasenpolypen gleich zu achten sind. Was die ursächlichen Verhältnisse der Sarcome und ihre Nachtheile anbetrifft, so gilt eben dasselbe, was oben hinsichtlich der Fibroide überhaupt angegeben worden ist.

Früher wurde das auf den serösen Häuten der Brust- und Bauchhöhle vorkommende pathologische Product der sogenannten Franzosenkrankheit oder Perlsucht des Rindviehes als Tuberkelmasse angesehen; Gurlt aber (l. c. im Nachtrag p. 66) betrachtet es jetzt als ein sarcomatöses Gebilde, weil es, wie allerdings richtig, aus Fasern und Zellen zusammengesetzt ist, und auch nicht von innen heraus, wie die Tuberkeln erweicht, jedoch aber wie diese verkalkt. Auch Röll (l. c. p. 435) betrachtet jene in verschiedener Grösse und Massenhaftigkeit vorkommenden Gebilde als graue oder röthliche, conglomerirte, warzenartige Massen, die im früheren Stadium der Entwickelung weich, drüsenähnlich sind, und auf dem Durchschnitte ein trübes Serum auspressen lassen und aus embryonalen Zellen und entwickeltem Bindegewebe bestehen. Später aber erleiden dieselben Veränderungen; sie zeigen sich auf dem Durchschnitte käseähnlich, was Röll für eine Folge der Verfettung und Tuberkulisirung ansieht; endlich tritt dann Verkalkung derselben ein, was derselbe für eine wahre Verknöcherung der bindegewebigen Grundlage ansieht. Vergleicht man das so eben hinsichtlich der Verknöcherung der Aftergebilde in der Perlsucht Angeführte mit dem oben in dieser Beziehung von den Sarcomen Gesagten, und erwägt dabei rücksichtlich der bezeichneten elementaren Zusammensetzung jener aus Zellen und Fasern, dass man auch einen Zellen- und Zellenfaser-Tuberkel (Gerber) aufgestellt hat, so wird sich nicht verkennen lassen, dass das Aftergebilde der Perlsucht wiederum ein schwankendes ist, mit eben so viel Recht zu den Tuberkeln, als zu den Sarcomen gezählt werden könnte. Die Annahme der Tuberkulosis in der Perlsucht lässt sich übrigens noch dadurch begründen, dass nicht selten damit eine scrophulöse Entartung der Lymphganglien verbunden ist. Ein Herz im hiesigen Cabinet, das von einem perlsüchtigen Rinde stammt, besitzt eine 5—7 Cent. Met. dicke Auflagerung, die Verwachsung des Herzbeutels mit dem Herzen bewirkt, diesem Organe ein Gewicht von $10^1/_2$ Kilo. und einen Umfang an der

Basis von 93 Cent. Met. mittheilte, welche gewiss Niemand für ein sarcomatöses Gebilde ansehen würde; eine ähnliche und eben so starke Auflagerung auf dem Herzen eines Rindes, die jedoch schon verkalkt war, sah ich an der Thierarzneischule in Zürich. Das Thier, wovon jenes Herz stammt, bot, was hier beiläufig bemerkt werden möge, nach der Versicherung des behandelnden Thierarztes die merkwürdige Erscheinung dar, dass einige Tage vor dessen Abschlachtung weder Puls des Herzens noch der Arterien an demselben bemerkt werden konnte, woraus geschlossen werden kann, dass auch selbst bei Säugethieren ein nothdürftiger Blutkreislauf ohne auffallende Mitwirkung des Herzens stattfinden kann. Uebrigens hat Hering, wenn ich nicht irre, einen ähnlichen Fall in seinem Reportorium mitgetheilt. Trage ich nun dem vorhin hinsichtlich der Natur der in der Franzosenkrankheit vorkommenden Aftergebilde Rechnung, so werde ich bestimmt, die Ansicht, dass dasselbe aus Tuberkelmasse besteht, noch nicht aufzugeben oder höchstens nur zuzugeben, dass es eine Uebergangsstufe zwischen Tuberkel und Sarcom darstellt, oder dass es anfangs aus einer Bindegewebswucherung besteht, in welches später nesterweise Tuberkelmasse abgesetzt wird, was namentlich das Vorkommen desselben in pseudomembranösen Gebilden glauben macht.

Selbst die Ansicht Virchow's (s. Vierteljahrsschrift für wiss. Veterinärkunde VIII. p. 68, den Auszug aus den Verhandlungen der physikalisch-mediz. Gesellschaft in Würzburg), die derselbe nach genauer macro- und microscopischer Untersuchung der Aftergebilde in der Perlsucht gewonnen hat, und dahin geht, dass diese Gebilde den sarcomatösen des Menschen am nächsten stehen, kann mich noch nicht bestimmen, meine Ansicht über diesen Gegenstand zur Zeit aufzugeben, und zwar um so weniger, als Kreisphysikus Dr. Wolf zu Grünberg (Mag. f. d. ges. Thierheilkunde) das Maass der Verwirrung vergrössert, indem derselbe die Aftergebilde in der Franzosenkrankheit sogar als den Atherom- oder Colloid-Bälgen ähnliche Cysten ansieht. Im Jahre 1847 warf Prof. Dr. Bochdalek in Prag der thierärztlichen Welt ungerechter Weise vor, dass sie nicht wisse, dass die „Hirsesucht des Rindviehes" eine Tuberculose sei, ungerechter Weise, weil damals alle gebildeten Thierärzte mit Gurlt die Franzosenkrankheit als eine Tuberculose ansahen. Desshalb habe ich zur Zeit (Thierärztl. Zeitung 1847. p. 49 ff.) diesen ungerechten Vorwurf von den Thierärzten abgewendet, und nun versuche ich es, die Ansicht von der tuberculösen Natur der genannten Krankheit gegen Gurlt und mehrere medizinische Schriftsteller aufrecht zu erhalten (vgl. §. 138 über Tuberkulose der serösen Häute).

§. 133.

Die **Fettgeschwulst** (*tumor adiposus*) ist eine in der Regel aus gewöhnlichem, der Thierart, wobei sie vorkommt, eigenthümlichen Fette, oder auch einer Modification derselben bestehende, mit sparsamen Blutgefässen und wahrscheinlich nicht mit Nerven versehene Geschwulst. Das Fett befindet sich in den gewöhnlichen Fettzellen in Bindegewebe gelagert, und ist dieses, wie jene in solchen Geschwülsten jedenfalls als Neubildung zu betrachten (vergl. §. 130 über das Fettgewebe). Das Bindegewebe ist entweder locker und sparsam, wie gewöhnlich im Körperfette, oder es ist häufiger und strammer, und diess bedingt dann einen Unterschied; in jenem Falle bezeichnet man die Geschwulst als eigentliche Fettgeschwulst (*lipoma*), in dem anderen Falle als Speckgeschwulst (*steatoma*). Die Fettgeschwulst, welche in sehr verschiedener Grösse und Zahl, und wenn gross in der Regel vereinzelt, wenn klein oft in grösserer Zahl vorkommt, ist stets mit einer Bindegewebshülle umgeben, und dann sehr leicht anatomisch zu bestimmen, wenn sie noch keine Entartung (Degeneration) eingegangen ist; ein Stück davon brennt mit russender Flamme, und, auf Papier gestrichen, bleibt beim Trocknen desselben ein Fettfleck zurück; ist aber die Fettgeschwulst bereits eine Verkalkung eingegangen, so kann das Fett allmählig und endlich ganz verschwinden, und ist dann eine solche nicht mehr gründlich von einer anderen verkalkten Geschwulst, jedoch mit Wahrscheinlichkeit nach dem Orte des Vorkommens zu unterscheiden (s. w. u.). Auch dann, wenn die Fettgeschwulst nur wenig Fettgewebe, aber unverhältnissmässig viel strammes Bindegewebe enthält, ist ihre Unterscheidung erschwert; sie ist dann dem Fibroid ähnlich, wie überhaupt die Speckgeschwulst als eine Uebergangsstufe zum Fibroid (vergl. §. 132) zu betrachten ist.

Die Fettgeschwulst kommt immer im Bindegewebe, bei weitem am öftesten aber in einem Unterbindegewebe, entweder der Leder-, Schleim- oder serösen Haut vor, und unter diesen wird sie am meisten in dem letzteren gesehen. Es ist zwar kein wesentlicher Unterschied zwischen einer Fettgeschwulst und einem örtlichen Fettüberfluss, es sei denn hinsichtlich der Neubildung des Fettgewebes in jener, und der starken Anfüllung der im Voraus bestehenden reichlichen Fettzellen bei diesem. So z. B. kommt nicht selten eine ungewöhnliche Fettanhäufung zwischen dem Herzbeutel und dem Mittelfelle, auch vor und hinter jenem in diesem vor, die beim Pferde und Hunde nicht gar selten zu den Erscheinungen der Dämpfigkeit Veranlassung gibt. Fettanhäufungen um den Nabel, der sog. Fettnabel (*lipomphalus*), so wie eine starke Anhäufung von Fett im Euter, besonders beim Hunde vorkommend, das Fetteuter (*uber adiposum*), so wie im Hodensacke mit und ohne Vorfall des Netzes, der sog. Fettbruch (*lipocele*) bilden alsdann den Uebergang zu den wahren Geschwülsten. Diese sind stets von rundlicher, abgegrenzter Gestalt; befinden sie sich im Bindegewebe einer dünnen und nachgiebigen Haut, z. B. der serösen oder Schleimhaut, so bewirken sie durch ihre Schwere eine Verlängerung derselben, wodurch sie dann mehr oder weniger lang gestielt erscheinen, wie dies selten im Darmkanal, öfter an den Brustfellsäcken, am öftesten jedoch im Bauchfellsacke, und hier am häufigsten am Netze und Gekröse (Netz- und Gekrösanhänge) vorkommt. In solchen Fällen sind dann immer die Fettgeschwülste mit der betreffenden Haut umgeben, in dieselbe gleichsam eingekapselt, und ereignet es sich nicht selten, dass die Stiele abreissen, und sich dann die Geschwulst frei in der Höhle vorfindet (freie Lipome, beziehungsweise Steatome). Ein vom Thierarzte W. Ollmann beobachteter, gewiss höchst seltener, wenn nicht vereinzelt dastehender Fall dürfte hier angereiht werden. Ein Pferd litt unter den Erscheinungen der Verstopfungskolik und entleerte unter starkem Drängen eine 2½—3 Pfd. schwere Masse, die von schwarzrother Farbe, äusserlich mit dem, dem Dickdarm ähnlichen Poschen versehen, im Innern gelblich, 1' lang, 5—6" breit und etwa 2" dick war, durch den After ab. Gurlt erkannte diese Masse als eine, zwischen der

Muskel- und Schleimhaut des Dickdarmes gebildete Fettgeschwulst, welche mit Blut umhüllt war (Mag. f. d. ges. Thierh. XXI. p. 378). In den drüsigen Gebilden kommen Fettgeschwülste nur selten vor, und wenn es der Fall ist, wie z. B. in der Leber, dann verästigt und weniger hervortretend (*lipoma dentriticum*). Von Fettgeschwülsten an den Umhüllungen des Gehirns und Rückenmarkes, sowie an den die Gehirnkammern auskleidenden und die Adergeflechte umkleidenden Häutchen (*ependyma*) liegen keine Mittheilungen vor; doch spricht Gurlt (l. c. im Nachtrag p. 159) von Geschwülsten in den Seitenkammern und an den Aftergeflechten des Gehirns beim Pferde, welche eine beträchtliche Menge Stearinkrystalle enthalten, die man demnach als Cholesteatome bezeichnen könnte, die indess ausser dem Gallenfett auch aus Epithelialzellen bestehrn. (Vgl. §. 136 über sog. Gehirnversteinerungen).

Die Fettgeschwülste überhaupt scheinen sich, wenn ein Schluss von den im subcutanen Bindegewebe vorkommenden auf die übrigen zu machen erlaubt ist, nur langsam aus übrigens unbekannten Ursachen zu entwickeln, und sind in der Regel ohne übele Folgen; nicht selten aber beschränken sie benachbarte Organe vermöge ihrer Grösse und ihres Gewichtes durch Druck, und bei Pferden sind die gestielten am Gekröse und Netze bisweilen Veranlassung zur Einschnürung einer Darmpartie durch Umschlingung, und in dessen Folge zu Entzündung und Brand. Die Cholesteatome des Gehirns vermögen gewiss beim Pferde kollerartige Erscheinungen zu bewirken. Die sog. Knochenspeckgeschwulst (*osteosteatoma*) ist eine Knorpelgeschwulst (s. w. u.) Eine gute Abhandlung über die thierischen Fette sowohl in physiologischer als pathologischer Hinsicht von R. Zangger enthält das Archiv für Thierheilkunde 14. Bd. der neuen Folge.

§. 134.

Die **Balg-** oder **Sackgeschwulst** (*tumor cysticus v. cystis v. cyste*) besteht aus einem häutigen Sacke oder Balge mit irgend welchem Inhalte. Geschwülste dieser Art lassen sich zunächst unterscheiden: in unvollkommene, unächte oder falsche Balggeschwülste (*cystides spuriae v. cystoides*) und in wahre (*cysti-*

des verae). Die zuerst genannten Geschwülste sind mehr zufälliger, nicht selbstständiger Art, insofern andere Gebilde, normale oder abnorme zu ihrer Entstehung Veranlassung geben. So z. B. bilden sich aus dem bereits vorhandenen Bindegewebe durch Verdichtung desselben unter Umständen kapselartige Hüllen um Exsudate, Extravasate, Eiter, Tuberkeln, fremde in den thierischen Leib eingedrungene Körper, sowie um Eingeweidewürmer im Parenchym der Organe, und werden solche Theile dann als abgekapselt betrachtet, und sind eben hiedurch den benachbarten Gebilden wenig nachtheilig. Ferner bilden sich zuweilen im Unterhautbindegewebe an solchen Stellen, die wiederholtem Drucke ausgesetzt sind, und keine normalmässigen sog. Schleimbeutel besitzen, durch Auseinanderweichen jenes Gewebes abnorme, mit einem dicklichen Serum gefüllte Schleimbeutel hervor. In ähnlicher Weise ist dies auch der Fall bei Hohlräumen in Geschwülsten verschiedener Art, wodurch sie dann eine eigene Benennung erhalten, z. B. das Cystensarcom und der Cystenkrebs. Wieder in anderer Weise bilden sich unächte Cysten dadurch hervor, dass ein schon bestehendes, aber nicht allseitig abgeschlossenes Hohlgebilde nunmehr zufällig nach allen Seiten hin abgegrenzt wird. Hierher gehören die nach Verschliessungen der Mündungen der Ausführungsgänge stattfindenden Anhäufungen der Absonderungsflüssigkeiten innerhalb der nun balgartig geschlossenen schleimhäutigen Behälter und Ausführungsvorgänge (z. B. der Gallenblase oder auch eines Lebergallenganges bei Wiederkäuern), dann die aus einem entarteten Follikel oder einem Drüsenelemente, in Folge von Anhäufung eines Secretes bei verschlossenem Ausführungsgange entstandenen Hohlgebilde (z. B. Cysten in den Nieren aus Malpighi'schen Kapseln) jene in den hypertrophirten und degenerirten Schilddrüsen, dem Euter u. s. w. Hierbei wird der Inhalt oft völlig verändert, indem die eigentliche Absonderungsflüssigkeit resorbirt oder durch Secret der Cystenwand ersetzt wird (Röll l. c. p. 178).

Die wahren Balggeschwülste sind selbstständige Gebilde, bestehen aus einem, bereits bei der Hervorbildung, die wahrscheinlich aus einer einfachen Zelle geschieht, vorhandenen geschlossenen Sacke, der aus einem eigenthümlich gearteten, entweder einer im normalen Zustande vorkommenden, gleich- oder doch ähnlich-gebildeten Haut, der dann einen dieser Haut entsprechenden und von derselben gebildeten Inhalt hat, der entweder noch mit der Haut in Verbindung steht, oder frei in dem Balge enthalten ist. Solche Bälge enthalten ein mit den Blutgefässen in Zusammenhang stehendes Gefässsystem, wahrscheinlich aber keine Nerven, und stehen überdies mit ihren Umgebungen durch eine mehr oder weniger dichte Bindegewebshülle in Verbindung. Diese Art von Geschwülsten zeigt vor allen übrigen ihre relativ selbstständige, parasitische Natur dadurch besonders, dass sie vollständig ausgerottet oder doch zerstört werden müssen, wenn sie verschwinden sollen, ansonst sich ihr Inhalt wieder erzeugt. Die innere Oberfläche der Balggeschwülste ist nicht immer glatt, sondern es zeigen sich daran bisweilen mehr oder minder grosse in den Hohlraum ragende, bald zottenartige, bald warzenartige Auswüchse. Meist sind die Balggeschwülste einfach aus einem Balge und einem einzigen Hohlraum bestehend (einkammerige Balggeschwülste), oder sie erscheinen aus zwei oder mehreren Hohlräumen bestehend (mehrkammerige Balggeschwülste), die entweder unter einander in offener Verbindung stehen, oder die Kammern sind für sich abgeschlossen. Das letztere ist der Fall, wenn von dem Mutterbalge ein Tochterbalg in jenen hineingewachsen ist; das erstere, wenn zwei oder mehrere Cysten, die zusammengehäuft und von dem sie umgebenden Gewebe zusammengedrängt verwachsen, während die sich berührenden Wände theilweise schwinden. Eine andere Art der Zusammensetzung der Balggeschwülste besteht darin, dass zwei oder mehrere Bälge in einander eingeschachtelt sind, und so werden dann primäre, secundäre, tertiäre u. s. w. unterschieden, welches Vorkommen jedoch bisher nur bei den serösen Bälgen beobachtet worden zu sein scheint, so wie denn auch bei diesen zuweilen mehrfache kleine Bälge, jeder gesondert in einem gemeinschaftlichen vorkommen, und dann leicht an der inneren Fläche derselben angeheftet sind. Solche Fälle möchte ich als Beisammenwohnen (*cohabitatio*) bezeichnet wissen.

Nach der Eigenthümlichkeit der Balghäute und ihrer Erzeugnisse werden dieselben, wie folgt, eingetheilt und benannt:

Wasser oder **seröse Bälge** (*cystides serosae v. hydatites v. hygromata*). Diese bestehen aus einer serösen Haut, enthalten wasserhelles oder gelblich gefärbtes und in diesem Falle mehr oder weniger flüssiges, zuweilen gelenkschmierartiges Serum; sie kommen an den serösen Häuten und im Bindegewebe einiger Organe vor. Es ist zunächst zu beachten, ob man es mit belebten oder unbelebten Hydatiden zu thun hat; diese letzteren sind Würmer, deren nähere Betrachtung nicht hierher gehört. Die unbelebten Hydatiden werden auch als kopflose Bälge (Acephalocysten) bezeichnet. Die an den serösen Häuten der Brust- und Bauchhöhle vorkommenden serösen Cysten sind mehr oder weniger gestielt, und sind wohl immer einfach, wenigstens habe ich bei diesen Gebilden noch keine zusammengesetzten bemerkt. Im Bindegewebe der Leber besonders häufig von mir beim Schweine, bei der Ziege und beim Rindvieh beobachtet, kommen die Wasserblasen entweder in einzelnen oder in wenigen oder in ausserordentlich zahlreichen Exemplaren vor, und zwar von der Grösse einer Erbse bis zur Grösse einer Faust und noch grösser. Es sind diess die eigentlichen Hygrome, und werden sie in den oben bemerkten Verschiedenheiten der Zusammensetzung angetroffen. Ihre eigene Haut ist höchst zart, dagegen die äussere, aus dem Bindegewebe hervorgebildete im Verhältniss zur Blase dicker, und nicht mit der inneren Blase organisch verbunden. Die Bindegewebshülle fehlt natürlich den eingeschachtelten oder beisammen wohnenden Bälgen. Dass die Lunge und die Leber je nach der Zahl und Grösse der in ihnen enthaltenen Wasserbälge durch Druck auf das Gewebe dieser Organe, zuletzt functionstüchtig werden müssen, ist leicht einzusehen (vergl. thierärztl. Zeitung 1845, p. 93). Die in den Eierstöcken der Rinder und Pferde häufig vorkommenden serösen Cysten sind entweder selbstständige, oder bestehen in einer Wassersucht der Graaf'schen Bläschen. Ist der Eierstock mit vielen Cysten versehen und das Grundgewebe (*stroma*) desselben stark entwickelt, und der Eierstock stark vergrössert, so bezeichnet man diesen Zustand als Cystensarcom. Die kleinen Hydatiden, die man (beim Pferde) nicht selten am Eileiter und zwar am gefranzten Rande desselben, sowie am Eierstockbande findet, werden wohl in der Regel im ersten Falle das zu einem Wasserbälglein umgebildete Kölbchen des Müller'schen Ganges des fötalen Wolf'schen Körpers, und in dem letzteren Falle das in gleicher Weise umgebildete Kölbchen des ehemaligen Ausführungsganges ebendesselben Körpers sein (vergl. G. L. Kobelt, der Nebeneierstock des Weibes u. s. w. Heidelberg 1847). An den Adergeflechten des Gehirns ist nach Röll (l. c. p. 335) die Bildung von Cysten nicht selten. Sie stellen nach seiner Beschreibung kleine, stecknadelkopf- bis erbsengrosse, mit einer klaren wässerigen Flüssigkeit angefüllte, in die Seitenkammern hineinragende Bläschen, oder umfangreiche, haselnuss- bis taubeneigrosse Geschwülste dar, welche entweder eine trübe, flockige Flüssigkeit, oder aus epithelialen Gebilden bestehende Masse enthalten. Diese Cysten dürfen indess nicht verwechselt werden mit den zuweilen vorkommenden perlmutterähnlich glänzenden Bläschen, die Gallenfett enthalten und daher Cholestentome sind (vgl. §. 133).

Die **Brei-** oder **Grützgeschwulst** (*atheroma*) hat einen den Schleimhäuten ähnlichen, mit einem Epithelium ausgekleideten Balg und einen schmutzig gelben, körnigen Inhalt, der eiweissartiger Natur und mit Epithelzellen erfüllt ist. Eine Varietät dieser Geschwulst enthält nur Epithel in Form zerreiblicher, glänzender Schüppchen nebst etwas Fett (Röll). Geschwülste dieser Art kommen meist im Unterhautbindegewebe vor. Nach Hertwig beim Pferde am unteren Theile des Gesichtes, um die Nasenöffnungen und an den Lippen; beim Rindvieh jedoch sehr häufig zwischen dem Kehlkopfe und dem Unterkiefer, sowie zwischen dem Schlundkopfe und den Kopfbeugern.

Die **Honiggeschwulst** (*meliceris*) besteht aus einem der Grützgeschwulst ähnlichen Balge, der aber im inneren netzähnliche Vorsprünge bildet, die beinahe der inneren Haut der Herzohren gleichen (Gurlt). Der Inhalt eines solchen Balges ist in Ansehung der Consistenz dem Honig ähnlich, und stellt eine Colloidmasse dar. Das Colloid besteht nämlich aus einer dem Leim ähnlichen, mehr oder minder fortgeschrittenen Umwandlung der eiweissartigen Substanzen. Das Vorkommen der Honiggeschwulst verhält sich wie das der Grützgeschwulst.

Die **Blutbalggeschwulst** (*haematocystis*) besteht nach Rokitansky's Beobachtung aus einer selbstständigen, mit

Blutkörperchen gefüllten Blase, welche von denjenigen Cysten zu unterscheiden ist, welche einen durch Hämorrhagie gegebenen, blutigen Inhalt haben. Bei den Haussäugethieren sind solche Geschwülste noch nicht nachgewiesen worden; es wäre indess möglich, dass die nicht selten im Eierstocke vorkommenden, mit einer blutigen Flüssigkeit gefüllten Blasen bei näherer Untersuchung sich als solche ergeben.

Die **Gallenfett-Balggeschwulst** (*cholesteatomatocystis*). Ausser den §. 133 und 134 angeführten, im Gehirne (besonders des Pferdes) vorkommenden freien Gallenfettgeschwülsten (Cholesteatome) kommt auch nach Röll (l. c. p. 165) die hier genannte Balggeschwulst in der Haut des erwähnten Thieres vor, und besteht nach ihm aus zusammengetrockneten Epidermis- und Epithelialzellen, sowie aus zelligem, starren Fett und Gallenfett.

Die **Haarbalggeschwulst** (*cirrocystis*) hat einen Balg, der aus Lederhaut mit allen ihren Bestandtheilen, also aus Oberhaut, Schweiss- und Talgdrüsen, sowie aus Haarsäckchen mit Haaren besteht, und ist der Balg in der Art gebildet, dass sich die Haarseite nach innen, die Fleischseite nach aussen befindet. Der Inhalt dieser Bälge besteht, ausser den an der Haut festsitzenden Haaren aus losen, die durch Epidermisschuppen, Talg und Schweiss mit einander verklebt und zusammengeballt sind. Es ist wahrscheinlich, dass die Haare in einem solchen Balge in einer, dem Haarwechsel überhaupt entsprechenden Weise niedergelegt werden. Diese Geschwülste kommen am öftesten im Unterhautbindegewebe am Halse, vor der Brust und an den Schultern vor, seltener an den Ohren, in der Nasenhöhle, sowie in den Eierstöcken und Hoden. Beim Federvieh kommen anstatt der Haarbalggeschwülste Federbalggeschwülste vor.

Die **Hornbalggeschwulst** (*ceratocystis*) ist nach Gurlt (l. c. im Nachtrag p. 41) den Haarbalggeschwülsten sehr ähnlich; anstatt aber, dass die Haare, wie in den letzteren, gesondert bleiben und sich immer wieder erzeugen, verkleben sie bei der Entstehung eines Hauthornes zu einer soliden Masse, an welcher die faserige Structur unverkennbar ist. Nach eben demselben hat kein neugebildetes Hauthorn, weder das freie noch das in Bälgen enthaltene, mit einem auf dem Stirnzapfen der Wiederkäuer entstandenen Horne in Hinsicht auf den microscopischen Bau die geringste Aehnlichkeit.

Die **Knochenbalggeschwulst** für sich allein wird äusserst selten sein, denn nur allein von Röll wird (l. c. p. 165) kurz bemerkt, dass in Bälgen bisweilen Knochenbildungen vorkommen.

Die **Zahnbalggeschwulst** (*odontocystis*). Der Balg dieser Geschwulst besteht nach Gurlt (l. c. im Nachtrag p. 8 u. 9) aus einer der Schleimhaut ähnlichen Haut mit Epithelium aber ohne Schleimdrüschen. Nach eben demselben erhebt sich an einer Stelle der inneren glatten Wand des Balges eine kleine Knochenkapsel, welche als Zahnhöhle die Wurzel des Zahnes einschliesst. Die ihm bis dahin vorgekommenen Fälle kamen bei jungen Pferden vor, und der Balg befand sich meist auf dem linken Schläfenmuskel in dem lockeren Fette zwischen ihm und dem Schildknorpel des Ohres, und enthielt fast immer einen Backenzahn, welcher aber kleiner als ein normaler Backenzahn des Pferdes war, und besteht aus denselben Substanzen wie der normale Zahn. Vor etwa 30 Jahren habe ich an der eben beschriebenen Stelle eines zweijährigen Füllens eine solche Zahnbalggeschwulst ausgerottet, in welcher die Wurzel nach unten gekehrt war. Es fragt sich, ob in solchen Fällen später bei den betreffenden Individuen ein Backenzahn fehlt; im bejahenden Falle würde die Zahnbildung wenigstens an der bezeichneten Stelle als eine Ortsverirrung angesehen werden können. Uebrigens kommen auch neugebildete Zähnein den Eierstöcken und Hoden vor; so sah ich im Cabinete der Berliner Thierarzneischule einen Hoden vom Pferde, der nur aus einer Masse durch einander gewachsener Zähne zu bestehen schien (*osteo- v. odontocele*). In einem solchen Falle kann freilich nicht von einer blossen Ortsverirrung die Rede sein, vielmehr von einer luxuriösen Neubildung.

Ausser einigen anderen hieher gehörigen Fällen theilt Goubaux (Rec. de méd. vétér. 1854 p. 71) den denkwürdigen mit, in dem bei einem und demselben Pferde rechterseits ein Backenzahn in der Schädelhöhle, und ein anderer ausserhalb derselben am Grunde des Ohres sass.

Ausser der einfachen Haar- und Zahnbalggeschwulst kommt

auch die vereinigte Haar- und Zahnbalggeschwulst vor. Diese besteht nach den Wahrnehmungen Gurlt's aus einem einfachen, durch eine unvollkommene Scheidewand in zwei Abtheilungen getheilten Balge, in deren einen die Haare, in der anderen der Zahn enthalten sind, welcher bald ein Backen-, bald ein Hakenzahn, vielleicht bisweilen auch ein Schneidezahn ist. Wahrscheinlich wird eine solche Geschwulst in beiden Abtheilungen eine verschiedene Beschaffenheit haben, in der einen die der Lederhaut, in der anderen die der Schleimhaut. Von den zwei hierher gehörigen, bisher beobachteten Fällen kam der eine zwischen den beiden Unterkieferästen und der andere im Hoden eines Pferdes vor.

§. 135.

Die **Knorpelgeschwulst** (*euchondroma v. osteochondroma*) besteht aus Faser- und Zellenknorpelgewebe, doch sind die Knorpelzellen in etwas von den normalen verschieden; trotz dem Knorpelgewebe ist die Geschwulst jedoch nicht so festhart wie gewöhnlicher Knorpel, jedoch theilweise dann, wenn ihr Gewebe sich hie und da verknöchert hat. Uebrigens ist die Knorpelgeschwulst von straffem Bindegewebe, arm an Gefässen und selten reich daran. Sie tritt als flache, rundliche oder höckerige Masse, entweder an Knochen, sowohl im Inneren derselben, als an ihrer Oberfläche auf, ferner im Euter und im Unterhautbindegewebe, und ist bisher bei Pferden, Hunden und Ziegen, besonders an Gesichtsknochen beobachtet worden. Eine solche Geschwulst liefert beim Kochen Knorpelleim (*chondrin*), der sich bekanntlich vom Knochenleim (*colla*) unterscheidet. Gurlt bemerkt (l. c. im Nachtrag p. 54), dass die Knorpelgeschwulst sich von der Rhachitis und der Knochenweiche unterscheide, und zwar dadurch, dass sie sich nicht wie jene auf das jugendliche Lebensalter beschränke, und von der letzten Krankheit durch mehr oder weniger beträchtliche Substanz, die jedoch nicht verknöchere. Es steht diess, nämlich die Nichtverknöcherung, nicht im Einklange mit der allgemeinen Erfahrung, und selbst auch nicht mit einer anderweitigen Angabe desselben Autors (l. c. im Nachtrag p. 10), wo er sagt: „Die in Drüsen, besonders im Euter bisweilen vorkommende Knorpelgeschwulst besitzt auch hin und wieder Knochenkerne, oder es ist ein grösserer Theil der Geschwulst verknöchert.

§. 136.

Die **Knochengeschwulst** (*tumor osseus*). Zum Behufe des richtigen Verständnisses des hieher Gehörigen, insbesondere zur richtigen Würdigung der Knochenbildung überhaupt, ist Das nachzusehen, was bereits über Hypertrophie und Atrophie der Knochen (§. 95), sowie über Neubildung von Knochengewebe (§. 130) abgehandelt worden ist. Hier am Orte ist vorzugsweise die Rede von denjenigen Knochengeschwülsten, die an den Knochen selbst vorkommen, und die man unter dem Namen: Knochenauswüchse und Ueberbeine begreift, und an den verschiedenen Theilen des Sceletes, zuweilen unter besonderen Namen, insbesondere hinsichtlich des Pferdes, vorkommen. Diese Geschwülste entstehen mit wenigen Ausnahmen in Folge der Entzündung der Knochenhaut, einige jedoch sind als wahre Auswüchse der Knochen zu betrachten. Die Entzündung der Knochenhaut ist entweder durch mechanische Einwirkungen veranlasst, oder durch einen sog. dyscrasischen Zustand des Blutes, oder auch durch örtliche dyscrasische Angriffe von Eiter, Jauche u. dgl. Die Entzündung der Knochenhaut bewirkt ein Exsudat von Plasma, diess wandelt sich in Bindegewebe, dies in Knorpel und dieser endlich in Knochen um nach dem bereits früher geschilderten Vorgange.

Es ist ein Unterschied zu machen zwischen Ueberbein (*hyperostoma*) und dem Knochenauswuchs (*exostoma*). Jenes entsteht von aussen in Folge der Beinhautentzündung, obwohl es später mit dem Knochen vollständig verschmolzen erscheint; dieser da, wo keine Beinhaut ist, also ursprünglich von dem Knochen her. Die Ausdrücke *hyperostosis* und *exostosis* werden zwar in der Regel für Knochengeschwülste an den Knochen gebraucht, aber es ist diess eigentlich nicht richtig, dagegen richtiger, wenn diese Wörter für die Bezeichnung der Vorgänge der Entstehung jener Knochengeschwülste aufbehalten bleiben. Ferner hat man einen Unterschied zu machen zwischen *hyperostoma* und *exostoma* einerseits und *òsteophyton* (Osteophyt) andererseits; jene Ausdrücke bezeichnen mehr oder weniger abgerundete

Knochengeschwülste, dieser aber einen pflanzenartig in Spitzen auslaufenden. Von dieser wird dann wiederum eine andere Form unterschieden, welche mit Auflockerung und zelliger Bildung nebst scharfen Hervorragungen der Knochen besteht, und Winddorn oder Knochenwurm (*osteophyma v. spina ventosa v. teredo*) genannt wird, während die einfache Auflockerung der Knochen mit schwammigem, zartlöcherigem, brüchigen Gewebe als *osteoporoma* und der Vorgang der Bildung desselben als *osteoporosis* zu bezeichnen ist. Diesen Knochenauflockerungen gegenüber steht dann die Knochengeschwulst, welche in einer elfenbeinartigen Verdichtung der Knochenmasse besteht und als *osteosceroma*, der Vorgang dieser Bildung aber als *eburneatio v. osteosclerosis* bezeichnet wird. Wenn die Knochengeschwulst ungewöhnlich umfangreich ist, so wird diess Knochenwucherung (*luxuriatio ossium v. osteauxe*) genannt.

Exostome kommen seltener vor, weil überhaupt die Stellen des Sceletes, welche keine Knochenhaut haben, selten sind; Knochengeschwülste jener Art können also nur in der Schädelhöhle, im Wirbelkanale und in den Nebenhöhlen der Nase vorkommen. In der Schädelhöhle sind die Knochenauswüchse vor den anderen Orten am öftesten beobachtet worden; Gurlt erwähnt (l. c. p. 106) dreier Fälle dieser Art bei Ochsen näher, und weist auf andere literarisch hin, beschreibt sodann auch zwei andere Fälle (Mag. f. d. ges. Thierheilk. IV. p. 506) vom Rindvieh, und gedenkt noch eines Falles beim Pferde (l. c. im Nachtrag p. 52). Beim Rindvieh ging der Wuchs vom Keilbein, beim Pferde vom knöchernen Zelte aus. Die beobachteten Knochenauswüchse waren theils hart wie Elfenbein, theils porös, also theils *osteoscleromata*, theils *osteoporomata*. Einen weiteren vielleicht hierher gehörigen Fall hat Patellani in Mailand bezüglich eines Ochsen (giornale di veterinaria. Torino VI) mitgetheilt, unter dem Titel „sopra un cervello ossificato in un animale sano." Nach dem Bericht jener italienischen Zeitschrift enthält Herings Repertorium, 19. Jahrg. 4. Heft, einen Auszug, wonach die Masse zahnartig hart (*osteosceroma*) war, 29¾ Unzen wog und geformt war wie die Schädelhöhle und diese also fast oder vollständig ausgefüllt haben musste. Nach den angestellten microscopischen und chemischen Untersuchungen soll sie sich wirklich als eine Verknöcherung erwiesen haben und das Thier vollständig gesund gewesen sein (?). Bei demselben Auszug bemerkt Hering, dass Goubaux im Jahre 1855 zwölf derartige Fälle, darunter auch den ebenerwähnten aufgezählt habe, worüber ebenfalls im Repertorium Bd. XVI. S. 227 berichtet ist. Ich finde in der hiesigen Sammlung aus älterer Zeit den Atlas vom Hunde nebst einer losen Geschwulst mit der blossen Bemerkung „erster Halswirbel von einem Hunde mit verknöchertem Rückenmarke." Bei der näheren Untersuchung finde ich an diesem Halswirbel keine Spuren, welche einen ehemaligen organischen Zusammenhang mit der Geschwulst annehmen liessen. Die Geschwulst selbst besteht aus zwei Theilen, der eine füllt den Atlas fast vollständig aus und mag die Länge des verlängerten Markes dieses Hundes gehabt haben; der andere Theil, der mit dem eben bezeichneten in einem lockeren Zusammenhang gestanden zu haben scheint, hat die Grösse des kleinen Gehirnes eines mittelgrossen Hundes, und auch selbst ungefähr die Gestalt desselben, ja selbst auf dem Durchschnitte glaube ich eine entfernte Aehnlichkeit mit der Zeichnung des Lebensbaumes zu finden. Uebrigens sind diese beiden Geschwülste graubraun, von der Dichtigkeit und Schwere eines lockeren Knochens auf ihrem Durchschnitte etwas heller gefärbt, und lässt die microscopische Betrachtung nichts anderes, als Fett- und Epithelialzellen, sowie Pigmentkörner erkennen, die Fettzellen sind aber fettlos, ohne Kerne, abgeplattet und viele ein wenig gefaltet, sie gehört also zu den melanotisch-umgewandelten Fettgeschwülsten. Es ist sehr zu bedauern, dass nichts Näheres über diesen Fall aufgezeichnet wurde. In älterer Zeit wurden derartige Fälle für Versteinerungen des Gehirnes (*petrificationes cerebri*) ausgegeben, und nur selten wurde an den Thieren im Leben etwas bemerkt, was mit ihnen hätte in Zusammenhang gebracht werden können. In demselben eben angeführten Bande des Magazines beschreibt auch Gurlt zwei Fälle von Exostosen in den Oberkieferhöhlen bei Pferden, und bemerkt an der angeführten Stelle im Nachtrage, dass auch bisweilen Exostosen in den Stirnhöhlen in Folge der Trepanation bei diesen Thieren entstehen. In Betreff des Wirbelkanals liegen keine bestimmten Fälle darüber vor, dass in demselben aufgefundene Exostosen wirklich von den Knochen ausgegangen seien, vielmehr ist es wahrscheinlich, dass sie stets von den verknöcherten Zwischenwirbelknorpeln ausgegangen sind.

Hyperostome kommen sehr häufig, insbesondere beim Pferde und zwar bald in der gewöhnlichen Form, bald in der des Osteophyts, oder des Osteoscleromes oder des Osteoporomes vor; solche sind an den Stirnbeinen nach Art der Hornzapfen und am Hinterkiefer bisweilen gestielt beobachtet worden, sehr oft an den Schienbeinen dieses Thieres, besonders an den vorderen und an der inneren Seite derselben, zuweilen ganz symmetrisch an beiden. Dann ferner kommen die Hyperostome häufig am Sprunggelenke vor, wovon die an der inneren Fläche desselben als Spat (*spavanus*), an der äusseren Seite als Rehbein und an der hinteren als Hasenhacke bezeichnet werden. Unter dem Namen Leist, Ringbein oder Schale begreift man Hyperostome an den das Krongelenk zusammensetzenden Knochen, die meist an den hinteren Gliedmaassen vorkommen.

An den Wirbeln des Pferdes besonders oft an den Brust- und Bauchwirbeln kommen auch Hyperostome vor, die häufig zu Verwachsung (*anchylosis*, richtiger *ancylosis*) derselben Veranlassung geben, wie diess auch an anderen Gelenken, und zwar oft am Fessel- und Krongelenke (wahrer Stelzfuss) vorkommt. Wenn ich eines Falles von gewiss höchst seltenem Vorkommen von Ueberbeinen gedenken soll, so wäre es desjenigen, in dem sich ein gestieltes Osteoporom am Jochfortsatze des Schläfenbeines der rechten Seite eines Rindes von der Grösse eines kleinen Apfels befindet; und soll ich eine noch seltenere Knochenverwachsung vorführen, so wäre es die zwischen den Felsentheilen der Schläfenbeine und den grossen Zungenbeinästen eines Pferdes, wovon der linke dieser Aeste vollständig unbeweglich ist, der rechte nur noch eine Spur von Beweglichkeit hat. Beide Fälle befinden sich im hiesigen Cabinet.

Hier möge des sog. Winddorns wegen seines öfteren Vorkommens und wegen seiner Erheblichkeit hinsichtlich der Folgen noch besonders gedacht werden. Wie derselbe sich an den Knochen zu erkennen gibt, ist bereits oben gesagt worden; er kann zwar an allen Knochen in mehr oder minder ausgeprägter Art vorkommen, doch werden die platten am häufigsten von ihm befallen, insbesondere die Hinterkiefer, seltener die Oberkiefer, am öftesten beim Rinde, seltener beim Pferde und anderen Thieren. Es scheint diese Krankheit am häufigsten von den Zähnen auszugehen, und wenn nicht, so fallen sie doch endlich aus und das Kauen ist behindert; äussere mechanische Einwirkung wird für die zahlreichsten Fälle als Entstehungsursache angenommen, indess scheint wegen des zuweilen häufigen Vorkommens dieses Zustandes in einer Gegend, einem Orte oder gar einem Stalle zuweilen ein constitutionelles oder dyscrasisches Leiden zu Grunde zu liegen. Ein ausgezeichnetes Exemplar vom rechten Unterkieferaste eines Pferdes befindet sich im hiesigen Cabinet, zu dem eine aus unbekannter Ursache entstandene Spaltung eines Backenzahnes Veranlassung gegeben hat. In der ersten Zeit zeigt der in der Winddornentwickelung begriffene Kiefer eine knorpelharte Geschwulst, später Eiterung in den Hohlräumen des Knochens. Die linke Hälfte des Kopfes eines Rindes (in der hiesigen Sammlung) zeigt am Oberkiefer eine bedeutende in der Ausbildung begriffene Winddorngeschwulst, die nicht von den Zähnen ausging, wenigstens nicht mit einer erkennbaren Zahnkrankheit in Verbindung steht. Die Untersuchung dieses Präparates im frischen Zustande ergab mehr oder minder grosse Hohlräume in dem aufgetriebenen Knochen, welche mit einem fibrösen, sackartigen Gewebe ausgefüllt waren, in dessen Räumen sich eine eiterartige Materie befand, die bei microscopischer Betrachtung zahlreiche und vollkommene Zellen blicken liess. Der krankhafte Knochen selbst liess anscheinend die normale Mnnge von Knochenkörperchen, aber eine geringere Zahl von Knochenkanälchen wahrnehmen.

Endlich möge auch die Knochenauflockerung, deren oben unter dem Namen *osteoporoma* gedacht wurde, wegen seltenen oder doch nicht gehörig beachteten Vorkommens noch speciell erwähnt werden. Haubner führt (Magazin f. d. ges. Thierheilk. XX. p. 197 f. f.) ein paar hierher gehörige, mehr oder minder zweifelhafte Fälle anderer Beobachter an, und geht dann näher und ausführlich auf den, von ihm beim Pferde und beim Schweine beobachteten genannten Knochenfehler ein, dem ich hier einen anderen von einem männlichen, 6jährigen Fanghunde anschliesse, der ursprünglich an Brüchen des rechten Oberarmes und mehrerer Rippen derselben Seite in Folge eines Schlages litt, und sodann später an Cahexie zu Grunde ging. Einige Knochen dieses Hundes, welche Prof. Mai in Weihenstephan einzusenden die Güte hatte, zeigen die Osteoporosis in einem mehr oder minder ausgezeichneten Grade durch ihre Porosität, durch ihr geringes Gewicht und die flechtenartige Auflagerung einer sehr bröckligen Knochenmasse.

§. 137.

Die **Blutgefässgeschwulst** (*angiotasis*), welche auf einer Ausdehnung der Wand grösserer Gefässe mit oder ohne Entartung derselben beruht, unterscheidet sich von der Neubildung der Blutgefässe überhaupt, insbesondere derjenigen von Capillargefässen und ihrer Erweiterung, wodurch die *angiotelectasiae* gesetzt werden (vergl. §. 130 den Schluss der Betrachtung der Gefässneubildung, sowie §. 69). Die Blutgefässgeschwülste können auch als Erweiterung der Gefässe (*dilatatio vasorum*) und unter Umständen als Uebernährung (Hypertrophie) aufgefasst werden, und zwar dann recht passend, wenn man sie der Verengerung und dem Schwunde dieser Theile gegenüberstellen will; aber es ist die einfache Erweiterung von Gefässen, die dadurch entsteht, dass sich dem Blutstrome ein mechanisches Hinderniss entgegenstellt, wie sie zuweilen an der Lungenarterie und ihren Aesten beobachtet wird, von derjenigen Erweiterung zu unterscheiden, die mit Verdickung und Entartung der Gefässwand verbunden ist.

Die Geschwulst einer Arterie wird als Schlagadergeschwulst (*aneurysma*) und die einer Vene als Blutadergeschwulst oder Krampfaderknoten (*varix*) bezeichnet.

Die **Schlagadergeschwulst** besteht in Erweiterung einer Arterie mit meist gleichzeitiger Veränderung ihrer Wand, in Folge eines Processes, den man als atheromatösen bezeichnet, aber dabei nicht annehmen darf, als handle es sich auch hiebei um ein eigentliches *atheroma* (eine Brei- oder Grützgeschwulst) oder etwas dem Aehnliches. Dieser Process besteht vielmehr anfangs in Verdickung (Hypertrophie) der Zell- und der mittleren, elastischen Haut von unebener, höckeriger Beschaffenheit in der Weise, dass sich das neugebildete elastische

Gewebe, das von der inneren Gefässhaut bedeckt und daher glatt erscheint, ebensowohl in dünnen Schichten abziehen lässt, als auch die früher bestandene, nun brüchig gewordene mittlere Haut. Später stellt sich dann in jenem Neugebilde die fettige Entartung ein, wodurch eine Masse gebildet wird, die viel Cholestearin enthält, und allmählig auch die innere Haut des Gefässes in diesen Process hineinzieht, rauh und rissig wird, und so Veranlassung gibt zur Anheftung von Faserstoffgerinnseln, welche die innere Räumlichkeit des Gefässes vermindern, obwohl dieselbe vergrössert war. Der Beschluss dieser Entartung ist Verkalkung, die jedenfalls als solche und nicht als Verknöcherung bezeichnet werden sollte. In der in dieser Weise verdickten Wand befinden sich Blutkanäle, welche Rokitansky als von innen heraus gebildet erklärt (vergl. §. 130, Neubildung von Gefässen am Schlusse), während Röll (l. c. p. 479), wie es mir scheint, irrthümlich annimmt, dass Gefässchen von der Zellhaut in die Neubildung eintreten, und theilweise an der inneren Oberfläche derselben mit feinen Oeffnungen münden.

In dieser Weise sind nun die wahren Pulsadergeschwülste (*aneurysmata vera*) gebildet, welche von den falschen (*spuria*), die nur aus einer Erweiterung der Zellhaut mit Trennung des Zusammenhanges der mittleren und inneren Haut der Gefässe bestehen, indem dann durch das eindringende Blut die Zellhaut sackartig ausgedehnt wird, zu unterscheiden sind. An äusseren Körpertheilen kommen die wahren Pulsadergeschwülste sehr selten vor, in den Körperhöhlen aber, besonders am Bauchtheil der Aorta und an den davon abgehenden Aesten und zwar beim Pferde sehr häufig, am öftesten an den Gekrösarterien, zumal an der vorderen und an den davon abgehenden Darmarterien. Hering fand die Pulsadergeschwulst bei 69 Pferden am Stamme der vorderen Gekrösarterie 7mal, an den Arterien des Dünndarmes 16mal, an den Grimmdarmarterien 59mal, an den Blinddarmarterien 18mal, woraus er den Schluss zieht, dass diese Geschwulst selten bei einem Pferde fehle, und dass jedes (jüngere Füllen ausgenommen) eher zwei als keine habe. Gurlt hält diess (l. c. p. 301) mit meinen Wahrnehmungen übereinstimmend für übertrieben; übrigens aber ist es auch sehr wahrscheinlich, dass bei Pferden, welche nicht anatomiereif sind, auch nicht so oft Aneurysmen vorkommen werden. Die Form, in der die Pulsadergeschwülste auftreten, ist verschieden; bald ist sie eine cylindrische, bald eine spindelförmige, bald eine sackartige, wie sich u. a. eine faustgrosse der letzten Art von der linken Nierenarterie eines Pferdes im hiesigen Cabinet vorfindet. Diejenigen Pulsadergeschwülste, welche ausser der allgemeinen Erweiterung noch kleine Ausbuchtungen zeigen, werden rankenförmige genannt. In der Grösse sind diese Geschwülste sehr verschieden; man hat solche bis zur Grösse eines Menschenkopfes gesehen.

Die Ursachen der Entstehung der Pulsadergeschwülste sind meist unbekannt; es steht jedoch zu vermuthen, dass Zerrungen an den Gefässen des Bauches beim Pferde durch die Eingeweide, namentlich bei raschen Bewegungen, wenn Därme und Bauchwand früher durch massenhaftes Futter ausgedehnt waren, sie hervorrufen können. Greve glaubte, dass die kleine Varietät vom bewaffneten Pallisadenwurm, die man häufig in solchen Geschwülsten am Stamme und den Aesten der vorderen Gekrösarterie findet, sie verursache, welcher Annahme indess Gurlt mit Recht nicht beistimmt, weil jene Würmer nicht immer in diesen Geschwülsten vorkommen, und in dem Aneurysma des Menschen (und der übrigen Haussäugethiere) nie gefunden werden.

Die Folgen der Aneurysmen bestehen meist in Druck auf benachbarte Theile, und können unter Umständen Schwund derselben bewirken; selten bersten sie auf, und geben hiedurch Veranlassung zur Verblutung, häufiger aber werden sie weniger wegsam, indem der innere Raum der Arterien sich verengt, und geben hiedurch Veranlassung zu Blutpfröpfen, selbst in entfernten Gefässen durch losgelöste und fortgeführte Gerinnsel (vergl. §. 56).

Die **Blutadergeschwulst** wird weniger häufig als die Pulsadergeschwulst angetroffen, jedoch sind die Erweiterungen an Venen auf grössere Strecken öfter als solche der Arterien, und während Pulsadergeschwülste häufiger in Körperhöhlen vorkommen, ereignen sich Blutadergeschwülste öfter an der Oberfläche des Körpers, obwohl fast sämmtliche grosse Venen in den Körperhöhlen erweitert angetroffen wurden und zuweilen durch verminderten Widerstand ihrer Wandungen zu Zerreissungen und Verblutungen Veranlassung gaben, während eine mit der Erweiterung der Venen zunehmende Dicke ihrer Wände nur selten ist. Die eigentlichen Blutadergeschwülste, welche an den inneren Hautvenen (Schrankadern) des Pferdes an der inneren Fläche der Sprunggelenke vorkommen, werden als Blutspat bezeichnet; die am Schlauche des Hengstes vorkommenden Blutadergeschwülste, sowie die nicht selten am Euter der Kühe haben keine besondere Namen, und sind übrigens auch in den wenigsten Fällen wirkliche *varices*, als vielmehr Erweiterungen ganzer Venenzweige, worin dann oft Blutpfröpfe vorkommen.

§. 138.

Die **Tuberkeln** (*tubercula*, *deminutivum* von *tuber*, Knolle oder Knoten) sind Aftergebilde, welche in der Regel in genau begrenzter, rundlichen Gestalt von der Grösse eines Hirsekorns bis zu einer Wallnuss und grösser vorkommen. Das regelmässige Auftreten dieser Aftergebilde in dieser Art hat zu ihrer Bezeichnung Veranlassung gegeben; indess kommt die Tuberkelmaterie auch in dem Gewebe der Organe in nicht genau begrenzter Art, vielmehr in der Form einer Ergiessung (*diffusio*), oder, wie man zu sagen pflegt: diffus, oder gleichsam wie eingeseiht (infiltrirt) vor, und sich also hiedurch von jenem scharf begrenzten und geschiedenen (discreten) Vorkommen unterscheidet, während dieses letztere auch als insulares bezeichnet wird, selbst dann, wenn eine Zusammenhäufung verschiedener Tuberkeln gegeben ist. Sind die Tuberkeln ungefähr von der Grösse eines Hirsekorns, so werden sie Miliartuberkeln (von *milium*, Hirse), grössere aber Knotentuberkeln genannt, obgleich die letzte Bezeichnung eine pleonastische ist, und daher möglichst umgangen werden sollte. Die kleinere Sorte der Knotentuberkeln wird auch wohl als Tuberkelgranulation bezeichnet.

Die Tuberkelmasse überhaupt, in welcher Form sie auch vorkommen möge, entsteht wie jedes andere Aftergebilde aus einem Exsudate, aber sie unterscheidet sich dadurch von allen übrigen Neubildungen, dass sie nur einer theilweisen und geringen Organisation fähig ist, und die Fortentwickelung nie bis zu einem wirklichen Gewebe geht. Denn die microscopische Untersuchung lehrt, dass diese Masse in ihrer Ausbildung und dann, wenn sie noch keine rückschreitende Umwandlungen eingegangen ist, nur aus Kernen und aus ein- oder mehrkernigen, runden oder ovalen oder höchstens spindelförmigen Zellen, die durch einen klebrigen Stoff mit einander verbunden werden, besteht; in diesem Zustande ist also die Tuberkelmasse aus einem geformten (organisirten) und aus einem formlosen Bestandtheile zusammengesetzt. Die Tuberkelmasse unterscheidet sich ferner von den übrigen Aftergebilden durch ihre grosse Geneigtheit zum Zerfallen und zum Verkalken.

Hat man es mit dem discreten Vorkommen der Tuberkelmasse, also in der Form wirklicher Tuberkeln zu thun, so kann die Unterscheidung derselben keiner Schwierigkeit unterworfen sein, anders aber verhält es sich bei der Tuberkelinfiltration. Bei der Bestimmung dieser ist weniger das Microscop maassgebend, als das ganze, durch einfache sinnliche Wahrnehmung erfassbare Verhalten bei der Entstehung, Ausbildung und dem ferneren Verlaufe. Diese macroscopische Auffassung reicht auch zur Bestimmung des discreten Auftretens der Tuberkelmasse aus, wenn das gehörig beachtet wird, was weiter anzuführen ist.

Die Tuberkeln entstehen entweder an der Oberfläche oder in der Tiefe der Organe oder auch in Neubildungen aus einem mehr oder weniger klaren oder trüben, graulichen Exsudate, ohne dass damit eine Entzündung verbunden zu sein scheint; dieses Exsudat befindet sich, wie es schon die Benennung sagt, nicht allein ausserhalb der Capillargefässe, sondern auch ausserhalb der Gewebtheile, also zwischen denselben als eine Hinaussetzung (*juxtapositio*). Das Exsudat wird alsbald fest, es erstarrt und beginnt sich zu den obengenannten Formbestandtheilen umzuwandeln, indem neues Exsudat den Tuberkel vergrössernd von aussen durch Anlagerung (*appositio*) hinzutritt, und so das früher bestehende als Anziehungspunct für das folgende zu wirken scheint. Mit der Vergrösserung der Tuberkeln wird das Organengewebe verdrängt, und nur selten etwas von Bindegewebe und noch seltener etwas von dem eigenthümlichen Organengewebe oder ein Gefäss eingeschlossen. Ueberhaupt haben die Tuberkeln weder Gefässe noch Nerven in ihrer eigenthümlichen Masse; aber wenn sich eine Bindegewebskapsel um sie gebildet hat, wie dies später immer, entweder auf dem Wege der ruhigen Vegetation oder auch in Folge einer secundären Entzündung des sie umgebenden Gewebes und Ausschwitzung gebildet hat, dann besitzt diese Kapsel Gefässchen. Eine solche Kapsel ist inzwischen kein integrirender Theil eines Tuberkels, vielmehr als ein auf dem Wege der Reaction zu Stande gekommenes Hilfsmittel des Organismus anzusehen, das ihm fremdartige durch eine Art von Sequestration für ihn möglichst unschädlich zu machen.

Im ersten Stadium ist die Tuberkelmasse meist grau, oder gelblich-weiss oder gelb, und Regel ist es, dass, wenn die Tuberkelmasse im ersten Stadium grau ist, sie dann später gelb wird, und mit dieser Farbenveränderung auch microscopische Veränderungen ihrer Bestandtheile eingetreten sind. Diese Veränderungen bestehen darin, dass nun eine Punctmasse in grösserer Menge aufgetreten ist, und dass die früher gedachten Zellen im Zustande der beginnenden Zerstörung begriffen sind, die sich durch einen mehr oder minderen Grad der Einschrumpfung derselben, sowie durch eine Zerfetzung ihrer Ränder zu erkennen gibt; die Vermehrung der Punctmasse ist wahrscheinlich als Brut der Zellen zu betrachten. Die Tuberkelmasse hat sowohl im grauen als auch im gelben Zustande die Beschaffenheit eines mehr oder minder trockenen Käses, jedoch ist die graue zusammenhängender als die gelbe, welche beim Drucke leichter auseinanderbröckelt. Die Tuberkelmasse dieses Stadiums verhält sich, was Farbe und Consistenz anbetrifft, gerade wie die Typhusmasse, und beide sind sich auch hinsichtlich des sogleich zu betrachtenden Vorganges sehr ähnlich; die Typhusmasse aber bildet keine so genau umschriebenen Geschwülste im Gewebe der Organe, wie die Tuberkelmasse, vielmehr ist jene mehr verästigt oder zerstreut, und kommt immer in rascher Weise und verbunden mit den übrigen anatomischen Merkmalen des Typhus vor.

Die weiteren Veränderungen, welche die Tuberkelmasse eingeht, bestehen hinsichtlich der grauen in Einschrumpfung zu einer knorpelharten, aber nicht knorpelzähen Masse, insofern sie sich leicht zertrümmern und zerbröckeln lässt; ausser dieser

Veränderung aber kann die graue Tuberkelmasse ebenso, wie auch die gelbe in Erweichung übergehen. Diese Erweichung wird auch beziehungsweise als Vereiterung oder Verjauchung und das Product derselben als Tuberkeleiter oder Tuberkeljauche bezeichnet. Der wirkliche Erweichungprocess, der in einem Zerfallen, in einer Art Necrose der Tuberkelmasse besteht, beginnt immer im Mittelpuncte derselben, also da, wo sie zuerst entstanden, oder am ältesten ist; indessen kann diese Erweichung auch begünstigt werden durch ein seröses Exsudat vom peripherischen Gewebe her, wodurch dann Trennung und Zerfall der Massentheile begünstigt wird. Die gelbe Tuberkelmasse liefert immer eine mehr oder minder eiterähnliche Flüssigkeit, die sich inzwischen bei microscopischer Betrachtung wohl, wenn auch nicht leicht vom wahren Eiter unterscheiden lässt, insofern dabei die oben bezeichneten Formelemente bei der Unterscheidung maassgebend sind. Leichter ist es die erweichte graue Tuberkelmasse vom Eiter zu unterscheiden, indem sie nicht allein eine graue, schmutzig gefärbte, schleimige Flüssigkeit darstellt, sondern auch bei microscopischer Betrachtung einen grösseren Zerfall (*detritus*) der Masse durch viele staubähnliche Theilchen, kleine Fetttröpfchen, Kryställchen und Zellenfetzen zu erkennen gibt. Tuberkeljauche, d. h. eine missfarbige, graue oder braune, übelriechende Flüssigkeit entsteht dann, wenn wie z. B. in der Lunge eine Tuberkelhöhle (*caverna*) mit einem geöffneten Luftgefässe oder Bronchialzweige in Verbindung steht, und dann die atmosphärische Luft fäulnisserregend einwirkt. Wenn ein Tuberkel bis an seine Peripherie erweicht ist, so greift die Tuberkeljauche das umliegende Gewebe, zuweilen auch schon früher an, und entsteht hiedurch ein Eiterungsprocess, der die ursprüngliche (primäre) Caverne vergrössert, oder es geschieht diess auch durch unmittelbare Necrosirung des Gewebes. Die hiedurch entstandene grössere Höhle wird als secundäre Caverne bezeichnet, und es erfordert mitunter Aufmerksamkeit, in der Beurtheilung einer solchen keinen Irrthum zu begehen, dieselbe nicht mit einem Abscesse, einem wirklichen primären Eitergeschwüre (*vomica*) zu verwechseln, denn hiebei kann die microscopische Untersuchung nicht mehr entscheidend sein, vielmehr nur die Beachtung anderweitiger Tuberkeln in verschiedenen Stadien der Aus- und Rückbildung.

Befindet sich ein Tuberkel in einer Haut, und wird dann dieselbe bei der Erweichung durchbrochen, so bezeichnet man diess als Tuberkelgeschwür, und zwar zunächst als primäres, während dessen Vergrösserung durch weiteren Substanzverlust in der Umgebung als secundäres Tuberkelgeschwür bezeichnet wird.

Wenn die Tuberkelmasse ihren Erweichungsprocess vollendet hat, und derselbe auf diese durch eine schützende Kapsel beschränkt blieb, so wird die Flüssigkeit aufgesogen und dieselbe durch Kalksalze ersetzt, wodurch dann die Masse nach und nach steinhart wird: es ist Verkalkung eingetreten. Ob die gelbe, unbestrittene Tuberkelmasse nicht auch ursprünglich ohne vorhergegangene Erweichung verkalken könne, kann ich zur Zeit nicht entscheiden, es ist mir jedoch wahrscheinlich, weil diess bei den Aftergebilden der Franzosenkrankheit des Rindviehes wirklich der Fall ist, (vgl. weiter unten über die Tuberkulose der serösen Häute und §. 132 über Sarcom). Beim infiltrirten Tuberkel kommen dieselben Processe der Erweichung und Verkalkung vor, und ist es in diesem letzten Zustande der Fall, dass die Verkalkung in Granulationen und nicht gleichmässig, also immer noch mit der Tendenz der Abgrenzung vorkommt. Wenn die Tuberkeljauche sich in günstigen Fällen nach aussen entleert, und die weitere Bildung von Tuberkeln, beziehungsweise der tuberkulöse Process (*tuberculosis*) beendigt ist, so kann vollständige Heilung dadurch entstehen, dass die Cavernen, beziehungsweise die Tuberkelgeschwüre durch Bildung von Narbensubstanz ausheilen.

Die Tuberkelbildung kommt entweder in acuter oder chronischer Weise in mehr oder minder grosser Ausbreitung in einem Organe oder in mehreren zugleich oder aufeinanderfolgend vor. Die in acuter Weise entstandene Tuberkelbildung nimmt nicht selten einen raschen und tödtlichen Verlauf, wenn das befallene Organ eine wichtige Stellung im Leben einnimmt; ist diess nicht der Fall, so nimmt auch die rasch, wie die langsam entstandene Tuberkulosis einen chronischen Verlauf. Dass ein besonderer Zustand des Blutes an der Tuberkelbildung den meisten Antheil hat, ist wohl klar, besonders dann, wenn dieselbe in verschiedenen Organen vorkommt, aber es lassen sich keine Merkmale von einer tuberkulösen Crasis an dem Blute selbst angeben. Auch daraus lässt sich die Tuberkulosis als ein constitutionelles Leiden entnehmen, dass sie, oder mindestens die Anlage dazu, zuweilen als erblich erkannt wird.

Die Tuberkelbildung ist zwar bei allen Haussäugethieren beobachtet worden, indess am häufigsten bei Pferden, Rindern und Hunden, und insbesondere bei Thieren der ersten Art am öftesten. In allen Organen ist dieser Fehler beobachtet worden, am häufigsten aber in den Athmungsorganen; in einigen Organen ist er inzwischen bisher unter den Haussäugethieren noch nicht nachgewiesen worden, und zwar in den Knochen noch nicht. Gurlt (l. c. im Nachtrag p. 56) führt zwar an, dass die Tuberkelkrankheit der Knochen nur selten sei; aber Belege für ihr wirkliches Vorkommen gibt derselbe nicht an, wie diess sonst dieser sorgsame Sammler zu thun pflegt. Ferner sind, soviel mir bekannt ist, Beobachtungen über das Vorkommen von Tuberkeln im Herzen (mit Ausnahme von Auflagerungen auf demselben in der Perlsucht), in den Gefässhäuten, sowie im Rückenmarke und in den Nerven ebenfalls noch nicht mitgetheilt. Was das Gehirn und seine Umhüllungen anbetrifft, so bemerkt Röll (l. c. p. 335), dass er in diesen Theilen Tuberkeln noch nicht beobachtet habe; indess werden später zwei hierher gehörige Fälle mitgetheilt werden. Inzwischen ist zu beachten, dass, weil Melanosen seither für eigenthümliche Geschwülste gehalten wurden, es wohl vorgekommen sein mag, dass mancher pigmentirte Tuberkel in den oben angeführten tuberkelfrei sein sollenden Organen bisher als Melanose passirte.

Ueber das Ausschliessen zwischen Tuberkeln und anderen Afterbildungen und Krankheitsprocessen überhaupt, d. h. über die Erscheinung, dass wenn das eine vorkommt, dann das andere nicht, entweder in einem Individuum, oder in einem Systeme oder Organe, weiss man auf thierärztlichem Gebiete bisher nichts Erspriessliches, weil die Aufmerksamkeit erst kaum auf diesen Gegenstand hingelenkt ist.

Im Nachstehenden sollen noch einige der wichtigsten Erscheinungen der Tuberkelbildung angeführt werden, insofern dieselbe zu besonderen bemerkenswerthen Krankheitsformen Veranlassung gibt, und zwar zunächst: Tuberkelbildung in der Haut.

Die **Tuberkulose der Haut** zeigt sich als Knoten an verschiedenen Stellen derselben, die nach mehr oder minder langem Bestande erweichen und aufbrechen, eine schmutzige, eiterartige Flüssigkeit entlassen, schwielige speckigte Ränder mit eben solchem Grunde zeigen, und auf diese Weise Tuberkelgeschwüre darstellen. Diese, welche sich in der Regel, falls sie vorkommen, zu den Erscheinungen der Rotzkrankheit beim Pferde gesellen, oder auch diese Krankheit zur Folge haben, oder vielmehr zeitweise auftretende Theilerscheinungen derselben sind, unterscheiden sich von den eigentlichen, in Lymphgefässen vorkommenden Wurmgeschwüren durch ihr isolirtes (inselartiges) Vorkommen (vergl. §. 111). In dieser Weise bieten die Tuberkelgeschwüre der Haut wohl einen formellen, aber keinen wesentlichen Unterschied vom Hautwurm. Denn gerade die Hauttuberkulose hat vor der Tuberkulose anderer Organe mit dem Hautwurme das Eigenthümliche, dass sie mit der Rotzkrankheit in engster Beziehung steht, dass beide Zustände von gleicher Wesenheit sind, weil sie sich oft einander begleiten oder folgen, und weil das Contagium beider beide hervorzurufen vermag. Zuweilen beobachtet man bei Pferden chronische Anschwellungen der Gliedmaassen, entweder auf ihre unteren Theile beschränkt oder höher hinaufreichend, welche dann ebenfalls zuweilen in der Form von Tuberkelgeschwüren aufbrechen, welche Erscheinung in pathologischer Hinsicht nicht minder bedenklich ist, als jene. Einen interessanten aber auch mich sehr unangenehm überraschenden in dieses Gebiet gehörigen Fall beobachtete ich einst bei einem feinen Reitpferde (Fuchsstute), deren Krankheit ich in ihrer Entstehung für acuten Rheumatismus diagnosticirte, weil starrkrampfartige Steifigkeit am ganzen Körper das Hauptmerkmal war. In zwei Tagen war der acute Rotz vollständig bei diesem Thiere entwickelt mit sehr zahlreichen linsengrossen Knötchen in der Haut, besonders an der unteren Bauchwand, die rasch Geschwürchen bildeten, und nach dem Tödten des Thieres die abgezogene Haut siebartig durchlöchert erblicken liessen.

Die Tuberkulose der Nasenschleimhaut beim Pferde bildet das wesentlichste Symptom der Rotzkrankheit. Anfangs besteht dieselbe in hirsekorngrossen oder auch grösseren sich etwas über die in katarrhalischem Zustande befindliche Schleimhaut erhebenden Knötchen, deren Umgebung gerade am meisten katarrhalisch ergriffen und roth ist, während andere Stellen von aufgetriebenen Venen nicht selten bläulich erscheinen. Diese Knötchen, welche eine graue Farbe haben, erweichen wie jeder Tuberkel von innen heraus, brechen auf, entlassen den gewöhnlichen Tuberkeleiter beziehungsweise Rotzeiter, während sich die erweichten Stellen im Umfange und in der Tiefe vergrössern, schwielige, speckigte Ränder zeigen, und auf diese Weise ein Tuberkelgeschwür, und am bezeichneten Orte das eigentliche Rotz- (chankröse, krebsartige) Geschwür darstellen. An allen Wänden der Nasenhöhlen, zuweilen in beiden, häufiger aber nur in einer, kommen dergleichen Tuberkeln und Geschwürchen in verschiedenem Zustande der Entwickelung vor, auch im Kehlkopf und in der Luftröhre, in welchen letzteren man aber in der Regel nur (diphtheritische) Geschwüre und keine Tuberkeln findet (vergl. §. 113). Die Rotzgeschwüre greifen endlich den Knorpel der Nasenscheidewand, die Dütenbeine, Blutgefässe u. s. w. an, bilden mehr oder minder grosse Verwüstungen, und geben demnach Veranlassung zu einem krümlichen, missfarbigen, oft blutigen Ausfluss. Einzelne Rotzgeschwürchen findet man zuweilen zu sternförmigen, zusammengezogenen Narben ausgeheilt, und wenn sich Tuberkeln an dem Labyrinthe befinden, so sind diese am meisten entwickelt, warzenartig und zuweilen sogar polypenartig gestielt. Im Grunde genommen sind diese Auswüchse tuberkulisirte Bindegewebs-Neubildungen, wie sie auch in den Nebenhöhlen der Nase zuweilen in der Rotzkrankheit aufgefunden werden, die ich zwar schon verkalkt aber noch nicht erweicht und in Geschwüre umgewandelt fand.

Die Tuberkulose der Lunge kommt beim Pferde sehr oft vor, namentlich in der Regel in der Rotzkrankheit, und gerade in dieser findet sich die Form der Miliartuberkeln sehr oft unter der Lungenpleura, aber auch in der Tiefe des Organes, welche jene Haut etwas erheben, mit dieser hervorstehen und dann beim Ueberfahren mit den Fingern leichter wahrgenommen werden können, als mit dem Auge.

Die Tuberkulose der serösen Häute kommt viel seltener vor, wenn man die Aftergebilde der Franzosenkrankheit des Rindviehes nicht, wie ich es thue, hieher zählen will (vergl. §. 132 Fleischgeschwulst). Als ungewöhnliches Vorkommniss möge hier zweier im hiesigen Kabinete befindlicher Präparate gedacht werden; das eine stammt von einer Kuh mit Perlsucht und betrifft eine tuberkulöse Geschwulst in der Wand des Gallendarmes von ansehnlichem Umfange; das andere betrifft ein $12^1/_2$ Kilogr. schweres Aftergebilde in derselben Krankheit einer Kuh, welches im Grunde der Brusthöhle vorkam, und die Lunge nach oben verdrängt hatte. Während des Druckes dieser Schrift finde ich (in den „Mittheil. aus der thierärztl. Praxis" von Gerlach VI. p. 173), dass Depart.-Thierarzt Schellhase bei einer an Perlsucht mit Abzehrung zu Grunde gegangenen Kuh ausser den bekannten Aftergebilden an den serösen Häuten der Brust- und Bauchhöhle zahlreiche Geschwüre an der inneren Fläche des Kehlkopfs und der Luftröhre gefunden habe. Diese Geschwüre hatten die Grösse eines Silbergroschens, betrafen die ganze Dicke der Schleimhaut, und reichten bis auf die Knorpel, ihr Grund war unrein, gelblich, mit einer weichen, käseartigen Masse bedeckt; ihre Ränder etwas aufgeworfen und gezackt, und ihre Umgebung mit einem tuberkulösen Exsudate infiltrirt. Dieser Fall bestärkt den Referenten (Gerlach) in seiner Annahme, dass die Franzosenkrankheit wirklich eine Tuberkulose ist, welche Ansicht ich bereits im J. 1850 ausgesprochen und begründet habe (vergl. Thierärztl. Zeitung 1850 p. 135).

Die Tuberkulose der Lymphgefässganglien, der sog. Lymphdrüsen kommt in der verdächtigen Druse und in der Rotzkrankheit des Pferdes regelmässig im Kehlgange, und zwar beim Rotze an derselben Seite vor, an der sich in der Nasenhöhle die oben bemerkten wesentlichen Erscheinungen vorfinden; aber auch in anderen Körpergegenden werden die Lymphgefässganglien tuberkulisirt und zum Theil im Zustande der Erweichung in der genannten Krankheit gefunden, namentlich beim Eingange in die Brust, in der Achsel-, in der Schaamund Leistengegend. In der Darrsucht der Fohlen kommt ebenfalls dieser Zustand, eine eigene Leidensform darstellend, vor, ebenso in der Darrsucht des Rindviehes (besonders bei Ochsen), in welcher jene Gebilde, namentlich am Gekröse und an den Luftröhrenverzweigungen zuweilen eine ausserordentliche Grösse annehmen, auf dem Durchschnitte gelblich aussehen, und auch zuweilen im Zustande der Erweichung und Verjauchung angetroffen werden. Die tuberkulisirten Lymphgefässganglien werden als Scropheln (*scrofulae v. scrophulae*) und der Vorgang ihrer Bildung als *scrophulosis* bezeichnet.

Die Tuberkulose des Gehirns und dessen Umhüllungen kommt gewiss sehr selten vor, denn in der hiesigen Sammlung befinden sich nur zwei hieher gehörige Präparate. Das eine gehört einer Kuh an, die nach einer acuten (14 Tage dauernden) Gehirnkrankheit zu Grunde ging; bei diesem kommen an der Gefässhaut oberflächlich und auch zwischen die Windungen des Gehirns eindringend graue, hirsekorn- und linsengrosse Tuberkeln in ziemlicher Menge vor. Die Krankheitsgeschichte über diesen Fall ist in der Thierärztl. Zeitung 1845 No. 19 niedergelegt, und vom Thierarzte Heizmann in Heiligenberg verfasst. Das andere Präparat ist ein Gehirn von einem 2 Jahr alten Rinde. Im frischen Zustande liess die rechte Halbkugel des grossen Gehirnes (das kleine Gehirn, so wie das verlängerte Mark waren gesund) ausser einer starken Gefässinjection und Spuren von Entzündung nichts Krankhaftes erblicken. Die linke Halbkugel aber zeigte ausser einer Gefässinjection das Fehlen von zwei Dritttheilen des Daches der Seitenkammer; vom Boden dieser war ein Aftergebilde hervorgewuchert, welches mit Ausnahme der Farbe und Consistenz (letztere war käsig) dem äusseren Anscheine nach Aehnlichkeit mit den Aftergebilden in der Perlsucht hatte. Die Farbe dieses Aftergebildes war saftgrün, ähnlich dem schweizer Kräuterkäse. Etwas von dieser Masse auf ein Glastäfelchen mit Wasser gebracht bildete mit diesem eine milchartige Flüssigkeit, und liess bei microscopischer Betrachtung nichts weiter als den oben bezeichneten, in der Tuberkelmasse überhaupt vorkommenden Formelementen ähnliche Gebilde erkennen. Demnach hielt ich diesen Zustand für Gehirntuberkulose mit theilweisem Schwunde, beziehungsweise Necrose der Gehirnsubstanz, hervorgebracht durch die Erweichung des Aftergebildes. Thierarzt Schaefer in Stockach, welcher dieses seltene Präparat einsandte, bemerkte dabei Folgendes: „Als ich das Thier untersuchte, erklärte mir dessen Eigenthümer, dass es am Abend zuvor noch ganz gesund gewesen zu sein schien, wenigstens habe es mit vollem Appetit gefressen. Ich selbst fand das Thier anscheinend bewusstlos und mit zurückgelegtem Kopfe und unter den Leib gezogenen Füssen auf dem Boden liegend; die Temperatur des ganzen Körpers war vermindert, die Augen waren matt, geschlossen, das Flotzmaul feucht; Schaum vor dem Maule, die Bindehaut der Augen blass, Puls weich, langsam und aussetzend, 33 in der Minute, Herzschlag unfühlbar, Athmen tief, 5—6 Züge in der Minute. Das Thier war unfähig den Kopf in gehöriger Richtung erhalten zu können, wurde er aufgehoben und dann frei gelassen, so nahm derselbe seine frühere Lage wieder ein. Die Percussion auf dem Schädel, welche dem Thiere grosse Schmerzen zu verursachen schien, liess einen dumpfen Ton wahrnehmen. Ich erklärte den Zustand für unheilbar; die Tödtung des Thieres wurde vorgenommen, dasselbe secirt, und ausser der theils geschwundenen, theils degenerirten Gehirnmasse noch etwa 10 Unzen ($312^1/_2$ Gramm.) röthlicher, trüber Flüssigkeit im Gehirne und in der Schädelhöhle, sonst aber nichts Bemerkenswerthes vorgefunden." Uebrigens wird auch noch des Vorkommens von Gehirntuberkeln in den „Mittheil. aus der thierärztl. Praxis von Gerlach und Leisering (II. p. 133)" Erwähnung gethan. In dem einen Falle fand Kreisthierarzt Rademacher bei einer Kuh, nachdem sie geschlachtet war nebst bedeutendem serösen Ergusse in der rechten Gehirnhälfte, eine grosse Zahl Tuberkeln in verschiedenen Ausbildungs-Perioden; und wird es als auffallend bezeichnet, dass die Kuh noch ziemliche Fresslust hatte, und auch eine ziemlich grosse Quantität Milch gab. Der andere Fall wurde vom Kreisthierarzte Fallert beobachtet. Das $1^1/_2$jährige Rind drängte vorwärts, und bewegte Kopf und Ohren hin und her; die Augen glänzten, wurden stark bewegt und das Sehvermögen fehlte. Bei der Section fand man die Spinnwebenhaut mit kleinen, kaum stecknadelkopfgrossen Knötchen besäet und gleiche auf den Vierhügeln. In der Brusthöhle kamen die Aftergebilde der Perlsucht vor;

und stützt daher auch dieser Fall die Annahme, dass diese Krankheit wesentlich eine Tuberkulose ist.

§. 139.

Der **Krebs** (*carcinoma v. cancer*) ist ein Aftergebilde, welches in sehr verschiedener Form vorkommt, und hiedurch zuweilen einerseits eine Aehnlichkeit mit den Fasergeschwülsten (Fibroiden), anderseits mit den Tuberkeln erlangt. Das äussere Verhalten dieses Aftergebildes, insofern es bald eben und mit glatter Oberfläche, bald höckerig, bald scharf begrenzt, bald gelappt oder verästigt, bald hart oder weich, bald mit einer strammen Bindegewebshülle umgeben ist oder nicht, und zudem in den verschiedensten Farben, bald weiss, röthlich, bläulich oder grau erscheint, — ist bezüglich der Diagnose nicht entscheidend; vielmehr ist das Innere auf den Durchschnittsflächen genau zu beachten. Dabei bemerkt man bei diesem Aftergebilde zwei Bestandtheile mit blossem Auge, einen geformten (gewebigen), der aus mehr oder weniger dichten Bindegewebsfasern besteht, das Gerüste (*stroma*) desselben darstellt, und eine sehr verschiedene Anordnung in Bezug auf Richtung und Gestaltung von Zwischenräumen haben kann, und auf diese Weise ein mehr oder minder grosses Netz- oder Fachwerk bildet, in dessen Hohlräumen der andere Bestandtheil gelagert ist. Dieser ist bei Betrachtung mit blossem Auge formlos, bald mehr oder weniger dicht, käse-, gallert-, schleim- oder milchartig, grau, röthlich oder gelblich, und stellt die eigentliche oder wesentliche Krebsmasse dar, die hinsichtlich der einen genannten Eigenschaft auch als Krebsmilch bezeichnet wird. Betrachtet man diese Masse microscopisch, so findet man eine seröse Flüssigkeit, den Krebssaft, und ausserdem sehr verschiedenartige, organisirte Elemente, Körnchen und Kerne, ein- oder mehrkernige Zellen in den verschiedensten Gestalten, runde, eiförmige, elliptische, birnförmige, geschwänzte und nicht geschwänzte, mit einem oder mehreren Fortsätzen versehene (*uni- bi-* oder *multipolare*) mehr oder weniger dicht zusammengelagert, wodurch dann auch die Dichtigkeit der Masse entsteht. Die angegebenen Formen der elementaren Bestandtheile kommen nicht alle in einer und derselben Krebsgeschwulst vor, sondern bald die eine, bald die andere für sich allein, oder verschiedene in Gesellschaft, so dass jene Formen Entwickelungsstufen und Uebergänge darzustellen scheinen. Daher ist es auch nicht der Fall, dass eine specifische Form eines microscopischen Elementes als ein specifisches Merkmal des Krebses aufgestellt werden kann; es ist diess zwar oft genug geschehen, aber die meisten und vorurtheilfreiesten Forscher sehen jetzt davon ab, und halten sich zum Behufe der Diagnose mehr an die ganze Tracht (den *habitus*) der Geschwulst und den Verlauf, beziehungsweise an die Veränderungen, welche dieselbe einzugehen im Stande ist. Aus dem hier im Allgemeinen geschilderten Verhalten des Krebses wird sich erkennen lassen, wie beim Vorwalten des Gerüstes sich derselbe dem Fibroid, und beim Ueberwiegen der eigentlichen Krebsmasse, die bis zum fast vollständigen Verschwinden des Gerüstes gehen kann, sich derselbe dem Tuberkel nähert; und so gewahrt man auch bei sonst ausgezeichneten Krebsgeschwülsten Uebergänge zwischen den nun näher zu schildernden Formen derselben.

Als verschiedene Formen der Krebsgeschwülste werden unterschieden und zwar zunächst:

Der Faserkrebs oder Knotenkrebs (*scirrhus v. cancer fibrosus aut carcinoma fibrosum v. c. simplex*). Dieser ist dem Fibroid sehr ähnlich (vergl. §. 132), und ich getraue mich kaum diese beiden Aftergebilde, wenn nicht das erstgenannte schon Fortentwickelungen, beziehungsweise Umwandlungen eingegangen ist, oder wenn der Sitz und der Bildungsvorgang desselben unbekannt geblieben sind, mit unbewaffnetem Auge von einander zu unterscheiden. Beide Aftergebilde wachsen langsam heran, bilden eine gleiche Geschwulstform; beide können die Härte eines Knorpels besitzen und daher beim Durchschneiden ein knirschendes Geräusch vernehmen lassen; beide ferner zeigen ein dichtes, in verschiedenen Richtungen sich kreuzendes Fasergewebe, und beide besitzen auch in den Zwischenräumen desselben einen mehr oder weniger klaren Saft; beide auch haben Blutgefässe, sind anfangs unempfindlich, jedoch bewirkt der Faserkrebs später bei angebrachtem Drucke an lebenden Thieren, wie es scheint an den Umgebungen Schmerzen, während dieser letztere vorzugsweise in den drüsigen Gebilden, wie in Lymphgefässganglien und in wahren und in sog. Blutdrüsen vorkommt. Beide Aftergebilde in dem bezeichneten Zustande sind nur allein sicher durch das Microscop zu unterscheiden; denn während der in den Gewebsräumen des Fibroids enthaltene Saft sich als Serum erweist, zeigt der Saft des Faserkrebses die oben gedachten Formelemente und bekundet sich eben hiedurch als Krebssaft. Der Faserkrebs kommt am häufigsten in Lymphgefässganglien und im Euter, dann aber auch im Magen und Darmkanal, und selbst in den Knochen und insbesondere in den Angesichtsknochen vor. Das Vorkommen des Faserkrebses in den Lymphgefässganglien, besonders derjenigen im Kehlgange und namentlich in der verdächtigen Druse und der Rotzkrankheit beweist, wie die oben bemerkte Verwandtschaft dieses Aftergebildes mit dem Fibroid, auch eine solche mit dem Tuberkel, zumal da nicht allein tuberkulisirte Drüsen sich in einen Krebs umwandeln können, sondern auch Krebsgeschwülste tuberkulisiren können. Scharfe Grenzen zwischen den Aftergebilden, welcher Art sie auch sein mögen, können überhaupt nicht bemerkt werden; bei allen kommen Uebergänge, wie im ganzen organisirten Reiche vor, und desshalb gelten nur vom bestimmt Ausgeprägten die naturhistorischen Merkmale. Ich halte dafür, dass dem sog. Winddorn ein wahrer Krebs, anfangs ein Faserkrebs, später aber eine Fortentwickelung desselben, ein Markschwamm zu Grunde liegt (vgl. §. 136 über den Vorgang der Entwickelung des Winddorns). Präparate ungewöhnlicher Art von Faserkrebs befinden sich im hiesigen Cabinet; hieher gehören zwei den Uterus von Kühen betreffend, wovon das eine (der ganze Uterus) 51 Kilogr. wog; andere Präparate, die Hoden betreffend, sind: ein Hoden in scirrhöser Entartung $2^3/_4$ Kilogr. schwer von einem Pferde, bei dem auch ein später anzuführendes Medullar-Carcinom vorkam; ein Paar Hoden von einem anderen Pferde in derselben Entartung wogen $3^3/_4$ Kilgr. zusammen. Am Magen und Darmkanal kommt der Faserkrebs nicht häufig vor; doch befindet sich in der hiesigen Sammlung ein Präparat vom Leerdarme einer Kuh, an dem sich ein Scirrhus befindet, der zur Einschnürung dieses Darmtheiles und zum Tode durch Cahexie Veranlassung gab.

Als eine Abart des Faserkrebses wird von Röll (l. c. p. 183) der Bündelkrebs (*carcinoma fasciculatum*) angegeben, der seine Eigenschaft dadurch bekunden soll, dass er aus, der Länge nach aneinander gereihten, zu spindelförmigen Körpern vereinigten Gewebselementen besteht, und daher auch vorzugsweise in dieser Richtung spaltbar, aber in der Quere nur schwer zerreissbar ist. Rokitansky aber (l. c. I. p. 289) fasst unter *carc. fasciculatum v. hyalinum* eine Gruppe von bösartigen Neubildungen mit jenen Eigenschaften auf. Röll bezeichnet das Vorkommen dieses Aftergebildes nicht näher; auch finde ich dasselbe nicht von anderen thierärztlichen Schriftstellern erwähnt; indessen ist das Vorkommen dieser Form bei den Haussäugethieren nicht unwahrscheinlich.

Der Markschwamm (*carcinoma medullare v. fungus medullaris*) in seiner ausgeprägtesten Form kann dem Faserkrebs als äusserste Entwickelung des Krebses überhaupt entgegengestellt werden, insofern derselbe in diesem Zustande fast ausschliesslich aus der eigentlichen Krebsmasse mit reichlicher sog. Krebsmilch, wie sie beim Anfange dieses § geschildert wurde, besteht, und in diesem Zustande dem Gehirnmarke sowohl in der Farbe als Dichtigkeit sehr ähnlich ist, woher dann auch sein Name. Die äusserste Entwickelung des Markschwammes kommt indess nur sehr selten vor; dagegen aber niedere Formen desselben, die sich durch mehr oder minder grosse Gegenwart des geformten Bestandtheiles des Krebses, nämlich des Fasergerüstes in verschiedenen Graden der Dichtigkeit auszeichnen, so dass es wiederum Geschwülste dieser Art gibt, welche nicht mehr vom Faserkrebs zu unterscheiden sind, wie es denn anderseits auch der Fall ist, dass dieser letztere bei Fortentwickelung häufig zum Markschwamme wird, indem die eigentliche Krebsmasse, nicht aber das Fasergerüste zunimmt, vielmehr dieses letztere durch jenes auseinandergedrängt und auf diese Weise Veranlassung zu grösseren Räumen zum Behufe der Niederlegung der Krebsmasse gegeben wird. Der Markschwamm enthält immer Gefässe in mehr oder minder grosser Zahl; sind die Blutgefässe zahlreich, durch deiselben und durch Blutungen, welche leicht bei der Berührung stattfinden derselbe von rother oder violetter Farbe, so wird dieses Aftergebilde als Blutschwamm (*fungus haematodes*) bezeichnet. Hertwig bemerkt (l. c. p. 7), Schroeder van der Kolk u. A. hätten durch wiederholte Injections-Versuche gefunden, dass die Krebsgeschwülste nur Arterien besitzen, und der Rückfluss des Blutes in ihnen nur durch Anastomosen stattfinde.

Nach **Gurlt's** Angaben kommt der Markschwamm von allen Krebsformen am seltensten vor, und sagt (l. c. im Nachtrag p. 12), dass derselbe in der Augenhöhle des Rindes und im Euter der Kühe besonders beobachtet worden sei. **Röll** gedenkt auch des mehrmaligen Vorkommens dieses Aftergebildes in den Nasen- und Oberkieferhöhlen bei Pferden und nur selten an der Leber der Thiere dieser Art, dann aber so massenháft, dass es 25 Kilogr. erreichte; auch an den Nieren dieses Thieres, ferner am Brust- und Bauchfelle, an der Lunge, in den Lymph- und Bronchialdrüsen sei jenes Aftergebilde häufig. Diesen Aufzeichnungen füge ich noch ein paar ausgezeichnete Fälle der hiesigen Sammlung an, und zwar der etwa $^1/_2$ Kilogr. schwere Markschwamm (durchaus weiss und markartig) an der Leber eines 17 Jahr alten weiblichen Hündchens, das wie hochträchtig aussah und wobei die Entwickelung dieses Aftergebildes wohl 1 Jahr gebraucht haben mochte, wenigstens hat der Umfang des Bauches seit etwa $^1/_2$ Jahre merklich zugenommen. Der andere sehr merkwürdige Fall, welcher speciell (Thierärztl. Zeit. 1846 No. 32) beschrieben ist, betrifft einen 20 Jahr alten Hengst des hiesigen Landgestütes, bei dem ein Hoden (der bereits oben angeführte) zunächst und zwar wahrscheinlich in Folge einer äusseren Verletzung scirrhös wurde; man fand das etwas über $2^1/_2$ Kilog. schwere, blumenkohlähnlich gestaltete, grauweisse Aftergebilde in der Lendengegend der Bauchhöhle.

Als Abarten des Markschwammes sind zu betrachten: der **melanotische** und der **Gallertkrebs**; ferner der **Zottenkrebs** und der **Epidermialkrebs**.

Der **schwarze** (pigmentirte) **Krebs** (*carcinoma melanodes*) ist nur ein mit braunem oder schwarzem Farbestoff (Melanin) gefärbter Markschwamm, der entweder nur stellenweise oder auch durchweg jene Färbung an sich trägt. In diesem Zustande wird der melanotische Krebs auch als **schwarzer Knoten** (*melanoma*) und der Vorgang dessen Bildung als **Schwarzwerden** (*melanosis*) bezeichnet; aber es ist zu beachten, dass nicht jeder schwarze Knoten ein melanotischer Krebs ist, weil auch andere Geschwülste schwarz werden können (vergl. §. 130 über Neubildung der Farbstoffe und §. 140 über schwarze Knoten).

Der Gallertkrebs (*carcinoma gelatiniforme v. gelatinosum*) wird von Gurlt (l. c. im Nachtrag p. 12) als eine harte aus feinen Fasern gebildete Geschwulst geschildert, welche bei vorgeschrittener Entwickelung kleine oder grössere Höhlen enthält, die mit einer gallertartigen, blosse Zellen enthaltenden Masse gefüllt sind, und wird dessen Vorkommen in der Haut der Geschlechtstheile und an der Ruthe des Pferdes angegeben. Röll führt (l. c. p. 185) an, dass sich ein schönes Exemplar von Zottenkrebs im Wiener Thierarznei-Institut an der Leber eines Lippenbären befinde, und dass derselbe auch an den Gesichtsknochen des Rindes vorzukommen scheine. Wie der Gallertkrebs sicher nur eine Abart des Markschwammes darstellt, so kommt jener auch in Unterabarten vor, je nachdem das Fasergerüste und die eigentliche Krebsmasse sich verhält. Ist das Fasergerüste zartfaserig und die Maschenräume dabei klein, so dass beim Auswaschen der gallertartigen Krebsmasse das Gerüste zottig erscheint, so kann das Aftergebilde als Zottenkrebs (*carcinoma villosum*) bezeichnet werden; ein ausgezeichnetes, sehr umfangreiches Exemplar dieser Art findet sich in der hiesigen Sammlung vom Eierstocke einer Kuh. Bilden sich jedoch aus den Zellen der Krebsmasse grössere, structurlose, Zellen und Kerne enthaltende Blasen, welche sich mit Zurücklassung einer Höhle herausheben lassen, so wird das Aftergebilde als Höhlenkrebs (*carcinoma alveolare, alveolus deminut.* von *alvus*) bezeichnet. Auch von dieser Form befindet sich ein Präparat im hiesigen Cabinet, welches ein Stück des Pansens von einem 3jährigen Rinde ist, der anatomischen Anstalt in Freiburg verdankt wird, und auch von dieser als ein Aftergebilde der bezeichneten Art bestimmt wurde. Hat endlich die sonst gallertartige Beschaffenheit der Krebsmasse die des Leimes, so wird das Aftergebilde Leimkrebs (*carcinoma collodes*) genannt; über das Colloid vergl. §. 133. Honiggeschwulst.

Der Oberhaut- und Oberhäutchen-Krebs (*carcinoma epidermiale et epitheliale*), welche auch als krebsartige Geschwülste

(Cancroide, *carcinomata cancrodes*) bezeichnet werden, finde ich unter den thierärztlichen Schriftstellern in bestimmter Weise zunächst von Röll (l. c. p. 184) angeführt. Er sagt: „das Cancroid wurde von uns bisher nur einmal an der Gesichtshaut eines Ochsen angetroffen; manche der an den Lippen, dem After u. s. f. vorkommenden sog. warzenartigen Auswüchse dürften gleichfalls hieher gehören. Ebenso kommt es bisweilen als blumenkohl- oder warzenähnlicher Auswuchs auf der Schleimhaut des Magens und Darmes (bei Hunden und Pferden) vor, welcher aus einem, in der Mitte verlaufenden, bindegewebigen, gefässreichen, zottigen Stroma besteht, um welches herum sich Epithelialzellen in zahlreichen Lagen ordnen. Unterhalb dieser Wucherungen befinden sich bisweilen auf bedeutendere Entfernung hin zwischen dem noch normalen Gewebe weiche Knötchen, welche durch ähnliche Anhäufung epithelialer Zellen bedingt werden. Auf der Haut erschien er in dem einen, hier beim Ochsen beobachteten Falle als ausgedehnte Degeneration derselben zu einer blätterigen, hornigen Masse, unterhalb welcher sich gleichfalls in sehr grosser Ausbreitung die angegebenen, mit Epidermialzellen angefüllten Herde vorfanden, welche auch die Zerstörung der Kieferknochen veranlassten. Die Entstehung dieses Aftergebildes findet wahrscheinlich durch die Vermehrung einer Zelle statt, welche heranwächst, und fortan neue Zellen bildet, die sich um die erste anlagern. Er ist weniger bösartig als die anderen Krebsformen. Seine Veränderungen sind die Verfettung und Verjauchung, in Folge welcher ein den Krebsgeschwüren ganz gleicher Substanzverlust entsteht." Ferner wird des Vorkommens des Epithelialkrebses in der Harnblase eines Pferdes von Schorten (the Veterinarian 1855) gedacht. Die Geschwulst, welche im Inneren der Harnblase aufsass, wog 1 Kil. 325 Gr., war von knotiger Beschaffenheit und fanden sich die zwischen den 3 bedeutendsten Erhabenheiten befindlichen Gruben mit Fett ausgefüllt. Beim Durchschneiden des Aftergebildes zeigte dasselbe die Consistenz des weichen Käses, eine gräulich-weisse Farbe, und konnte man aus ihm eine in Cysten und Kanalen enthaltene rahmartige Flüssigkeit herausdrücken, die unter dem Microscop sich meist als aus kernhaltigen Zellen in verschiedener Grösse erwies, die theils dem

Pflaster-Epithelium glichen, theils weniger regelmässig und viele geschwänzt waren.

Der Strahlkrebs, welcher ausschliesslich bei den Pferden, aber nicht allein am sog. Fleischstrahl, der Gefässhaut des Strahles, sondern auch auf die übrigen Gefässhäute des Hufes sich ausdehnt, ist nach meinem Dafürhalten ebenfalls ein Cancroid oder Epidermialkrebs, obwohl Gurlt (l. c. im Nachtrag p. 44) mit Eichbaum der Ansicht ist, dass jene Leidensform mit dem eigentlichen Krebse nichts gemein habe, und desshalb den von jenem vorgeschlagenen Namen: bösartige Strahlfäule vorzieht. Auch Hertwig schliesst sich dieser Ansicht an, indem derselbe die Bezeichnungen: bösartige Strahlfäule und Strahlkrebs für synonyme braucht, und das Wesen des Zustandes als eine „zerstörende Ulceration" bezeichnet, und zu erkennen gibt, dass die anatomischen Untersuchungen des Gebildes des sog. Strahlkrebses die Textur des Krebses nicht nachgewiesen haben, und desshalb das Uebel auch nicht für wirklichen Krebs zu halten sei, auch von ihm gemachte Ansteckungsversuche erfolglos geblieben seien, indess bei der Entstehung ein inneres Leiden mitzuwirken scheine. In eine Controverse über diesen Gegenstand haben sich u. A. vorzugsweise Haubner und Gleisberg eingelassen (vergl. Mag. f. d. ges. Thierheilk. XXI. p. 471 f. f.). Hier erkennt der Letzte die Verdienste des Ersten an, welche derselbe sich dadurch erworben, dass er die Analogie zwischen dem sog. Strahlkrebs, Strahlschwamm und der papillaren Hypertrophie mit enormer Zellenwucherung an der Oberfläche der Fleischsohle und des Fleischstrahles nachgewiesen, bekämpft jedoch dessen Ansicht, das jene Zustände keine cancroide Natur haben sollen mit Gründen, die mir ausreichend scheinen. Wenn man in der That die Entwickelung des Strahlkrebses ohne nachweisbare äussere Ursachen von innen heraus beobachtet, welche Hertwig sehr gut geschildert hat, und ebenso den Verlauf dieses Uebels, sowie die Hartnäckigkeit und das Regenerationsvermögen desselben, so dürfen wir mit Berücksichtigung der von Haubner selbst angegebenen anatomischen Merkmale nicht länger daran zweifeln, dass es wirklich ein Epidermialkrebs oder Cancroid ist, zumal wenn das beachtet wird, was oben in Betreff der Uebergangsformen des Krebses gesagt worden, und wenn man den vorkommenden verschiedenen Entwickelungsstufen des Strahlkrebses selbst Rechnung trägt, deren eine allerdings Zweifel, andere aber, insbesondere die Form des Strahlschwammes gar keinen Zweifel gestatten. Uebrigens ist schon mehrere Male von Thierärzten bemerkt worden, dass zuweilen nach Beseitigung des Strahlkrebses andere, innere Leiden entstehen, indess nicht so, dass solche Beobachtungen nicht angezweifelt werden könnten. Ich selbst beobachtete einen Hengst, bei dem sich nach Beseitigung des Strahlkrebses Lendenlähme und schwarzer Staar einstellte. Nach dessen Tödtung ergab die Section sedimentartige Steine in der rechten Niere (vergl. §. 144).

Diejenige Form des beim Menschen vorkommenden Krebses, den man als infiltrirten bezeichnet, und darin besteht, dass der wesentliche Bestandtheil des Krebses, die Krebsmilch, zwischen das Organ-Gewebe ergossen, beziehungsweise eingeseiht ist, habe ich bei Thieren noch nicht beobachtet, finde auch keine bestimmten Aufzeichnungen dieser Art von anderen Thierärzten. Die sogenannten Chankergeschwüre in der Beschälkrankheit (Chankerseuche) des Pferdes sind zwar einem Krebsgeschwüre sehr ähnlich, indess ihre meist leichte Heilbarkeit unterscheidet sie von diesen, und werden somit als diphtherische Geschwüre bezeichnet.

Die verschiedenen Formen der Krebsgeschwülste werden nicht immer in der im Vorhergehenden gezeichneten Art angetroffen, vielmehr ist es der Fall, dass stets mit der Zeit Veränderungen und Umwandlungen in ihnen vorgehen, die nunmehr betrachtet werden sollen. Wenn in der eigentlichen, in den Räumen des Krebsgerüstes enthaltenen Krebsmasse eine Wucherung der Zellen mit gleichzeitiger Vermehrung des Krebssaftes vorkommt, so geht dieselbe eine Erweichung ein; eine mehr oder minder grosse Zahl von Nestern fliessen zusammen, Zertrümmerung des Gerüstes und geschwüriges Aufbrechen einzelner oder mehrerer Stellen findet statt, und dann auf diese Weise ein Krebsgeschwür (*ulcus carcinomatosum*), das sich durch einen schwieligen Rand, kraterartige Vertiefung und zottigen Grund auszeichnet, während der Ausfluss bald rahmartig, gelblich, weiss, oder blutig, oder selbst eine wahre Jauche ist. Die

Krebsgeschwulst im Zustande des Geschwüres wird auch wohl als offener Krebs (*cancer apertus*), im anderen Falle aber als verborgener Krebs (*c. occultus*) bezeichnet, und ist es auch in der That der Fall, dass die Krebsgeschwulst am lebenden Thiere, wenn man sie nicht unter dem Messer hat, erst dann mit Sicherheit bestimmt werden kann, wenn sie aufgebrochen ist. Ferner kann die Krebsgeschwulst eine Fettmetamorphose erleiden, entweder an einzelnen Stellen oder im Ganzen, und ist diess als eine Beschränkung der Weiterbildung des Krebses', als ein Heilungsprocess anzusehen. Beim Durchschneiden einer solchen Geschwulst findet man gelbe Punkte und Streifen (die Fettmasse) in mehr oder minder grossem Umfange, und zuweilen in netzartigen Figuren, in welchem Falle dann der Krebs als netzartiger (*carcinoma reticulare*) bezeichnet wird. Eine weitere Umwandlung der eigenthümlichen Krebsmasse besteht in Tuberkulisation derselben. Dann erscheint sie bei der Betrachtung mit blossem Auge wie krümlicher Käse von gelblicher Farbe, und zuletzt, wie jede Tuberkelmasse in Erweichung übergeht, und dann bei microscopischer Betrachtung die gewöhnlichen Bestandtheile des Tuberkeleiters, beziehungsweise der Tuberkeljauche zeigt (vgl. §. 138). Endlich kommt auch zuweilen eine theilweise Verknöcherung und Verkalkung des Krebses vor, der erste Zustand im Gerüste, der letzte in der eigentlichen Krebsmasse.

Was die ursächlichen Verhältnisse zur Entstehung der Krebsgeschwülste anbetrifft, so wird wohl die Möglichkeit ihres Zustandekommens durch mechanische Einwirkungen, insbesondere auf drüsige Gebilde, wie Hoden, nicht bestritten werden; in der Regel aber entstehen sie aus inneren, nicht bekannten Zuständen, die man wohl als krebsige Anlage oder als eine solche Dyscrasie bezeichnet. Die Annahme einer solchen erscheint besonders dann gerechtfertigt, wenn ursprünglich mehrere Krebse zugleich, oder noch mehr, wenn solche nacheinander in verschiedenen Körpertheilen in Folge von Ulceration eines Krebses und wahrscheinlicher Infection des Blutes mit Krebselementen auftreten. Hinsichtlich der Anlage zum Krebse bemerkt Hertwig (l. c. p. 723), dass sich derselbe von den Eltern zuweilen auf die Jungen vererbe; denn man beobachte das Befallenwerden einzelner Individuen einer Familie durch mehrere Generationen mit Krebs.

Die Folgen der Krebsgeschwülste sind verschieden nach ihrer Art, nach der Zeit ihrer Entwickelung, die bald mehr in acuter, bald in chronischer Weise vor sich geht, und nach dem Organe oder Körpertheile ihres Vorkommens. Wird ein Scirrhus vollständig ausgeschält, so hört die Weiterbildung in der Regel auf; ist die Exstirpation aber unvollständig, so entsteht nicht selten eine stärkere Wucherung. Durch die Ulceration des Krebses und Blutinfection kann derselbe, wie schon bemerkt, eine Weiterverbreitung finden und so endlich durch Cachexie zum Tode führen, während der geringste Nachtheil, welchen solche Aftergebilde haben können, in Druck und Raumbeschränkung anderer Organe besteht, und der Strahlkrebs, wie bekannt, die Pferde mehr oder weniger unbrauchbar macht, und zuletzt dieselben auch zu Grunde zu richten vermag, oder man findet doch die Beseitigung solcher Thiere für räthlich. Wenn es sich gründlich bestätigen sollte, dass nach Beseitigung dieses letzten Zustandes zuweilen Augenfehler, Dampf u. dgl. auftreten, so würde diess gewiss eher für die behauptete wirkliche Krebsnatur sprechen, als dagegen. Mehrere von Hertwig gemachte Ansteckungsversuche mit Strahlkrebsjauche hatten keinen Erfolg (l. c. p. 788); indess äussert derselbe (l. c. p. 723) in Bezug auf die anderen Krebsformen: es scheine nach manchen Beobachtungen, dass Krebs durch Impfung von einem Körpertheile auf den andern, und von einem Thiere auf das andere übertragen werden könne.

§. 140.

Die schwarzen Knoten (*melanomata*) sind Geschwülste der schon betrachteten Art, wie Tuberkeln, Fibroide, Sarcome, Krebse u. dgl., welche entweder theilweise oder durchweg mit braunem oder schwarzem Pigment (vergl. über Neubildung von Farbstoffen §. 130) gefärbt sind, und keine eigenthümlichen Geschwülste. Es ist daher die Natur der Geschwulst, die melanotisch erscheint, allemal nach den betreffenden Anleitungen zu bestimmen, und hinsichtlich ihres Sitzes, ihrer Ursachen, Folgen und weiteren Eigenthümlichkeiten zu würdigen. Uebrigens kommt das Melanom, dessen Bildungsvorgang als *melanosis* zu bezeichnen ist, wie alle Aftergebilde nicht allein in Knoten- oder Geschwulstform (als *tumor melanoticus*) vor, sondern auch als Flüssigkeit in Cysten (*cystis melanotica*, beziehungsweise *melanoma liquidum*), sowie infiltrirt im Gewebe als Flecken (*melanomata maculosa*). Je nachdem die Geschwulstart ist, welche pigmentirt erscheint, wird dieselbe bezeichnet, z. B. melanotische Fasergeschwulst (*fibroma melanodes*), melanotischer Tuberkel (*tuberculum melanodes*), melanotischer Krebs (*cancroma melanodes*) u. s. w. Die melanotischen Geschwülste sind am häufigsten beim Pferde, aber auch bei den übrigen Haussäugethieren, wie es jedoch scheint mit Ausnahme des Schafes und der Ziege, in fast allen Organen beobachtet worden. Bei weissen und grauen Pferden, besonders bei solchen orientalischer Abkunft wurden sie am meisten beobachtet, und man hält dieserhalb dafür, dass das schwarze Pigment, welches sich stets bilde, aber in dunkelfarbigen Pferden einen normalen Absatz in Haut und Haar finde, sich in jenen in abnormer Weise in Geschwülsten ablagere oder gar solche hervorrufe. Mercier, Prangé und Goubaux wollen die Beobachtung gemacht haben, dass Pferde mit Melanosen gekräuselte Schweif- und Mähnenhaare haben, und sollen die Araber keine Pferde mit solchen Haaren wegen jener Ursache kaufen; übrigens sollen auch die Haare glanzlos, spröde, und leicht auszuziehen sein (Réc. de méd. vétér. Dec. 1852).

II. KLASSE.

Von den nicht organisirten Neubildungen.

§. 141.

Hinsichtlich des Unterschiedes der nichtorganisirten Neubildungen von den organisirten ist bereits (§. 127) die Rede gewesen, auch davon, wie sie im Allgemeinen eingetheilt werden, und was der Grund dieser Eintheilung ist; es wird daher darauf verwiesen. Hier möge nur noch angeführt werden, dass die unter den Namen: Concretionen, Verkalkungen, Versteinerungen, Indurationen, Verkreidungen, falsche Verknöcherungen u. s. w. vorkommenden nicht organisirten

Neubildungen sich entweder in sonst normalen Geweben oder in Neubildungen der verschiedensten Art einfinden können, wie es bereits im Speciellen, insbesondere bei den Neubildungen angeführt wurde. Concretionen dieser Art bestehen, ausser dem veränderten Gewebe oder den veränderten organisirten Elementen der Flüssigkeiten, worin sie sich bilden, aus Kalk in Verbindung mit Phosphorsäure und Kohlensäure, ferner aus kohlensaurer Talkerde, sowie aus phosphorsaurer Ammoniak-Talkerde. Zu Concretionen dieser Art gehören auch die sog. Venensteine (*phlebolithi*), welche Gurlt einige Male an den kleinen Venen des Gekröses des Dünn- und Dickdarmes bei Pferden fand; sie sassen an der inneren Wand der Venen, an einigen Stellen dicht aneinander, an anderen mehr entfernt, aber die Venen waren nicht varicös. Einmal jedoch fand derselbe in einer erweiterten Vene am Schlauche eines Pferdes eine freiliegende auf der Oberfläche verknöcherte Masse, die im Inneren noch weich war, und sich deutlich als Faserstoff charakterisirte (vergl. Gurlt l. c. p. 316).

An die Concretionen dieser Art schliessen sich diejenigen an, welche man nicht selten in den Luftsäcken des Pferdes und verwandter Arten gefunden hat, und welche wegen ihrer entfernten Aehnlichkeit mit Knorpelmassen als **Chondroide** bezeichnet werden. Diese bilden sich in den genannten Organen aus dem hier oft in krankhaften Zuständen sehr reichlich sich einfindenden eiterartigen Schleime hervor, wenn derselbe nicht durch die Nasenhöhle zum Abflusse kommt. Diese Flüssigkeit wird allmählig dichter durch Aufsaugung des Serums; aber es bleibt nicht bei dem blossen dichter werden, sondern es geht auch eine Verwandlung, und wie es scheint eine colloide mit dem eingedickten eiterartigen Schleime vor sich. Je nachdem das Stadium der Verwandlung ist, sind auch natürlich die Chondroide, beziehungsweise die Masse, woraus die einzelnen Körper sich bilden, verschieden beschaffen. Im entwickelten Zustande sind die einzelnen Körper, die in der Regel die Grösse einer kleinen Wallnuss haben, etwas elastisch, von aussen hellbraun, im Inneren grau, nnd besitzen durch Aneinanderlagerung, Druck und Bewegung mehrere Flächen; beim völligen Austrocknen werden sie spröde und fallen in grössere Stücke auseinander.

Die Menge der in den Einzelfällen aufgefundenen Chondroide ist verschieden; aber selbst eine grosse Menge scheint ihren Inhabern keine besondere Belästigung, namentlich kein erschwertes Athmen zu verursachen. Die in der hiesigen Sammlung sich vorfindenden sind in einem Falle, obwohl deren von dem einsendenden Thierarzte noch zurück behalten worden sind, so zahlreich, dass ein Erstaunen hinsichtlich ihrer beobachteten Unschädlichkeit wohl zu rechtfertigen wäre. Ein weiteres, aber gewiss seltenes Vorkommen von Chondroiden, die nur kleiner, als die in den Luftsachen, im Uebrigen aber ihnen ganz gleich sind, habe ich in einem sehr erweiterten, mit enger Ausführungsmündung versehenen Ausleerungsgange einer Bartholinischen (Scheiden-) Drüse einer Kuh gesehen. Das Präparat befindet sich in der hiesigen Sammlung.

Im folgenden sollen nun diejenigen nicht organisirten Neubildungen betrachtet werden, die sich in aus Schleimhaut gebildeten Kanälen vorfinden, und zum grossen Theile aus specifischen Absonderungsflüssigkeiten entstehen. Bei diesen Darlegungen wird vorzugsweise den gründlichen, auf die reichhaltige Berliner Sammlung gestützten Untersuchungen Fürstenberg's gefolgt, welche derselbe im Magazin f. d. gesammte Thierheilkunde im 10., 12., 13. und 21. Bande niedergelegt hat.

§. 142.

Speichelsteine (*ptyalolithi v. calculi salivales*; das Wort *calculus* ist das deminutivum von *calx*, Kalk, und wird für derartige Gebilde wegen ihrer äusseren Kalkähnlichkeit und auch desshalb gebraucht, weil sie in ihrer Mischung häufig Kalksalze enthalten). Steine dieser Art sind bisher nur vom Pferde, Maulthiere und Esel, sowie vom Rinde angegeben worden, und sind überhaupt nicht häufig; sie werden nach den Thierarten und den Organen, worin sie sich vorfinden, eingetheilt, weil sie, abgesehen von der Grösse keine erheblichen Verschiedenheiten hinsichtlich ihrer physikalischen Merkmale darbieten, und weil die sämmtlichen von einer Thierart stammenden eine gleiche chemische Zusammensetzung haben. Beim Pferde wurden Speichelsteine in den Ausführungsgängen sämmtlicher Kopfspeicheldrüsen gefunden (Röll), am häufigsten jedoch in den

Ausführungsgängen der Ohrspeicheldrüsen; in den Ausführungsgängen der Bauchspeicheldrüse dagegen wurden noch keine bei diesen Thieren beobachtet, wohl aber in denen des Rindes, sowie auch in den Ohrspeicheldrüsen-Ausführungsgängen dieses Thieres. Die Speichelsteine kommen entweder einzeln oder in mehr oder minder grosesr Zahl in einem Falle vor, auch von verschiedener Grösse; die grössten sind beim Pferde gefunden worden, zuweilen bis zu 620 Gammen Gewicht. Die Form derselben richtet sich in der Regel nach den Ausführungsgängen, kommen jedoch mehrere in einem Kanale vor, so bestehen die sich berührenden Stellen aus facettirten durch Abreibung entstandenen Flächen; diese Steine sind in der Regel weiss, besitzen auch in der Regel einen Kern aus einem fremden, vom Futter abstammenden Körper, um den ihre Masse schichtweise gelagert ist. Die Bauchspeichelsteine jedoch haben einen Kern aus ihrem eigenen Stoffe, wie es auch in denjenigen der Hinterkiefer- und Unterzungendrüse der Fall zu sein scheint; ihre Masse ist von festem Zusammenhang, und ihr specifisches Gewicht schwankt zwischen 2,109—225. Da die pancreatischen Steine des Rindes überhaupt selten sind, so will ich bemerken, dass sich dennoch solche von 4 Individuen in der hiesigen Sammlung befinden; in drei Fällen erreichen sie das Volumen grosser Erbsen, die zweier Fälle dieser Art sind gelblich weiss, die des dritten rein weiss; im vierten Falle sind sie nur etwas grösser als Hirsekörner und von gelblichweisser Farbe. In drei Fällen sind die Steinchen von ziemlich gleicher Grösse, im vierten Falle aber erreicht dieselbe von der eines Mohnsamens die einer kleinen Erbse. Die chemische Zusammensetzung der Speichelsteine besteht grösstentheils aus kohlensaurem Kalk (82—91$^0/_0$), ausserdem aus einem Antheil von phosphorsaurem Kalk, kohlensaurem Talk und organischer Materie, die ausser dem zufälligen organischen Kern aus Schleim und Epithelium zusammengesetzt ist. Es sind demnach die Speichelsteine in der Hauptsache Niederschläge der im Speichel enthaltenen Salze durch Stauung dieser Flüssigkeit vermittelst in die Ausführungsgänge eingedrungener fremden Körper, oder auf eine andere nicht bekannte Weise; die Niederschläge werden sich um so leichter bilden, d. h. der Speichelstein-Bildungs-Prozess (*ptyalo-*

lithiasis) um so entwickelter sein, je reichhaltiger der Speichel an Salzen ist. Die Folgen der Speichelsteine bestehen zunächst in allmähliger, mit ihrer Grösse zunehmenden Erschwerung des Speichelabflusses, in Entzündung und in Zerreissung der Gänge, wenn namentlich von aussen mechanische Ursachen mitwirken; hiedurch wird dann Veranlassung zu Speichelfisteln, insbesondere am Stenon'schen Gange gegeben. Uebrigens können auch die Speichelsteine vollständige Verstopfung der Kanäle bewirken, und hiedurch zur Verödung der betreffenden Drüsen Veranlassung geben; oder sie brechen die Kanäle durch, gerathen ins Bindegewebe und können hierin abgekapselt werden.

Der **Zahnstein** (*calculus dentium*) oder der sog. Weinstein oder Sandstein an den Zähnen ist bisher nur bei Pferden und Hunden, seltener bei Thieren der letzten Art beobachtet worden; er stellt eine schmutziggelbe Masse von ziemlicher Festigkeit dar, deren spez. Gewicht von 1,904—1,943 beträgt, und aus Schichtenlagerung besteht, welche Futterstoffe und Schleim einschliesst. Der steinbildende Bestandtheil des sog. Weinsteines enthält die Stoffe und in ähnlichem Verhältnisse, wie die Speichelsteine. Der Zahnstein kann an jeder Art Zähne vorkommen, am öftesten wird er jedoch an den Hakenzähnen alter Pferde vorgefunden, wobei er zuweilen die Grösse einer Wallnuss erreicht. Man nimmt in der Regel an, dass der Zahnstein ein Niederschlag aus dem Speichel sei, aber es ist kaum einzusehen, wie sich ein solcher an den Hakenzähnen, die so oft von der Zunge, dem Gebiss der Zügel und von Futter berührt werden, bilden könne; leichter würde diess wohl an der hinteren Fläche der Schneidezähne und besonders zwischen denselben geschehen können, hier aber wird er nur selten gefunden. Es ist mir daher wahrscheinlicher, dass sie aus dem Secret besonderer Drüschen entstehen, die Serres am Zahnfleische entdeckt haben will, und Weinsteindrüschen genannt hat; ich selbst habe zwar diese Drüschen noch nicht gesehen, aber ich finde das Zahnfleisch um die Hakenzähne der Pferde, wenn Stein an denselben vorkommt, etwas gewulstet und geröthet, was indess auch in Folge des mechanischen Reizes vom Steine, also eine secundäre Erscheinung sein könnte. Mandl hält sogar den Zahnstein für versteinerte Leiber abgestorbener Infusorien, die allerdings häufig im Schmutze der Zähne vorkommen. Sollte sich die Ansicht Mandl's bestätigen, so würden jene Petraefacten jedenfalls als postdiluvianische bezeichnet werden müssen.

§. 143.

Gallensteine (*chololithi v. calculi biliarii*) werden die in der Gallenblase und in Gallengängen am häufigsten beim Rinde, seltener bei den übrigen Haussäugethieren, aber noch nicht bei den Schafen vorgefundenen Concretionen genannt.

Beim Pferde kommen die Gallensteine in sehr verschiedener Grösse vor. Fürstenberg gibt sie als dunkelgrün an ihrer Oberfläche an; so sind sie jedoch nicht im frischen Zustande, sondern röthlich-gelb, und färben leicht und stark ab; bekommen aber jene Farbe äusserlich später, wahrscheinlich durch Oxydation ihres Farbestoffes durch den atmosphärischen Sauerstoff. Uebrigens haben die Concretionen ein schaaliges, concentrisches Gefüge, zuweilen Hohlräume, insbesondere im Mittelpunkte, die Fett und dessen Verbindungen mit Alkalien und Erden enthalten; sie sind locker, leicht zu zerreiben, und haben ein spec. Gewicht von 1,02 — 1,134. Die Grösse dieser Gallensteine schwankt von dem kleinsten Körnchen bis zu der eines grossen Apfels. In der Regel kommen mehrere zugleich vor, grössere und kleine, und hat man sie bis zu 3 Kilogr. schwer in einem Falle gefunden. In den drei Analysen, welche F. von drei verschiedenen Gallensteinen machte, zeigten sich dieselben in ihrer Zusammensetzung verschieden; zwei hatten als Hauptbestandtheil Gallenfarbstoff (in einem Falle 44,26%, im anderen 40,17%), der dritte hatte als Hauptbestandtheil Gallenharz (33,23%); zwei enthielten stearinsauren Kalk (der eine 6,60%, der andere 7,73%), ohne dass sich sagen liesse, dass diese Körper durch ihre Gegenwart die Menge eines anderen bedingt hätten; die übrigen Bestandtheile waren Galle, Gallenschleim, Fett und Wasser mit Spuren von phosphorsaurem und schwefelsaurem Natrum in sehr wechselnden Verhältnissen.

Beim Rinde kommen, ausser dem fast regelmässig in der Gallenblase befindlichen Niederschlage, der bald gelblich, bald dunkelgrün von Farbe und von breiiger Beschaffenheit ist, aus Schleim, Farbstoff und einer unbedeutenden Menge von Fett besteht, — drei durch Farbenverschiedenheit bedingte Abarten von Gallensteinen vor, nämlich: eine dunkelgrüne, gelblichgrüne und weisse, welche alle sich von den Gallensteinen der anderen Haussäugethiere dadurch unterscheiden, dass sie einen moschusartigen Geruch besitzen, der, wenn er verborgen sein sollte, doch jedenfalls durch einen Zusatz von Aetzkali-Flüssigkeit mit dem frei werdenden Ammoniak hervortritt. Die erste Varietät kommt nicht allein am häufigsten vor, sondern auch in bedeutendster Grösse und vom schwersten Gewichte, das indess nach den bisherigen Beobachtungen vom kleinsten Körnchen bis zu 250 Grammen schwankt. Dieselbe kommt in der Gallenblase, in dem gemeinschaftlichen, sowie in dem Lebergallengange und dessen Verzweigungen, in der Regel von verschiedener, dem Orte des Vorkommens entsprechenden Gestalt vor, so dass man sie in einem Falle in der Blase der Form derselben entsprechend und sogar den Hals daran vorfand, während man sie in den Lebergallengängen, die insgemein verdickt, erweitert und knotig aufgetrieben sind, häufig röhrenförmig findet, und hiedurch der Galle der Durchlass gestattet ist. Ihr Gefüge ist bald locker, bald dicht, gewöhnlich aber sind die grösseren Steine mit Lücken und Höhlungen versehen, in welchen sich Fett befindet, und durchgängig sind sie schaalig und haben eine Kernanlage von gleichem Stoffe; das specifische Gewicht derselben schwankt zwischen 1,096—1,237. Die Analyse zweier Exemplare dieser Varietät lieferte insofern ein übereinstimmendes Resultat, als sich in beiden Gallenfarbstoff als Hauptbestandtheil ergab, in dem einen 61,12%, in dem anderen 56,12%; aber darin zeigte sich der eine Stein verschieden in der Zusammensetzung von dem anderen, dass er Cholestearin enthielt, und zwar 6,12%. Die übrigen Bestandtheile, nämlich Galle, Gallenharz, Gallenschleim und Fett fanden sich in beiden, aber in abweichenden Procenten vor. In der gelblich-grünen Abart zeigte sich ebenfalls der Gallenfarbstoff als Hauptbestandtheil, nämlich 49,60%; sie enthielt kein Cholestearin, indess die anderen oben genannten Bestandtheile. Die weisse Varietät war eigentlich eine aus einem Gallengange stammende, röhrenförmige Verkalkung, denn sie bestand aus phosphor- und kohlensaurer Kalkerde, aus kohlensaurer Talkerde und einem nicht unbedeutenden Gehalte organischer Materie. Es darf nun endlich nicht angenommen werden, dass nur die hier von Fürstenberg angegebenen Farbenarten der Gallensteine beim Rinde vorkommen; denn in der hiesigen Sammlung befindet sich ein glatter, wallnussgrosser, schönbrauner Gallenstein aus der Blase eines Rindes, der diese Farbe trotz seinem mehrjährigen Alter bewahrt hat, und unter den übrigen hiesigen Gallenconcretionen kommen Farbennüancen vor, die schwer zu bestimmen sein möchten.

Beim Schweine sind die beobachteten Gallensteine kleine, eckige Körperchen von der Farbe des dunkeln Kolophonium, die glatt, glänzend, brüchig, theils abgerundete, theils platte Oberflächen besitzen. Das absolute Gewicht derselben schwankt zwischen 0,3—0,5 Grammen, das spec. zwischen 1,303—1,484. Die chemische Analyse ergab in einem Falle als Haubtbestandtheil: Galle 56,01%, Gallenharz 20,37%, im übrigen Gallenfarbstoff und Gallenschleim, sowie eine Spur Fett; in einem anderen Falle aber fand sich Gallenharz als Hauptbestandtheil, die übrigen Bestandtheile, wie im ersten Falle, ausserdem aber noch Eiweiss: 17%.

Beim Hunde und der Katze sind die Gallensteine hellgrüne, runde Körper von der Grösse einer Erbse bis zu der einer kleinen Haselnuss. Eine Analyse derselben ist noch nicht gemacht worden.

Die Bildung der Gallensteine in den Gallengängen und in der Blase erfolgt entweder durch Anlagerung um einen aus Sediment gebildeten Kern, oder auch in den ersteren in der Form der Incrustation, hiedurch Bildung von Röhren, die aber nach und nach verschlossen werden. Die Anlage zur Gallensteinbildung beruht wohl in dem vorherrschenden Verhältnisse desjenigen Gallenbestandtheiles, der in den Steinen den Hauptbestandtheil ausmacht, der in der Regel der Farbstoff ist. Die Folgen der Gallensteine bestehen in Veranlassung zur Unwegsamkeit der Gallenbehälter, in verminderter oder aufgehobener Ausleerung der Galle in den Darmkanal und in den hievon abhängigen Zuständen, wie Verdauungs- und Assimilations-Fehlern, und Erscheinungen der Gelbsucht. Fürstenberg hat die Ansicht, dass der Gallenfarbstoff aus dem grünen Farbstoffe (Chlorophyll) der Pflanzennahrung stammt, welcher durch die Pfortader aufgesogen zur Leber gebracht und hier mehr oder weniger verändert ausgeschieden werde, also ein Educt und kein Product der Leber sei. Von allem Uebrigen abgesehen, ist mit dieser Annahme die Thatsache nicht zu vereinigen, dass Thiere, welche nur von Fleischnahrung leben, obwohl sie keine grüne Galle, wie Pflanzenfresser haben, doch dieselbe bei Behandlung mit Salpetersäure ebenfalls vorübergehend grün wird, diese Farbe also nur eine Oxydations-Stufe des Pigmentes beweist. Denkwürdiger ist der Nachweis von demselben Forscher, dass nicht allein die Gallensteine des Rindes den moschusartigen Riechstoff entweder im latenten oder im freien Zustande enthalten, sondern auch das Fleisch und Blut dieses Thieres, aus welchen er durch Kochen mit verdünnter Schwefelsäure frei gemacht werden kann, ja selbst aus eingetrocknetem, eine längere Zeit aufbewahrten Blute kann diess geschehen.

Die Gallenconcretionen dürfen nicht verwechselt werden mit einem aus dem Zwölffingerdarm in die Gallengänge und die Gallenblase gerathenen fremdartigen Stoffe, wie es beim Pferde, Rinde und Schweine beobachtet worden ist. Es sind diese Stoffe entweder Futterstoffe, Sand oder Thon; man nennt dieses Auftreten: Einfütterung, und entsteht diese durch weite Mündung der Gallenausführungsgänge und wahrscheinlich durch Beihülfe der Zusammenziehung des Gallendarmes, wodurch dann jene Stoffe ausweichen und so auch, ausser in die übrigen Darmtheile, in den weit geöffneten Gallenausführungsgang gerathen. Gurlt sagt in dieser Beziehung (l. c. im Nachtrag p. 84): „Offenbar sind diese Dinge aus dem Darmkanal bei dem Rückfluss der Galle in die Gallenblase und Leber zurückgeführt und dort zurückgehalten." Es ist mir dies indess unverständlich.

§. 144.

Harnsteine (*calculi urinarii v. urolithi*) kommen im Harnapparate vor, und können in jedem Organe desselben und zwar vom Nierenbecken an bis zur Vorhaut und selbst an den Haaren des zuletzt genannten Theiles aufgefunden werden. Der Ort ihres Vorkommens begründet die Hauptabtheilungen derselben, während die Thierarten die Unterabtheilungen bedingen und die Varietäten dieser Steine durch Farbe, Gestalt und chemische Beschaffenheit unterschieden werden. Es sind nunmehr bei jeder, zu den Haussäugethieren gehörigen Thierspecies Harnsteine oder doch wenigstens Harnconcremente aufgefunden worden. Fürstenberg gibt an, dass bei Ziegen und Katzen überhaupt noch keine Harnsteine aufgefunden worden seien, indess erwähnt Falke (Universal-Lexicon u. s. w.) der Vorhautsteine bei Böcken, womit wohl die Ziegenböcke gemeint sind, und Röll (l. c. p. 80) des Fundes eines Steinchens im Nierenbecken einer Katze.

I. **Nierensteine** (*calculi urinarii renales*). Nierensteine sind mit Ausnahme des Schweines und der Ziege bei allen Haussäugethieren aufgefunden worden.

A) Nierensteine vom Pferde. Von allen Haussäugethieren kommen die Nierensteine bei Thieren dieser Art am häufigsten vor, und erreichen bei ihnen auch die bedeutendste Grösse; es werden 5 Varietäten aufgeführt: 1) die grossen Nierensteine. Die Gestalt derselben ist gewöhnlich der Form der Nieren wenigstens annähernd entsprechend; die Mehrzahl besteht aus einem länglich runden Körper, dessen beide seitliche Enden in nach innen gerichtete hornartige Krümmungen auslaufen; andere haben eine rundliche und unregelmässige Gestalt. Ihre Oberfläche ist verschieden gefärbt, entweder durchweg dunkelbraun oder auch mit weissen Stellen versehen; oder sie ist schmutzig-weiss oder grau; stellenweise sind sie zuweilen glatt, meist rauh, mit kleinen rundlichen Erhabenheiten und Schraffirungen versehen, die von den Vertiefungen und Erhabenheiten des Nierengewebes abstammen. Auf der Durchschnittsfläche zeigen diese Steine Schichtenlagerung und einen sedimentartigen Kern. Ein grauer Stein dieser Art findet sich in der hiesigen Sammlung aus der linken Niere des Pferdes, der aus 4 Stücken besteht, in welche derselbe im Leben des Thieres zerfiel, wesshalb sich an den Berührungsstellen derselben glatte Reibflächen gebildet haben. Steine dieser Art haben ein spec. Gewicht von 2,273, und das absolute Gewicht eines Exemplares aus der linken Niere einer 14 Jahr alten Stute der hiesigen Sammlung beträgt gerade 1 Kilogr.; es war nur die eigene Haut der Niere übrig geblieben, zwischen welcher und dem Steine sich etwas eiterartige Flüssigkeit befand. 2) Die korallenförmigen Nierensteine werden nicht so gross, wie die vorigen; ihre Oberfläche ist entweder dunkelbraun oder weiss, oder in beiden Farben fleckig, und haben in der Regel mehrere vom Körper auslaufende Zacken, woher ihre Bezeichnung; ihr absolutes Gewicht ist wie ihre Grösse verschieden und reicht jenes bis zu 60 Grammen, und ihr spec. Gewicht beträgt 2,293 im Durchschnitt. 3) Die runden Nierensteine sind selten, kommen immer in grösserer Zahl vor; sie sind von schmutzig-weisser Farbe, glatt und mit körnigen Erhabenheiten versehen; übrigens haben sie einen starken Zusammenhang und ein spec. Gewicht von 2,194 durchschnittlich. 4) Die blätterigen Nierensteine haben ihre Bezeichnung von dem blätterigen Gefüge, übrigens sind sie rundlich, nierenförmig, von thongrauer Farbe und färben ab wie Kreide, erreichen eine bedeutende Grösse und haben ein spec. Gewicht von 1,918. 5) Die sedimentartigen Nierensteine haben kein blätteriges Gefüge, auch keine Schichtenablagerung und stellen daher eine gleichartige, thongraue, leicht zu zerbröckelnde Masse dar. Ein zerbröckelter Stein dieser Art in grösseren und kleineren Stücken von grünlich-grauer Farbe befindet sich in der hiesigen Sammlung, der aus der Niere eines Hengstes stammt, von dem bereits (§. 139 beim Strahlkrebs) die Rede war.

B. Nierensteine vom Esel. Diese kommen, wie überhaupt die (physischen) Esel bei uns selten vor; sie sind graubraun, stellenweise glatt und rauh und selbst mit warzenartigen Erhabenheiten oder längeren Fortsätzen versehen; sie haben eine bedeutende Festigkeit, ein absolutes Gewicht, das kaum 60 Gramme übersteigen mag und ein specifisches von 2,177.

C. Nierensteine vom Rinde. Dieselben kommen nicht so häufig wie beim Pferde vor; sie zerfallen in 5 Abarten: 1) die weissen, zackigen Nierensteine sind ziemlich fest, von schmutzig-weisser Farbe, ziemlich gross, mit 3—5 den Nierenkelchen entsprechenden Zacken versehen; sie erreichen ein absolutes Gewicht von 60 Grammen und ein specifisches von 1,76. 2) Die perlmutterglänzenden zackigen Nierensteine kommen häufiger als die vorige Varietät vor, bestehen aus einem Körper mit 2—5 Fortsätzen, die theils spitz, theils stumpf sind; sie sind perlmutterglänzend, an ihrer Oberfläche hie und da mit warzenartigen Hervorragungen versehen und haben ein blätteriges Gefüge; sie erreichen nach Fürstenberg ein absolutes Gewicht bis zu 40 Grammen und ein specifisches bis zu 2,357. Indess befindet sich in der hiesigen Sammlung ein hieher gehöriger Stein, der eine gelblich-braune, fleckige, und perlmutterglänzende, meist glatte Oberfläche, die Gestalt eines Herzens, nämlich an dem schmalen Ende eine stumpfe etwas gekrümmte Spitze, an dem breiten Ende zwei stumpfe Spitzen hat, dessen Gewicht 360 Grammen beträgt. 3) Die metallisch glänzenden runden Nierensteinchen kommen ziemlich häufig und stets in grösserer Zahl, von der Grösse eines Mohnsaamenkorns bis zu der einer Erbse vor; sie besitzen einen broncefarbigen Glanz, ähnlich den vergoldeten Pillen, und ein sehr dünnblätteriges Gefüge; ihr spec. Gewicht beträgt 2,301. 4) Die kleinen weissen Niérensteine sind sehr selten, aber stets in grösserer Anzahl beisammen, von der Grösse einer Erbse bis zu der einer Haselnuss; sie sind rein weiss, glatt und glänzend, unregelmässig eckig und ebenfalls von dünnblätterigem Gefüge. Ihr spec. Gewicht beträgt 2,307. 5) Die kleinen grauen Nierensteine sind eben so selten wie die vorigen; sie unterscheiden sich von diesen ausser der Farbe noch dadurch, dass sie keine Schichtenlagerung zeigen und an ihrer Oberfläche rauh wie Mörtelstückchen sind, doch aber eine ziemliche Festigkeit und ein spec. Gewicht von 1,109—1,673 besitzen.

D. Nierensteine vom Schweine sind bei Fürstenberg nicht angegeben. Hier im Cabinet befindet sich ein derartiger Fund aus einigen Steinchen von der Grösse eines Mohnsamens bis zur Erbse bestehend; sie sind röthlich-gelb, metallisch glänzend, rundlich mit Eindrücken durch die Aneinanderlagerung.

E. Nierensteine vom Schafe. Diese sind höchst selten; die, welche Fürstenberg in der Berliner Sammlung vorfand, sind kleine, harte, unregelmässig gestaltete Körperchen von der Grösse eines Senfkornes bis zu der einer kleinen Erbse, und waren in einer Anzahl von 10—15 vorhanden; übrigens ist ihre Oberfläche glatt, rein oder schmutzig weiss, bestehen aus dünnen Blättern und haben ein spec. Gewicht von 1,355.

F. Nierensteine des Hundes. Diese sind höchst selten, der von Latour (Réc. d. méd. vétér. 1828 p. 315) gefundene hatte ein Gewicht von 36 Gran. Vergl. Gurlt l. c. p. 207.

G. Nierensteine der Katze. Röll führt (l. c. p. 80) an, dass bisher nur ein einziges mit der Cysten-Concretion des Hundes im Ansehen und Verhalten ähnliches Steinchen in dem Nierenbecken dieses Thieres aufgefunden worden sei; andere Notizen fehlen.

II. Harnleitersteine (*calculi urinarii ureterici*) kommen wohl vor, und zwar bei denjenigen Thieren, bei welchen Nierensteine vorkommen; sie sind indess noch nicht untersucht worden, werden aber gewiss mit denen der Nieren übereinstimmen. Die Harnleitersteine können zu der (§. 100) gedachten *atrophia renum urinosa* Veranlassung geben.

III. **Blasensteine** (*calculi urinarii vesicales*). — Die Blasensteine werden eben so häufig wie die Nierensteine gefunden, erreichen aber eine bedeutendere Grösse als jene.

A. Blasensteine des Pferdes. Von diesen werden 4 Varietäten und ausserdem noch der Blasengries angeführt. 1) Die gelblich-weissen Blasensteine kommen zwar nach den bisherigen Beobachtungen nur einzeln, aber in ziemlich zahlreichen Fällen vor; sie erreichen einen beträchtlichen Umfang, ein absolutes Gewicht von 500 Grammen und mehr, und ihr spec. Gewicht schwankt zwischen 2,231 und 2,340; sie sind meist rund, der Gestalt der Harnblase entsprechend, doch auch zuweilen dreikantig; ihre Oberfläche ist rauh, mit warzenartigen und grösseren Fortsätzen versehen, und haben ein geschichtetes Gefüge mit einem Kern aus Sediment. 2) Die braunen Blasensteine kommen auch ziemlich häufig vor, stehen aber den erstgenannten an Grösse und Dichtigkeit nach, da sie nur ein absolutes Gewicht von 120 Grammen und ein specifisches von 2,107 erreichten; im übrigen sind sie von verschiedener Gestalt und ihr Gefüge ähnlich den vorigen. 3) Die harten, weissen Blasensteine, welche insgemein von weisser, doch auch mitunter von gelblich-weisser Farbe und glatter Oberfläche sind, haben eine der Eiform nahe kommende Gestalt; ihr Durchschnitt zeigt eine innige Schichtenlagerung, die vom Kerne bis zum Umfange blendend weiss ist, und erreichen ein absolutes Gewicht bis zu 250 Grammen, sowie ein specifisches bis zu 2,245. 3) Die sedimentartigen Blasensteine erreichen vor allen anderen den grössten Umfang, wegen ihrer geringen Dichtigkeit aber nur ein spec. Gewicht von 2,076; sie haben eine gelblich-weisse Farbe, färben nur wenig ab, und zeigen keine Schichtenlagerung, während ihre Gestalt sich nach der Harnblase richtet, in welcher sich die Massentheile nach dem Gesetze der Schwere ablagern. 4) Das Harnsediment oder der Harngries (*urypostasis*) kommt unter den Haussäugethieren am häufigsten beim Pferde vor, zeigt sich in der Blase als eine breiige Masse, welche herausgenommen und getrocknet, wie leicht einzusehen, die innere Gestalt des dazu verwandten Gefässes annimmt, und ist dann im Uebrigen den sedimentartigen Steinen gleich.

B. Die Blasensteine des Esels werden in 3 Abarten unterschieden: 1) die gelblich-braunen Blasensteine sind den unter No. 1 vom Pferde angeführten mit Ausnahme der Farbe ähnlich; ihre Durchschnittsfläche zeigt ebenfalls Schichtenlagerung, jedoch eine gelblich-weisse Farbe. Man hat deren gefunden, welche ein absolutes Gewicht von 360 Grammen und ein specifisches von 2,213 erreichten. 2) Die gelblich-weissen Blasensteine sind in allen Beziehungen den unter No. 1 beim Pferde genannten ähnlich, bleiben jedoch kleiner und haben ein nicht so inniges Gefüge als diese, weil sie mit sinterartigen Höhlen durchzogen sind; ihr absolutes Gewicht beträgt bis 110 Grammen und ihr specifisches 1,767. Einst habe ich eine Eselin von einem solchen Steine befreit, und hielt es dabei nicht schwer, denselben zur Erleichterung der Operation in der Harnblase zu zertrümmern. 3) Die weissen harten Blasensteine gleichen in jeder Beziehung den unter No. 3 des Pferdes beschriebenen ihr spec. Gewicht beträgt 2,257.

C. Die Blasensteine des Rindes zeigen zwar auch eine verschiedene Farbe, denn sie sind in der äusseren Schicht entweder weiss oder bräunlich; da dieselben aber keine anderen sie unterscheidenden Merkmale besitzen, so werden keine Varietäten aufgestellt. Diese Steine sind rund, ihre Oberfläche durch pfefferkerngrosse Erhabenheiten uneben, zwischen welchen sich seichte Vertiefungen finden. Auf dem Durchschnitt zeigen sie Schichtenlagerung, und ein Conglomerat aus rundlichen

Steinen als Kern, sowie eine weisse Farbe, die nur hie und da durch bräunliche Schichten durchzogen ist.

D. Blasensteine des Schafes. Hievon kamen keine Exemplare in der berliner Sammlung vor; Fürstenberg bezweifelt jedoch ihr Vorkommen überhaupt nicht, da bei Individuen jener Art Nieren- und Harnröhrensteine beobachtet worden seien. Später hat jedoch Bouley (Réc. de médec. vétér. 1854) eine Mittheilung über das Vorkommen von Harnconcretionen in der Blase von Schafen gemacht, woraus hier ein kurzer Auszug folgt. Das Vorkommen betraf 3—4 Monate alte Lämmer einer Merinoheerde. Diese zeigten zunächst Steinchen an den Haaren der Vorhaut, dann im Schlauche und in der Harnröhre, und zuletzt in der Harnblase, wenn jene den Harnabsatz erschwert hatten. Die Concretionen erreichten vom kleinsten Maasse die Grösse einer Erbse, und bestanden aus phosphorsaurer Ammoniak-Magnesia. Als ursächliches Verhältniss wurde ein reichliches Futter aus Kleie, Linsen und Hafer erkannt, insofern an dem täglichen Maass Futter für ein einzelnes Thier 180—190 Gramme phosphorsaure Magnesia in jenem Futter nachgewiesen wurde. Wechsel der Diät hatte Heilerfolg.

E. Die Blasensteine des Schweines werden in 4 Abarten unterschieden: 1) die weissen, rauhen Blasensteine sind länglich-rund, fest; ihre Rauhigkeit wird durch Krystallnadeln hervorgebracht; ihr Durchschnitt zeigt Schichtenlagegerung um einen sedimentartigen Kern, und erreichen ein absolutes Gewicht bis zu 75 Grammen, und ein specifisches von 1,467. 2) Die kreideartigen Blasensteine haben einen geringeren Zusammenhang, durchweg eine kreideweisse, abschmutzende Farbe; sie erreichen ein absolutes Gewicht bis zu 40 Grammen, und ein specifisches von 1,391. 3) Die schwarzen Blasensteine unterscheiden sich von den vorgenannten hauptsächlich nur durch die Farbe der äusseren Schicht, übertreffen jedoch dieselben an Festigkeit. Das eine untersuchte Exemplar hatte ein absolutes Gewicht von 45 Grammen, und ein specifisches von 1,326. 4) Die sedimentartigen Blasensteine sind endweder reinweiss oder haben einen Stich in's Gelbe, kommen verhältnissmässig eben so massenhaft vor, wie die gleichnamigen des Pferdes, und auch wie diese ohne Schichtenbildung. Die untersuchten erreichten ein absolutes Gewicht bis zu 1 Kilogr., und ein specifisches bis zu 1,576. 5) Der Harngries kommt bei Schweinen, wie bei Pferden nicht selten vor, und auch eben so massenhaft. In der Sammlung zu München sah ich einen Fall, in dem die Masse beinahe $1^1/_2$ Kilogr. wog; dessen Inhaber, ein 3jähriges Mutterschwein wog indess lebend auch 5 Zentner.

F. Die Blasensteine des Hundes zerfallen in 4 Varietäten: 1) die grossen, gelblich-weissen Blasensteine kommen einzeln, jedoch ziemlich oft vor, haben eine länglichrunde, der Blase ähnliche Gestalt mit warzenartiger oder krystallinischer Oberfläche. Auf dem Durchschnitte zeigen sie dieselbe Farbe, wie äusserlich, ferner Schichtenlagerung, und haben überhaupt einen hohen Grad von Festigkeit. Das specifische Gewicht derselben schwankt zwischen 1,463—1,475, und in einem Falle hatte ein Stein ein absolutes Gewicht von beinahe 500 Grammen. Ein gelblich brauner Blasenstein der hiesigen Sammlung von der Grösse einer kleinen Wallnuss, rundlich zusammengedrückt, lässt sich hier anreihen. 2) Die weissen, eckigen Blasensteine erreichen selten die Grösse einer kleinen Wallnuss; in einem Falle fanden sich 1100 dreieckige Steinchen dieser Art von der Grösse eines Sandkornes bis zu der einer Haselnuss, und erreichten zusammen ein absolutes Gewicht von beinahe 45 Grammen; ihr specifisches betrug zwischen 1,41—1,601. 3) Die gelblichen Cystin-Blasensteinchen sind rundliche Körperchen von der Grösse eines Senfkornes bis zu der einer kleinen Erbse, welche eine glatte, fettglänzende, nicht abfärbende Oberfläche haben, ziemlich fest sind, sich jedoch wie Wachs schneiden lassen. Sie bestehen nur aus Cystin-Krystallchen und Schleim, welcher jene zusammenhält. Das specifische Gewicht dieser seltenen Steinchen beträgt 1,777. 4) Die cystinhaltigen Blasensteinchen haben die Form der vorigen, sind aber auch eben so selten, aber rauh, weiss, kreideartig abfärbend. Auf dem Durchschnitt zeigen sie deutliche Schichten um einen, aus Cystin bestehenden Kern, um welchen eine Schicht kohlensauren Kalkes sich gelagert hat, auf diese folgt wieder eine Schicht Cystin und sofort bis zum Umfange. Sie haben ein specifisches Gewicht von 1,623.

IV. Die **Harnröhrensteine** (*calculi urinarii urethrales*) sind beim Pferde, Rinde, Schweine und Hunde beobachtet worden, also, mit Ausnahme des Esels, bei denjenigen Haussäugethieren, bei welchen Nieren- und Blasensteine, oder doch wenigstens diese letzteren vorkommen.

A. Harnröhrensteine des Pferdes sind nur in 3 Varietäten beobachtet worden, und kommen überhaupt nur selten vor: 1) die braunen Harnröhrensteine erreichen die Grösse einer Hasel- bis zur Wallnuss; sie sind entweder rund oder platt, und im letzten Falle zuweilen einer getrockneten Feige ähnlich; übrigens sind sie durch Erhabenheiten und Ausschnitte rauh, und erreichen ein absolutes Gewicht bis zu 30 Grammen, ein specifisches von 2,203. 2) Die sedimentartigen Harnröhrensteine sind kugelförmig, und verhalten sich übrigens wie die gleichnamigen Blasensteine dieses Thieres. Das absolute Gewicht derselben betrug etwas über 15 Gramme, ihr specifisches war 1,297. Zwei Harnröhrensteine vom Pferde in der hiesigen Sammlung zeigen sich von den angegebenen etwas verschieden. Beide sind kugelig, von der Grösse einer kleinen Wallnuss; der eine ist schmutzig-weiss, der andere bräunlich.

B. Die Harnröhrensteine des Rindes kommen nur bei männlichen Thieren vor, und werden 6 Varietäten derselben unterschieden: 1) die metallisch-glänzenden Harnröhrensteine haben eine cylindrische Gestalt, gleichen aber im Uebrigen den gleichnamigen Nierensteinchen dieses Thieres; sie erreichen die Grösse einer grossen Erbse, und kommen stets in grösserer Anzahl vor; ihr absolutes Gewicht beträgt bis zu 0,33 Gramm, und ihr specifisches 3,122. 2) Die weissen, runden Harnröhrensteine kommen am häufigsten vor, und sind durch kleine Erhabenheiten rauh; ihr absolutes Gewicht schwankt zwischen 0,324 und 0,469 Gramm, und das specifische beträgt 1,597—1,789. 3) Die netzförmigen Harnröhrensteine sind sehr selten, und bestehen aus kleinen, dünnen Platten, welche durch linienförmige, aus Krystallen bestehende Hervorragungen netzförmig gezeichnet sind; ihr absolutes Gewicht beträgt 0,258 Gramm, und das specifische 3,440. 4) Die gelblich-weissen Harnröhrensteine sind eben so häufig, wie die unter 2 angeführten, aber grösser und mit Fortsätzen versehen, und stellenweise zeigen sich kleine metallisch-glänzende Steinchen eingebacken, die denen unter 1 angeführten gleichen; sie können ein absolutes Gewicht von 2 Grammen, und ein specifisches von 1,675 erreichen. 5) Die gelb-braunen Harnröhrensteine sind sehr selten, entweder rund oder eckig, und auf den ersten Blick den Kieselsteinchen sehr ähnlich; sie erreichen die Grösse einer Erbse, ein absolutes Gewicht von 2 Grammen, und ein specifisches von 2,461. 6) Die grossen schmutzig-weissen Harnröhrensteine zeichnen sich vor den anderen durch ihre Grösse und ihr Gewicht, sowie dadurch aus, dass sie einen fremden Körper, z. B. ein Stückchen Stroh zum Kern haben; übrigens sind sie sehr hart, auf ihrem Durchschnitt reinweiss; ihr absolutes Gewicht betrug gegen 30 Gramme und ihr specifisches erreichte 2,203. Beiläufig sei hier der Seltenheit wegen des Harnröhrensteines eines Hirsches aus der hiesigen Sammlung gedacht; er hat die Grösse einer Haselnuss, ist gelblich-weiss und rauh, besitzt im Inneren eine Höhle mit einem lockeren weissen Kern.

C. Harnröhrensteine des Schafes. Der von Lassaigne untersuchte war weiss, ein wenig in's Rosenrothe spielend, die Gestalt desselben cylindrisch, an beiden Enden zugespitzt, er bestand aus Kieselsäure, organischer Materie und einer Spur Eisenoxyd. Der oben bei den Blasensteinen des Schafes berichtete Fall gehört ebenfalls hieher.

D. Die Harnröhrensteine des Schweines sind auffallender Weise öfter bei weiblichen, als bei männlichen Thieren dieser Art beobachtet worden. Man unterscheidet zwei Varietäten: 1) die rauhen, weissen Harnröhrensteine kommen häufig vor, sind länglich-rund, und erreichen die Grösse einer kleinen Wallnuss; übrigens besitzen sie eine rauhe Oberfläche von senkrecht stehenden Krystallen, erreichen zuweilen ein absolutes Gewicht von 15 Grammen, während ihr specifisches 1,549 beträgt. 2) Die kreideartigen Harnsteine sind rein-weiss, abfärbend, von geringem Zusammenhang, wohl eben so gross, wie die vorigen, aber viel seltener, als diese; ihr specifisches Gewicht beträgt 1,401. In zwei Fällen von Harnröhrensteinen des Schweines in der hiesigen Sammlung sind dieselben von den eben beschriebenen verschieden. Die zwei Steinchen des einen Falles haben die Grösse einer grossen Erbse, und sind grau; das Geschlecht ihres Inhabers ist unbekannt. Das Steinchen des anderen Falles stammt von einem 5 Jahr alten Eber, ist cylindrisch, hohl, 1,7 Ctm. lang und 0,7 Ctm. breit und weiss.

E. Harnröhrensteine des Hundes sind sehr selten, denen des Rindes unter 4 angeführten sehr ähnlich; ihr absolutes Gewicht beträgt gegen 1 Gramm, und ihr specifisches zwischen 1,518—1,622.

V. **Vorhautsteine** (*calculi urinarii praeputiales*). Solche sind bisher nur bei Pferden und Schweinen, indess auch beim Ochsen nicht selten ein sedimentartiges Concrement in der Vorhaut beobachtet worden.

A. Vorhautsteine des Pferdes kommen im Schlauche vor; sie sind von rundlicher Gestalt, braun, rauh, selbst mit warzenartigen und spitzigen Fortsätzen versehen; dieselben besitzen einen mässigen Zusammenhang, Schichtenlagerung und einen sedimentartigen Kern, ein absolutes Gewicht bis zu 30 Grammen und mehr, so wie ein specifisches von 2,103. Mit diesen Vorhautsteinen sind die zuweilen festen Zusammenballungen von Hauttalg nicht zu verwechseln, welche nicht selten im Schlauche der Pferde, besonders derjenigen vorkommen, welche beim Harnen nicht oder nur unvollständig ausschachten (Hosenpisser). Kommen solche Zusammenballungen in der Eichelgrube vor, so sind sie mit Harnsediment durchschichtet, und können dem Ausfluss des Harnes durch Druck anf die Harnröhre ein Hinderniss bieten.

B. Die Vorhautsteine des Schweines sind kugelförmige oder länglich-runde Körper, welche eine rauhe, krystallinische Oberfläche haben, und von weisser oder gelblich-weisser Farbe sind, und Schichtenlagerung besitzen; ihr absolutes Gewicht betrug bis 25 Grammen, und ihr specifisches war 1,348—1,410. Von zwei Steinen dieser Art aus der hiesigen Sammlung hat der eine die Grösse einer kleinen Wallnuss, der andere die eines kleinen Hühnereies; die Seiten beider, besonders des grossen sind abgeflacht, im Uebrigen aber besitzen sie die angegebene Beschaffenheit.

C. Die sedimentartigen Concremente im Schlauche

der Ochsen, welche eine Geschwulst des vorderen Endes dieses Theiles verursachen, und das Ausharnen mehr oder minder beschränken oder gar unmöglich machen, werden, oder vielmehr die durch sie veranlasste Geschwulst hierlands als „Raumschlauch" bezeichnet. Nach meinen Wahrnehmungen entsteht dieser Zustand bei Ochsen, die bekanntlich beim Harnen nicht ausschachten, besonders dann, wenn diese Thiere unzulängliche oder unreinliche Streu haben, und dann die Vorhautöffnung zugeschmiert, und hiedurch dem freien Abfluss des Harnes ein Hinderniss entgegengesetzt wird. Ich finde bei der Untersuchung eines hieher gehörigen Präparates aus der hiesigen Sammlung, dass der Inhalt eines solchen Raumschlauches stark nach Moschus riecht, und dass Schichten von Hauttalg und Harngries darin abwechseln, welch' letzterer beim Durchschnitte theilweise herausbröckelt, grösstentheils aber zusammenhält, während das Ganze im frischen Zustande, wie ich mich in vorkommenden Fällen beim operativen Verfahren überzeugt habe, die Beschaffenheit eines festen Teiges hatte.

VI. **Steine an den Haaren, beziehungsweise an der Wolle der Vorhaut** (*calculi urinarii ad crines praeputii*) kommen nur bei Rinde und Schafe männlichen Geschlechtes vor.

A. Die Steinchen an den Haaren der Vorhaut des Rindes erscheinen wie auf ein Haar gezogene gelbbraune Perlchen von der Grösse eines Stecknadelkopfes, oder in der Form eines ebenso gefärbten Sediments, womit die Haare, wie mit einem Lehmbrei beschmiert sind.

B. Die Steinchen an der Wolle der Vorhaut des Schafes sind zwar nur einzeln an den Haaren, aber grösser als die vorigen; doch übersteigen sie nur selten die Grösse einer kleinen Erbse; übrigens besitzen sie eine glatte und gelblichweisse Oberfläche und im Inneren Schichtung.

Die **chemischen Bestandtheile der Harnsteine,** welche Fürstenberg bei seinen fleissigen und gründlichen Analysen fand, zeigen, dass diese Steine in jener Hinsicht in zwei Hauptabtheilungen gebracht werden können, nämlich in die der Pflanzenfresser einerseits, und in die der Fleisch- und Allesfresser anderseits, weil sich die Harnsteine der letzteren durchschnittlich denen der Fleischfresser anschliessen; indess tritt zuweilen ein Bestandtheil in den Harnsteinen der Allesfresser (der Schweine) als Hauptbestandtheil auf, wodurch sie sich dann den Harnsteinen der Pflanzenfresser nähern. Dieses Schwanken ist von der Natur des Futters abhängig; in der Mehrzahl der untersuchten Fälle jedoch schliessen sich die Steine der Allesfresser an die der Fleischfresser an. In den Harnsteinen der Pflanzenfresser wurden an unorganischen Bestandtheilen überhaupt gefunden: 1) kohlensaurer Kalk, 2) kohlensaure Magnesia, 3) oxalsaurer Kalk, 4) Kieselsäure, 5) phosphorsaurer Kalk, 6) phosphorsaure Ammoniak-Magnesia, 7) schwefelsaurer Kalk, 8) kohlensaures Eisenoxydul, 9) Oxyde von Eisen und Mangan. Dagegen wurden in den Steinen der Fleisch- und Allesfresser an unorganischen Bestandtheilen überhaupt entdeckt: 1) phosphorsaure Ammoniak-Magnesia, 2) phosphorsaurer Kalk, 3) kohlensaurer Kalk, 4) Kieselsäure, 5) oxalsaurer Kalk, 6) Eisenoxyd. Ausser diesen Bestandtheilen kommen aber in den Harnsteinen der Fleischfresser zuweilen noch: 1) Harnsäure und ihre Salze, und 2) das Cystin als Hauptbestandtheil vor. Uebrigens finden sich in allen Harnsteinen an organischen Bestandtheilen mehr unwesentlicher Art: Schleim, Spuren von Fett und Farbstoff, so wie in einzelnen Fällen Stückchen Stroh.

Aus den zahlreichen chemischen Analysen von Harnsteinen, welche Fürstenberg gemacht hat, möge Folgendes mehr in's Specielle gehend hervorgehoben werden.

Vom Pferde erwiesen sich die grossen Nierensteine in 3 Fällen vorzugsweise aus kohlensaurem Kalke, und zwar 69,4 und 85,00, und sodann aus oxalsaurem Kalke und kohlensaurer Magnesia in sehr wechselnden Verhältnissen bestehend, während das Uebrige aus geringen Procenten oder Spuren von Chlorkalium, schwefelsaurem Kalke, Eisen, organischer Materie und Wasser bestand. Ein korallenförmiger Nierenstein war zusammengesetzt aus kohlensaurem Kalke 41,30, oxalsaurem Kalke 28,16, kohlensaurer Magnesia 11,01, phosphorsaurem Kalke 7,03; das Uebrige bestand aus Wasser, organischer Materie und einer Spur Eisen. In 3 Fällen enthielten die runden

Nierensteine, 38,45—78,46 kohlensauren Kalk, 5,37—38,29 kohlensaure Magnesia, 14,49—17,22 oxalsauren Kalk; das Uebrige bestand aus organischer Materie und Wasser. Ein blätteriger Nierenstein bestand aus kohlensaurem Kalk 40,57, kohlensaurer Magnesia 16,28, sodann aus organischer Materie und Wasser. Drei sedimentartige Nierensteine erwiesen sich zusammengesetzt aus kohlensaurem Kalk 84,71—89,40, kohlensaurer Magnesia 3,35—5,73, so wie aus organischer Materie, Wasser und einer Spur von Eisen.

Ein Nierenstein vom Esel war zusammengesetzt aus kohlensaurem Kalke 88,69, kohlensaurer Magnesia 3,68, so wie aus organischer Materie, Wasser und einer Spur Eisen.

Vom Rinde zeigte ein weisser, zackiger Nierenstein sich zusammengesetzt aus kohlensaurem Kalke 74,81, kohlensaurer Magnesia 12,57, so wie aus organischer Materie, Wasser und einer Spur Eisen. Ein perlmutterglänzender, zackiger Nierenstein bestand aus kohlensaurem Kalke 78,18, kohlensaurer Magnesia 10,01, so wie aus organisirter Materie, Wasser und einer Spur kohlensauren Eisenoxyduls. Die metallischglänzenden Nierensteinchen bestanden aus kohlensaurer Kalkerde 84,8, kohlensaurer Magnesia 10,0, kohlensaurem Eisenoxydul 0,6, so wie aus organischer Materie und Wasser. Die beiden letzten Analysen thun dar, dass der mehr oder minder ausgesprochene Glanz der Harnsteine von kohlensaurem Eisenoxydul, vielleicht auch von der Dichtigkeit und dem Gefüge derselben abhängig ist. Kleine, weisse Nierensteine waren in zwei Fällen zusammengesetzt aus kohlensaurem Kalke 91,16—92,38, kohlensaurer Magnesia 1,93—4,95, so wie aus organischer Materie und Wasser. Ein kleiner, grauer Nierenstein bestand aus phosphorsaurer Ammoniak-Magnesia 39,28, phosphorsaurer Kalkerde 11,09, oxalsaurer Kalkerde 7,01, kohlensaurer Magnesia 6,91, so wie aus organischer Materie und Wasser.

Vom Schafe erwiesen sich die seltenen Nierensteinchen aus Kieselsäure 42,24, kohlensaurer Kalkerde 21,21, kohlensaurer Magnesia 7,07 und im Uebrigen aus Spuren von Eisen, so wie aus organischer Materie und Wasser zusammengesetzt.

Vom Hunde sind Nierensteine nicht durch Fürstenberg analysirt worden; eine von ihm mitgetheilte Analyse Lassaigne's ergab: Harnsäure 58,0, Ammoniak 30,8, phosphorsauren Kalk 10,1, oxalsauren Kalk 1,1.

Von der Katze ist das durch Röll aufgefundene, früher erwähnte Nierensteinchen nicht chemisch untersucht worden; es verhielt sich jedoch äusserlich wie eine Cystin-Concretion.

Obwohl Harnleitersteine, wie bereits früher angemerkt wurde, aufgefunden worden sind, so sind solche jedoch noch nicht untersucht worden; es ist inzwischen anzunehmen, dass sie sich nicht von den Nierensteinen der betreffenden Thiere unterscheiden werden.

Blasensteine vom Pferde, und zwar ein gelblichweisser ergab: kohlensaure Kalkerde 87,10, kohlensaure Magnesia 3,63, oxalsauren Kalk 2,10, nebst einer Spur von Eisen; im Uebrigen organische Materie und Wasser. Von zwei braunen Blasensteinen enthielt der eine kohlensauren Kalk 83,25, kohlensaure Magnesia 5,73, oxalsauren Kalk 2,60, eine Spur von Eisen, dann organische Materie und Wasser; der andere enthielt kohlensauren Kalk 61,55, oxalsauren Kalk 17,57, kohlenraure Magnesia 8,97, phosphorsauren Kalk 4,32, übrigens eine Spur Eisen, so wie organische Materie und Wasser. Ein harter, weisser Blasenstein bestand aus kohlensaurer Kalkerde 85,03, phosphorsaurer Kalkerde 5,81, kohlensaurer Magnesia 3,62, nebst einer Spur Eisen, im Uebrigen aus organischer Materie und Wasser. Ein sedimentartiger Blasenstein ergab kohlensaure Kalkerde 84,30, kohlensaure Magnesia 8,34 nebst organischer Materie und Wasser.

Blasensteine vom Esel ergaben folgende analytische Resultate: ein gelblich-brauner Blasenstein war zusammengesetzt aus kohlensaurem Kalke 69,90, oxalsaurem Kalke 4,44, phosphorsaurem Kalke 4,37, kohlensaurer Magnesia, einer Spur Eisen, nebst organischer Materie und Wasser. Ein gelblich-weisser Blasenstein bestand aus kohlensaurer Kalkerde 67,75, oxalsaurer Kalkerde 10,25, kohlensaurer Magnesia 9,93, einer Spur Eisen, nebst organischer Materie und Wasser. Ein weisser, harter Blasenstein war aus kohlensaurer Kalkerde 80,3, kohlensaurer Magnesia 15,5, einer Spur phosphorsaurer Kalkerde, nebst organischer Materie und Wasser zusammengesetzt.

Ein Blasenstein vom Ochsen war zusammengesetzt aus Kieselsäure 47,26, kohlensaurer Kalkerde 21,48, kohlensaurer Magnesia 7,60, einer Spur Eisen, und übrigens aus organischer Materie und Wasser.

Blasensteine vom Schafe standen Fürstenberg keine zur Analyse zu Gebote; in dem oben von Bouley mitgetheilten Falle bestanden sie ausschliesslich aus phosphorsaurer Ammoniak-Magnesia.

Blasensteine vom Schweine ergaben folgende analytische Resultate: ein weisser, rauher Blasenstein bestand aus phosphorsaurer Ammoniak-Magnesia 81,56, phosphorsaurer Kalkerde 4,32, einer Spur kohlensaurer Kalkerde, und übrigens aus organischer Materie und Wasser. Ein kreideartiger Blasenstein war aus phosphorsaurer Ammoniak-Magnesia 91,76, Kalkerde 1,26, kohlensaurer Kalkerde 0,95, so wie aus organischer Materie und Wasser zusammengesetzt. Ein schwarzer Blasenstein bestand aus phosphorsaurer Ammoniak-Magnesia 74,02, Kalkerde 4,19, kohlensaurer Kalkerde, einer Spur Hämatin, so wie aus organischer Materie und Wasser. Drei sedimentartige Blasensteine bestanden aus 76,52—91,32 phosphorsaurer Ammoniak-Magnesia, in einem Falle aus einer Spur, in den beiden anderen Fällen aus 9,48 und 11,36 phosphorsaurer Kalkerde, ferner wiederum in diesem einen Falle aus einer Spur, in den beiden anderen aus 2,07 und 10,22 kohlensaurer Kalkerde, im Uebrigen aus organischer Materie und Wasser.

Blasensteine vom Hunde lieferten folgende Ergebnisse: grosse, gelblich-weisse Blasensteine ergaben in einem Falle: phosphorsaure Ammoniak-Magnesia 76,13, phosphorsaure Kalkerde 9,80, kohlensaure Kalkerde 4,40, Harnsäure 3,00; im anderen Falle nur phosphorsaure Ammoniak-Magnesia 88,35; kohlensaure Kalkerde 2,80, in beiden Fällen ausserdem organische Materie und Wasser. Demnach enthält nur der eine dieser Steine Harnsäure und phosphorsaure Kalkerde. Ein weisser, eckiger Blasenstein bestand aus phosphorsaurer Ammoniak-Magnesia 81,56, phosphorsaurer Kalkerde 8,17, kohlensaurer Kalkerde 3,80, übrigens aus Wasser und organischer Materie. Die gelblichen Blasensteine bestanden, wie bereits angeführt, aus reinem Cystin mit einer Spur Schleim. Die cystinhaltigen Blasensteine erwiesen sich zusammengesetzt aus Cystin 83,09, kohlensaurer Kalkerde 14,68, einer Spur phosphorsaurer Ammoniak-Magnesia, so wie aus organischer Materie und Wasser.

Harnröhrensteine der Pferde lieferten folgende Resultate die Zerlegung: ein brauner Harnröhrenstein bestand aus kohlensaurer Kalkerde 74,93, oxalsaurer Kalkerde 2,76, phosphorsaurer Kalkerde 0,25, kohlensaurer Magnesia 10,91, einer Spur Eisen, so wie aus organischer Mrterie und Wasser. Ein sedimentartiger Harnröhrenstein zeigte sich zusammengesetzt aus kohlensaurer Kalkerde 89,47, kohlensaurer Magnesia 5,16, so wie aus organischer Materie und Wasser.

Harnröhrensteine vom Rinde und zwar zunächst metallisch-glänzende waren in zwei Fällen zusammengesetzt, nämlich in dem einen aus kohlensaurer Kalkerde 85,47, kohlensaurer Magnesia 5,80, kohlensaurem Eisenoxydul 0,64, Kieselsäure 0,70; in dem anderen Falle aus kohlensaurer Kalkerde 79,08, kohlensaurer Magnesia 8,76, kohlensaurem Eisenoxydul 0,85, Kieselsäure 0,76. Das Uebrige bestand in beiden Fällen aus organischer Materie und Wasser. Weisse, runde Harnröhrensteinchen wurden ebenfalls in zwei Fällen untersucht; in dem einen bestanden sie aus Kieselsäure 46,28, kohlensaurer Kalkerde 27,89, in dem anderen Falle aus Kieselsäure 38,90, kohlensaurer Kalkerde 36,43, und in beiden Fällen noch aus einer Spur Eisen, so wie aus organischer Materie und Wasser. Ein untersuchter netzförmiger Harnröhrenstein war aus oxalsaurer Kalkerde 80,94, kohlensaurer Kalkerde 9,87, kohlensaurer Magnesia 3,43, im Uebrigen aus organischer Materie und Wasser zusammengesetzt. Gelblich-weisse Harnröhrensteine wurden in 3 Fällen untersucht; die des einen enthielten Kieselsäure 74,09, kohlensauren Kalk 2,64 und eine Spur Eisen; die des anderen Falles enthielten Kieselsäure 72,59, kohlensaure Kalkerde 2,10; die des 3. Falles enthielten Kieselerde 70,44. Im Uebrigen waren die Steinchen aller dieser Fälle noch aus organischer Materie und Wasser zusammengesetzt. Es zeigt sich mithin hiebei der Unterschied, dass in zwei Fällen nebst der Kieselerde noch die kohlensaure Kalkerde als steinbildender Bestandtheil vorkam, in dem 3. Falle aber nicht, und dass nur in einem Falle eine Spur Eisen entdeckt wurde. Ein untersuchter gelbbrauner Harnröhrenstein zeigte sich aus kohlensaurer Kalkerde 85,08, kohlensaurer Magnesia 9,10, einer Spur von phosphorsaurem Kalk und Eisen, so wie aus organischer Materie und Wasser zusammengesetzt. Endlich enthielt ein grosser, schmutzig-weisser Harnröhrenstein: kohlensaure Kalkerde 80,05, kohlensaure Magnesia 5,89, phosphorsaure Kalkerde 1,73, so wie organische Materie und Wasser. Eine Mittheilung des Thierarztes Pflug in Weyhers sucht (Wochenschrift für Thierheilkunde und Viehzucht 1859 No. 3. ff.) darzuthun, dass die Harnsteinbildung beim Rindvieh durch trockene Jahrgänge und besonders durch kalkhaltigen Boden begünstigt werde. Die dabei erwähnten, durch einen Apotheker besorgten 3 Analysen von Harnsteinen haben keinen besonderen Werth; man fahndete nach Cystin, und will wirklich in einem Falle Spuren davon gefunden haben.

Harnröhrensteine vom Schafe bestehen nach der Untersuchung von Lassaigne aus Kieselsäure, einer Spur Eisen und organischer Materie; dagegen bestanden sie in dem von Bouley oben bei den Blasensteinen gedachten Falle aus phosphorsaurer Ammoniak-Magnesia.

Harnröhrensteine vom Schweine, und zwar ein rauher, weisser bestand aus phosphorsaurer Ammoniak-Magnesia 85,56, phosphorsaurer Kalkerde 5,72; ein kreideartiger enthielt phosphorsaure Ammoniak-Magnesia 90,86, phosphorsaure Kalkerde 2,43, kohlensaure Kalkerde 1,01, und im Uebrigen enthielten beide organische Materie und Wasser.

Harnröhrensteine vom Hunde wurden zwei untersucht; beide enthielten gleichviel Kieselsäure, nämlich 75,00, der eine jedoch zeigte nur 1,12, der andere aber 1,60 kohlensaure Kalkerde; im Uebrigen enthielten beide noch organische Materie und Wasser.

Ein Vorhautstein vom Pferde bestand aus kohlensaurer Kalkerde 70,94, oxalsaurer Kalkerde 13,13, phosphorsaurer Kalkerde 4,74, schwefelsaurer Kalkerde 0,17, kohlensaurer

Magnesia 0,32, einer Spur Eisen, so wie aus organischer Materie und Wasser.

Die Vorhaut-Concretion vom Ochsen, deren oben erwähnt wurde, ist nicht chemisch untersucht worden; ihr steinbildender Bestandtheil ist aber wahrscheinlich ähnlich den Steinchen an den Haaren der Vorhaut dieser Thiere zusammengesetzt.

Vorhautsteine vom Schweine wurden zwei untersucht; der eine erwies sich zusammengesetzt aus phosphorsaurer Ammoniak-Magnesia 88,65, phosphorsaurer Kalkerde 1,28, kohlensaurer Kalkerde 0,78; der andere aus phosphorsaurer Ammoniak-Magnesia und nur aus einer Spur phosphorsaurer und kohlensaurer Kalkerde; im Uebrigen enthielten beide noch organische Materie und Wasser.

Steinchen an den Haaren der Vorhaut des Ochsen ergaben sich zusammengesetzt aus phosphorsaurer Ammoniak-Magnesia 51,63, oxalsaurem Kalke 11,15, kohlensaurem Kalke 2,40, im Uebrigen aus organischer Materie und Wasser.

Steinchen an der Wolle der Vorhaut des Schafes bestanden aus phosphorsaurer Ammoniak-Magnesia 89,05, kohlensaurer Kalkerde 3,15, einer Spur oxalsauren Kalkes, so wie aus organischer Materie und Wasser. In dem oben erwähnten Bouley'schen Falle aber bestanden sie, wie schon gesagt, bloss aus phosphorsaurer Ammoniak-Magnesia.

Ueber die Herkunft der näheren Bestandtheile der Harnsteine hat Fürstenberg seinen Untersuchungen Bemerkungen angeschlossen, woraus hier das Wesentlichste in Kürze mitgetheilt werden soll. Wie sich aus den vorstehenden Analysen ergibt, bildet der kohlensaure Kalk den Hauptbestandtheil der meisten Harnsteine der Pflanzenfresser; derselbe stammt ohne Zweifel zum kleinen Theile aus dem Trinkwasser, worin er als doppeltkohlensaurer Kalk in Auflösung sich befindet, zum grösseren Theile aber aus den Futterstoffen, in welchen pflanzensaure Kalksalze enthalten sind, deren Säuren im thierischen Körper in Kohlensäure umgewandelt werden. Ein Theil dieses kohlensauren Kalkes wird zur Zusammensetzung des thierischen Leibes verbraucht, und der vorhandene Ueberschuss in den Nieren abgesondert, und kommt auf diese Weise in die Harnsteine. Die **kohlensaure Magnesia** findet sich zwar auch stets in den Harnsteinen der Pflanzenfresser, aber nur in geringer Menge den kohlensauren Kalk begleitend, und zwar desshalb, weil sie auch nur in geringer Menge in den Nahrungsmitteln der Thiere dieser Art vorkommt; dagegen ist wohl phosphorsaure Magnesia in grösserer Menge in denselben enthalten, scheint aber als solche nicht in's Blut überzugehen. Ein dem kohlensauren Kalke nahe stehender Bestandtheil der Harnsteine ist der oxalsaure Kalk, insbesondere bei Pferden und Rindern, in denen derselbe krystallinisch, theils an der Oberfläche, theils im Inneren vorkommt. Es ist zweifelhaft, ob die Oxalsäure als solche aus den Pflanzen in den Harn übergeht, oder ob derselbe sich durch unvollkommene Oxydations-Processe stickstofffreier Materien, oder durch unvollkommene Umwandlung der Harnsäure sich erst im Körper bildet. Fürstenberg ist gegen die erste Ansicht, weil Versuche ihn lehrten, dass freie Oxalsäure den Pferden verabreicht, wie alle anderen Pflanzensäuren, in Kohlensäure sich umwandelt. Die **Kieselsäure**, welche zuweilen in den Harnsteinen des Rindes und Schafes als Hauptbestandtheil auftritt, in denen des Pferdes aber nicht nachgewiesen werden konnte, findet sich zwar in geringer Menge im Trinkwasser; der grössere Theil derselben wird aber wohl durch die Gräser, zumal durch falsche Gräser in den Körper gelangen, worin sie in grosser Menge, an Kali gebunden, vorkommt. Diese Verbindung ist nicht leicht löslich, und daher die Ueberführung derselben in's Blut, so wie die Abscheidung der Kieselsäure vom Kali in ihrem Vorkommen in den Harnsteinen noch problematisch. Der **phosphorsaure Kalk**, so wie die **phosphorsaure Ammoniak-Magnesia** kommen, mit Ausnahme des öfter erwähnten Falles bei Schafen, seltener als die vorhin genannten Bestandtheile in den Harnsteinen der Pflanzenfresser vor, und zwar deshalb, weil phosphorsaurer Kalk und phosphorsaure Magnesia nur in geringer Menge und zudem in unlöslichem oder schwerlöslichem Zustande in den Nahrungsmitteln dieser Thiere enthalten sind, und weil ersterer grösstentheils zur Bildung der Knochen verwandt wird. Uebrigens aber können diese Salze im Organismus auch dadurch gebildet werden, dass sich Phosphorsäure durch Oxydation des Phosphors stickstoffhaltiger Materien erzeugt, und sich dann mit dem Kalke und der Magnesia verbindet, welche im Blute als doppeltkohlensaure Salze gelöst sind, während die Kohlensäure derselben ausgeschieden wird. Das Ammoniak, welches mit der phosphorsauren Magnesia ein Doppelsalz bildet, wird im Organismus, und wahrscheinlich im Harn, unter Beihülfe der prädisponirenden Verwandtschaft jenes Salzes erzeugt. Mit dem schwefelsauren Kalke verhält es sich ähnlich wie mit dem phosphorsauren Kalke; entweder kommt jener ebenfalls fertig gebildet in den Körper, oder es wird dessen Schwefelsäure erst durch Oxydation schwefelhaltiger Proteinkörper gebildet. In den Harnsteinen der Fleisch- und Allesfresser finden sich als Hauptbestandtheile phosphorsaurer Kalk in geringerem und phosphorsaure Ammoniak-Magnesia in grösserem Maasse als Hauptbestandtheile ein. Diese Verbindungen überkommen den genannten Thieren schon fertig gebildet in den Nahrungsmitteln, oder ihre Säuren, nebst dem Ammoiak werden innerhalb ihrer Leiber in ähnlicher Weise erst erzeugt, wie bei den Pflanzenfressern; der kohlensaure Kalk, der in der Regel nur in geringer Menge in den Harnsteinen der Fleischfresser, in grösserer aber, und zuweilen als Hauptbestandtheil in solchen der Allesfresser enthalten ist, findet sich bei diesen auf dieselbe Weise ein, wie bei den Pflanzenfressern; wahrscheinlich verhält es sich auch so hinsichtlich des selten in den Harnsteinen der Fleisch- und Allesfresser auftretenden oxalsauren Kalkes. Die Kieselsäure in den Harnsteinen von Hunden hat etwas Befremdendes; Fürstenberg leitet sie von der Fütterung mit Haferschroot her, worin Kieselsäure in nicht unbedeutender Menge enthalten ist. Die in den Harnsteinen der Hunde nur selten und in geringer Menge vorkommende Harnsäure (in der Form von Salzen) scheint sich bei vorherrschender Pflanzenkost und bei unzureichendem Lufteinflusse zu bilden, indem sich dabei die Harnsäure nicht in die höhere Oxydationsstufe, den Harnstoff umbilden kann. Wahrscheinlich wird es sich in ähnlicher Weise auch mit dem Cystin, einer noch niedrigeren Oxydationsstufe, als die Harnsäure, verhalten. Die Spuren von Eisen, so wie die Gegenwart von organischen Materien, Farbstoffen und Wasser in den Harnsteinen überhaupt erregen keine Schwierigkeit hinsichtlich ihrer Herkunft.

Im Allgemeinen ist hinsichtlich der ursächlichen Verhältnisse zur Bildung der Harnsteine Folgendes zu merken. Ist das erforderliche Material zur Bildung der Steine im Harne, so wird dasselbe, wenn es so reichlich vorhanden ist, dass es nicht in demselben in Auflösung bleiben kann, gefällt, oder es krystallisirt heraus; ist die Menge jenes Materials nicht so gross, so bedarf es der alkalischen Beschaffenheit des Harnes, um die Erdsalze, insbesondere die kalkhaltigen zu fällen. Wenn es einmal zur Bildung eines feineren oder gröberen krystallinischen Niederschlags gekommen ist, so bildet dieser einen Anziehungspunkt, beziehungsweise einen Kern für die ferner sich ausscheidenden und anlagernden Theile in Form von Schichten, deren Bildung stets langsam vorzugehen scheint, während sich der Gries rascher ausscheidet.

Die Folgen der Harnsteine, beziehungsweise der Sedimente sind verschieden nach den Organen ihres Vorkommens; sie können mehr oder minder Verstopfung in den Behältern bewirken, hiedurch Zurückhaltung des Harnes, Ausdehnung und Zerreissung derselben. In den Harnleitern kann insbesondere Erweiterung und Hypertrophie durch jene Neugebilde erzeugt werden, dagegen in den Nieren Schwund, in der Harnblase wieder Hypertrophie, und endlich in allen Organen ihres Vorkommens Entzündung, Verschwärung u. s. w., was Alles in verschiedenen Graden die Gesundheit und das Leben bedroht.

§. 145.

Milchsteine (*calculi lactei*, *v. galactites*, *v. galactolithi*). Solche sind bisher nur in den Milchbehältern und Zitzenkanälen von Kühen, und in einem Falle bei einer Ziege beobachtet worden. Fürstenberg bringt die Milchsteine in 3 Abtheilungen:

1) Wahre Milchsteine sind bisher nur im Euter der Kühe aufgefunden worden; sie bilden kleine, theils länglichrunde, theils der Kugelform sich nähernde, oft auch eckige Körper von der Grösse eines Hirsekornes bis zu der einer grossen Bohne. Die eckigen oder die theils eckigen, theils runden, facettirten Steinchen finden sich dort, wo mehrere gegen einander

gelagert vorkommen. Die Oberfläche dieser Steine ist entweder glatt und glänzend, oder durch kleine Erhabenheiten uneben, und von ganz weisser, schmutzig-weisser, grauer oder gelblicher Farbe. Sie zeigen auf dem Durchschnitt Schichtenlagerung um einen aus unorganischer Materie bestehenden Kern; die mit blossem Auge wahrnehmbaren Schichten sind aus microscopischen zusammengesetzt, und sind bald rein-, bald schmutzigweiss, gelblich oder gelb. Die Härte dieser Steine ist gross; ihr absolutes Gewicht beträgt in den Fürstenberg bekannt gewordenen Fällen zwischen 0,01 und 1,172 Gramme, das specifische zwischen 2,192 und 2,281. In der hiesigen Sammlung beträgt ein Fund Milchsteine bei einer Kuh 9 Stück, der kleinste hat die Grösse einer kleinen Erbse, der grösste die einer kleinen Wallnuss; das absolute Gewicht des letzteren beträgt 8 Gramme.

2) Die Pseudo-Milchsteine. Nur eine hieher gehörige Concretion ist bekannt, und von Bauer im Milchbehälter einer Ziege gefunden worden (Hering's Rep. XV. 305). Dieselbe erschien äusserlich fast ganz so, wie die wahren Milchsteine, besass jedoch nicht einen wahren, aus unorganischen Stoffen bestehenden Kern, vielmehr einen solchen aus organischer Materie. Das absolute Gewicht dieses Steines betrug 0,120 Gramme.

3) Die Milchconcremente sind daran leicht zu erkennen, dass sie wie ein scherbenartiges Stück fester Kreide aussehen; sie besitzen weder Schichtenlagerung, noch einen Kern, vielmehr ist ihre Masse gleichartig. Sie kommen bei Kühen vor, und befindet sich auch ein Exemplar dieser Art in der hiesigen Sammlung.

Hinsichtlich der chemischen Zusammensetzung fand Fürstenberg zwei wahre Milchsteine bestehend, und zwar den einen aus kohlensaurem Kalke 91,03, phosphorsauren Erden (?) 1,13, organischer Materie 5,40, Fett 1,30, Eisen und kieselsaurer Magnesia eine Spur, Wasser 1,14, den anderen aus kohlensaurem Kalk 92,30, phosphorsauren Erden 2,78, organischer Materie 3,14, Fett 0,93, Wasser 0,85, so wie aus einer Spur Eisen und kohlensaurer Magnesia. Der Pseudo-Milchstein von einer Ziege wurde auf Veranlassung des K. Hessischen Ober-Medizinal-Collegiums untersucht (vgl. l. c.) und darin gefunden 40% unorganische und 60% organische Stoffe; jene bestanden aus phosphorsaurem Kalke, wenig phosphorsaurer Magnesia und einer Spur Eisen, Chlor und Schwefelsäure. Es wird angegeben, dass das Eisen von dem röthlichen, inneren Kern des Steines herrühre und dem Blute seinen Ursprung verdanke; ferner dass das Chlor wahrscheinlich an Natrium gebunden in dem Steine vorhanden gewesen sein werde, dass aber wegen Mangels an Material nicht auf Natrium habe geprüft werden können. Ein von Fürstenberg untersuchtes Milchconcrement bestand aus organischer Materie 18,55, phosphorsaurer Kalk- und Talkerde 55,98, kohlensaurer Kalkerde 17,45, Fett 2,69, Wasser nebst einer Spur Eisen 5,33. An microscopischen Formelementen wurden in den Milchsteinen gefunden: structurlose, aus Casein-Molekülen bestehende Häutchen, in welche Fett-Moleküle zerstreut eingelagert waren; ferner Cholesterein-Körperchen oder doch diesen ähnliche, und endlich Blutkörperchen, so wie Epitheliumzellen. Die unorganischen Salze fanden sich nicht krystallisirt, sondern gestaltlos; sie gelangen in den Körper, oder sie werden theilweise aus ihren Elementen in ähnlicher Weise wie die Harnsteine gebildet.

Die Folgen der Milchsteine und Concremente im Euter bestehen in Behinderung des Milchabflusses, und hiedurch, so wie durch mechanische Einwirkung derselben in Entzündung u. s. w. Kleine Polypen in den Zitzenkanälen dürfen nicht mit Milchsteinen verwechselt werden.

§. 146.

Magensteine (*calculi gastrici, v. gastrolithi*) und **Darmsteine** (*calculi intestinales, v. enterolithi*) so wie **Concremente**. Die aus Haaren, Wolle oder Borsten bestehenden Concremente werden als **Haarbälle** (*aegagropili*) bezeichnet.

I. Die Magensteine werden durch ihre Farbe in 3 Varietäten unterschieden: 1) die röthlich-grauen und die blaugrauen Magensteine kommen nur beim **Pferde**, und zwar einzeln vor. Sie sind von kugelrunder, auch plattenartiger Gestalt, auf der Oberfläche glänzend, zwar glatt, aber doch mit Poren und zuweilen mit seichten Vertiefungen versehen. Der Durchschnitt derselben zeigt um einen Kern, der immer ein fremder, unorganischer Körper ist (z. B. ein Stückchen Eisen,

Kalk oder Sandstein), eine concentrische Schichtenlagerung. Eine jede mit blossen Augen sichtbare, mehr oder minder dicke Schicht besteht aus zahlreichen microscopischen. Bei den von Fürstenberg untersuchten Steinen dieser Art war die erste, um den Kern befindliche Krystallisation stets strahlenförmig, und liess beim Bruch die Form der Krystalle deutlich erkennen, in den der übrigen aber nicht. Das Gefüge dieser Steine ist in der Regel ein sehr inniges, weshalb sie auch eine bedeutende Festigkeit besitzen. Ihre Grösse und ihr absolutes Gewicht ist in den Einzelfällen sehr verschieden, der bekannte grösste wiegt $3^1/_2$ Kilogr.; das specifische Gewicht derselben beträgt (bei + 15^0 R., welche Temperatur für alle folgenden Bestimmungen gilt) in Ansehung der ersten Varietät 1,685, und der zweiten 1,706. Die weissen Magensteine kommen nur beim Hunde vor, und zwar selten, jedoch in mehreren Exemplaren; ihre Farbe spielt in's Gelbliche; die Gestalt der Mehrzahl ist unregelmässig dreieckig, ihre Oberfläche glatt und glänzend, an einigen Stellen wie polirt, was durch Aneinanderlagerung und Reibung zu Stande kommt. Die kleinen Steine dieser Art zeigen auf dem Bruch ein strahliges, krystallinisches Gefüge, auf dem Durchschnitt Schichtenlagerung um einen Kern, der oft ein Quarz- oder Kalkstückchen ist. Ihre Grösse erreicht die einer Wallnuss; ihr absolutes Gewicht geht bis auf 8,031 Gramme, und ihr specifisches beträgt 1,658.

II. Die Darmsteine, welche bisher nur im Dickdarme der Pferde gefunden worden sind, haben Aehnlichkeit mit den Magensteinen; sie sind jedoch nicht so gross wie diese und zerfallen in 4 Varietäten: 1) die gelbbraunen Darmsteine sind selten, von runder oder länglicher Gestalt, durch hervorragende Krystalle sehr rauh, und hiedurch den Blasen- und Harnröhrensteinen der Schweine ähnlich. Im Inneren zeigen sie ebenfalls Schichtenlagerung um einen, aus einem unorganischen Körper bestehenden Kern; sie sind sehr fest und hart, und übertreffen in dieser Beziehung die Magensteine. Ihr absolutes Gewicht ist auf 58—306,09 Grammen, und ihr specifisches auf 1,694 bestimmt worden. 2) Die grauen Darmsteine kommen häufiger, und entweder einzeln oder in zahlreichen Exemplaren vor. Ihre Gestalt ist verschieden; sie sind entweder, wie es am öftesten der Fall ist, rund, länglich oder eckig; ihre Oberfläche ist bei der Mehrzahl rauh, mit kleinen Löchern versehen, doch gibt es auch solche von glatter, glänzender Oberfläche mit bald weissgrauer, bald blaugrauer Farbe. Ihre Grösse ist verschieden, es gibt solche, welche die Magensteine, denen sie auch hinsichtlich des Gefüges und der Festigkeit gleich sind, in jener Beziehung erreichen. Das specifische Gewicht dieser Steine beträgt 1,706. 3) Die bräunlichen Darmsteine unterscheiden sich von den vorhin angeführten durch ihr festeres Gefüge, durch grössere Härte und bedeutendere specifische Schwere. Da mehrere dieser Steine zugleich vorkommen, so haben sie meistens eine eckige Gestalt; es gibt aber auch solche, welche die Gestalt einer biconvexen Linse haben. Ihre Oberfläche ist glatt, zuweilen glänzend, und mit kleinen Poren versehen, während sie auf dem Durchschnitt Schichtenlagerung zeigen. Nach Fürstenberg's Wahrnehmungen erreichten sie nur die Grösse einer Wallnuss, und ein solcher hatte ein absolutes Gewicht von 22,8 Grammen, so wie ein specifisches von 1,823. 4) Die bläulichen Darmsteine haben eine verschiedene Gestalt; in der Mehrzahl sind sie nach Fürstenberg länglich, und ihre Oberfläche ist zwar glatt und glänzend, aber doch mit kleinen Vertiefungen versehen. Auf dem Durchschnitt zeigen sie Schichtenlagerung, und besitzen zum Kern ein Stückchen Quarz oder dgl. Der grösste Stein dieser Art, welchen Fürstenberg sah, hatte nur ein absolutes Gewicht von 15,5 Grammen; das specifische Gewicht betrug 1,681. Steine dieser Art kommen oft in grosser Anzahl beim Pferde vor. Bei einem, in der hiesigen Sammlung befindlichen Funde zähle ich 207 Stück, die alle bis auf einen Stein, der fast kugelrund ist, und die Grösse einer kleinen Billardkugel hat, von eckiger Gestalt sind, und die Grösse einer kleinen oder grossen Haselnuss besitzen, blaugrau, glatt, glänzend, und ohne macroscopische Poren sind; sie besitzen zusammengenommen ein absolutes Gewicht von nur 570 Grammen, und zeigen also schon hiedurch, dass ihr specifisches Gewicht sehr gering sein wird. Gurlt zählte in einem Falle sogar 1000 Stück Steine der eben beschriebenen Art.

Andere Darmsteine, als vom Pferde, werden von Fürstenberg nicht aufgeführt. In der hiesigen Sammlung finden sich indess 3 haselnussgrosse, weisse Darmsteine vom Schweine, deren ihrer Seltenheit wegen hier gedacht werden sollte.

Ich finde an einigen wahren Darmsteinen des Pferdes in der hiesigen Sammlung, insbesondere an denjenigen von grauer Farbe, dass sich, wie diess Fürstenberg nicht wahrgenommen, oder doch nicht angegeben hat, mehr oder minder dicke, den stärkeren concentrischen Schichten entsprechende Schaalen von ihrer Oberfläche abnehmen lassen; während die darunter liegende Schicht doch glatt erscheint, also mit der äusseren Schale nicht in innigem Zusammenhange stand. Diess ist für die Bildungsgeschichte dieser Steine insofern bemerkenswerth, als jenes Verhalten offenbar eine zeitweise Ruhe der Fortbildung zeigt, während welcher sie sich abreiben konnten, und sodann später wieder mit einer neuen Schicht überdeckt wurden. Ferner finde ich 4 Fälle von Darmsteinen aus dem Dickdarme von Pferden, die sich so eigenthümlich verhalten, dass ich sie nicht unter die, bereits nach Fürstenberg beschriebenen Varietäten unterzubringen weiss. In dem einen, ein altes Müllerpferd betreffenden Falle sind es zwei Steine von gelblich-brauner Farbe; der eine hat eine Kuchenform von ungleichem Durchmesser, der andere von gleicher Farbe ist 3kantig. Was diese Steine besonders auszeichnet, ist der Umstand, dass man an ihren Oberflächen, trotz der Rauhheit derselben, concentrische erhabene Kreise deutlich erblickt, welche der Schichtenlagerung des Inneren entsprechen. Ein jeder dieser Steine ist faustgross, und zusammen haben sie ein absolutes Gewicht von 437 Grammen. Ein Stein des zweiten Falles hat die Grösse von beiläufig zwei Fäusten, und eine von den übrigen Darmsteinen ganz abweichende Gestalt, so dass er verschiedene Flächen und Kanten darbietet, die aber so unregelmässig verschoben sind, dass dieser Darmstein in gewisser Hinsicht einem länglichen Flusssteine nicht unähnlich ist. Inzwischen hat er auch das Eigenthümliche, dass er an seiner Oberfläche Linien besitzt, die so durcheinander gewunden sind, dass sie nicht unter regelmässige Formen gebracht werden können. Ich vermag keine bessere Vorstellung von diesen Linienwindungen zu geben, als durch die Hinweisung auf einen Blätterteig, der in verschiedenen Richtungen zusammengeknetet worden ist. Dieser Stein hat ein absolutes

Gewicht von 735 Grammen. Ein Stein des dritten Falles hat die Grösse einer kleinen Kegelkugel, und ist fast kugelrund; seine Oberfläche sieht wie verwittert aus, und ich kann das Aussehen desselben durch die theils grubenförmigen, rundlichen, theils langen, geschlängelten Vertiefungen, die sämmtlich einen rauhen Boden von grauer Farbe haben, während die erhabenen Stellen des Steines braun, glatt und glänzend sind, nicht besser vergleichen, als mit einem von Würmern in hohem Grade zernagten Holzklotze. Das absolute Gewicht dieses Steines beträgt 1,124 Gramme.

Einmal fand Gurlt (l. c. p. 184) bei der Zergliederung eines Pferdes zwischen der Muskel- und Schleimhaut des Zwölffingerdarmes kleine, dreieckige, weissliche und sehr leichte Steine, die, wie derselbe annimmt, in vergrösserten Schleimbälgen eingeschlossen waren; und da einer dieser Bälge vermittelst einer kleinen Oeffnung mit der Höhle des Darmes in Verbindung stand, so wird ferner angenommen, dass die zur Steinerzeugung geeignete Flüssigkeit aus dem Darm in die Bälge gedrungen sei. Fürstenberg hat die Steinchen analysirt (vergleiche Gurlt l. c. im Nachtrag p. 85) und gefunden, dass dieselben aus 71,00 kohlensauren Kalkes, 18,66 kohlensaurer Magnesia, und im Uebrigen aus organischer Materie und Wasser bestanden. Der eigentliche steinbildende Bestandtheil der Darmsteine (phosphorsaure Ammoniak-Magnesia) fehlte demnach.

In den Sammlungen begegnet man nicht selten Eingeweidesteinen unter dem Namen „Bezoare“, die aus älteren Sammlungen, insgemein weltlicher und geistlicher Herrschaften stammen, während ihr Fundort in der Regel unbekannt ist. Das Wort „Bezoar“ stammt aus dem Arabischen und Persischen, und bedeutet „Gegengift“; und es wurden auch in der That solche Steine, und vielleicht werden sie heute noch aus nobler Passion für die Medikasterei als Gegengift, oder als Specificum in gewissen Krankheiten, z. B. in der Epilepsie angewandt. Derartige Bezoare finden sich 3 Fälle in der hiesigen Sammlung. Der Stein des einen Falles, welcher aus der ehemaligen fürstbischöflichen Sammlung zu Mörsburg stammt, hat einen etwas grösseren Umfang, als ein Zweithalerstück, ist biconvex, jedoch ist die eine Seite convexer, als die andere; die Flächen sind fast eben, mattglänzend und von gelblicher Farbe. Das absolute Gewicht dieses Steines beträgt 135 Gramme. Der Stein des zweiten Falles, welcher aus derselben Sammlung stammt, hat ein höchst seltenes oder einzig dastehendes Aeussere. Er hat die Grösse eines grossen Eierstockes vom Pferde, auch beinahe die Form eines solchen nebst dem Hilus, und ist knotig geballt. Die eine Fläche dieses Steines ist von gelblich-brauner Farbe, und schwach perlmutterglänzend, die andere Fläche dagegen schwarzbraun, metallglänzend. Da, wo kleine Scherben von der Oberfläche abgebrochen sind, ist zu bemerken, dass jene Farben bloss äusserlich vorkommen, und dass unter der dünnen Schicht derselben die Masse gräulich ist. Was diesen Stein am merkwürdigsten macht, ist ein Kanal von dem Durchmesser einer Rabenfeder, welcher an der einen Fläche in einer spaltförmigen Vertiefung mit einfacher Oeffnung beginnt, und an der anderen Fläche in einer länglichen Grube mit zwei Oeffnungen endigt, und durchaus keine Merkmale an sich trägt, welche die künstliche Entstehung dieses Kanales annehmen liessen. Die Steinchen des dritten Falles tragen die Aufschrift occidentalische Bezoare, und stammen aus der ehemaligen Sammlung der badischen Markgräfin Caroline Louise; es sind Steinchen von der Grösse kleinster und mittelgrosser Perlen, und nur einer erreicht die Grösse einer kleiner Erbse, und sind fast kugelrund; ihre Farbe ist blassgelb, metallisch glänzend, und stimmen sie in dieser Beziehung durchaus nicht mit der Farbe und dem eigenthümlichen Glanze gewisser Harnsteine des Rindes überein. Das Verzeichniss der pathologisch-anatomischen Präparate der Thierarzneischule in München von Schwab 1841, das unter anderen auch einen kugelrunden, braunen Bezoar mit rauher, gleichsam aufgeätzter Oberfläche von mehr als 1 Kilogr. Gewicht von einem Hirsche aufweist, enthält die Bemerkung, dass die werthvollsten Bezoare (als Gegengift der Alten) im Magen zweier asiatischer Affen aufgefunden werden sollen, und dass ihnen an Werth gleich die Stachelschweinsteine stehen, und ihnen an Werth die übrigen orientalischen Bezoare folgen, welche im Magen der wilden Ziegen, Gemsen und Springböcke gefunden werden sollen, dagegen sollen die occidentalischen

Bezoare von amerikanischen Kameelen, den Lama's und Vicunna's in einem geringeren Ansehen stehen.

II. Die falschen Darmsteine bilden den Uebergang zu den Concrementen, und kommen, wie die wahren Darmsteine, ebenfalls im Dickdarme der Pferde vor. Von Farbe sind diese Gebilde entweder grau oder weiss, blaugrau oder bräunlich, während ihre Oberfläche entweder glatt und glänzend, oder durch kleine Krystalle rauh ist. Ihre Gestalt ist bald rund, bald eckig; die grösseren kommen in der Regel einzeln, die kleineren in grösserer Anzahl vor. Was diese Steine besonders charakterisirt, das ist ihr Inneres, wie es sich auf dem Durchschnitte zeigt. Der Kern besteht nie aus einem blossen fremden unorganischen Körper, sondern wenn ein solcher vorhanden ist, so ist derselbe zunächst von einem Concremente aus Haaren und Futterstoffen umgeben, und dann folgt erst die steinbildende Masse in dicken Schichten, welche vom Mittelpunkte nach dem Umkreise dichter wird, so dass sie hier die Dichtigkeit der wahren Darmsteine besitzt. Das absolute Gewicht der falschen Darmsteine reicht von 8 bis zu 1500 Grammen und mehr; das specifische Gewicht derselben beträgt 1,605—1,674, sie kommen also in dieser Beziehung den wahren Darmsteinen nahe.

III. Die Concremente sind fast noch häufiger, als die im Vorhergehenden geschilderten wahren und falschen Darmsteine; es sind Zusammenballungen von Futterstoffen oder Haaren (Deckhaaren, Wolle, Borsten) mit Schleim und einem mehr oder minder grossen Gehalte an unorganischen Stoffen. Eben wegen dieser Zusammensetzung sind sie specifisch leichter, als die Steine, erreichen indess doch zuweilen eine bedeutende Grösse, und kommen in eben denselben Organen vor, wie die Steine, und sind, vielleicht mit Ausnahme der Katze in allen Haussäugethieren gefunden worden, z. B. bei Pferden im Dickdarm, bei Rindvieh, Schafen, Ziegen und Hunden im Magen und Dickdarm, in welchen sie auch bei Schweinen vorkommen. Die Concremente werden in verschiedene Varietäten abgetheilt; beim Pferde kommen aschgraue und braune, so wie grosse in verschiedenen Farben vor. Die beiden ersten Varietäten kommen selten einzeln, vielmehr in der Regel in Mehrzahl vor; sie zeigen auf dem Durchschnitte in der Mitte eine kleine Höhle, oder auch einen weichen, aus Haaren und Futterstoffen bestehenden Kern, der zuweilen noch einen anderen festen, unorganischen, aus Metall, Stein oder dgl. bestehenden fremden Körper einschliesst; um einen solchen Kern befindet sich eine dichtere Masse, die, je näher dem Umfange um so dichter wird, und dann auch Schichtenlagerung zeigt. Die Gestalt dieser Varietäten ist meist kugelig, und ihre Oberfläche glatt, oder auch sammetartig rauh mit unregelmässigen Erhabenheiten und Vertiefungen, welche zuweilen die Erscheinung bewirken, als seien mehrere Concremente von verschiedener Grösse im weichen Zustande zusammengeballt worden. Die dritte, grosse Varietät der beim Pferde vorkommenden Concremente ist bald weiss, wie mit Kalk überzogen, bald grau oder braun; ihre Oberfläche ist mit grossen Höckern versehen, im Inneren aber haben sie stets mehrere Höhlen. Sie erreichen einen bedeutenderen Umfang, als die vorigen Abarten, jene sind jedoch specifisch leichter, als diese. Das specifische Gewicht aller jener Varietäten schwankt zwischen 1,446 und 1,548.

Die Haarbälle stellen eine eigene Art Concremente dar, die bei den Wiederkäuern, dem Schweine und dem Hunde beobachtet worden sind. Sie bestehen vorzüglich aus den Deckhaaren ihrer Inhaber oder doch gleichartiger Individuen. Also müssen anstatt der Haarbälle der Wiederkäuer und Hunde, beim Schafe Wollbälle und beim Schweine Borstenbälle vorkommen. Beim Rinde werden die Haarbälle am häufigsten gefunden, bald einzeln, bald in grösserer Zahl; in einem Falle der hiesigen Sammlung kamen bei einem halbjährigen Rinde 14 Stück, kleine und grössere, im Pansen vor. Ueberhaupt kommen die Haarbälle des Rindes am häufigsten im Pansen, weniger häufig in der Haube, am seltensten im Psalter, Labmagen und Dickdarme vor. Sie sind von der verschiedensten Grösse und können eine solche von zwei Fäusten erreichen. Entweder sind sie rauh, oder mit anorganischen Stoffen matt oder firnissartig incrustirt, und dann grau oder hellbraun und glanzlos, dunkelbraun oder schwarz und glänzend. Im Inneren derselben findet sich nur selten ein aus einem fremden Körper bestehender Kern. Man findet sie bei Rindern in jedem Alter, und schon bei Saugkälbern, dann aber nie incrustirt; dagegen sind aber auch die bei älteren Thieren aufgefundenen nicht immer, jedoch in der Regel incrustirt. Bei einem und demselben Individuum werden kleine rauhe, und grössere in der Incrustation begriffene, so wie völlig incrustirte gefunden. Die Form der Haarbälle beim Rinde ist in der Regel die kugelrunde, seltener sind sie länglich, cylinderisch oder kuchenförmig. In der hiesigen Sammlung kommt ein ausgezeichneter rauher Haarball der Kuchenform von einem älteren Rinde abstammend vor, der die Grösse einer kleinen Untertasse hat, an der einen Seite flach, an der anderen Seite convex ist. Die Haare dieses Balles haben eine, vom Mittelpunkte beider Flächen ausgehende spirale Richtung, wie beim natürlichen Haarwirbel, und so viel ich erkennen kann, sind die Spitzen sämmtlicher Haare der Oberfläche nach aussen gekehrt, was ich indess bei anderen, in unordentlicher Weise verfilzten rauhen Haarbällen nicht so regelmässig finde.

Beim Schafe sind die Wollbälle stets klein, wallnussgross, theils rauh, theils incrustirt. Beim Hunde sind die Haarbälle ebenfalls klein, in der Regel in Mehrzahl vorhanden, stets rauh, selten im Magen, gewöhnlich im Grimmdarme. Beim Schweine sind die Borstenbälle rauh, cylindrisch, und kommen in der Regel im Dickdarme, selten im Magen vor.

Früher habe ich hinsichtlich der Bildung der Haarbälle bei den Wiederkäuern die Ansicht gehabt, dass sie nur bei Saugkälbern wegen der Kleinheit ihres Pansens entstehen, sich dann aber später vergrössern könnten, zumal die Haarbälle bei jungen Thieren stets rauh, bei älteren Thieren in der Regel incrustirt sind. Da aber auch bei älteren Thieren ebenfalls rauhe vorkommen, und, wenn mehrere vorhanden sind, die Stufen ihrer Ausbildung von den kleinen rauhen bis zu grösseren incrustirten zu verfolgen sind, so ist jene Ansicht nicht haltbar, obwohl man nicht einsehen kann, wie einzelne Haare in dem grossen, mit enormer Futtermasse angefüllten Pansen der Wiederkäuer sich zusammenfinden können. Für den oben beschriebenen kuchenförmigen Haarball gibt es eine analoge Erscheinung, die ich anführen will, weil sie vielleicht auf die Erklärung der Entstehung der Haarbälle hinleiten könnte. In Federbetten, die wenig sorgfältig behandelt werden, ereignet es sich nicht selten, dass Federn sich kuchenförmig zusammenballen, welches

Vorkommen der Aberglaube als „Hexenkränzchen“ bezeichnet, und von welchen, wie es schon ihr Name zu erkennen gibt, allerlei Schlimmes gefaselt wird. An solchen Federkuchen sehe ich ebenfalls eine wirbelartige Anordnung, indem die Kiele sämmtlich nach innen, die Fahnen nach aussen gerichtet sind.

Eine andere Art von Concrementen, als die bisher geschilderten, kommen beim Hunde nicht selten vor, und bestehen in der Hauptmasse aus Knochenerde der gefressenen Knochen nebst anderen Futterresten und Schleim; sie kommen im Dickdarm bis zum After hin vor. In der Regel sind diese Concremente grau (*album graecum*), zuweilen braun oder roth, und dann wahrscheinlich von Blut gefärbt. Ein graues Concrement dieser Art von einem Jagdhunde, der eine längere Zeit hindurch keine Losung mehr gehabt hatte, und an dessen Bauch man deutlich fühlen konnte, dass sich ein fester Körper in demselben befand, und an dessen Folge das Thier starb, ist wegen seiner ungewöhnlichen Grösse in der hiesigen Sammlung aufbewahrt. Es ist kegelförmig, misst in der Länge 42 Ctm., am dicken Ende in der Quere 7 Ctm. und hat ein absolutes Gewicht von beinahe 1 Kilogr. trotz seiner geringen specifischen Schwere. Wahrscheinlich gehört hieher auch der Fall, welchen Gurlt nach fremder Beobachtung (l. c. p. 185) erzählt; man fand nämlich im Grimmdarme eines Hundes $3^1/_4$ Kilogr. schwarze, harte und trockene Erde mit Haaren untermischt. Wieder eine besondere Art von Concrementen sind die sog. Futterballen, welche walzenförmig, an beiden Enden verschmächtigt, aus Futterstoffen zusammengesetzt, im frischen Zustande im Inneren ziemlich trocken, und von aussen mit dickem, reichlich mit Epithelium und zuweilen mit Blutspuren versehenen Schleim überzogen sind. Solche Futterballen, wie sie beim Pferde vorkommen, sind geeignet die hartnäckigsten Verstopfungen zu veranlassen.

Ueber die chemische Zusammensetzung der Magen- und Darmsteine, so wie der Concremente lehren die Untersuchungen Fürstenberg's Folgendes von je hundert Theilen dieser Gebilde:

Ein röthlich-grauer Magenstein vom Pferde enthielt phosphorsaure Ammoniak-Magnesia 93,53, Kieselsäure 0,28,

Chlor-Natrium 1,30, übrigens organische Materie (Schleim) und Wasser, nebst einer Spur Eisen. Ein blaugrauer Magenstein von derselben Thierart enthielt phosphorsaure Ammoniak-Magnesia 92,68, phosphorsaure Kalkerde 1,32, kohlensaure Kalkerde 0,66, Kieselsäure 1,44, Chlor-Kalium 0,10, übrigens nebst einer Spur Eisen, organische Materie und Wasser. Ein weisser Magenstein von einem Mopse (einer jetzt kaum noch vorhandenen Hunderace) bestand aus phosphorsaurer Ammoniak-Magnesia 94,73, kohlensaurer Kalkerde 1,60, aus Schleim und Wasser.

Von wahren Darmsteinen des Pferdes enthielt ein gelbbrauner phosphorsaure Ammoniak-Magnesia 92,45, kohlensaure Kalkerde 0,96, Kieselsäure 0,98, Chlor-Natrium 0,95, im Uebrigen eine Spur Eisen, organische Materie und Wasser. Von grauen Darmsteinen wurden zwei analysirt, der eine enthielt phosphorsaure Ammoniak-Magnesia 85,75, phosphorsaure Kalkerde 1,05, kohlensaure Kalkerde 0,25, Kieselsäure 0,55, schwefelsaures Kali 1,15, Chlorkalium 1,15, eine Spur Eisen, organische Materie und Wasser. Der andere Stein enthielt phosphorsaure Ammoniak-Magnesia 89,61, kohlensaure Kalkerde 0,61, Chlorkalium und Chlornatrium 2,34, Kieselsäure 0,50, sonst eine Spur Eisen, organische Materie und Wasser. Ein bräunlicher Darmstein bestand in zwei Fällen, und zwar in dem einen aus phosphorsaurer Ammoniak-Magnesia 94,10, Chlorkalium 1,15, im Uebrigen aus einer Spur Eisen und kohlensaurer Kalkerde, so wie aus organischer Materie und Wasser; im anderen Falle aus phosphorsaurer Ammoniak-Magnesia 90,35, kohlensaurer Kalkerde 0,84, phosphorsaurem Natrum und Chlorkalium 1,96, im Uebrigen aus einer Spur Eisen, organischer Materie und Wasser. Ein bläulicher Darmstein enthielt in zwei Fällen, und zwar in dem einen: phosphorsaure Ammoniak-Magnesia 72,73, Quarzstückchen 23,95, im Uebrigen eine Spur Eisen und Chlornatrium, so wie organische Materie und Wasser; in dem anderen Falle: phosphorsaure Ammoniak-Magnesia 89,61, phosphorsaure Kalkerde 0,96, Kieselsäure 0,53, Chlornatrium 1,03, so wie eine Spur Eisen, organische Materie und Wasser.

Ein falscher Darmstein vom Pferde enthielt phosphorsaure Ammoniak-Magnesia 84,29, phosphorsaure Kalkerde 4,35, kohlensaure Kalkerde 0,80, Kieselsäure 1,40, Chlorkalium und Chlornatrium 2,55, im Uebrigen eine Spur Eisen, organische Materien (Schleim, Haare und Pflanzenfaser) und Wasser. Der Körper eines solchen Steines, so wie die Rinde desselben wurden besonders analysirt, und gefunden, dass in dieser die unorganischen Bestandtheile in einem grösseren Verhältnisse zu den organischen vorhanden waren, als in jenem.

Von Darm-Concrementen des Pferdes zeigte sich ein aschgraues in zwei Fällen zusammengesetzt, und zwar in dem einen aus phosphorsaurer Ammoniak-Magnesia 65,40, phosphorsaurer Kalkerde 3,50, Kieselsäure 3,33, Thonerde 0,30, im Uebrigen aus einer Spur Eisen, so wie aus organischen Materien (Haaren, Pflanzenfaser und Schleim) nebst Wasser; im anderen Falle aus phosphorsaurer Ammoniak-Magnesia 64,89, phosphorsaurer Kalkerde 3,40, kohlensaurer Kalkerde 0,40, Kieselsäure 3,20, Thonerde 0,30, im Uebrigen aus einer Spur Eisen, organischen Materien und Wasser. Ein braunes Darm-Concrement enthielt phosphorsaure Ammoniak-Magnesia 60,94, phosphorsaure Kalkerde 5,31, kohlensaure Kalkerde 1,56, Kieselsäure 4,20, Chlornatrium 1,20, übrigens eine Spur Eisen, organische Materie und Wasser. Ein grosses Darm-Concrement wurde in zwei Fällen analysirt; das des einen Falles enthielt phosphorsaure Ammoniak-Magnesia 58,55, phosphorsaure Kalkerde 12,90, kohlensaure Kalkerde 0,85, Kieselsäure 5,50, schwefelsaures Kali und Chlorkalium 1,25, Thonerde 0,55; das Concrement des anderen Falles enthielt phosphorsaure Ammoniak-Magnesia ·59,63, phosphorsauren Kalk 12,93, kohlensauren Kalk 0,50, Kieselsäure 5,00, Chlorkalium und Chlornatrium 1,42, übrigens enthielten beide noch eine Spur Eisen, so wie eine grössere Menge organischer Materien nebst Wasser.

Ein Haarball vom Rindvieh (wahrscheinlich ein incrustirter) zeigte sich zusammengesetzt aus phosphorsaurer Ammoniak-Magnesia 30,10, phosphorsaurer Kalkerde 18,54, kohlensaurer Kalkerde 5,75, Kieselsäure 1,90, Chlornatrium 0,38, einer Spur Eisen, übrigens aus Haaren und Schleim 40,60 nebst Wasser. Der schwarze Ueberzug der Haarbälle des Rindviehes allein war zusammengesetzt aus phosphorsaurer

Ammoniak-Magnesio 34,00, phosphorsaurer Kalkerde 32,90, kohlensaurer Kalkerde 7,90, Kieselsäure 1,05, organischer Materie 21,20, so wie aus einer Spur Eisen und Wasser.

Die Haarbälle der übrigen Haussäugethiere sollen nach Fürstenberg wenig oder gar keine unorganische Bestandtheile, die vom Schafe und Schweine z. B. neben etwas Kieselsäure nur einen sehr geringen Gehalt an kohlensaurem Kalk haben; was indess nicht durchgreifend richtig sein kann, insofern die Haarbälle der Schafe ebenso incrustirt werden, wie die des Rindes.

Aus den, im Vorstehenden angeführten Resultaten der chemischen Analysen der wahren Magen- und Darmsteine vom Pferde und Hunde geht hervor, dass diese Gebilde aus organischen und unorganischen Bestandtheilen zusammengesetzt sind, dass von den letztern die phosphorsaure Ammoniak-Magnesia als Hauptbestandtheil der Neubildung sich erweist, insofern derselbe im Durchschnitte 93⁰/₀ der ganzen Steinmasse beträgt, während der phosphorsaure Kalk und andere Bestandtheile dieser Steine häufig fehlen, und wenn nicht, doch stets in schwankenden Verhältnissen darin angetroffen werden, wogegen in den falschen Darmsteinen nebst jenem steinbildenden Bestandtheile die phosphorsaure Kalkerde, wahrscheinlich wegen der organischen Grundlage der Steine, stets vorhanden ist. Die untersuchten Concremente zeigen, ausser einem grösseren Gehalte an organischen Materien, zwar auch die phosphorsaure Ammoniak-Magnesia als Hauptbestandtheil der unorganischen Verbindungen, ausserdem aber zuweilen Thonerde, einen beständigen und bedeutenden Gehalt an Kieselerde, so wie eine grössere Menge phosphorsauren Kalkes.

Was die Art der Bildung und die ursächlichen Verhältnisse derselben hinsichtlich der Magen- und Darmsteine, so wie der Concremente, mit Ausnahme der Haarbälle, in welcher Beziehung bereits oben gehandelt wurde, — betrifft, so ist es, bei Bekanntschaft mit der chemischen Zusammensetzung jener Gebilde einleuchtend, dass die alte Ansicht über die Entstehung derselben aus mit den Nahrungsmitteln und dem Trinkwasser verschluckten Sande ganz unhaltbar ist, weil die wahren Darmsteine nicht immer Kieselerde enthalten, und wenn auch, dann doch in so geringer Menge, dass sie verschwindend klein ist gegen die übrigen Bestandtheile, insbesondere gegen die phosphorsaure Ammoniak-Magnesia; und wenn auch in den Concrementen ein grösserer Gehalt an Kieselerde angetroffen wird, so kann derselbe jedoch um so weniger jene Ansicht begründen, als man nicht selten im Dickdarme der Pferde Sand ohne Steinbildung antrifft. Wie roh auch jene Ansicht sein mag, so ist sie doch, so lange die chemische Zusammensetzung der hier in Rede stehenden Steine und Concremente unbekannt war, um so verzeihlicher, als man diese Gebilde am häufigsten bei den Pferden der Müller und Bäcker vorfand, die in der Regel das sog. Vor- oder Steinmehl zu fressen bekommen, welches nach Schärfung der Mühlsteine gewonnen wird, stets sandig ist, und die Stoffe enthalten muss, woraus die Mühlsteine selbst bestehen. So viel bekannt hat zuerst Reubold (Geiger, Magazin für Pharmacie Bd. XXXIII, S. 34 ff.), der durch die Analyse eines derartigen Steines, welcher mit anderen in einem Gesammtgewichte von 5 Kilogr. bei einem Müllerpferde vorkam, von der wahren Natur derselben unterrichtet wurde, es für wahrscheinlich gehalten, dass jene Steine aus dem Genuss der Kleie, welche phosphorsaure Magnesia enthält, entstehen. Fürstenberg aber, der wie bereits mitgetheilt wurde, viele Analysen solcher Gebilde, so wie der Futterstoffe der Haussäugethiere, und solche Analysen anderer Forscher mit den seinigen verglichen hat, darf das Verdienst für sich in Anspruch nehmen, den Gegenstand in's Klare gebracht zu haben, indem er nicht allein nachwies, dass die Futterstoffe und das Trinkwasser überhaupt sämmtliche unorganische Bestandtheile der Magen- und Darmsteine, so wie der Concremente in genügender Menge, mit alleiniger Ausnahme des Ammoniaks, enthalten, sondern auch, dass gerade die Kleie, welche den Pferden der Bäcker und Müller in der Regel zum Futter gegeben wird, reichlich genug mit dem Hauptbestandtheile jener Eingeweidesteine, der phosphorsauren Magnesia versehen ist. Dieses Salz nämlich befindet sich nebst Fibrin in einem Zellenlager an der inneren Fläche des dünnen gelblichen oder bräunlichen Häutchens, welches den mehlreichen Cerealienkern unmittelbar umgibt, und demnach die Kleie um so reicher an jenem Salze im Verhältniss zur Pflanzenfaser ist, je schlechter sie ist, d. h. um so vollständiger die Mehltheile davon befreit sind. Ammoniak kommt zwar auch in jedem Trinkwasser, jedoch nur in unbedeutender Menge, in reichlicherer Menge im Futter, insbesondere im Rauhfutter, das dasselbe aus dem ammoniakalischen Stalldunste aufgesogen hat, vor; indess findet die phosphorsaure Magnesia hinreichend Ammoniak in den Säften des Verdauungskanales, um mit demselben das oft genannte Doppelsalz zu bilden, und wenn nicht, so wird doch wahrscheinlich die phosphorsaure Magnesia vermöge der prädisponirenden Verwandtschaft auf Bildung des Ammoniaks aus den Säften, welche die Elemente dazu, Stickstoff und Wasserstoff, besitzen, hinwirken. Wenn nun auch die Bildung der in Rede stehenden Eingeweidesteine in Ansehung ihres Materials genügend erklärt werden kann, so scheinen doch noch ein paar Momente zugegen sein zu müssen, um die Steinbildung zu verwirklichen; hieher wären zu zählen: ein Kern, an dem es nicht leicht fehlen kann, ferner genügende Säuren in den Verdauungssäften zum Behufe der Auflösung der unorganischen Salze, um ihre Krystallisation um jenen Kern zu ermöglichen, und dann eine relative Ruhe zur Begünstigung dieses Vorganges. Wie unschwer es auch nun sein mag, die Gegenwart dieser Momente im Allgemeinen theoretisch nachzuweisen, so ergeben sich doch in den Einzelfällen zuweilen Schwierigkeiten hinsichtlich einer befriedigenden Erklärung, und zwar um so mehr, als beim möglichen Nachweis aller jener Momente doch nicht immer Steinbildung beobachtet wird, und als da, wo diese vorkommt, nicht immer jene Momente nachweisbar sind, und uns alsdann mit dem dunkeln Begriff der Anlage zur Steinbildung beruhigen müssen.

Die Folgen der Magen- und Darmsteine, so wie der Concremente überhaupt betreffend, so ist klar, dass dieselben als relativ-äussere mechanische Schädlichkeiten wirken müssen, und zwar zunächst vermöge ihres Umfanges und Gewichtes durch Druck auf die sie beherbergenden Organe, in deren Folge mindestens Verdickung ihrer Häute entsteht, aber auch Zerreissung derselben entstehen kann. Ferner machen sie auch zuweilen die Oeffnungen zu den verschiedenen, Abtheilungen des Verdauungsschlauches und diesen selbst unwegsam, wodurch Stockungen ihres Inhaltes, Congestion, Entzündung und Brand und sonach der Tod erfolgt. In seltenen Fällen werden indess auch derartige Gebilde, vielleicht jedoch mit Ausnahme der Haarbälle, durch den After, insbesondere vermittelst Purganzen entfernt. Zuweilen ferner werden erdige Concremente in ihrem Aufenthaltsorte durch äussere mechanische Gewalten, z. B. durch Sturz der Pferde, wie ich einen Fall der Art beobachtete, zertrümmert, und sodann mit dem Kothe abgesetzt. Haarbälle werden zuweilen bei Rindern auf dem Wege des Wiederkauens entfernt, und dann findet man mitunter zerbissene in den Futtertrögen. In der hiesigen Sammlung zeigt sich das Eigenthümliche an einem ein wenig schwarz-incrustirten Haarballe, dass derselbe eine ringsherumlaufende schiefe und vertiefte Narbe hat, was es wahrscheinlich macht, dass derselbe beim Wiederkauen in die Maulhöhle gerieth, in zwei Stücke zerbissen wieder abgeschluckt wurde, und sodann dieselben sich wiederum fest mit einander vereinigten.

§. 147.

An die nicht organisirten Neubildungen mögen, in Ermangelung eines passenderen Ortes, einige Bemerkungen hinsichtlich **unbelebter fremder Körper**, die man nicht selten in den Leibern der Haussäugethiere findet, angeschlossen werden. Hieher gehören Körper der verschiedensten Art, die auch auf den verschiedensten Wegen in die Leiber jener Thiere, am häufigsten jedoch mit dem Futter und Getränke in den Verdauungskanal eintreten. Namentlich sind es die Wiederkäuer und insbesondere die Rinder, welche oft fremde Gegenstände im ersten und zweiten Magen beherbergen, bei denen man zuweilen hinsichtlich ihrer Grösse und Beschaffenheit erstaunen müsste, wenn man nicht mit der Weite ihrer Schlingorgane und mit dem sehr unvollständigen Zerkauen der Futterstoffe beim Fressen bekannt wäre. So z. B. findet man bisweilen Messer, Gabeln und Löffel, dagegen kleinere Gegenstände, wie Steinchen, Kettchen, Eisenstückchen, Drähte, Knöpfe, Nägel, Nadeln u. dgl. überaus häufig in jenen Behältern, und ist dann ihre Anwesenheit in der Regel leicht von der Nachlässigkeit der Wärterinnen der Thiere herzuleiten. Scharfe, spitzige Körper findet man in der Regel in die Zellenwände der Haube eingestochen; auch verlassen sie häufig ihren Ort, und dann dringen sie durch die vorderen Partien der Haube und des Wanstes entweder unmittelbar durch die Bauchwandung nach aussen, oder öfter durch das Zwerchfell in den Herzbeutel und das Herz oder in die Lunge, wobei theils das Athmen, theils das Wiederkauen auf eine leicht fassliche Weise mitwirkt. Hier sei auch des merkwürdigen Falles gedacht, den Gurlt (l. c. p. 158) nach der Beobachtung des Kreisthierarztes Versen erzählt: die Kuh eines Schuhmachers hatte so viele Nägel verschluckt, die alle in der Schlundrinne festsassen, dass sie wie gepflastert aussah. Gegenstände wie Sohlleder, lederne Handschuhe und Strickstücke werden in der Regel im Magen der Rinder wie die Haarbälle mit der Zeit incrustirt. Eines höchst auffallenden Fundes in dem Pansen einer Kuh nach dem Gebären möge hier noch besonders gedacht werden. Es ist bekanntlich gar nicht selten, dass die Rinder, wenn sie dazu Gelegenheit haben, ihre Nachgeburt auffressen, aber es gehört gewiss zu den grössten Seltenheiten, dass in dem Pansen einer Kuh, welche einige Tage nach der Geburt wegen Stillstandes der Verdauung getödtet werden musste, sich bloss der Harnsack der Eihäute mit dem falschen Schafwasser gefüllt vorfand. Bei diesem Falle ist zweierlei merkwürdig und fast unbegreiflich: 1) wie sich jener Sack von den übrigen Eihüllen, wie von anatomischer Hand bewirkt, abtrennen, und wie er, bei der Zartheit seiner Haut, mit Flüssigkeit gefüllt, verschluckt werden konnte. Dieser denkwürdige Harnsack befindet sich in der hiesigen Sammlung. Fast eben so denkwürdig ist der Fall, in welchem Marheineke beobachtete, dass eine Kuh zu verschiedenen Zeiten verschiedene Kleidungsstücke verschluckte, ohne Nachtheil davon zu haben. Aber noch seltsamer ist die Beobachtung des Thierarztes Hierholzer, nach der eine Kuh ein grosses Blatt des Lösers im Labmagen hatte und in dessen Folge nach kurzer Krankheit starb (vergl. Thierärztl. Zeitung 1846, No. 42). — Bei Pferden sind fremde Körper im Verdauungsschlauch allerdings seltener als beim Rindvieh, aber doch noch häufig genug; insbesondere findet man oft Steinchen, ferner Sand, Thon, oder gar unverdauliche oder schwer lösliche Arzneimittel, die noch dazu eine gewisse specifische Schwere besitzen, im Dickdarme, namentlich im Grimmdarme, und dann am öftesten in seiner magenähnlichen Erweiterung vor dem Uebergange in den Mastdarm. Zu solchen Arzneimitteln gehört namentlich Schwefel-Spiessglanz. Durch den Mastdarm gerathen zuweilen stechende Gegenstände in die Harnblase, wie Fichtennadeln, Strohstücken und dgl. Zuweilen ist auch eine Nadel in der Zunge des Pferdes und des Rindes gefunden worden. Gräte und scharfe Knochenstücke bleiben nicht selten den Katzen und Hunden in der Rachenhöhle und in den benachbarten Gebilden stecken, und veranlassen bei nicht rechtzeitiger Entfernung den Tod. Gurlt fand (l. c. p. 159) bei der Section eines Hundes, der ein Brechmittel erhalten hatte, eine Nähnadel mit einem Faden, welche den Brusttheil des Schlundes durchbohrt, die hintere Aorta verletzt und eine schnell tödtende Verblutung verursacht hatte. Das Steckenbleiben von grossen Wurzelstücken, Eiern und dgl. im Schlunde grösserer Thiere gehört zu den bekanntesten Vorkommnissen. Viel seltener, als beim Menschen, geräth bei Thieren ein fremder Körper in die Luftröhe und ihre Aeste. Die Geschichte eines Stückchens Grasähre, welches einen Hund tödtete, möge hier beiläufig nach meiner Beobachtung erzählt werden. Ein Jagdhund, erhitzt auf der Jagd in der Nähe des Rheines stürzte sich in denselben, um ein abkühlendes Bad zu nehmen; am anderen Tage diagnostizirte man bei diesem Thiere Lungenentzündung in Folge durch jenen Umstand eingetretener Erkältung; zwei Tage später war der Hund todt, und die Section ergab Verblutung in die Brusthöhle durch ein Stückchen Grasähre, welches die Lunge von innen her durchbohrt hatte und noch in der Lungenwunde stak. Das Eindringen von Arzneimitteln in den Kehlkopf und die Luftröhre findet nicht selten bei unvorsichtigem Eingeben derselben bei allen Haussäugethieren statt. Das Verschlucken von Münzen, welches bei Hunden zuweilen vorkommt, ist bei diesen eben so wenig gefährlich, wie beim Menschen; sie gehen bei beiden durch den After wieder ab. Dass wuthkranke Hunde allerlei fremde Körper, wie Holz, Stroh, Haare und dgl. verschlingen, ist bekannt. Weitere Beispiele von eingedrungenen fremden Körpern finden sich nicht selten hinsichtlich der Augen und der Speicheldrüsen. — Ausführungsgänge, in welchen letzteren Futtertheile zur Steinbildung Veranlassung geben; ferner überaus häufig in Bezug auf Klauen und Hufe, die dann den sog. Nagelstich, die Vernagelung oder das Eintreten fremder Körper bewirken, Zustände, welche in der Lehre vom Hufbeschlag und in der Chirurgie eine ihrer Wichtigkeit entsprechende Würdigung finden. Endlich gehört, nebst vielem Anderen, auch noch das Eindringen von Geschossen, die, wenn sie nicht den Tod verursachen, nicht selten Wanderungen durch die Zellgewebsgänge machen, und so zuweilen entfernt von dem Orte des Eintritts angetroffen, und kleine Gewehrkugeln auch wohl eingekapselt gefunden werden. Als Besonderheiten dieser Art möge hier aus eigener Anschauung des Vorkommens einer sechspfündigen Kugel in dem Luftsacke eines hierdurch getödteten Pferdes, so wie eines Granatstückes gedacht werden, welches bei einem anderen Individium jener Art mit zwei anderen in der Höhe des Sitzbeinhöckers eingedrungen war, und jenes dann später, nachdem die beiden anderen entfernt worden, bei dem abgetödteten Pferde unmittelbar über dem Sprunggelenke aufgefunden wurde, während die Gegenwart desselben hier am Orte beim lebenden Thiere nicht zu diagnosticiren war. Militär-Thierärzte mögen wohl noch auffallendere Vorkommnisse der Art erlebt haben, aber ich habe jener Verirrungen als einer Reminiscenz an die badische Revolution, des glorreichsten Stückes der deutschen, gerne mit dem Wunsche gedenken mögen, dass keine grössere dabei vorgekommen sein möchten.

SECHSTER ABSCHNITT.

Von den Fehlern der Zähne.

ERSTES KAPITEL.

Von den Fehlern der Zähne im Allgemeinen.

§. 148.

Die Zähne sind ebensowohl hinsichtlich ihrer Bildungsweise, als ihres Gewebes und ihrer physiologischen Aufgabe Organe eigener Art. Dieserhalb konnten die Fehler derselben nicht in den früheren Abschnitten untergebracht werden; auch desshalb nicht, weil dieselben so eigenthümlicher Natur und so verschiedenartig sind, dass sie nicht an andere Fehler angereiht zu werden vermochten, selbst abgesehen davon, dass durch eine solche Einschiebung die Uebersicht der Zahnfehler ausserordentlich erschwert worden wäre, wogegen es gerade Absicht ist, dieselbe zu erleichtern, um zu zeigen, was bisher auf diesem Gebiete geschehen, und in welcher Weise die fernere Bearbeitung desselben zu unternehmen ist.

Die Fehler der Zähne sind nicht minder wichtig, als andere; sie haben nicht allein eine naturhistorische Bedeutung, sondern sie gewähren auch Aufschluss über die Entwickelung, die Ernährung, so wie überhaupt über das ganze Stoffleben dieser Organe, und wenn auch manche hieher gehörige Fehler keine bedeutende Folgen haben, so gibt es doch auch andere, welche nicht allein die Schönheit der Thiere beeinträchtigen, und ihnen mehr oder minder heftige Schmerzen verursachen, sondern auch selbst das Leben der Thiere dadurch in Gefahr bringen, dass die Futteraufnahme, insbesondere das Zerkauen derselben erschwert, oder gar unmöglich gemacht wird, und überdiess die Unkundigen nicht selten irre führen, indem Zahnfehler mit anderen verwechselt werden.

So lange die krankhaften Zustände der Haussäugethiere überhaupt beachtet worden sind, hat man auch den Zahnfehlern dieser Thiere Aufmerksamkeit geschenkt, am meisten jedoch denjenigen der Pferde, weil nicht allein manche derselben bei der Bestimmung des Alters dieser Thiere von Einfluss sind, sondern auch, weil man gerade dadurch, dass man wegen der Altersbestimmung diesen Thieren so oft in's Maul sah, manche Zahnfehler kennen lernte, die sonst verborgen geblieben sein würden. Hiezu kommt dann noch, dass man des vielseitigen und höheren Werthes der Pferde wegen diese Thiere überhaupt mit mehr Aufmerksamkeit behandelte, dass sie bei weitem häufiger anatomischen Untersuchungen unterzogen wurden, als andere, dass die Natur ihres gewöhnlichen Futters, so wie die Art und Weise dasselbe zu fressen am ehesten Fehler der Zähne erkennen, und den Wunsch rege werden liessen, diese Fehler zu beseitigen, damit das Fressen dieser Thiere, die Hauptquelle ihrer Kraft nicht beeinträchtigt werde. Aber die Zeit liegt auch noch nicht ferne, und zum Theil haben wir sie noch nicht hinter uns, in der man einer allzuemsigen Beachtung der Zahnfehler entgegen trat, und namentlich gegen das allerdings oft gedankenlose und pfuschermässige Handhaben der Feile, Raspel und des Meissels zum Behufe des Maulputzens (Haufegens) eiferte, und sich dadurch nicht selten verleiten liess, die Zähne ganz unbeachtet zu lassen, damit man nicht in den Ruf eines thierärztlichen Handwerkers gerathe, und so also das Kind mit dem Bade ausgoss. Allmälig jedoch ist bei den Einsichtsvolleren das Wahre von dem Falschen auf diesem Gebiete geschieden worden; man hat die Wichtigkeit der Zähne erkannt, die Aufmerksamkeit denselben wieder zugewendet, zumal strebsame Thierärzte auf diesem Gebiete noch eine anerkennungswerthe wissenschaftliche und lohnende praktische Thätigkeit fanden.

§. 149.

Die Aufzeichnungen der Thierärzte über Zahnfehler waren bisher sehr zerstreut in den verschiedenen Werken, in chirurgischen, pathologischen, anatomischen, in Schriften über Pferdekenntniss und in Zeitschriften. Gurl'ts pathologische Anatomie enthält einiges hieher Gehörige, eben so auch Müller's Lehrbuch der physiologischen Anatomie. Das Recueil de médec. vétér. von 1854 bringt einige Bemerkungen über abnorme Zahl der Zähne von Goubaux und dasselbe Journal von 1853 etwas über Zahnbrüche von Prétot, dem Goubaux ein paar Bemerkungen über verkehrte Zahnstellung anschliesst. Linderer (die Zahnheilkunde nach ihrem neuesten Standpunkte; ein Lehrbuch für Zahnärzte und Aerzte, Berlin 1851) lieferte einen nicht unschätzbaren wissenschaftlichen Beitrag über ein Paar Krankheiten der Pferdezähne, und M. Klenke hat in seiner gekrönten Preisschrift (die Verderbniss der Zähne, Leipzig 1850) auch einen Blick auf die Zähne der Wirbelthiere überhaupt, und insbesondere auf die des Rindviehes geworfen. Das thierärztliche Wochenblatt von 1853 bringt in den Nummern 24, 25 und 26 eine werthvolle Abhandlung vom verstorbenen Hirzel über einige abnorme Zustände der Zähne verschiedener Haussäugethiere vom praktischen Standpunkte. Diese und andere Mittheilungen sind freilich nur Anfänge in einem umfangreichen Gebiete, während die beiden Günther in Hannover (Beurtheilungslehre des Pferdes, 1859) die Lehre von den Fehlern der Zähne des Pferdes, und zwar nach eigenen Beobachtungen, so vollständig, als es überhaupt zur Zeit möglich ist, mit gleichzeitiger Berücksichtigung des Heilverfahrens, abzuhandeln versucht haben. Die Mittheilungen der genannten Schriften und die hiesige Sammlung fehlerhafter Gebisse, die zwar erst seit einigen Jahren, angeregt durch die schöne Günther'sche Zahnsammlung, begonnen, und es während dieser kurzen Zeit bereits zu etwas Erklecklichem gebracht hat, liegen der folgenden Zusammenstellung, die freilich nach der Aufgabe dieses Lehrbuches kurz gehalten sein muss, zu Grunde.

Bei den Fehlern der Zähne sind Farbe, Zahl, Richtung, Stellung, Zusammenhang, Grösse, Gestalt, Ordnung des Ausbruchs und des Wechsels, und sodann ihre inneren Veränderungen zu berücksichtigen, während die Ordnung, in welcher diess geschieht, durch die bekannte Eintheilung der Zähne: in Schneide-, Haken- und Backenzähne, so wie in solche des ersten Ausbruchs (Milchzähne) und des zweiten Ausbruchs (Ersatzzähne) bezeichnet ist.

§. 150.

Die Farben der Zähne, besonders der Pferde, sind nicht selten ungewöhnlicher Art, namentlich an den Kronen der Backenzähne, sowohl an den Reib- als Seitenflächen derselben. Die Farbe spielt aus dem Grauen und Gelblichen in's Braune und Schwarze, und diese letzte Farbe ist entweder matt oder metallisch-glänzend. Zuweilen bemerkt man auch an den Zähnen der Wiederkäuer, besonders des Rindes, hinsichtlich deren die eben bezeichneten Farben als Regel anzunehmen sind, einen schönen bronzefarbenen Beleg. Alles diess begreift man unter dem Namen Rindensubstanz. Sie besteht aus Pigmenten, die ohne Zweifel entweder unmittelbar aus dem Futter, oder aus dem Speichel stammen; das Letztere dürfte insbesondere hinsichtlich des metallisch-glänzenden Anflugs anzunehmen sein, zumal derselbe die grösste Aehnlichkeit mit gewissen Harnsteinen der Rinder darbietet, in welchen als färbendes Prinzip kohlensaures Eisenoxydul bestimmt erkannt wurde, vielleicht aber auch Mangan mit im Spiele ist. Dass dieses Pigment aus dem Speichel stammt, dafür scheint auch der Umstand zu sprechen, dass vorzüglich die Zähne des Hinterkiefers damit versehen sind, und wahrscheinlich desshalb, weil sie häufiger und länger mit dem Speichel in Berührung bleiben. Ein Hinterkiefer vom Rinde, an dem jene Erscheinung sehr schön hervortritt, wurde der hiesigen Sammlung mit der Bemerkung eingeschickt, dass sich solche Fälle an dem Orte seiner Herkunft häufig ereignen, was die Vermuthung einer eigenthümlichen Zusammensetzung des dortigen Trinkwassers oder der Ackerkrume aufkommen lässt.

ZWEITES KAPITEL.

Von den Fehlern der Zähne im Besonderen.

§. 151.

Die Zahl der Schneidezähne ist zuweilen grösser oder kleiner, als sie sein soll; in jenem Falle ist alsdann eine wirkliche Vermehrung von Zähnen gegeben, oder es ist die grössere Zahl dadurch bedingt, dass nebst den Zähnen des zweiten Ausbruchs auch noch Milchschneidezähne vorhanden sind. Die geringere Zahl von Schneidezähnen wird entweder durch ein unbedingtes Fehlen oder den Nichtausbruch von Zähnen bewirkt, oder auch dadurch, dass solche verloren gingen. Nach den beiden Günthern kommen überzählige Pferdeschneidezähne nicht selten, und zwar 7, 8 und 9 im Vorder- oder Hinterkiefer, oder in beiden zugleich vor. Müller bemerkt, dass er einen Unterkiefer vom Pferde besitze, der zehn Schneidezähne und einen kleinen Stumpf hat, wovon 4 Milchzähne sind. Otto (Lehrb. der pathologischen Anatomie p. 189, Anm. 5) sah in Alfort in dem Unterkiefer eines Pferdes 9 Schneidezähne, aber es ist nicht angegeben, ob diese Mehrzahl dadurch entstanden war, dass wirklich 3 überzählige Pferdezähne vorhanden waren, oder dadurch, dass 3 Milchzähne eingeklemmt stehen geblieben sind. Des letzteren Falles erwähnen die beiden Günther in der Weise, dass in seltenen Fällen sich ein Pferdezahn neben dem Füllenzahne aufwärts dränge, und den betreffenden Füllenzahn zwischen Mittel- und Eckzahn einklemme. Hiedurch unterliege die Wurzel des Füllenzahnes dem Schwunde nicht, könne vielmehr bis zum 15. Jahre des Thieres stehen bleiben, Entzündung des Zahnes und des Kiefers veranlassen. Auch Hirzel gedenkt solcher, sich auf die Eckzähne des Pferdes beschränkender Fälle, was wohl eine fehlerhafte Stellung derselben, sonst aber in der Regel keine weitern Nachtheile bewirke. Die beiden Günther bemerken überdiess, dass eine scheinbare Ueberzahl der Pferdeschneidezähne noch dadurch veranlasst werde, dass die Hakenzähne dicht an den Eckzähnen hervorbrechen, und in ähnlicher

Weise, wie die Schneidezähne in Reibung treten; jedoch sei dieser Fall selten: Lafosse sagt (Cours d'hippiatrique 1772, p. 32), dass es Pferde gebe, welche eine doppelte Reihe Schneidezähne haben; und Goubaux führt an, dass er i. J. 1842 eine ähnliche Beobachtung bei einem Pferde in der Klinik zu Alfort gemacht habe. Dieses Pferd soll nämlich eine doppelte Reihe Ersatzschneidezähne, sowohl im Ober- als im Unterkiefer, also zusammen 24 Pferdeschneidezähne gehabt haben. Ferner führt derselbe an, dass er vor einigen Jahren in die Sammlung der genannten Schule den Oberkiefer eines Pferdes mit 9 Ersatzzähnen niedergelegt habe; von den 3 überzähligen Zähnen seien zwei Zangen, welche hinter den anderen stehen, und der dritte ein Mittelzahn, welcher sich links zwischen dem gewöhnlichen Mittelzahne und dem Eckzahne befinde. Gurlt bemerkt, dass man nicht selten bei Hunden das Stehenbleiben der Milchschneidezähne, seltener der Hakenzähne beobachte; und Hirzel sagt, dass diess nicht selten an allen Schneidezähnen dieses Thieres vorkomme. In der hiesigen Sammlung befindet sich ein Kopf von einem 1 Jahr alten Hunde, bei dem 5 Milchschneidezähne vor den 6 Ersatzzähnen im Oberkiefer stehen geblieben sind; ausserdem ist diess der Fall mit allen Milchhakenzähnen, welche sich hinter den Ersatzzähnen dieser Art befinden; aber im Unterkiefer fehlt in jeder Reihe ein Backenzahn, anstatt 7 sind nur 6 vorhanden. Ein Kopf eines 2 Jahr alten Hundes mit doppelter Nase hat im Unterkiefer die gehörige Zahl von Schneide- und Hakenzähnen; diese letzteren sind jedoch viel kleiner, als gewöhnlich. In jedem Aste des Unterkiefers sind nur 6 Backenzähne, wovon die ersten kaum durchgebrochen sind, und stehen die 3 ersten weiter von einander, als gewöhn-Im Oberkiefer kommen in jeder Reihe 7 Backenzähne vor, wovon jedoch die ersten die Gestalt kleiner Hakenzähne haben. Ausserdem kommen 2 entwickelte Hakenzähne am gehörigen Orte vor, aber nur 3 Schneidezähne, 2 rechter- und 1 linkerseits; die inneren Schneidezähne sind einander entgegengekrümmt, so dass die durch die Auseinanderweichung der Zwischenkiefer entstandene Spalte gedeckt ist. Ferner hat ein Hinterkiefer vom Pferde ausser den Hakenzähnen 8 Schneidezähne, von denen aber nur 5 die gewöhnliche Ausbildung haben, der 6. Schneidezahn, nämlich der rechte Eckzahn ist verkümmert, und zwischen diesem und dem Hakenzahn stehen noch zwei kleine, hakenzahnartige Sprossenzähne, die ausserhalb der Zahnreihe etwas nach innen hervorgebrochen sind, jedoch sich mit ihren Kronen nach der Zahnreihe hingerichtet haben. Ein Kiefer vom Rinde trägt 11 Schneidezähne, die sämmtlich Ersatzzähne sind; 3 derselben stehen so, dass ihre vordere Fläche nach aussen, und ihre hintere nach innen gerichtet ist, und so wegen Mangels an Platz zwischen den übrigen eingeklemmt sind.

Noch häufiger als die Ueberzahl ist die Minderzahl der Schneidezähne beobachtet worden. Nach Rudolphi (anat. physiol. Abhandlungen, Berlin 1802, p. 145) fehlte bei einem Pferde am linken Oberkiefer ein Schneidezahn, doch waren die übrigen zwei dieser Seite grösser, als zwei der anderen Seite, so dass demnach die 5 Schneidezähne des Oberkiefers mit den 3 Schneidezähnen des Unterkiefers schlossen (absetzten). Schrader (der Grossvater) sah (Wachenhausen, Zeitung f. Pferdeliebhaber, 1832, p. 210) beim Fehlen aller übrigen Schneidezähne nur die 4 Zangen bei einem Pferde, die aber eine ungewöhnliche Länge und Breite hatten. Müller bemerkt, dass man einen Mangel der Schneidezähne zuweilen da, und namentlich im Unterkiefer beobachte, wo der Körper zu schmal ist, um die normale Zahl der Zähne zu fassen; so sah er einen Unterkiefer mit 5 Schneidezähnen, einen zweiten mit 3 ausgebildeten und 2 unregelmässigen Stumpfen. Leyh (Handb. d. Anat. d. Hausthiere, 1859, p. 85) führt an, dass sich in der Sammlung der Stuttgarter Thierarzneischule ein Skelet von einem original-nubischen Hengste (Ali Pascha) befinde, bei dem im Unterkiefer nur 4 Schneidezähne und keine Hakenzähne vorkommen. Die beiden Günther berichten ausführlicher über hieher gehörige Abnormitäten; nach ihnen werden 1) in Folge von Bildungsbeschränkungen bei Füllen zuweilen nur 4 Schneidezähne in beiden Kiefern gefunden, indem die Milcheckzähne ausbleiben, aber doch die Ersatzzähne in der Regel vollzählig anzukommen pflegen; 2) als Folge des Zahnwechsels treten regelmässig und vorübergehend Lücken im Schneidezahngebisse ein, indem Milchzähne ausfallen, während die entsprechenden Ersatzzähne hervorbrechen und allmählig heranwachsen. Ein solcher Zustand ist nicht krankhaft, und verdient nur Erwähnung zur Warnung in Betreff einer möglichen Verwechslung. Nicht selten werden Füllenzähne absichtlich ausgebrochen, um in Betreff des Alters zu täuschen; diess ist, abgesehen von dem moralischen Fehler der täuschenden Personen, insofern auch ein physischer, als das Gebiss länger als gewöhnlich unvollständig bleibt, indem hiebei die Ersatzzähne nicht rascher hervortreten. 3) In Folge des Alters können nach und nach sämmtliche Schneidezähne ausfallen, und 4) können durch zufällige mechanische Gewalten einzelne oder mehrere Schneidezähne verloren gehen, was, wenn diess mit der Wurzel geschieht, nicht ohne Beschädigung der Zahnhöhlen vorkommt. Eines hieher gehörigen merkwürdigen Falles vom Fehlen einzelner Schneidezähne erwähnt Goubanx vom Pferde von einem Präparate der Alforter Sammlung. Der Oberkiefer hatte zwar 6 Schneidezähne, indess war der Eckzahn rechterseits beinahe bis an's Zahnfleisch abgenutzt, während die übrigen Schneidezähne dieses Kiefers durch unregelmässige Abnutzung eine verschiedene Länge hatten. Der Unterkiefer trug nur 3 Schneidezähne rechterseits, während das Zahnfleisch linkerseits sich wie im Oberkiefer eines Wiederkäuers verhielt; diese 3 Zähne waren ungleich abgerieben, wie man es überhaupt in denjenigen Fällen bemerkt, in welchen der längere Zahn des Oberkiefers dem kürzeren des Unterkiefers, und so umgekehrt entspricht. In der hiesigen Sammlung kommt ein Karpfengebiss von einer Pferdestute vor, bei dem sich an dem etwas kleineren Körper des Unterkiefers als gewöhnlich nur 5 Schneidezähne befinden, ausserdem zwei kleine Hakenzähe. An einem anderen Hinterkiefer finde ich zwar 6 Schneidezähne und 2 Hakenzähne; aber der linke Eckzahn ist sehr verkümmert, und steht unter dem fast dicht an den Mittelzahn angeschlossenen Hakenzahn, und ist dieser letztere daher mit dem Eckzahne des Oberkiefers in Reibung getreten, und mit einer horizontalen Fläche versehen. Ferner besitzt ein Oberkiefer vom Pferde 5 ausgebildete Schneidezähne, aber der rechte Mittelzahn steht nur linsengross mit seiner Krone in der Zahnreihe vor, während seine abgerundete Wurzel an der Gaumenfläche hervortritt. Ferner hat ein Oberkiefer vom Pferde nur 5 Schneidezähne; es fehlt nämlich der linke Zangenzahn, während dessen Lücke durch einen starken Knochenfortsatz unvollständig ausgefüllt ist; auch zwischen den übrigen, nicht gehörig aneinander schliessenden Schneidezähnen befinden sich stark herunterreichende Knochenfortsätze, durch welche die Natur die Lücken auszufüllen bestrebt zu sein schien. Ferner kommen in den stark entwickelten Körpern der Zwischenkieferbeine von einem Pferde nur 5 ausgebildete, weit von einander stehende Schneidezähne vor, während ebenfalls die Lücken mit Knochenplatten ausgefüllt sind; der 6. Zahn, nämlich der rechte sehr verkümmerte Eckzahn befindet sich weit von dem Mittelzahne entfernt, gleichsam wie ein kleiner Hakenzahn gestellt, während die normalen Hakenzähne am gehörigen Orte vorkommen. In einem anderen Oberkiefer mit kleineren Zwischenkieferkörpern als gewöhnlich vom Pferde, dessen Unterkiefer vollzahnig ist, befinden sich nur 3 ausgebildete Schneidezähne, linkerseits zwei, rechterseits einer; zwischen diesem letzteren und dem inneren der anderen Seite besteht eine Lücke, in welcher der Zahnrand kammartig hervorgewachsen ist, an dessen freiem Rande ein linsengrosses Zähnchen hervorsieht. In einem Hinterkiefer vom Rinde aus der hiesigen Sammlung kommen keine Schneidezähne vor, auch ist von den Zahnhöhlen nichts zu sehen, während der Zahnrand mit einer wulstigen Schleimhaut, wie am Oberkiefer bekleidet ist. Ferner kommen an einem Hinterkiefer von einer 5jährigen Ziege nur 7 ausgebildete, dicht aneinander gereihte Schneidezähne vor. In einem anderen Kiefer von einer 6jährigen Ziege befinden sich nur 6 ausgebildete Schneidezähne, während ein siebenter, gerade in die Mitte zwischen die übrigen gestellter, sehr klein ist, und den Hals seiner Nachbarn kaum überragt.

§. 152.

Hinsichtlich der fehlerhaften Richtung und Stellung der Schneidezähne kommen mehrere und mitunter bedeutsame Abnormitäten vor. Die beiden Günther erwähnen, dass durch zu weit von einander abstehende und daher nicht aneinander schliessende Schneidezähne Störungen im Weiden, auch Eintreten von Futter zwischen diese Zähne, Abschiebungen und Verletzungen des Zahnfleisches, selbst Beschädigungen der Zahnhöhlen und Erkrankungen der Zähne verursacht werden. Dieser Fall sei indess nicht häufig, komme nicht bei Füllen, sondern nur bei Pferden vor, und werde im vorgerückten Alter häufiger, als in der Jugend gesehen. In dem oben von Schrader erwähnten Falle hatten die 4 Schneidezähne bei ihrer ungewöhnlichen Länge eine solche fehlerhafte Richtung, dass die unteren auf den Gaumen trafen, und wegen der Erschwerung des Kauens entfernt werden mussten. Nach einer Beobachtung Gurlt's liegen bei dem Gebisse eines 3jährigen Füllens, welches mangelhaft gebildete, namentlich nach vorn zusammengeschobene Zwischenkieferbeine hatte, die Zahnhöhlen der Zangen- und Mittelzähne zu nahe aneinander, und die allein hervorgekommenen Mittelzähne lagen unter, statt neben den Zangen, und die letzteren sind mit ihren Kronrändern einander entgegengekrümmt. Während Hirzel nur kurz erwähnt, dass wegen fehlerhafter Stellung und Abreibung der Schneidezähne beim Pferde, wie bekannt, das schräge Gebiss, das Hecht- und Karpfengebiss mit zu kurzen und zu langen Zähnen bewirkt werden, gehen die beiden Günther auf diese und verwandte Zustände näher ein.

Das Schweinsmaul zeigt die Schneidezähne, statt in der halbkreisförmigen, der senkrechten Richtung sich nähernden Anordnung, mehr oder weniger vorgeschoben, und der horizontalen Richtung sich nähernd, so dass die Zangen mehr oder weniger vorstehen, und das Gebiss einem stumpfen oder spitzen Dreieck ähnelt. Es kommen diese Verschiebungen am Hinter-, auch am Oberkiefer, selbst an beiden zugleich vor. Ein solches Gebiss ist nicht allein hässlich, weil es von den Lippen schlecht gedeckt wird, sondern die Zähne werden auch früher lose, als bei regelmässigem Stande, und beeinträchtigen die Ernährung, wenn die Thiere weiden müssen. Dieser Zustand wird auch wohl, aber mit Unrecht und ungalant „Altweibermaul" genannt, und ereignet sich regelmässig im hohen Alter der Zähne, wegen des Schwundes der Kieferkörper, besonders am Hinterkiefer.

Das Hechtmaul entsteht dadurch, dass der Hinterkiefer zu lang oder der Vorderkiefer zu kurz ist. Der Fall ist, Wasserköpfe ausgenommen, selten. Pferde der Art können nicht grasen, werden auch später am Fressen aus der Krippe gehindert, indem die Schneidezähne des Vorderkiefers gegen die Zunge treten, und die ersten und letzten Backenzähne sich in umgekehrter, wie bei dem sogleich zu betrachtenden Karpfenmaul, aber in gleich nachtheiliger Weise auf den Kauungs-Process verhalten. Müller bemerkt, dass dieses Gebiss entweder die Folge einer starken Streckung des Unterkiefers im höheren Alter, oder aber bei manchen Raçen ursprüngliche Bildung durch zu starke Krümmung des Vorkopfes sei, und daher die Schneidezähne der Zwischenkiefer die des Unterkiefers nicht berühren könnten. Bekanntlich stehen bei den ächten Bulldoggen die Zähne des Unterkiefers vor denjenigen des Oberkiefers hervor, und wäre demnach jene Raceneigenthümlichkeit bei diesen Thieren vorhanden.

Beim Karpfenmaul ist der Vorderkiefer zu lang, der Hinterkiefer zu kurz. Wenn hiebei die Schneidezähne sich noch berühren, so ist der Fehler weniger bedeutend, als wenn diess nicht der Fall ist, also die Zähne des Oberkiefers über die des Hinterkiefers hervorragen, jene also so zu sagen in der Luft schweben, und diese den Gaumen berühren und verletzen können. Die nicht in Reibung tretenden Zähne wachsen alsdann schnell hervor, und durch All' dieses wird die Futteraufnahme beschränkt, obwohl die kleinen Vorderkieferbeine wegen des mangelnden Gegendrucks herabgebogen, und so die Oberzähne den Unterzähnen genähert werden. In diesem Zustande ragt in der Regel der erste Backenzahn der oberen Reihe über den gleichnamigen der unteren Reihe mehr oder weniger hervor, während es sich umgekehrt mit den letzten oberen und unteren Backenzähnen verhält. In der hiesigen Sammlung befinden sich zwei Fälle des Karpfengebisses von Pferden. In dem einen Falle ist der Unterkiefer nur in soweit verkürzt, dass die Eckzähne noch in ordnungsmässige Reibung treten konnten, und daher auch dieselben regelmässig abgerieben sind; die Mittelzähne und die Zangen des Unterkiefers waren aber nur in Reibung mit der hinteren Fläche der stark hervorgewachsenen gleichnamigen Zähne des Oberkiefers. In dem anderen Falle trägt der zu schmale Körper des sehr verkürzten Hinterkiefers nur 5 Schneidezähne, während der Oberkiefer stark herabgekrümmt ist, so dass die Zähne desselben die Zähne des Hinterkiefers bedecken, ohne dieselben zu berühren. Die Zähne des Hinterkiefers berührten den Gaumen nicht, würden ihn aber später bei mehrerem Hervorwachsen berührt haben; denn das Gebiss zeigt ein Alter von nicht vollen 6 Jahren. Was an diesem Gebiss besonders merkwürdig ist, das ist die Abschleifung der 3 mittleren Zähne des Hinterkiefers an dem vorderen Rande ihrer Kronen, wie vom Krippenschleifen, was bei einem solchen Karpfengebiss sehr erschwert sein musste. Ferner ist nicht ganz unmerkwürdig, dass der erste Backenzahn im Oberkiefer, so wie der letzte Backenzahn im Unterkiefer nur äusserst wenig vor, beziehungsweise hinter ihren Gegenzähnen hervorragen, und ist diess offenbar dadurch bewirkt, dass der Hinterkiefer nur in seiner Hals- und Ladengegend verkürzt ist.

Das Schiefmaul entsteht in einzelnen Fällen und im vorgeschrittenen Alter dadurch, dass die Schneidezähne einseitig stark und anderseitig schwach abgerieben werden, und auf diese Weise eine schräge Stellung nach der verlängerten Seite der Zähne entsteht, die aber, abgesehen von der Hässlichkeit, keinen Schaden verursacht, jedoch auf einseitige Benutzung der Backenzähne hinweist, und einen fehlerhaften Zustand derselben an der anderen Seite vermuthen lässt. Uebrigens kommt auch das Schiefmaul bei angeborener Seitwärtskrümmung des Ober- oder Unterkiefers vor.

Ausser den Fehlern in der Stellung und Richtung des ganzen Schneidezahngebisses ist auch bei Pferden die fast noch auffallendere Schiefstellung einzelner Zähne beobachtet worden. Gurlt beobachtete den linken Eckzahn im Unterkiefer eines Pferdes mit seiner vorderen Fläche nach hinten gekehrt; und Müller sagt in dieser Hinsicht, dass oftmals die Richtung einzelner Zähne, wie ganzer Gebisse, eine veränderte sei, insofern einzelne oder auch mehrere Schneidezähne halb oder auch ganz umgedreht in ihren Zahnfächern stehen, während die übrigen eine normale Richtung haben. Die beiden Günther bemerken, dass bei solchen verkehrt stehenden Schneidezähnen die Wurzeln derselben über denjenigen der übrigen herliegen, und dass, da solch' ein Zahn nicht abgerieben werde, derselbe lang hervorzuwachsen pflege, den Schluss der Lippen behindere, und so in hässlicher Weise aus dem Maule hervorrage, das ihn deckende Zahnfleisch häufigen Beschädigungen aussetze, und er selbst bedenklich erkranken könne.

§. 153.

Die ungewöhnlichen Beschaffenheiten und Gestalten der Schneidezähne, welche dadurch hervorgebracht werden, dass Pferde beim Koppen aufsetzen oder an der Krippe schleifen, oder dadurch, dass den Zähnen künstliche Kunden zur Vorspiegelung eines jüngeren Alters, ohne oder mit Verkürzung dieser Zähne beigebracht werden, sind zu bekannt, als dass hier eine nähere Erwähnung davon gemacht zu werden brauchte, zumal da es ohnehin in der Lehre von der Altersbestimmung nach den Zähnen geschieht.

Ausbrüche an den Milchschneidezähnen kommen bei allen Haussäugethieren, insbesondere häufig bei Wiederkäuern, seltener bei Pferden und den übrigen Thieren vor, und wird ein Ersatz des Substanzverlustes hiebei eben so wenig bemerkt, wie bei den Ausbrüchen an den Ersatzschneidezähnen. Auch ist diess beim Menschen nicht der Fall; in dieser Beziehung bemerkt Kölliker (Handb. d. Gewebelehre des Menschen, 3. Aufl. 1859, p. 404), dass eine Regeneration von abgenützten Theilen der Zähne nur bei denjenigen Thieren vorkommt, bei denen die Zähne beständig wachsen, z. B. bei den Nagethieren. Da die Hakenzähne des Schweines, füge ich diesem hinzu, auch wirklich wachsen, so ist es wahrscheinlich, dass auch bei diesen Wiedererzeugung besteht. Zuweilen findet man auch den einen oder den anderen Schneidezahn mit einer Spalte an seiner Krone versehen; und Müller bemerkt, dass gebrochene Zähne in seltenen Fällen durch Knochensubstanz wieder vereinigt werden „sollen“. Es ist auffallend, dass die beiden Günther sich in dieser Hinsicht nicht äussern, obwohl, wenn ich nicht sehr irre, die dortige Sammlung im Besitze eines Präparates ist, an dem der Heilungsvorgang eines Zahnbruches zu bemerken ist. Von dem natürlichen Heilversuch eines Backenzahnbruchs aus der hiesigen Sammlung später. Vollständige Ab- und Ausbrüche kommen ebenfalls nicht selten an den Schneidezähnen vor; aber ein Fall, wie ihn Prétot beobachtete, ist gewiss nur äusserst selten. Dieser sah nämlich den linken Ersatzzangenzahn eines

Pferdes am Halse abgebrochen, und in umgekehrter Lage das Oberste zu unterst zwischen dem anderen Zangenzahn und dem Mittelzahn eingeklemmt, ohne dass das Pferd hiedurch belästigt zu sein schien; 5 Jahre später wurde derselbe jedoch weggenommen.

In anderer Weise kommen Beschädigungen an den Schneidezähnen des Hinterkiefers vor, deren die beiden Günther erwähnen, als sehr schlimme Fälle bezeichnen, und in folgender Weise schildern: „Es reichen die in convexen Bogen verlaufenden Zahnwurzeln der Schneidezähne in der Jugend mit ihren Wurzelenden bis nahe unter die innere Platte des Hinterkieferkörpers zwischen den Laden, und stehen die Wurzeln der Zangenzähne selbst insofern zu Tage, als sie in einzelnen Fällen nur von der Schleimhaut bedeckt sind. Das hat aber zunächst die Folgen, dass zufällige Beschädigungen des Kieferkörpers durch Ladendruck und Verletzungen, und wenn die Knochen zugleich erheblich leiden, die Zahnwurzeln in Mitleidenschaft gezogen, auch zu selbstständiger Erkrankung geführt werden. Es entwickeln sich Zahnfisteln, und der ursprüngliche Schaden — die Ladenverletzung u. s. w. — ist nicht zur Heilung zu bringen, wenn nicht die krank gewordenen Schneidezähne durch Operation entfernt werden; vielmehr erfolgen mehr oder minder grossartige Auftreibungen, Verbildungen und Kieferwucherungen, bis die Zähne endlich lose werden und ausfallen. Diese Betheiligung der Zahnwurzeln sammt Rückwirkung auf den Kiefer und seine Zustände wird auch durch directe Beschädigungen der Schneidezähne veranlasst, wenn Schläge, Stösse, Stürzen der Thiere u. s. w. den Kiefer treffen oder brechen, namentlich in der Jugend der Thiere, wo die Ersatzzähne noch gar nicht hervorgewachsen sind, vielmehr noch in der Entwickelung stehend erkranken. Die Kieferwucherungen erreichen unter solchen Umständen zuweilen einen bedeutenden Umfang und werden von Faust- bis Kopfgrösse, selbst mit blutrünstigen Granulationen bedeckt gesehen, während zeitweilig Eiterungen und Durchbruch beobachtet werden.“ Wie die beiden Günther in Bezug auf die Pferde, so schildert Hirzel einen ähnlichen Zustand hinsichtlich der Schweine, den derselbe einige Male bei Sectionen beobachtete, und unter dem Namen „Eiterzahn“

bekannt ist. In der Regel sind es die Zangen des Hinterkiefers, die beinahe ausschliesslich von dieser Krankheit betroffen, aber die Zahnhöhlen dabei in Mitleidenschaft gezogen werden, so dass der betreffende Kiefertheil aufgetrieben gefunden wurde. Derselbe hält dafür, dass die ursächlichen Verhältnisse dieses Zustandes vielleicht in dem gewaltsamen Abbrechen dieser Zähne bestehen, das mitunter zu dem Zwecke vorgenommen wurde, die Thiere am Zernagen von Holz, Stroh u. dgl. zu hindern; vielleicht aber auch in Nagen und Wühlen, wodurch die Zangen im Hinterkiefer stark erschüttert und beschädigt werden.

Als „subjectives Erkranken" der Schneidezähne, welches aber vielleicht besser als idiopathisches oder selbstständiges zu bezeichnen wäre, schildern die beiden Günther einen Zustand, in dem der eine oder der andere Schneidezahn in Folge mangelhafter Entwickelung seiner Substanzlagen oder stockender Vegetation seine Farbe verändert, grau, braun oder schwarz, dabei spröde, brüchig und locker wird, und endlich ausfällt oder abbricht, und in jenem Falle zum Eindringen der Futterstoffe in die Zahnhöhle und hiedurch zu Jauchungen Veranlassung gibt. Dieser Zustand dürfte wesentlich ein brandiges Absterben (*necrosis*) sein.

§. 154.

Die Hakenzähne fehlen zuweilen nach Gurlt's Bemerkung bei Hengsten; dagegen kommen sie oft, aber unvollkommen bei Stuten vor. Die Milchhakenzähne bleiben zuweilen bei Hunden neben den Ersatzzähnen stehen, wie in dem von mir beobachteten, oben erwähnten Falle. Auch die Lage der Hakenzähne der Pferde ist zuweilen abnorm gefunden worden, so z. B. gedenkt Gurlt eines Falles der Umkehrung des linken Hakenzahnes im Unterkiefer, so dass die innere Fläche desselben nach aussen, und die äussere Fläche nach innen gekehrt war. In dem oben erwähnten Goubaux'schen Falle eines Präparates der Alforter Schule hatte der linke Hakenzahn des Unterkiefers eine derartige Viertelsdrehung gemacht, dass seine innere Fläche nach oben und hinten gekehrt war; dabei befand sich die Wurzel desselben ausserhalb der Zahnhöhle nach oben und innen gerichtet, und bloss von dem Zahnfleische festgehalten. Dieselbe war bis auf ihre Höhle abgenutzt, und mit Sediment (vom Speichel) erfüllt. Auch Brüche (Ab- und Ausbrüche) werden an diesen Zähnen, obwohl viel seltener, als an den Schneidezähnen bemerkt; ebenso auch eine derartige Abschleifung, dass sie horizontal abgeschnitten zu sein scheinen. Sprünge kommen an diesen Zähnen, wenn sie nicht unerhört sein sollten, doch gewiss nur selten vor, und hat man sich überhaupt zu hüten, durch's Bleichen entstandene oberflächliche Ritze an den Haken- und Schneidezähnen als im Leben bestanden anzunehmen.

§. 155.

Die Backenzähne des Pferdes zeigen bekanntlich, ausser den 6 gewöhnlichen in jeder Reihe, zuweilen vor den ersten noch ein verkümmertes Zähnchen, das Wolfs- oder Lückenzahn genannt wird. Dieselben kommen entweder vor allen Zahnreihen, oder nur vor den oberen und unteren, am öftesten aber vor den oberen vor, und erlangt dann hiedurch das Backenzahngebiss des Pferdes eine Aehnlichkeit mit dem des Schweines. Hiemit ist das Vorkommen ausgebildeter, überzähliger Backenzähne nicht zu verwechseln. Gurlt bemerkt, dass er in dem Unterkiefer eines Pferdes 14 ausgebildete Backenzähne, und dass Girard eben so viele im Oberkiefer gesehen habe. Goubaux führt an, dass Lafosse (im oben angeführten Werke) von Pferden rede, welche die Backenzahnreihen doppelt gehabt hätten (?); er selbst aber habe nur einen 7. Backenzahn gesehen, der hinter dem 6. gestanden habe. Dagegen versichern die beiden Günther: ein überzähliger (7.) Backenzahn sei, wenn er sich finde, stets dem 6. in Form und Lage gleich, also gewissermaassen eine Wiederholung desselben, oder er stehe neben demselben nach innen, und sei dann schwächer, einem halben Backenzahn ähnlich, an Länge ihm aber gleich; ferner, dass sie neben anderen Backenzähnen noch keine überzähligen gefunden hätten. Bei einem Bulldog sah Gurlt den 4. rechten Backenzahn im Oberkiefer nicht durchgebrochen, sondern er lag an der inneren Seite des 5. in einer eigenen Zahnhöhle. Ich selbst sah an dem oben erwähnten Kopfe des Hundes mit doppeltem Schneidezahn-Gebiss, dass, wie bereits bemerkt, im Unterkiefer 2 Backenzähne, in jeder Reihe einer fehlten. In der hiesigen Sammlung kommt der sonderbare Fall vor, dass der 2. Backenzahn des Oberkiefers linkerseits ausgefallen ist, sich umgelegt hat, und zwischen seinen Nachbarn eingeklemmt festgehalten wurde; seine Lage ist so, dass die natürliche Kaufläche nach innen, die Wurzel nach aussen, die äussere Fläche des Zahnes nach unten, und die innere Fläche nach oben gerichtet ist. Der Zahn muss sich mehrere Jahre in dieser Lage befunden haben, denn es ist bereits eine etwas vertiefte künstliche Kaufläche an demselben in Folge Reibung mit dem entsprechenden Gegenzahn zu sehen.

Ueber- oder vorragende Backenzähne entstehen dadurch, wie es Hirzel und die beiden Günther schon bemerkt haben, wenn die ersten und letzten Backenzähne nicht genau gegeneinander passend absetzen, wie es bei überzähligen und unterzähligen Backenzähnen, so wie beim verkürzten Ober- oder Unterkiefer, also beim Karpfen- und Hechtmaul vorkommt. In solchen Fällen unterliegen der vorragende erste oder letzte Backenzahn der Reibung nicht oder doch nicht vollständig; sie werden daher bei ihrem steten Vorschub unmässig lang, verletzen das entgegenstehende Zahnfleisch und selbst den Kiefer, und veranlassen das Eintreten des Futters in die geöffneten Zahnhöhlen, was den Thieren grosse Schmerzen verursacht, ihnen das Fressen verleidet, und selbst das Leben gefährden kann. Aehnliches kann sich auch nach Hirzel bei dem schrägen Gebiss des Pferdes ereignen, zumal wenn es einen hohen Grad der Ausbildung erreicht hat. Dieses Gebiss besteht darin, dass die Zähne der einen Reihe von dem 1. bis zum 6. Backenzahn allmälig kürzer oder länger werden, während die der entgegengestellten Reihe sich entgegengesetzt verhalten. Uebrigens können nach meinen Wahrnehmungen auch einzelne Backenzähne zu lang werden, wenn diese ungewöhnlich hart, oder ihre Gegenzähne ungewöhnlich weich sind, und in dessen Folge eine ungleiche Abreibung erfolgt.

§. 156.

Das glatte Gebiss des Pferdes ist nach den beiden Günthern dadurch ausgezeichnet, dass an den Reibflächen der Backenzähne die Schmelzlagen nicht vorstehen, so wie die Knochen- und Zahnsubstanzlagen nicht ordnungsmässig zurückgetreten sind, vielmehr zeigt sich die Reibfläche glatt und eben oder auch ausgehöhlt. Dieser Zustand kommt als abnormer an einzelnen oder an allen Zähnen, einer oder beider Seiten, und zwar im jüngeren Alter der Thiere vor; als normaler aber im höheren Alter derselben, insofern die Backenzähne nach den Wurzeln hin geringere oder keine Schmelzlagen mehr haben. Ein solches Gebiss wird besonders dadurch nachtheilig, dass dasselbe das Futter nicht mehr zu zermalmen, sondern nur zu zerquetschen vermag. Mangel an Schmelz oder geringe Dichtigkeit aller Zahnsubstanzen ist wohl die Ursache davon, zumal die glatten Zähne von gelblicher Farbe sind, und hiedurch auf das Vorherrschen der Knochensubstanz hingewiesen wird.

Das wellenförmige Gebiss besteht darin, dass die Reibflächen nicht in gerader Linie vom ersten bis zum letzten Backenzahne, sondern in wellenförmigem Auf- und Absteigen verlaufen. Es liegen diesem Gebiss dieselben ursächlichen Verhältnisse, mithin abnorme Vegetation, insbesondere der Schmelzlagen, wie beim glatten Gebiss zu Grunde, und hat jenes auch ähnliche Nachtheile wie jenes zur Folge.

Das Treppengebiss, welches in seiner ausgebildeten Gestalt seltener bei jüngeren, als bei Pferden mittleren und vorgerückten Alters vorkommt, ist mit dem wellenförmigen Gebiss verwandt, und als eine höhere und bestimmtere Ausprägung desselben zu betrachten, insofern sich im Vorder- und Hinterkiefer entgegengesetzt stehende, genau absetzende Treppenstufen mit schräger Reibfläche auf jedem Zahne zeigen. Die ursächlichen Verhältnisse dieses Gebisses sind wohl dieselben, wie bei den beiden vorigen.

Als Wiederkäuer-Gebiss der Pferde bezeichnen die beiden Günther ein solches, das, wie es bei den Wiederkäuern Regel ist, quervorlaufende, sägeartige Einschleifung der Reibflächen und Kronen der Zähne der Art hat, dass die vorspringenden, ziemlich regelmässig im Bereiche der grossen Einstülpungen stehenden Kämme der Zähne des einen Kiefers in die Reibfläche und Substanz der Zähne des Gegenkiefers einarbeiten. Modificirte Vegetation soll die Ursache dieser Bildung sein, und dieselbe, vermöge der Rinnen auf der Anschlusskante der Zähne manchfach zum Futtereinkauen Veranlassung geben.

Bei dem scharfen oder kantigen Gebiss sind die Backenzähne insofern unregelmässig abgerieben, als die äusseren Kanten der oberen Reihen, und die inneren Kanten der unteren Reihen noch mehr vorstehen, als es gewöhnlich der Fall ist, und da eben diese Kanten überdiess noch sägeartige oder treppenförmige Hervorragungen haben, so geben sie Veranlassung zu Verletzungen der Wangen und Zunge, hiedurch zu schmerzhaftem, ungenügenden Fressen. Die beiden Günther halten dafür, dass dieser Zustand dadurch veranlasst werde, dass die Vorderkiefer weiter oder die Hinderkiefer enger gestellt sind, als sie ordnungsmässig es sein sollten. Hirzel aber nimmt mit mir übereinstimmend an, dass eine weniger ausgiebige, seitliche Kaubewegung Schuld daran trage, und zwar um so eher, als dieser Zustand weniger bei herrschaftlichen, als bei Arbeitspferden gefunden werde, welch' letztere aus öfterer Ermüdung weniger Muskelanstrengung beim Kauen machen; jedenfalls aber sehe man beim entwickelten scharfen Gebisse solche Pferde nur geringe seitliche Kieferbewegungen machen. Ich bin der Ansicht, dass gerade wegen der normal-engeren Stellung der Hinterkieferäste als der Vorderkiefer beim Pferde und den Pflanzenfressern überhaupt die seitlichen Kieferbewegungen ausgiebiger geschehen können, und diess auch ihre Lebensweise fordert. Demnach wird wohl weniger eine etwas engere Stellung des Hinterkiefers als gewöhnlich den in Rede stehenden Fehler veranlassen, als eine zu weite Stellung desselben, indem dann gerade die Muskelwirkung weniger ausgiebig sein kann, insofern nach meiner Ueberzeugung bei den seitlichen Kieferbewegungen der äussere Kaumuskel der einen Seite und der innere Kaumuskel der anderen Seite Mitwirker, und die gleichnamigen entgegengesetzten Muskeln Gegenwirker sind. Uebrigens kommt das scharfe oder kantige Gebiss auch bei Rindern vor.

Das Scheerengebiss ist als ein höherer Grad der Entwickelung des vorhergehenden abnormen Gebisses zu bezeichnen, insofern als bei dem Scheerengebiss die äussere Kante der oberen und die innere Kante der unteren Backenzähne so stark verlängert erscheinen, dass durch jene das Zahnfleisch des Hinterkiefers und durch diese das Zahnfleisch des Oberkiefers und der harte Gaumen berührt, und hiedurch manchfache Beschädigungen in diesen Theilen veranlasst werden. Die ursächlichen Verhältnisse dieses argen Zustandes sind in gleicher Weise zu beurtheilen, wie es beim kantigen Gebiss geschehen ist; da aber das Scheerengebiss nicht allein beiderseitig (doppeltes Scheerengebiss), sondern auch einseitig (einfaches Scheerengebiss), und sogar nur einzelne Zähne betreffend vorkommt, so ist zur Erklärung des Zustandekommens desselben die abnorm geringere Widerstandsfähigkeit der inneren Hälfte der oberen Backenzähne und der äusseren Hälfte der unteren Backenzähne zu Hülfe zu nehmen; ich sage die abnorm geringere, weil schon im normalen Zustande eine geringere Widerstandsfähigkeit der genannten Zahntheile besteht. Vielleicht tritt aber auch das Scheerengebiss deshalb ein, weil die Kieferbewegungen mehr nach Art der Fleischfresser, als der Pflanzenfresser geschehen, wie es denn klar ist, dass die Kiefer bei ausgebildetem einseitigen oder doppeltem Scheerengebiss keine mahlenden Bewegungen zu machen im Stande sind.

§. 157.

Hohle Zähne weisen nach den beiden Günthern eine Gruppe von Krankheitsbildern nach, welche in ihrem Auftreten bemerkenswerth, in ihren Folgen nicht unerheblich, und in ihren Producten sich besonders nachtheilig erweisen. Dieselben kommen sowohl bei Füllen, als bei Pferden vor, häufiger im Oberkiefer als im Unterkiefer, und leidet der 4. Backenzahn im Oberkiefer am häufigsten an diesem Zustande; zuweilen aber werden die meisten oder alle Zähne des Oberkiefers hohl gesehen. Die hohlen Zähne entwickeln sich in den Einstülpungen an der Krone, und zwar am öftesten bei jungen Thieren, aber auch in der Zahnsubstanz, dann aber im vorgerückten Alter, und endlich betheiligen sich auch die Schmelzlagen in secundärer Weise dabei. Wenn die Einstülpungen an der Kaufläche der Zähne nicht vollständig mit Knochenmaterie ausgefüllt werden, so bleibt hier eine enge Höhle, in welche Futter eingekeilt wird, das den Zahn durch Fäulniss angreift, die Höhle allmälig erweitert, die Knochenmasse auflöst, und zuletzt auch die Schmelzlage angreift. Wenn der in Rede stehende Zustand von der Zahnsubstanz ausgeht, so sind wahrscheinlich abnorme

Organisations-Verhältnisse die Veranlassung dazu, während bei einmal in derselben entstandenem Substanzverlust die Vergrösserung der Höhle durch Einkauen von Futter u. s. w. begünstigt wird. Wenn der Prozess der Höhlenbildung in den Zähnen fortgeschritten ist, und dadurch die Vegetations-Verhältnisse erheblich gestört werden, so spalten sich dieselben zuweilen, begünstigt durch die mechanische Einwirkung des Kauens, von der Krone her, indem sich die innere oder äussere Fläche der Schmelzwandung ablöst (Sprünge der Zähne), und hiedurch nicht allein Zahnfleisch und Zunge verwundet werden, sondern auch das Fortschreiten der Höhlenbildung durch Einkauen von Futter begünstigt wird. Auch springen quer Stücke ab; die hohlen Zähne werden wegen geringerer Widerstandsfähigkeit schneller verbraucht, oder sie zerfallen durch Necrose und fallen aus. Hiedurch und schon früher wird auch Futter in die Zahnhöhlen eingekaut, diese angegriffen, es entsteht einseitiger Nasenausfluss mit oder ohne einseitiger Drüsenanschwellung im Kehlgange, was zur fälschlichen Annahme des Rotzverdachts oder der Rotzkrankheit führen kann. Seitdem ich einmal in den ersten Jahren meiner thierärztlichen Praxis einen solchen Irrthum begangen habe, untersuche ich stets die Backenzähne, wenn es sich um Rotzverdacht handelt. Hinsichtlich der Bildung hohler Zähne dürften die Untersuchungen Linderer's über Thierzähne einen weiteren Aufschluss geben. Derselbe sagt (l. c. p. 56): „die Knochensubstanz (Cement oder Kitt) der Thierzähne ist von derjenigen an der Wurzel der Menschenzähne in ihrer Structur ganz verschieden. Die Knochensubstanz der Thierzähne findet sich nicht nur aussen an der Wurzel, sondern auch aussen an der Krone und innerhalb der tiefen Gruben, besonders an den Backenzähnen der Pferde"; ferner (p. 57): „die innere Knochensubstanz ist ganz verschieden von der äusseren, und zeichnet sich besonders durch ihre breiten Kanäle, ihre dunklere, beim Pferde gelbe Farbe aus"; ferner (p. 90): „die innere Knochensubstanz der Backenzähne der Pferde und Rinder entsteht erst, wenn die Zähne durchgebrochen und die Spitzen schon abgeschliffen sind; der Stoff zu derselben wird also durch die Zahnsubstanz und den Schmelz, und nachher auch durch die theilweise vollendete Knochensubstanz hindurchgeführt." Uebrigens bezeichnet Linderer die hohlen Zähne der Pferde als Wurmfrass, und unterscheidet den Wurmfrass der Pferdezahnkrone von dem Wurmfrasse der Pferdezahnwurzel, und da er diesen letzteren als eine Umbildung der Zahnsubstanz in Knochensubstanz von aussen nach innen ansieht, so bezeichnet er denselben als „Inostosis". Die weitere Ausführung von Linderer siehe a. a. O.

Vorstehende Zahnkronen kommen, ausser den oben (§. 155) erwähnten Fällen, besonders häufig dadurch zu Stande, dass die entgegenstehenden Zähne ausgefallen oder ausgebrochen sind, weil es dann an Abreibung mangelt, und der Nachschub den Zahn verlängert. Klenke macht (l. c. p. 21) die Bemerkung: man beobachte an solchen Zähnen (des Menschen), die ihren Antagonisten (den Gegenzahn) verloren haben, durchschnittlich eine vermehrte Cement- (Knochensubstanz-) Bildung, woraus hervorgehe, dass der Gegendruck, welcher einen Zahn gegen die Alveole drängt, eine beschränkende Einwirkung auf die Cementbildung ausübe; habe aber der Zahn seinen Antagonisten verloren, dann zeige sein Wurzeltheil auch bald die angedeutete stärkere Cementumhüllung. Ich habe in Sammlungen vorstehende Backenzahnkronen an Pferdeköpfen gesehen, die so lang waren, dass mir diese Länge nicht einfach durch blossen Nachschub und mangelnde Abreibung hervorgebracht zu sein schien. Es fragt sich, ob in solchen Fällen ein wirkliches Wachsen durch Zunahme an Knochensubstanz an der Wurzel der Zähne stattfindet? — was durch Messung bei geöffneten Zahnhöhlen ermittelt werden könnte.

§. 158.

Beschädigungen der Zahnwurzeln kommen am Hinterkiefer des Pferdes und auch des Rindes in der Zeit leicht vor, so lange die Backenzähne mit ihren Wurzelenden dem Hinterkieferrande aufliegen, also zur Zeit, wo sie noch nicht oder nur wenig vorgeschoben sind. Alsdann wirken mechanische Eindrücke, z. B. von Krippenkanten zuweilen beschädigend auf den Hinterkiefer, erregen Entzündung und deren Folgen, wodurch die eine oder die andere Zahnwurzel in Mitleidenschaft gezogen wird; oder es geht die mechanische Erschütterung direct auf die

Zahnwurzel, diese erkrankt dann primär, und der Kiefer secundär. Dasselbe kann auch im Oberkiefer mit den 3 vorderen Backenzähnen geschehen, weil hier die Knochenplatte dünn ist, und in der Jugend sogar stellenweise fehlt. In solchen Fällen entsteht Caries der Zahnwurzeln und Kieferknochen, und in dessen Folge bilden sich Zahnfisteln.

Kranke Zahnhöhlen. Da dieselben häufig vorkommende Fehler sind, und auch oft erhebliche Folgen nach sich ziehen, so wird derselben besonders gründlich und ausführlich von den beiden Günthern gedacht. Die kranken Zahnhöhlen werden insbesondere bei Pferden veranlasst 1) durch nicht geschlossene Zahnreihen oder weitstehende Zähne, hervorgebracht entweder durch zu schmale Bildung der Zahnkronen, oder dadurch, dass die Zähne des Hinterkiefers in Folge zu ausgedehnter Anlage der hier in Fächerform gestellten Zahnwurzeln, oder auch durch zu schmale Wurzeln und mangelhafte Zusammenziehung der Kieferknochen im vorgeschrittenen Alter, und sodann auch durch das in diesem Alter bis zur Wurzeltheilung Hervorgeschobenwerden der Zähne, und endlich auch durch abnorm-schiefe Reibflächen, so wie durch überragenden ersten und letzten Backenzahn, wenn derselbe nur zur Hälfte oder zu einem Drittel u. s. w. zur Reibung kommt und durch Schrägdruck von seinem Nachbar abgebracht wird, — von einander abstehen; 2) durch Auflockerung der Maulschleimhaut, beziehungsweise des Zahnfleisches in Folge verschiedener krankhaften Zustände oder directer mechanischen Beschädigungen Das Alles kann nun Veranlassung geben, dass sich Futter zwischen den Zähnen, zwischen diesen und dem Zahnfleische ansammelt, in Gährung (Fäulniss) geräth, und so nicht allein das Zahnfleisch, sondern auch die Zahnhöhlen und zuletzt die Zähne selbst durch Entzündung und Caries angreift, in dessen Folge zuletzt die Zähne ausfallen, und auch der Zustand entstehen kann, den man als Winddorn bezeichnet (vgl. das hierüber §. 136 und das unten bei den Zahnfisteln Angeführte). Die aus den genannten Ursachen entstandenen kranken Zahnhöhlen kommen viel häufiger am Hinterkiefer, als am Vorderkiefer vor, und insbesondere ist es der 4. Backenzahn in jenem, welcher am öftesten leidet. Der Grund hievon liegt, was den Hinterkiefer im Ganzen anbetrifft, hauptsächlich in der engen Stellung desselben und in den kleineren Zähnen im Verhältniss zu denjenigen des Oberkiefers, wodurch das Futter sich leichter an den Zähnen jenes, zumal wegen seiner Schwere, die es veranlasst die tiefste Stelle in der Maulhöhle einzunehmen, aufhält, und so durch die Backen und Zunge, so wie durch den Druck der oberen Zahnreihen zwischen die Zähne des Hinterkiefers eingepresst wird. Als Grund dafür, dass die Höhle des 4. Backenzahnes unter jenen Umständen am leichtesten angegriffen wird, geben die beiden Günther die geringere Breite und Dicke dieses Zahnes vor den übrigen an. Kranke Zahnhöhlen durch Einkauen von Futter kommen oft bei Pferden vor, wie es auch mehrere Präparate in der hiesigen Sammlung nachweisen.

Die Zahnfisteln entwickeln sich in Folge von kranken Zahnhöhlen, von hohlen und gesprungenen Zähnen, so wie nicht weniger in Folge äusserer Beschädigungen der Kieferknochen im Bereiche der Zahnhöhlen, wodurch die Zahnwurzeln entweder direct mit beschädigt, oder durch primäre Entzündung und Eiterung der verletzten Kieferknochen die Zahnwurzeln in diesen Krankheitsprozess hineingezogen werden. Die Fisteln können übrigens im ganzen Umfange der Zahnhöhlen zum Durchbruch kommen, und selbst ihren Ausgang in die Vorderkieferhöhlen nehmen. Cariöse Zahnwurzeln und diesen in ihren Folgen gleichstehende necrosirte Zahntheile, — fügen die beiden Günther dem oben Gesagten als besonders beachtenswerth hinzu, — werden mehr oder weniger, so lange sie mit den Zähnen in ununterbrochener Verbindung stehen, von diesen aus durch Neubildung zu umlagern gesucht; jedoch ist die Bildung einer Sequesterkapsel vom Zahne aus sehr schwer und langsam, sie wird nur selten einen ganzen kranken Zahn, so weit ihn die Zahnhöhle umfasst, einschliessen. Ebenso schwer hält die Herstellung einer Demarcations-Linie im kranken Zahne, und dauert namentlich deshalb der Schaden so lange, selbst wenn nach aussen genügender Abfluss für den Eiter, — „der einen pestilenzialischen Geruch *sui generis* hat" — vorhanden ist. Die Einwirkung des kranken Zahnes auf den ihn umfassenden Theil des Kieferknochens kommt dem Einflusse der *necrosis*, resp. *caries interna* völlig gleich. Die Knochen blähen in Folge dieses

Einflusses auf, und stellen so den vielfach als primäres Uebel gedeuteten, und mit dem Namen „*spina ventosa*“ bezeichneten Schaden dar.

Die Veränderungen der Zähne in ihren Höhlen unter Einfluss von Eiter bestehen darin, dass die aus ihren Höhlen entfernten Zähne an der angegriffenen Stelle eine helle, in's Gelbe oder Graue spielende Farbe zeigen. An dieser Stelle ist der Zahn äusserst feinkörnig, scharf, rauh, so dass er fast einer Eisenfeile gleich den darauf geriebenen Fingernagel angreift. In Fällen, in denen einzelne Zahntheilchen unter diesem Einfluss necrosirt sind, erscheinen dieselben grau, und bildet sich an ihrer Grenze eine kleine Wulst von Knochensubstanz, die den necrosirten Theil, einem Rahmen ähnlich, umfasst; jedoch befindet sich in der Günther'schen Sammlung ein Zahn, der einem sog. rotzverdächtigen Pferde ausgezogen wurde, welcher ganz von wiewohl selbst erkrankter Neubildung eingehüllt ist.

Zahnwurzel-Wucherungen sind excessive Bildungen in Folge kranker Reizung der Zähne, beziehungsweise der Zahnwurzeln, und kommen nach den beiden Günthern in der Regel bei Zahnfisteln vor, nach welchen Ursachen diese letzteren auch entstanden sein mögen. Dieselben unterscheiden zwei verschiedene Arten der Zahnwucherung. 1) Wenn bei Zahnfisteln die Schmelzlage primär leidet, wie es in Folge äusserer Beschädigungen der Fall ist, so treten, abgesehen davon, dass an der Grenze der kranken Schmelzlage eine wallartige Auflagerung sich einstellt, einzelne blumenkohlähnliche Wucherungen bis zur Kirschengrösse an der kranken Zahnwurzelstelle und meist an den Enden der Zahnwurzeln auf. 2) Leidet aber der Zahn in seiner Knochensubstanz, namentlich in ihrer äusseren Schicht, wie diess bei kranken Zahnhöhlen der Fall ist, so bildet sich eine starke Auflagerung von Knochenmasse. —

In der hiesigen Sammlung befindet sich der rechte Hinterkieferast von einem Pferde, in dem ein Backenzahn an seiner oberen und äusseren Fläche einen vom Halse in schräger Richtung herablaufenden Sprung hat, der wahrscheinlich durch ungleiche Wirkung seines Gegenzahnes hervorgebracht wurde; denn die natürliche Kaufläche jenes Zahnes ist nicht allein sehr schief von innen und oben nach aussen und unten abgerieben, sondern er hat auch noch eine abnorme (künstliche) Kaufläche an seiner vorderen Fläche, welche von der Mitte der natürlichen Kaufläche schief abwärts läuft. An der Wurzel dieses Zahnes befindet sich eine so starke Wucherung von (durch microscopische Untersuchung nachgewiesener) Knochensubstanz, dass dieselbe sammt dem Zahne ein Gewicht von 260 Grammen hat. Der an der betreffenden Stelle stark aufgetriebene Hinterkieferast ist durch sogenannten Winddorn entartet. In diesem Falle wurde also Heilung des Zahnbruches nicht allein nicht durch den reichlichen Gallus (wenn ich diese Wucherung so nennen darf) erzielt, sondern das Uebel durch denselben erst recht bedeutend gemacht.

Die Einhüllung eines kranken Zahnes in eine Sequesterkapsel entsteht nach den beiden Günthern in den Fällen, wo ein Zahn durch Hohlwerden oder sonst erkrankt, ohne dass dabei zugleich die Verbindung desselben mit seiner Höhle gelockert wird, und zwar durch Auflagerung von der Zahnhaut aus. Dieselbe kann die Dicke 1‴ erreichen, den Zahn bis an die Krone und selbst bis zur Reibfläche einhüllen.

DRITTES KAPITEL.

Forschungs-Ergebnisse über die Zahnfehler des Menschen.

§. 159.

Um eine bessere Einsicht in das Wesen einiger, in diesem Abschnitte genannten Krankheitszustände der Zähne zu erlangen, oder doch um die Thierärzte anzuregen, auch in dieser Richtung ihre Forschungen eintreten zu lassen, möge hier noch Das angedeutet werden, was sich in dieser Beziehung durch die Untersuchungen über die Verderbniss der Zähne des Menschen als Resultat herausstellen lässt, indem hiebei die Eingangs dieses Abschnittes angeführte Schrift von Klenke zu Grunde gelegt wird.

Man pflegt die Verderbniss der Zähne gewöhnlich „Hohlwerden", *caries* zu nennen, und zwei Formen der Caries zu unterscheiden: 1) eine acute oder feuchte, und 2) eine chronische, trockene oder necrotische.

Unter acuter Caries versteht man denjenigen Prozess, durch welchen die Zahnsubstanzen erweicht, feuchtfäulig gemacht, und in eine bräunliche oder gelbliche Masse verwandelt werden. Diese Zersetzung geht gewöhnlich sehr rasch von Statten; beginnt sie an der Krone, so entsteht zunächst ein Fleck am Schmelze, der sich allmälig zu einem Loche ausbildet, und sich in der centralen Richtung nach der Zahnbeinsubstanz hin vergrössert. Die erweichte Masse wird flüssig und allmälig fortgespült. Gewöhnlich erscheint die Höhle in der Zahnbeinsubstanz geräumiger, als die Oeffnung im Schmelze, und schimmert oft bei weiterer Ausdehnung bläulich durch die Schmelzrinde. Diese bricht dann bei geringer Gewalt zusammen, und die Zahnhöhle liegt frei, allen reizenden Einflüssen ausgesetzt, und deshalb die Nerven der Pulpamembran schmerzhaft incitirend. Gewöhnlich dringt diese Zersetzung nicht in die Wurzel, oder erst dann, wenn Hals und Krone völlig zerstört sind. Entsteht aber von Anfang an die Verderbniss an der Zahnwurzel, dann beginnt sie sehr gern an der Seite derselben, weniger oft an der Spitze, und der Prozess geht ebenfalls gern in die Tiefe, so dass eine äussere Rinde stehen bleibt, die von Cement grösstentheils gebildet wird, und oft mehrere Löcher zeigt. Diese acute Caries entsteht nicht selten an mehreren Zähnen gleichzeitig, vorzüglich an den oberen Schneidezähnen, besonders in der Jugend, wo die animalischen Substanzen in der Zahncombination noch reichlich sind, namentlich aber bei scrophulösen und rhachitischen Personen. Da eine cariöse Stelle eines Zahnes häufig die gesunde Fläche des dicht daran grenzenden Zahnes mit in ihren Zersetzungsprozess zieht, so ist man der allgemeinen Ansicht, dass diese Caries ansteckend sei.

Die chronische, necrotische oder trockene Caries, welche meist an den Backenzähnen vorkommt, tritt gewöhnlich als brauner Fleck im Schmelz der Krone auf, und es entsteht eine kleine, schwärzliche, sich sehr langsam vergrössernde Vertiefung, deren Wände fest und hart bleiben und keine übelriechende Masse ausscheiden. Hiebei sind die Schmerzen selten bedeutend oder sie fehlen ganz, selbst wenn im ferneren Verlaufe der Zerstörung die Krone zusammenbricht, die innere Höhle frei liegt oder selbst, wenn der Zahn bis auf die Wurzeln abgebröckelt ist.

In der im Vorstehenden geschilderten Art stellt sich die Zahnverderbniss beim Menschen dar, die auch, was wohl zu merken sein dürfte, mehrfach an künstlich eingesetzten Zähnen beobachtet worden ist. Im Nachstehenden sollen nun die Folgerungen gegeben werden, die Klenke aus seinen gründlichen, in der genannten Preisschrift niedergelegten Untersuchungen zieht; sie lauten:

1) Die Bezeichnung „*caries*" ist für die Zustände der Zahnverderbniss durchaus unpassend, und es dürften die unter dieser Bezeichnung begriffenen abnormen Zustände in den Zahngeweben besser unter dem allgemeinen Namen „*dissolutio s. destructio dentis*" zusammengefasst werden.

2) Die Substanzen des Zahnes sind durchaus eigenthümlicher Art und geben sowohl durch ihre morphologische wie chemische Combination die näheren Bedingungen für die besondere Form der Zahnverderbniss her.

3) Die vitalen Acte der Zähne sind so beschränkter Art, dass die pathologischen Zustände ihrer Gewebe theils ganz physikalisch-chemischer Natur sind, theils dadurch vermittelt werden, dass parasitische organische Lebensprozesse in die physikalisch-chemischen eingreifen.

4) Die Zahnverderbniss erscheint in vierfacher Form: a) als „*dissolutio dentis inflammatoria, s. centralis*", wo durch Einfluss des gesteigerten vitalen Actes die physikalisch-chemischen Decombinationen eingeleitet werden; b) als „*dissolutio e protococco dentale*", wo durch Vegetation eines parasitischen Zellenlebens (eines Pilzes, genannt *protococcus dentalis*) Gestalt und Combination der Zahngewebe destruirt werden; c) als „*dissolulio dentis putrida*", wo durch einen wirklichen Fäulnissprozess, unter Mitwirkung von Infusorienleben (Ficinus hat hat das Infusorium, ein *vibrio*, „*denticola*" genannt) die Zahnsubstanzen in chronische Auflösung gerathen; d) als „*dissolutio dentis chemica*", wo durch rein chemische Einflüsse von

Seite der Mundflüssigkeiten, und durch eine in der chemischen Combination der Zahngewebe gegebene Disposition eine Verwitterung dieser Gewebe veranlasst wird.

Uebrigens macht Klenke darauf aufmerksam, dass man die Carieszellen, den *protococcus dentalis* nicht verwechseln dürfe 1) mit einem gewöhnlichen Fadenpilze, dessen Wurzeln aus todten Carieszellen hervorwuchern, und mit dem Zerstörungsprozesse des Zahnes nichts gemein habe; 2) nicht mit dem schon von Leuwenhoek und Buhlmann gekannten Massen, welche büschelförmige Fäden von sehr brüchiger Natur darstellen; und endlich 3) nicht mit den häufig an den Zähnen hangenden Gährungspilzen (*saccharomyce*), welche sich auf den Schleimhäuten der Mundhöhle sehr häufig vorfinden, und keinen Bezug zur Zellenmasse der sog. Caries haben. Endlich weist Klenke noch darauf hin, dass die Wirbelthiere an ganz ähnlichen Formen der Zahnkrankheiten, wie sie so eben angegeben worden sind, leiden können, insofern der *protococcus dentalis* meist bei ihnen vorkommt; ferner, dass Ochsenzähne ihm niemals eine *dissolutio chronica* gezeigt hätten, und zwar wahrscheinlich wegen der geringen normalen Menge des kohlensauren Kalkes, die die Ochsenzähne überhaupt besitzen.

§. 160.

An den menschlichen Zähnen sind noch manche abnorme Zustände gesehen worden, die man bisher an den Thierzähnen noch nicht beobachtet hat; die wichtigsten davon mögen hier des vergleichenden Studiums wegen genannt werden, und um die Thierärzte zu veranlassen, darauf zu achten, ob nicht der eine oder andere der Fehler auch an den Thierzähnen vorkomme. Hieher gehören: 1) das Gelbwerden der Zähne in der Gelbsucht, und das Rothsein derselben bei Erstickten. Diese Farbenveränderungen geschehen durch den Uebergang des Gallenfarbstoffes, beziehungsweise des Blutes oder blutigen Serums von der Zahnhöhle aus in die Röhrchen der Zahnsubstanz, wie es auch bei Thieren stattfinden soll, deren Zähne durch Fütterung mit Krapp roth werden. — 2) Durchscheinendwerden der Zähne bei Lungensüchtigen; 3) Brüchigwerden derselben bei Typhus; 4) Emailsprossenzähne, wenn eine Halbkugel von

Schmelz auf dem Halse eines Zahnes sitzt; 5) Verwachsung der Zähne an den Kronen oder den Wurzeln; 6) scheinbare Verwachsung derselben, hervorgebracht durch Verkittung mit Zahnstein, so dass das Gebiss ein einziger hufeisenförmiger Zahn zu sein schien; 7) ein drittes Zahnen, d. h. der Wiederersatz eines verloren gegangenen Ersatzzahnes.

SIEBENTER ABSCHNITT.

Von den Schmarotzern.

ERSTES KAPITEL.

Allgemeines.

§. 161.

Schmarotzer oder Parasiten sind, nach der Definition Küchenmeister's, selbstständige, organisirte, von eigenen thierischen oder pflanzlichen Aeltern abstammende Wesen, die eines zweiten, fremdartigen thierischen oder pflanzlichen Wesens bedürfen, in oder an dem sie zeitweilig oder dauernd ihre Wohnung nehmen, und von dem sie eben so zeitweilig oder dauernd ihre Nahrung ziehen, um ihre Entwickelung oder ihr Gedeihen, oder ihre Fortpflanzung ermöglichen und vollführen zu können.

Demnach gibt es also thierische und pflanzliche Parasiten (Zooparasiten und Phytoparasiten). Hier haben wir es mit denjenigen thierischen und pflanzlichen Parasiten zu thun, welche eine Beziehung zum Menschen und den Haussäugethieren haben; und werden die des Menschen in den Kreis der Betrachtung hineingezogen, weil diess nicht allein für das vergleichende Studium fruchtbar ist, sondern weil auch zwischen Menschen und Hausthieren eine gewisse Gegenseitigkeit in Bezug auf die Entwickelung einzelner Parasiten besteht, und andere die Fähigkeit zeigen, ebensowohl in und auf Menschen als auf Thieren wohnen zu können, und wenn diess auch nur vorübergehend der Fall sein sollte.

Hier wird eine besondere Rücksicht auf die Schmarotzerthiere genommen werden, und zwar auf diejenigen, welche zur Klasse der Würmer (*vermes v. helminthes*) und zu der der Gliederthiere (*articulata*) gehören, weil dieselben von grösserer Wichtigkeit sind, als andere hieher gehörige thierische Parasiten und die pflanzlichen, welche zwar nicht unbeachtet bleiben, aber wegen ihrer geringeren Wichtigkeit und grösseren Unsicherheit ihrer Kenntniss in Zusätzen zu diesem Abschnitte besprochen werden sollen. Diess wird in gleicher Weise auch der Fall sein mit solchen Thieren, welche den Menschen und die Hausthiere bloss belästigen, ihnen auch wohl mehr oder weniger schädlich sind, und zum Theil auch wohl zeitweise von ihren Säften, insbesondere vom Blute leben, jedoch anderwärts zu bestehen und sich fortzupflanzen vermögen.

Da die wahren Parasiten auf anderen Organismen naturgemäss leben, so könnte die Ansicht auftauchen, dass die Betrachtung der den Menschen und die Hausthiere betreffenden nicht in die pathologische Anatomie gehöre; insofern aber viele von ihnen in ihren Aufenthaltsorten krankhafte Störungen, insbesondere organische Veränderungen, und auch mitunter lebensgefährliche oder gar tödtliche Krankheiten bewirken, so erscheint ihre Betrachtung in diesem Lehrbuche unerlässlich.

Zur Bearbeitung dieses Abschnittes sind ausser den (§. 8) angeführten Schriften von Gurlt, Röll und Rokitansky noch folgende benutzt worden: Dr. Friedrich Küchenmeister: Die in und an dem Körper des lebenden Menschen vorkommenden Parasiten, Leipzig 1855. v. Siebold: Ueber die Band- und Blasenwürmer, Leipzig 1854. Hertwig: Ueber die Bremsenlarven, welche sich im Magen des Pferdes aufhalten (im Mag. f. d. g. Thierheilk. IV. Jahrg. I. Heft). Diese Arbeit Hertwig's ist eine mit Zusätzen und einem Anhange versehene Uebersetzung einer Schrift Numann's, welche unter dem Titel: „Waarnemingen omtrent de Horzel-Maskers, welke in die Mag van het Paard huisvesten" aus den Verhandlungen des Königl. Niederländ. Instituts der Wissensch., Amsterdam 1834, besonders abgedruckt worden ist. Gurlt: Ueber die auf den Haussäugethieren lebenden Schmarotzer-Insecten und Arachniden (Magaz. für die g. Thierheilk. Jahrg. 1843. Heft I). A. C. Gerlach: Krätze und Räude, entomologisch und klinisch bearbeitet. Berlin 1857. In Zeitschriften niedergelegte Arbeiten über einzelne Gegenstände werden am gehörigen Orte angeführt werden.

ZWEITES KAPITEL.

Erster Kreis der Schmarotzerthiere:

Eingeweidewürmer (*enthelminthes*).

§. 162.

Die **Eingeweidewürmer** können in zwei Unterabtheilungen gebracht werden, und zwar in die der Plattwürmer (*platyelmia*) und in die der Faden- oder Rundwürmer (*nematelmia.*)

Die Plattwürmer zerfallen wiederum in zwei Sippschaften, und zwar in die der Bandwürmer (*cestoidea*) und in die der Saugewürmer (*trematoda*).

Die Organisation der Eingeweidewürmer steht sehr niedrig; sie haben Muskeln ohne Querstreifung, kein gesondertes Respirations-Organ, und es muss desshalb der zu ihrem Leben, wie zu dem aller organisirten Wesen nothwendige Sauerstoff zugleich mit der Nahrung im aufgelösten Zustande aufgenommen werden. Daher ist ihnen auch der Aufenthalt innerhalb der Leiber der sie beherbergenden Menschen und Thiere gestattet, sei es in geschlossenen oder offenen Höhlen oder in Geweben. Sie bilden die eigentlichen Binnenthiere (*entozoa*) und liefern soviel zur Zeit bekannt ist, keine Vertreter zur der Abtheilung der Aufthiere (*epizoa v. ectozoa*) des Menschen und der Säugethiere, obwohl sie zum Theil bestimmt zu sein scheinen, während einer gewissen Zeit ihres Lebens im Wasser, ja selbst vielleicht zeitweilig, wie die später in Betracht kommenden Cercarien, an anderen Thieren als Aufthiere zu leben. Bei den vollständig entwickelten Eingeweidewürmern lassen sich fast immer Geschlechtstheile nachweisen. Der Gesicht-, Geruch- und Gehörsinn fehlt allen diesen Thieren; um so höher aber erscheint ihr Gefühlsinn entwickelt, wiewohl bei ihnen ein, über alle Zweifel erhabener Nachweis eines eigenthümlichen Nervensystems bisher noch nicht gelungen ist. Der Verdauungskanal fehlt bei den Bandwürmern, bei den Saugwürmern dagegen stellt er einen blind endigenden Kanal dar, an dem der Mund gleichzeitig die Stelle des Afters übernimmt, und erst bei den Rundwürmern wird er vollkommen, indem daran Mund, Schlund, Magen, Darmkanal und After zu unterscheiden ist. In den Bandwürmern tritt das Streben zur Bildung einer starren Hülle durch Ablagerung von Kalksalzen auf. Das Gefässsystem besteht bei den Bandwürmern aus seitlichen Längenkanälen, bei den Saugwürmern stellt es ein feines Netzwerk dar; wogegen es bei den Rundwürmern weniger ausgesprochen ist. Das Muskelsystem besteht aus Längen- und Quermuskeln, die jedoch, wie bereits gesagt, ohne Querstreifung sind. Die Entwickelung der Eingeweidewürmer zeigt das bei einigen mit Sicherheit nachgewiesene Eigenthümliche, dass sie dieselbe nicht ohne eine passive und active Wanderung durchmachen, und zwar eine passive der Embryonen und der Brut bei derjenigen, die sie aus dem sie beherbergenden Thiere nach aussen machen, eine active beim Uebergange zu einer höheren Entwickelungsstufe, wie diess am geeigneten Orte näher erörtert werden wird.

Erste Reihe der Eingeweidewürmer.

Die **Plattwürmer**, (*platyelmia*).

Erste Sippschaft der Plattwürmer:

Die Bandwürmer, (*cestoidea*).

§. 163.

Die **Bandwürmer**, die auch als Plattwurm-Culonien oder als Thierstöcke bezeichnet werden können, sind weisse, durchscheinende, mehr oder weniger lange, an beiden Enden verschieden breite, gegliederte Thiere. Der Kopf derselben wird als Amme *(scolex)* und die Glieder als Proglottiden *(proglottides)* bezeichnet. Der Kopf der Bandwürmer hat 2 oder 4, oder sehr selten 6 gegenüberstehende Saugmündungen oder Saugnäpfchen, die entweder mit Stacheln bewaffnet oder auch nackt sind; derselbe hat ferner einen einziehbaren oder mit Stacheln besetzten

Rüssel oder derselbe fehlt. Hinter dem Kopfe befindet sich der mehr oder weniger lange und dünne Hals, an welchem sich die mehr oder weniger zahlreichen Glieder anschliessen, die rückwärts an Entwickelung und Reife zunehmen. Jedes reife Glied hat einen männlichen und weiblichen Geschlechts-Apparat an der, der Rückenseite entgegengesetzten Bauchseite, welcher letztere eine grosse Zahl von Eiern entwickelt. Diese sind runde oder ovale, ein- oder mehrschaalige, gefärbte oder farblose Körper, die in sich eine kleine, glashelle, oft lebhaft sich bewegende Blase mit 6 ganz kleinen microscopischen Häkchen einschliessen. Sind Glieder vollkommen entwickelt, enthalten sie reife Eier, so lösen sie sich von dem Stocke los, gehen aus dem Darme des Wohnthieres ab, — sie wandern aus, — behalten einige Zeit hindurch ein selbstständiges Leben, besitzen das Vermögen der Ortsveränderung, und sterben endlich ab. Durch die Fäulniss werden die in ihnen enthaltenen Eier, welche durch ihre harte Schaale den äusseren Einwirkungen lange zu widerstehen vermögen, frei und können dann mit den Futterstoffen oder dem Getränke in den Magen anderer Wohnthiere gelangen, wo die Eihülle gelöst und die ihren Eltern unähnlichen, mit 6 Haken versehenen Embryonen, welche jedoch nicht fähig sind, sich unmittelbar zu Bandwürmern zu entwickeln, sondern zunächst die Stufe eines Blasenwurms durchgehen müssen, frei werden. Sie bohren sich mittelst ihrer Häkchen durch die Darmwandungen hindurch, und in die verschiedenen Organe. Ist das Thier oder das Organ, in das sie auf die angegebene Weise gelangen, für ihre Fortentwickelung ungünstig, so gehen sie zu Grunde; unter günstigen Verhältnissen aber vergrössert sich ihre Embryonal-Blase, nachdem sie ihrer Häkchen verlustig geworden, es entstehen allmälig an ihr Trübungen, und es entwickelt sich aus ihr, je nach der Thierspezies, entweder ein Finnenkopf, ein Vielkopf oder Hülsenwurmkopf. Die blasige Leibeswand des Embryo geht unmittelbar an der Stelle, wo sich innen ein Kopf gebildet hat, in den Hals desselben über, und es zeigt sich an diesem Punkte eine trichterförmige Vertiefung, von welcher aus sich ein Kanal durch den Hals bis zum Kopfe fortsetzt, dnrch welchen dieser letztere nach aussen hervorgestreckt werden kann. Den Nahrungsstoff nimmt der Blasenwurm durch Einsaugung vermittelst seiner häutigen Oberfläche aus den Flüssigkeiten des Organes seines Wohnthieres auf, in welches er sich eingenistet hat, verwendet denselben entweder unmittelbar zur Ernährung und zum Wachsthume, oder, nach einer andern Vorstellung, nachdem zuvor die Wurmblase die empfangene Organen-Flüssigkeit in eigenen Zellen, die sich an der inneren Oberfläche der Blase befinden, in die für den Wurm geeignete Nahrungsflüssigkeit umgewandelt hat, wie es in ähnlicher Weise auch bei den Graf'schen Bläschen des Eierstockes der Fall sein soll. Werden nun die, solche Schmarotzer beherbergenden Thiere, oder die von ihnen bewohnten Organe von anderen, für die Fortentwickelung der Schmarotzer geeigneten Thieren gefressen, so verlieren sie ihre Schwanzblase, setzen Glieder an, die nach und nach geschlechtsreif werden, Eier entwickeln, und endlich, wie schon gesagt, abgehen. Es entwickelt sich mithin aus dem Blasenwurm unter günstigen Verhältnissen ein Bandwurm, dessen Kopf (Amme) jener des Blasenwurmes ist, der nie geschlechtsreif wird. Das mithin das Zusammentreffen vieler günstigen Umstände erforderlich sei, um die Entwickelung eines Bandwurmes aus einem Bandwurm-Embryo zu ermöglichen, ist dem Gesagten zufolge klar; die ausserordentlich-grosse Zahl von Eiern jedoch, welche sich in einem einzigen Bandwurmgliede findet, sowie die besondere Lebenszähigkeit der, durch die harte Eischale geschützten Embryonen, dann die bei vielen Arten vorkommende Vermehrung der Blasenwurmköpfe durch Knospung macht es begreiflich, dass selbst durch Zugrundegehen vieler Tausende von Bandwürmern die Erhaltung der Art nicht gefährdet ist. (Röll).

Nach der vorstehenden Mittheilung fällt also nunmehr die Ordnung der Blasenwürmer (*Cystica*), weil sie geschlechtslose, nicht vollkommen entwickelte und daher auch keine selbstständige Thiere, vielmehr nur eine Uebergangsstufe im Generationswechsel darstellen, weg. Nichtsdestoweniger sind die sog. Blasenwürmer in praktischer Hinsicht sehr beachtenswerth, insofern sie besondere Krankheitszustände der sie beherbergenden Thiere veranlassen; wovon später Näheres.

Die nunmehr geläuterte Kenntniss der Entwickelung der Bandwürmer, insbesondere die, dass die Blasenwürmer noch keine fertigen Thiere sind, hat der Annahme der Urzeugung hinsichtlich dieser letztern allen Boden entzogen, sowie denn überhaupt die zahlreichen Eier der Eingeweidewürmer mit einer solchen Annahme unvereinbar sind. Denn wenn Eingeweidewürmer ohne Eltern entstehen könnten, so wäre jene Veranstaltung in Bezug auf ihre Eier gewiss etwas Ueberflüssiges.

Erste Gattung der Bandwürmer:

Botriocephalus, Grubenkopf.

§. 164.

Diese Gattung ist characterisirt durch einen langen, platten Leib, einen fast viereckigen Kopf mit 2 oder 4 gegenüberstehenden, nackten oder mit Stacheln besetzten Saugmünden. Aus dieser Gattung, die besonders reichlich bei Raubfischen, spärlicher bei fleischfressenden Vögeln, zumal Seeraubvögeln vertreten ist, finden sich nur in wenigen Säugethieren Vertreter. Beim Menschen wurde eine Art, und bei den Haussäugethieren, und zwar bei der Katze auch nur eine Art gefunden.

1) Grubenkopf des Menschen.

Botriocephalus latus v. dibothrium latum, der breite Grubenkopf. Die Farbe des lebenden Wurmes ist bläulich-weiss; der Kopf stumpf-konisch mit zwei spaltförmigen Haftgruben; Hals kaum angedeutet, indem die Gliederung sogleich beginnt; Seitenränder der Glieder leicht wellenförmig.

Man weiss noch nicht, in welchem Thiere die Brut (Eier) dieses Wurmes sich zu Ammen (*scolices*) ausbildet, also auch nicht, von welchem Thiere die Ammen dem Menschen überkommen.

Der Wurm wohnt in Menschen solcher Oerter und Gegenden, die in Niederungen, in grossen Sumpfgebieten, an Seeufern, am Meeresgestade liegen, und der Ueberschwemmung ausgesetzt sind, w. z. B. in der Mongolei, Tartarei, in Russland, Polen, Ostpreussen, Finnland, Schweden, Norwegen, Abyssinien, Algerien, Spanien, im südlichen Frankreich, in der Schweiz, in Hamburg, Rom, Neapel u. s. w.

2) Grubenkopf der Katze.

Botriocephalus felis v. dibothrium decipiens, Katzengrubenkopf oder täuschender Grubenkopf. Creplin ist der einzige, welcher bisher nur zwei Exemplare dergleichen Würmer im Dünndarme der Hauskatze fand, wovon der eine 2''', der andere 3''' lang, beide sehr dünn und weiss waren. Der Kopf dieser Würmer ist länglich, vorn kaum dicker als hinten, stumpf und an den Seitenrändern wenig convex; die seitlichen Saugmünde sind vorn mit klaffenden, am grösseren Theile derselben aber mit genährten Lippen versehen.

Man glaubt, dass die Katze, in welcher diese zwei Würmer in Greiffswalde gefunden wurden, sich dieselben auf die gleiche Weise zugezogen hat, wie die Seeraubvögel sich dieselben zuziehen.

Zweite Gattung der Bandwürmer:

Taenia, Kettenwurm oder eigentlicher Bandwurm.

§. 165.

Diese Gattung ist durch einen kugeligen oder vierkantigen Kopf ausgezeichnet, an dem 4, selten 6 symmetrisch gegenüberstehende Saugmünde, ein nicht durchbohrter, zurückziehbarer, unbewaffneter oder mit Häkchen besetzter Rüssel sich befinden.

1) Bandwürmer des Menschen.

a) *Taenia Solium*, eigentlicher Bandwurm. Der Kopf dieser Art überschreitet selten die Grösse eines Stecknadelknopfs; an demselben befinden sich 22, 24, 26 oder 28 Hakentaschen, welche in doppelter, kreisrunder Reihe gestellt sind, und in demselben befinden sich ebenso viele Haken, in jeder Tasche je ein Haken; übrigens hat der Kopf eine schwarzbraune Farbe.

Dieser Wurm kommt nicht immer einzeln bei einem und demselben Menschen vor, wie man früher angenommen hat, und wie es der Name „*Solium*“ andeutet, sondern man hat deren schon bis zu 40 Stück in einem Individuum aufgefunden. Die Amme oder der *scolex* dieses Bandwurmes ist der sog. Zellgewebs-Hülsenwurm oder Blasenschwanz, *Cysticercus cellulosae*, der also kein ausgebildeter Wurm ist, wie man früher geglaubt hat, vielmehr nur, wie alle Blasenwürmer eine Uebergangsstufe darstellt. Diese letztere Annahme ist bewiesen: 1) dadurch, dass die Köpfe von *Cysticercus cellulosae* und *Taenia solium* sich sehr ähnlich sind; 2) durch die Thatsache, dass sowohl *Cystic. cell.* in *Taen. Sol.*, als auch die Eier von *Taen. sol.* in *Cystic. cell.* übergehen, wie es Fütterungsversuche sowohl bei Menschen als Thieren bewiesen haben. Der *Cystic. cell.* stellt eine kleine Blase von der Grösse einer Erbse oder einer sehr kleinen Bohne mit einem weissen Knöpfchen im Inneren dar, woraus durch Druck der eigentliche *Scolex*, mit einem Kopfe von der Beschaffenheit sich entwickeln lässt, wie sie bereits oben angegeben wurde. Der Hals ist ganz kurz und farblos, der hierauf folgende Körper gerunzelt. In ihn hinein ist der Kopf so lange eingestülpt, als die Schwanzblase unverletzt und der Wurm überhaupt lebend ist; nach seinem Tode aber stülpt sich der Kopf hervor. Die Schwanzblase besteht aus contractilem Gewebe, das bei der Contraction kreisförmige, parallele Ringe bildet; sie ist übrigens gleichartig, gefässlos, ohne Kalkkörperchen, und besteht aus einer organischen, dem Chitin verwandten Substanz, welche zu den sogenannten gemischten Proteinsubstanzen gehört. Diese Blase hat den Zweck, in der früher bezeichneten Weise als Ernährungsbehälter und Sprossungsorgan zu erfüllen.

Das gewöhnliche Vorkommen des *Cysticerus cellulosae* ist im Schweine und bildet bei demselben die sog. Finnenkrankheit. In demselben findet er sich zuweilen überaus reichlich im Bindegewebe, in den Muskeln, in Drüsen, im Gehirn, innerhalb und zwischen den Augenhäuten, in den Höhlen des Augapfels und in den Gehirnhöhlen. In den serösen Höhlen, wie in den eben genannten lebt er frei, in den übrigen Körpertheilen aber in eine besondere Blase eingeschlossen, die von dem beherbergenden Thiere (dem Wirthe) herstammt. Auch beim Menschen und Hunde, obwohl viel seltener als beim Schweine kommt dieser Wurm in den genannten Theilen vor.

Mit Rücksicht auf angestellte Versuche erklärt die nahe Beziehung zwischen dem Menschen und Schweine ebensowohl die Entstehung der Finnen bei diesem, als des Bandwurmes bei jenem. Die Bewohner Mitteleuropa's beherbergen ihn vorzüglich.

b) *Taenia mediocanellata* (Küchenm.). Dieser Bandwurm kommt viel seltener vor, als der vorige, und zwar in Afrika und Europa. Der *Scolex*, aus welchem er hervorgebildet wird, ist unbekannt.

c) *Taenia* vom Cap der guten Hoffnung.

d) *Taenia nana.* Von diesen beiden Arten sind auch die *Scolices* und ihre Wanderungen noch nicht bekannt.

2) Bandwürmer des Pferdes.

a) *Taenia plicata*, gefalteter Bandwurm. Dieser Wurm, der im Dünndarme nicht oft vorkommt, hat einen viereckigen, verhältnissmässig grossen Kopf; der Hals und die Glieder sind sehr kurz, und die Seitenwinkel derselben spitzig. Er ist weiss, 1''' dick, bis 8''' breit und bis 30'' lang.

b) *Taenia mamillana*, kleiner Pferdebandwurm. Er wohnt im hinteren Theile des Dünndarmes, und ist selten; er wird nur 5—6''' lang und 2''' breit, hat keinen Hals, und sein aus sehr kurzen, keilförmigen Gliedern bestehender Leib ist nach hinten etwas schmäler.

c) *Taenia perfoliata*, durchwachsener Bandwurm. Dieser im Blind- und Grimmdarme von allen Bandwürmern des Pferdes am häufigsten vorkommende Wurm hat einen viereckigen, hinten an jeder Seite mit 2 rundlichen Läppchen versehenen Kopf, keinen eigentlichen Hals; er wird 1—4''' breit, bis 3'' lang. Die vorderen Glieder sind breiter als der Kopf, sie nehmen bis in die Mitte des Leibes an Breite zu, dagegen sind die hintersten Glieder schmäler, als der Kopf. Die Glieder sind durchwachsen.

Die *scolices* oder Ammen dieser 3 Bandwürmer sind noch nicht bekannt; daher auch ihre Wanderungen nicht.

Vom Esel, so wie von den Bastarden zwischen Esel und Pferd kennt man noch keine Bandwürmer.

3) Bandwürmer des Rindes.

Taenia denticulata, gezähnelter Bandwurm. Dieser im Darmkanale nicht häufig vorkommende Wurm wird

15—16″ lang, vorn 2—5‴, hinten bis 1″ breit; seine Glieder sind sehr kurz, dieselben mit gegenüberstehenden Randlöchern und zahnförmigen Fransen versehen.

Auch von diesem Wurme ist der *scolex* und seine Wanderung nicht bekannt.

4) Bandwurm des Schafes.

Taenia expansa, ausgebreiteter Bandwurm. Er kommt im Dünndarme besonders der Schaflämmer, vielleicht auch der Ziege vor, erreicht eine Länge bis zu 100′ und ist dann 1″ breit. Sein Kopf ist sehr klein, stumpf; der Hals und die vorderen Glieder des Leibes sehr kurz und schmal, die mittleren am breitesten, die vorderen fast viereckig, und die hinteren wieder sehr kurz und schmal.

Der zugehörige *scolex* oder Blasenwurm ist unbekannt.

Vom Schwein sind bisher keine Bandwürmer bekannt.

5) Bandwürmer des Hundes.

a) *Taenia serrata*, gesägter Bandwurm. Dieser im Dünndarme nach Gurlt und Diesing oft, aber nicht zahlreich, dagegen nach Röll meist in vielen Exemplaren bei einem Individuum, und häufig auch mit dem kürbiskernförmigen Bandwurm vorkommende Wurm erreicht eine Länge von 2—4′ und eine Breite von 2—3‴. Sein Kopf ist länglich, mit elliptischen und kreuzweise stehenden Saugnäpfchen versehen; der Hals kurz und breit; die ersten Glieder sehr kurz, schmal, die übrigen fast keilförmig, breit und mit stumpfen hinteren Winkeln (Röll).

Der *scolex* dieses Wurmes lebt im Kaninchen und Hasen als erbsenförmiger Blasenschwanz (*Cysticercus pisiformis*), welcher der Finne des Schweines ähnlich ist.

b) *Taenia e Cysticerco tenuicolli.* Bandwurm aus dem dünnhalsigen Blasenschwanz. Dieser im Darme, besonders der Schäfer- und Fleischerhunde, vielleicht auch der Wölfe lebende Wurm gleicht in Grösse am meisten der bereits angeführten *Taenia Solium* des Menschen, von der er sich jedoch (nach Küchenmeister) durch Form, Zahl und Grösse der Haken,

Fehlen der Hakentaschen und des schwarzen Pigmentes am Kopfe, so wie durch die seitlichen Längengefässe und durch die Halsbildung unterscheidet. Dieser Bandwurm wird beiläufig 2—3 Ellen lang; seine reifen Glieder unterscheiden sich wesentlich der Grösse nach von den übrigen Bandwürmern, und übertreffen auch oft in dieser Beziehung die *Taenia Solium*. Das wesentlichste Kennzeichen der Art liegt in dem ausserordentlich langen Dorn der Haken des Kopfes erster Reihe, so wie in der Schlankheit des Stieles und besonders der Stielwurzel der Haken zweiter Reihe. Der hier in Rede stehende Wurm wurde früher unter *Taenia serrata* mitbegriffen.

Der *scolex* dieses Wurmes ist, wie es sein Name sagt, der dünnhalsige Blasenschwanz (*Cysticercus tenuicollis*), der oft und bisweilen zahlreich am Brust- und Bauchfelle des Rindes, Schafes, der Ziege und des Schweines, so wie mehrerer anderen Thiere, und endlich auch (nach Küchenmeister) eingekapselt in der Leber des Schweines, und sehr selten in der Bauchhöhle des Menschen vorkommt. Er zeichnet sich durch eine, oft sehr grosse Schwanzblase aus, die die Grösse eines Kindskopfes erreichen kann; ferner durch die concentrischen, schon von aussen sichtbaren, rings um den Wurm gehenden Streifen oder Ringe, mit denen sich ganz feine Längenstreifen kreuzen, so dass man, wenn das Auge horizontal auf den platt ausgebreitēten Wurm gerichtet wird, ein fein chagrinirtes Gewebe erblickt. Selbst bei abgestorbenen, und mit Kalksalzen incrustirten Blasenwürmern dieser Art lassen sich jene concentrischen Ringe erkennen, und bildet jene Incrustation oft einen getreuen Abdruck der Form und Gestalt des Wurmes. Der Kopf desselben ist gewöhnlich eingezogen, lässt sich jedoch durch einen mässigen Druck hervortreiben.

c) *Taenia Coenurus*, der Bandwurm aus dem Gehirnblasenwurme. Auch dieser Wurm wurde früher unter *Taenia serrata* mitbegriffen; nach Küchenmeister aber ist er von demselben unterschieden, mehr jedoch durch seine Abstammung, als durch besondere Merkmale, und durch diese mit dem geändeten Bandwurme (*Taenia marginata*, Götze) des Wolfes übereinstimmend.

Der *scolex* dieses Wurmes stellt, wie es sein Name andeutet, den Gehirn-Vielkopf oder Gehirn-Gemeinschwanz (auch Quese genannt), *Coenurus cerebralis* dar, welcher im Gehirn und Rückenmark, sehr selten beim Pferde, öfter beim Rinde und am öftesten beim Schafe vorkommt, und dann bei diesen Thieren die sog. Drehkrankheit, beziehungsweise die Kreuzdrehe erzeugt. In den meisten Fällen findet sich nur eine Blase vor, nicht selten aber mehrere, namentlich bei den an Drehkrankheit leidenden Schafen im Gehirn. Die im Rückenmark vorkommenden Blasenwürmer sind immer klein; im Gehirn aber erreichen sie bisweilen die Grösse eines mässig grossen Apfels, namentlich dann, wenn nur einzelne oder wenige zur Entwickelung kommen. Bei dieser Grösse dringen sie nicht allein von der Spinnwebenhaut aus, woran sie zunächst zur Entwickelung kommen, in die Tiefe der Gehirnsubstanz, sondern auch zur Schädeldecke vor, und bewirken in dieser zuweilen einen solchen Schwund, dass sie nur mit der harten Gehirnhaut und der allgemeinen Decke verhüllt sind und bei Oeffnung dieser Häute zu Tage treten. Die Ammen ragen entweder über die Blasen hervor, oder sind in dieselben eingestülpt. Diese Schwanzblase ist ohne äussere Hülle, vielen Ammen gemeinschaftlich, daher die beiden ersten oben genannten Namen. Die Ammen haben einen länglich-platten Leib, an dem sich ein Kopf mit 4 Saugmünden und einem, mit Häkchen besetzten Rüssel befindet.

Dem Vorstehenden zufolge bestehen die, früher unter dem Namen *Taenia serrata* beim Hunde aufgeführten Bandwürmer nach Küchenmeister aus drei verschiedenen Arten: 1) aus *Taenia serrata vera*; 2) aus *T. e Cysticerco tenuicolli*; 3) aus *T. Coenurus*, welcher letztere mit dem gerändeten Bandwurme (*T. marginata*) des Wolfes übereinstimmt; wogegen aber von Siebold behauptet, dass *Cysticercus pisiformis*, *C. tenuicollis* und *Coenurus cerebralis* Bandwürmer liefern, welche ebensowohl mit *T. serrata* als mit *T. Solium* übereinstimmen.

d) *Taenia cucumerina*, kürbiskernähnlicher Bandwurm. Dieser im Dünndarme häufig vorkommende Wurm wird über 1' lang und an den breitesten Gliedern 2''' breit. Sein Kopf ist mit blossem Auge kaum sichtbar, und hat einen kegelförmigen, unbewaffneten Rüssel, der Hals ist kurz, etwas schmäler, als der Kopf; die vorderen und hinteren Glieder sind schmal, die mittleren der Länge nach elliptisch.

Der *scolex* dieses Wurmes ist noch nicht bekannt, mithin auch die Wanderung seiner Brut noch nicht.

e) *Taenia scoliciparien*s s. w. u.

6. Bandwürmer der Katze.

a) *Taenia elliptica*, elliptischer Bandwurm. Dieser Wurm lebt im Dünndarme ziemlich häufig; die Länge desselben kann einige Fuss betragen, da er aber leicht zerreisst, so kommt er in der Regel in Stücken vor. Sein Kopf ist länglich-viereckig, wenn der stumpfe Rüssel vorgeschoben, aber beinahe kugelig, wenn derselbe zurückgezogen ist. Die Glieder sind denen des kürbiskernförmigen Bandwurmes des Hundes sehr ähnlich.

Der *scolex* dieses Wurmes ist unbekannt.

b) *Taenia crassicollis*, dickhalsiger Bandwurm. Derselbe lebt ebenfalls im Dünndarme, und zwar häufiger, als der vorige; er wird 2′ lang, 2—3‴ breit. Sein Kopf ist ziemlich dick, und hat einen cylindrischen, stark bewaffneten Rüssel; der Hals ist kurz, auch die vorderen, an beiden Enden gleichbreiten Glieder des Leibes, die hinteren jedoch sind keilförmig.

von Siebold hält den *Cysticercus fasciolaris*, welcher eingebalgt in der Leber verschiedener Nagethiere, am häufigsten der Ratten und Mäuse vorkommt, für den *scolex* dieses Bandwurmes. Dieser Blasenwurm kommt in verschiedenen Entwickelungsstufen vor, und hat daher je nach dem Alter eine verschiedene Länge; bei den älteren Individuen ist der Leib schon deutlich gegliedert, bei den jüngeren jedoch nur zart geringelt.

Zusatz zu den Bandwürmern. Es kommen noch zwei genau zu unterscheidende Blasenwürmer bei den Haussäugethieren vor, welche die *scolices* von Bandwürmern bilden, die aber noch nicht genau unterschieden sind. Der eine dieser Blasenwürmer ist der röhrenförmige Blasenschwanz; *Cysticercus fistularis*, welcher am Bauchfelle des Pferdes sehr selten vorkommt. Der ganze Wurm dieser Art ist $2^1/_2$—5″ lang, hinten 3—7‴ dick; er ist dünn, wenn er lang, und dicker, wenn er kurz ist, in beiden Fällen aber durchscheinend weisslich. Der Kopf, welcher gewöhnlich zurückgezogen, ist sehr klein, viereckig, vorn mit Häkchen besetzt; die 2 Saugmünde sind rund, und auch sehr klein.

Der andere, hieher gehörige Blasenwurm ist der Thierhülsenwurm. *Ecchinococcus veterinorum*, auch vielgestaltiger Hülsenwurm *E. polymorphus* genannt, der in der Lunge, Leber, Milz, in den Nieren und im Herzen des Rindes, Schafes, Schweines und der Ziege, zuweilen in grosser Gesellschaft vorkommt.

Dieser Wurm ist seit lange eine Streitfrage unter den Gelehrten. Einige nämlich meinen, dass es nur eine Art, und zwar die genannte gebe; andere aber stellen zwei verschiedene Arten auf, und von diesen meinen die Einen, z. B. von Siebold, dass die eine Art nur bei Menschen, die andere Art nur bei Thieren vorkomme. Daher denn auch dieser Gelehrte den *Ecchinococcus hominis* von *E. veterinorum* unterscheidet. Küchenmeister, der ein grosses Gewicht in der Helminthologie hat, hält diese Ansicht für irrig, und behauptet, dass beide *Ecchinocccous*-Arten sowohl beim Menschen, als auch bei den Thieren vorkommen, und daher die obige Unterscheidung nicht richtig sei. Da aber beide Blasenwürmer wesentliche Unterschiede in ihrem Bau und in ihrer Lebensweise darbieten, so schlägt derselbe vor, sie in *E. scoliciparìens* und *E. altriciparìens* zu unterscheiden. Die erstere Art soll sich nämlich damit begnügen, ähnlich dem *Coenurus*, eine grosse Zahl einzelner *scolices* der zukünftigen Bandwürmer in der Weise zu erzeugen, dass jedes einzelne Individuum anfangs mit einem Stiele an der Innenwand des zur Mutterblase gewordenen sechshakigen Embryo noch festsitzt, in späterer Zeit auch wohl von diesem Stiele sich löst, und dann frei in der Mutterblase herumschwimmt. Die zweite Art aber soll einen ausgeprägten Generations-Wechsel in der Weise durchmachen, dass zwar auch die eben bezeichnete Sprossenbildung von *scolices* an der Innenwand des zur Mutterblase gewordenen sechshakigen Embryo vor sich gehe, dass aber, wo nicht allein, doch sicherlich neben dieser Entwickelungsweise noch eine zweite sich finde, bei der aus der Innenwand der Mutterblase runde Blasen ohne Bandwurmhaken, die sogenannten Tochterblasen sich bilden, welche in sich wiederum einzelne freie *scolices*, die an den Innenwänden ansitzen, theils ganz kleine Blasen erzeugen, die kaum stecknadelkopfgross an ihren Innenwänden mehrere einzelne *scolices* hervorbringen.

Der Bandwurm, welcher aus der ersten Art Blasenwurm entsteht, wird von Küchenmeister: *Taenia Ecchinococcus scoliciparien s*, derjenige, welcher aus der zweiten Art Blasenwurm entsteht: *T. Ecchinococcus altriciparien s* genannt.

Die *T. Ecch. scolicip.* hat man beim Menschen noch nicht gefunden, wohl aber will man sie, und zwar gesellig lebend, im vorderen Theile des Dünndarmes des Hundes angetroffen haben. Die *T. Ecch. altricip.* hat man noch nicht aufgefunden; man vermuthet jedoch, dass sie bei Hunden und Katzen auf Island vorkommen werde, weil dort der zugehörige Blasenwurm eine endemische Ausbreitung gewonnen haben, der 7. Mensch darunter leiden soll.

Die bisher betrachteten, zu Bandwürmern Veranlassung gebenden Blasenwürmer bezeichnet man gemeinlich als belebte Hydatiden im Gegensatz zu den unbelebten oder kopflosen (Acephalocysten.) Diese letzteren werden als unfruchtbare Individuen des einen oder des anderen der genannten Blasenwürmer, vorzüglich der *Coenurus*- oder *Cysticercus*-Arten angesehen. Wie es kommt, dass sich solche zuweilen zn unfruchtbaren Individuen entwickeln, weiss man nicht; es liegt indess jedenfalls an ihnen selbst, oder an dem ungeeigneten Boden ihres Vorkommens. (Vergl. §. 134).

von Siebold sagt hinsichtlich der Systematik der Bandwürmer (l. c. p. 69) folgende bedeutsame Worte: „Die älteren Helminthologen hatten in Rücksicht der Blasenwürmer einen weit unbefangeneren und richtigeren Blick, als die späteren, indem sie aus der Uebereinstimmung der Köpfe gewisser Blasenwürmer mit den Köpfen gewisser Bandwürmer die Gleichartigkeit beider muthmassten, wie die Namen: *Taenia vesicularis, T. hydatigena, T. cellulosae* für die entsprechenden Blasenwürmer beweisen. Nachdem aber Linnée mit seinem ordnenden Geiste die Naturforscher beseelt hatte, arbeiteten dieselben mit solcher Vorliebe und so ausschliesslich an der Vervollkommnung und Vervollständigung des Linnée'schen Thiersystems, dass man sich lange Zeit damit begnügte, neu aufgefundenen Thieren einen Gattungs- und Speziesnamen gegeben, und denselben eine passende Stelle im System angewiesen zu haben. Das Forschen nach der Lebensgeschichte der Thiere war dadurch ganz in den Hintergrund gedrängt worden; es konnte daher nicht ausbleiben, dass bei einer solchen einseitigen Auffassung der Thierformen nicht bloss Varietäten, sondern auch Jugendzustände, Larven, ja selbst Theile von bereits bekannten Thieren als besondere Thiere beschrieben und in das System eingereiht wurden.

Zweite Sippschaft der Plattwürmer:

Die Saugwürmer (*trematoda*).

§. 166.

Der Leib der **Saugwürmer**, die auch als isolirt lebende Plattwürmer (*platyelmia isolata*) oder, wie gewöhnlich, als Egelwürmer, Egeln bezeichnet werden, ist platt oder rundlich, weich, mit Sauggruben an verschiedenen Stellen und beiderlei Geschlechtsorganen in einem Individiuum versehen.

Wenn die Entwickelungs-Geschichte der Bandwürmer schon sehr interessant und verwickelt ist, insofern sich aus den Eiern derselben zuerst geschlechtslose Blasenwürmer, und aus diesen dann die geschlechtsreifen Bandwürmer bilden, und zu diesem Behufe Wanderungen aus dem einen Wohnthiere in ein anderes gemacht werden müssen, so ist die Entwickelungsgeschichte der Egelwürmer noch interessanter und verwickelter, und daher wegen der obwaltenden Schwierigkeiten noch nicht in allen Stadien der Entwickelung gehörig erkannt, aber doch bei einzelnen Saugewürmern in soweit, dass man den Gang derselben mit hoher Wahrscheinlichkeit als einen Generationswechsel ausgeprägter Art bezeichnen kann.

Unter Generationswechsel ist (nach Steenstrup) die Erscheinung zu verstehen, dass ein Thier eine Brut gebiert, welche ihrer Mutter unähnlich ist und bleibt, jene aber eine neue Generation hervorbringt, die entweder selbst oder in ihren Abkömmlingen zur ursprünglichen Form des Mutterthieres zurückkehrt.

Demnach ist der Generationswechsel von der längst bekannten Metamorphose, wie sie bei den Fröschen und Kröten mit ihren Kaulquappen, oder bei den meisten Insecten mit ihren Larven und Puppen vorkommt, sehr verschieden. Denn der Generationswechsel unterscheidet sich von der Metamorphose, dem oben vom ersteren aufgestellten Begriffe zufolge dadurch, dass die von einem, dem Generationswechsel unterworfenen Thiere erzeugte Brut nicht allein ihrer Mutter unähnlich ist, sondern auch bleibt, und dass diese, ihrem Mutterthiere unähnliche Brut Generationen von neuen Thieren hervorbringt, welche entweder selbst oder in ihren Abkömmlingen zur ursprünglichen Form jenes Mutterthieres zurükkehren, wogegen bei der einfachen Metamorphose die dem Mutterthiere unähnliche Brut durch allmählige Gestaltveränderung in die Form des Mutterthieres übergeht, und nicht eher fortpflanzungsfähig wird, bis sie die ihr vorgeschriebene Metamorphose vollendet hat (von Siebold). Hieraus geht hervor, dass die Entwickelung der Bandwürmer, insofern sich aus ihren Eiern zunächst Blasenwürmer, und dann aus diesen sich unmittelbar wieder Bandwürmer bilden, auch nur eine Metamorphose ist, sich aber von der bei Reptilien und Insecten vorkommenden dadurch unterscheidet, dass jene zu diesem Behufe Wanderungen aus dem einen Wohnthiere in ein anderes machen müssen.

Den Beobachtungen zufolge kann man nun folgenden Gang der Entwickelung der Saugwürmer annehmen. Diese in den höheren Thieren lebenden geschlechtsreifen Würmer erzeugen in ihren Geschlechtstheilen Eier, aus denen infusorienartige Embryonen hervorschlüpfen. Gerathen diese ins Wasser, so bewegen sie sich mittelst ihrer Flimmerhaare lebhaft umher, während sich in ihnen, ohne wahre Geschlechtstheile zu besitzen, aus Keimkörpern ein Keimschlauch entwickelt. Diese den Keimschlauch enthaltenden Saugwurm-Embryonen wandern in Schnecken ein; hierauf vergeht der Embryo, und der Keimschlauch (die Amme) entwickelt in sich eine Brut, aus der durch verschiedene Entwickelungsstufen hindurch Cercarien werden, die dann die Schnecken verlassen, geschwänzt sind, und sich wieder lebhaft im Wasser bewegen, und wenn sie dann in höhere Thiere gerathen, so entwickeln sie sich endlich wieder zu Saugwürmern u. s. w. — Es erscheint auf den ersten Blick unerklärlich, wie die im Wasser lebenden Cercarien (die als geschlechtslose junge Saug- oder Egelwürmer betrachtet werden können) in Vögel oder Säugethiere zu ihrer völligen Ausbildung gerathen, aber auch diesen Weg hat man der Natur abgelauscht. Die Cercarien nämlich wandern in im Wasser lebende Insectenlarven, kapseln sich in denselben ein, und bleiben auch in den Insecten, welche sich aus ihren Larven hervorgebildet haben, in einer Art von Scheintod, wenigstens geht ihre Entwickelung nicht vorwärts; dann aber, wenn die mit Cercarien schwangeren Insecten (in denen selbst man noch nie ausgebildete Saugwürmer gefunden hat), von Vögeln oder Säugethieren aufgefressen werden, (von Siebold).

Erste Gattung der Saugwürmer:

Hemistomum, Halbloch.

§. 167.

Diese Gattung zeichnet sich durch einen fast rundlichen oder flachen Körper, so wie durch einen grossen, von dem Körper durch eine Einschnürung getrennten, saugnapfähnlichen, schief abgestutzten, an der Seite klaffenden Kopf aus, der gewöhnlich länger, als der Körper ist. Der Mund steht vorne am oberen Rande des Kopfes, und daher fast endständig. Die männliche Geschlechtsöffnung liegt in einer Aushöhlung des Kopfes, die weibliche Geschlechtsöffnung am Schwanzende.

Hemistomum alatum, geflügeltes Halbloch (*Diesing*) - *Distomum alatum*, geflügeltes Doppelloch (*Zeder*). Dasselbe kommt am Dünndarme des Hundes, aber nur selten vor.

Zweite Gattung der Saugwürmer:

Monostomum v. Amphistomum, Einloch oder Endloch.

§. 168.

Diese Gattung hat einen platten oder rundlichen Körper, von dem der Kopf nicht abgesetzt ist; der Mund ist an diesem endständig oder auch vorn, und ein Saugnapf befindet sich am Schwanzende; die Geschlechtsöffnungen an der Bauchseite sind sich einander nahe, während am Rücken eine Ausführungsöffnung ist.

a) *Monostomum lentis.* Endloch der Linse. Bisher hat man nur in einem einzigen Falle einige Würmchen dieser Art von $^1/_{10}$''' Länge in der mit dem beginnenden Staar behafteten Linse eines Menschen gesehen.

b) *Monostomum conicum*, kegelförmiges Endloch. Dieser Wurm ist im Pansen des Rindes, Schafes und der Ziege nicht oft, aber in den einzelnen Fällen in grosser Zahl gefunden worden; er ist 3—6''' lang, hinten $^1/_2$''' dick. Vorn hat derselbe einen einfachen Mund, hinten eine grosse Sauggrube mit ganzem Rande, in welche er eine Zotte des Magens aufnimmt, und dann sehr fest hängt; in dieser Lage verrichtet er auch, wie diess Röll gesehen hat, mit einem dicht daneben befindlichen Individuum die Begattung, wobei sie so innig aneinander haften, dass sie im Weingeist nicht von einander ablassen.

c) *Monostomum truncatum*, abgestutztes Endloch oder *Distomum Conus*, kegelförmiges Doppelloch. Dieser in der Gallenblase und den Lebergallengängen der Katze nicht oft aufgefundene Wurm hat einen platten, länglichen Leib, einen kegelförmigen Hals, der so lang ist, wie der Hinterleib oder auch kürzer; der Mund und die Sauggrube sind kreisförmig und fast von gleicher Gestalt.

Dritte Gattung der Saugwürmer:

Distomum v. Distoma, Doppelloch.

§. 169.

Diese Gattung hat einen platten oder rundlichen Leib, entweder einen nicht abgesetzten oder durch einen Hals geschiedenen Kopf, an dem der Mund endständig oder doch vorne und gewöhnlich napfförmig ist; am Bauche befindet sich ein sitzender oder gestielter Saugnapf; die Geschlechtsöffnungen sind sich einander nahe, und zwar vor oder selten hinter dem Saugnapf;

die Ausfuhröffnung befindet sich entweder an der Spitze des Schwanzes oder am Rücken vor der Schwanzspitze.

a) *Distomum hepaticum.* Leberdoppelloch. Dieser Wurm kommt in den Gallengängen der Leber des Menschen, Pferdes und Esels, sowie in den Gallengängen und in der Gallenblase des Rindes, Schafes, der Ziege und des Schweines oft und zahlreich vor und stellt dann die Egelkrankheit dar. Wenn er im Darmkanale gefunden wird, so ist er aus jenen Theilen hineingerathen, und geht dann auch wohl mit dem Kothe ab; gelangt er in den Magen, so wird er ausgebrochen, wie es bei dem Menschen beobachtet worden ist.

Der Leib dieses Wurmes ist meist verkehrt eiförmig, platt und sein Hals sehr kurz, fast kegelförmig; übrigens variirt die Gestalt des Wurmes etwas je nach der Ausbildung, ausgewachsen ist er 8—12''' lang, 4—6''' breit. Seine Farbe ist dunkelbraun, in der Mitte der Bauchseite ist er jedoch weisslich. Dieses Thier begattet sich wahrscheinlich selbst; wenigstens scheinen die Geschlechtstheile kein Hinderniss hiezu darzubieten.

In den erweiterten, verdickten und verkaklten Gallengängen, worin diese Würmer sich aufhalten, findet man oft sehr zahlreiche Eier, aber keine Embryonen; demnach machen sie ihre Entwickelung nicht in den genannten Wohnthieren und im Menschen, sondern ausserhalb derselben, und zwar sehr wahrscheinlich in der Weise, wie es bereits oben von den Egelwürmern geschildert wurde. Daher kommen auch dieselben besonders häufig nach nassen Jahrgängen bei den genannten Hausthieren vor. Den Erfahrungen zufolge dürften diese Thiere, besonders die Schafe, von den Sumpfwassern abzuhalten sein, wenn die Sonne scheint, zu welcher Zeit die Cercarien in Unmasse an der Oberfläche des Wassers sich befinden, und sollen gerade diejenigen Tage am gefährlichsten sein, wenn regnerisches Wetter und warmer, stechender Sonnenschein schnell wechseln.

b) *Distomum lanceolatum,* lanzettförmiges Doppelloch. Dieser Wurm ist im Menschen und, mit Ausnahme des Pferdes und Esels, auch in denjenigen Hausthieren gefunden worden, worin auch *Distomum hepaticum* aufgefunden wurde, und zwar in denselben Organen, aber viel seltener, als der letztgedachte Wurm.

Der platte Leib dieses Wurmes ist lanzettförmig, vorn gewöhnlich mehr verschmächtigt, als hinten, wo er stumpf ist; er hat eine Länge von 2—3, seltener von 4''', ist kaum 1''' breit und durchscheinend, wesshalb seine Eingeweide durchschimmern. Dieser Wurm ist oft, aber irrthümlich als ein jugendlicher von *D. hepaticum* angesehen worden.

c) *Distomum haematobium*, Blut-Doppelloch. Dasselbe kommt in Aegypten vor und zwar im Pfortaderblute des Menschen; ferner nebst vielen Eiern in den Exsudaten und Schorfen, so wie innerhalb der Haargefässe selbst in den Entzündungsheerden der Schleimhaut und ihres Bindegewebes des Dickdarmes und der Harnblase bei der Darmruhr.

Dieser Wurm ist getrennten Geschlechts, 3—4''' lang; das Männchen ist fadenförmig, das Weibchen bandförmig, sehr zart.

d) *Distomum heterophyes* ist $^1/_2$—$^3/_4$''' lang, und bisher zweimal in Aegypten im Dünndarme des Menschen beobachtet worden.

e) *Distomum oculi* ist einmal bei einem Kinde beim grauen Staar der Linse zwischen ihr und ihrer Kapsel gefunden worden.

Vierte Gattung der Saugwürmer.

Pentastomum, Fünfloch.

§. 170.

Die Würmer dieser Gattung werden in der neuen Zeit nicht mehr zu den Saugwürmern (*Trematoden*) gerechnet, sondern es wird eine eigene Familie daraus gemacht, welche die Würmer mit Haken in Scheiden (*acanthotheca*) in sich fast, und so den Uebergang zu den Rindwürmern macht. *Pentastomum* wäre demnach eine Gattung der Familie *acanthotheca*. Ich habe es aber der leichteren Uebersicht wegen vorgezogen das *Pentastomum* hier unter den Termatoden zu betrachten.

Der Leib der hieher gehörigen Würmer ist rundlich oder platt und etwas elastisch; sie haben am vorderen Ende des Körpers fünf halbmondförmig gestellte, mit haarigen Häkchen versehene Oeffnungen, von welchen die mittlere der Mund ist, wogegen die übrigen Sauggruben sind. Diese Würmer sind getrennten Geschlechts.

Die Entwickelungs-Geschichte dieser Würmer ist noch nicht bekannt, mithin auch ihre etwaigen Wanderungen nicht. Beim Menschen ist bisher noch kein Wurm dieser Art mit Zuverlässigkeit aufgefunden worden.

a) *Pentastomum tenioides*, bandförmiges Fünfloch. Dieser in den Stirnhöhlen und Siebbeinzellen des Pferdes, Maulthieres, Hundes und Schafes, selten im Kehlkopf des Hundes, in Berlin überhaupt öfter, in Stuttgart und Wien selten, und hier in Karlsruhe von mir noch nicht aufgefundene Wurm hat einen platten, länglichen, hinten verschmächtigten, mit Querfalten versehenen Körper, der an den Rändern gekerbt ist. Das Männchen ist 8''' lang, vorn 1''' dick, am Schwanzende $^1/_5$''' breit, weiss. Das Weibchen dagegen, welches häufiger vorkommt, ist 2—5'' lang, vorn 3—4''' hinten 1''' breit, zwar ebenfalls weiss, aber mit durchscheinenden rostfarbigen Eierschläuchen.

Dieser Wurm ist besonders dadurch merkwürdig, dass er, bei Hunden vorkommend, dieselben mürrisch und bissig macht, und sich daher den Verdacht der Tollwuth zuziehen.

b) *Pentastomam denticulatum*, gezähneltes Fünfloch. Dieser auf und in der Leber, so wie in kranken Gekrösdrüsen der Ziegen und des Rindes, und in der Leber der Katze nicht oft aufgefundene Wurm ist $1^1/_2$—4''' lang, $1^1/_4$—$^1/_2$''' breit, lebend platt, todt fast cylindrisch, länglich, nach hinten verschmächtigt, mit Querreihen feiner Zähnchen, und an den Seitenrändern mit spitzigen Zähnen vsrsehen. Dieser Wurm soll auch eingekapselt und verkalkt in der Leber unter deren Kapsel beim Menschen gefunden worden sein.

c) *Pentastomum Fera*, Fünfloch der Fleischfresser ist nur selten auf der Leber der Katze gefunden worden; es hat einen platten, länglichen, nach hinten verschmächtigten, an beiden Enden stumpfen, mit Querrunzeln und sägezahnartigen Rändern versehenen Leib. Gurlt vermuthet, dass diese Spezies nicht verschieden ist von der vorhergehenden.

d) *Pentastomum constrictum*, zusammengezogenes Fünfloch. Dieser $^1/_2$'' lange Wurm soll beim Menschen in

Aegypten, und zwar im Dünndarme und eingekapselt in der Leber gefunden worden sein.

Fünfte Gattung der Saugwürmer:

Polystomum v. Hexathyridium, Vielloch oder Sechsloch.

§. 171.

Die Würmer dieser Gattung, wovon bisher zwei Arten, und zwar nur beim Menschen aufgefunden wurden, unterscheiden sich von den vorigen hauptsächlich dadurch, dass sie 6 Oeffnungen am vorderen Ende des Körpers haben.

a) *Polystomum venarum*, Venen-Vielloch. Dieser Wurm ist bislang nur ein paar Mal in Hautvenen beobachtet worden.

b) *Polystomum pinguicola*, fettbewohnendes Vielloch. Dieser Wurm ist 1″ lang, 2—3‴ dick, oben gewölbt, unten ausgehöhlt, und hat ausser den 6 Oeffnungen am Kopfe noch eine grössere an der Bauchseite vor dem Schwanze; er ist nur einmal bisher in einem Fettsacke eines Eierstockes gefunden worden.

Zweite Reihe der Eingeweidewürmer:

Rundwürmer, *nematelmia*.

ALLGEMEINES.

§. 172.

Der Körper dieser Würmer ist durchaus faden- oder spindelförmig, mehr oder weniger lang und elastisch; die allgemeine Decke derselben mehr oder weniger fest (chitinhaltig). Der Mund befindet sich an dem einen Ende des Körpers oder nahe an demselben, der After am anderen Ende oder auch nahe an demselben. Das Gewebe des Körpers ist zusammenziehungsfähig; der Nahrungskanal einfach, gerade; er zerfällt in einen muskulösen Schlund und Magen, und in einen dünnwandigen, zum Theil mit einem Epithelium versehenen Darmkanal. Die Geschlechter sind getrennt, d. h. in zwei verschiedene Individuen vertheilt. Der Muskelapperat des Körpers, welcher letztere sehr durchscheinend ist, besteht vorzugsweise aus Längsfasern, demnach fehlen die Querfasern nicht; aber Querstreifung der Muskelfasern findet bei diesen Eingeweidewürmern, wie bei allen übrigen nicht statt. Ein Gefässsystem ist bei diesen Würmern noch nicht bekannt, doch kommen bei einigen an den Seiten des Körpers Längslinien vor, die ein Gefässsystem anzudeuten scheinen; auch ein Nervensystem ist noch nicht mit Sicherheit bei ihnen nachgewiesen worden. Diese Würmer legen entweder Eier oder sie gebären lebendige Junge. Die reifen Thiere dieser Art leben frei, die unreifen oft in Kapseln eingeschlossen.

Früher glaubte man die Fadenwürmer vor allen anderen Eingeweidewürmern am besten gekannt zu haben; jetzt aber weiss man über die Entwickelungs-Geschichte der Bandwürmer am meisten, weniger in dieser Beziehung von den Saugwürmern, und am wenigsten von den Fadenwürmern. Soweit die bisherigen Untersuchungen und Beobachtungen reichen, scheinen auch die Fadenwürmer, wenigstens zum grossen Theile ihre Reife nur dann erreichen zu können, wenn sie in ihrem Jugendzustande verschiedene Aus- und Einwanderungen vornehmen. Die Wanderung im Jugendzustande bezieht sich darauf, dass zunächst die Eier dieser Würmer mit dem Kothe oder einem anderen Excrete der Menschen und Thiere nach aussen treten, also in Mistgruben, Kloaken, Abzugsgräben und dgl. gelangen, in denen sie von Wasser umgeben sind, und verschiedene Temperaturen auszuhalten haben, mit den Düngstoffen dann und durch den Regen auf Felder, Wiesen und in's Trinkwasser übergeführt werden. Die ziemlich harten Schalen der Eier schützen die in ihnen enthaltenen Keime nebst dem Dotter vor allerhand äusseren Schädlichkeiten, gestatten dem letzteren eine Weiterentwickelung und vielleicht die Vollendung des Furchungsprozesses ausserhalb des Uterus des Wurmes, oder die Schalen der Eier umhüllen den schon im Uterus seiner Mutter fertig gebildeten Embryo bei seinem Austritt in die Aussenwelt. Das Letztere scheint sogar der häufigere Fall zu sein, und darf man daher vorläufig annehmen, dass die meisten bei Menschen und Haussäugethieren vorkommenden Rundwürmer in ihrem Uterus, den Eltern schon der äusseren Gestalt nach gleiche Junge, die jedoch nur eine microscopische Grösse haben, erzeugen und beherbergen. Demnach dürften die meisten hieher gehörigen Rundwürmer in der gedachten Hinsicht lebendig gebärende sein, und wenn auch manche unter ihnen eierlegende sein mögen, und die Eier derselben sich Jahre lang, ohne zerstört zu werden, in Jauche und ähnlichen Flüssigkeiten aufhalten können, so weiss man doch noch nicht sicher, ob es die Eier während ihres Verweilens in der Aussenwelt bis zur Entwickelung der Dotter zu Embryonen in sich bringen können. Küchenmeister, der die vorhergehende Darstellung nach seinen eigenen Untersuchungen und nach denjenigen Richter's, v. Siebold's, Bischoff's und Newport's gemacht hat, berücksichtigt dann weiter noch die „trefflichen Mittheilungen" v. Siebold's über die Brut der sog. Insecten-Filarien (*Mermis albicans*) so wie auch die „schöne Abhandlung" Meissner's über die Gordien, und gelangt dann endlich zu folgendem Schlusse: man dürfe nach den Gesetzen der Analogie annehmen, dass auch bei den Rundwürmern des Menschen und der Haussäugethiere ähnliche Wanderungen stattfinden, wie bei *Mermis* und *Gordius*. Wie aber diese Wanderung vor sich gehe, ob sie eine active oder passive, oder eine gemischte sei, und ob stets nur die unreifen Individuen, oder auch die vollkommen reifen Individuen der Rundwürmer noch eine Wanderung aus einem in den anderen menschlichen oder thierischen Organismus vornehmen, darüber fehle aller Anhalt.

Erste Sippschaft der Rundwürmer:

Hakenköpfige Würmer, *acanthocephala*.

§. 173.

Der Kopf der hieher gehörigen Würmer hat einen zurückziehbaren, reihenweise mit Häkchen besetzten Rüssel; der Leib ist fast drehrund, elastisch, schlauchförmig. Ausnahmsweise fehlt diesen Rundwürmern Magen, Darm und After, und ebenso ausnahmsweise besitzen sie ein Gefässnetz.

Gattung der hakenköpfigen Würmer:

Ecchinorhynchus, Hakenkopf-Kratzer.

Die hieher gehörigen Würmer unterscheiden sich vorzüglich durch den verschieden geformten Rüssel. Diese Gattung ist die einzige, welche eine beim Schweine vorkommende Art liefert, während keine beim Menschen beobachtet worden ist.

Ecchinorhynchus gigas, Riesenkratzer. Er kommt im Dünndarme des zahmen und wilden Schweines häufig vor, das Männchen wird $2^1/_2 - 3^1/_2$'', das Weibchen bis $1^1/_2$' und darüber lang und beide sind am vorderen Ende 2—3''' dick, haben einen kugeligen Kopf, scheidenförmigen Hals, einen nach hinten verschmächtigten Leib, und ihre Farbe ist bläulich-weiss. Diese Würmer durchbohren mit ihrem Rüssel bisweilen die Häute des Darmkanals, und gerathen dann in die Bauchhöhle. Da um die Stelle, an welcher sie sitzen, meist mehrere gewulstete, stecknadelkopf-grosse Wunden mit blutunterlaufenen Rändern oder wulstige Narben in der Schleimhaut sich vorfinden, so scheint es, dass dieselben ihren Befestigungspunkt öfter wechseln und an einer anderen Darmstelle sich einbohren (Röll).

Zweite Sippschaft der Rundwürmer:

Eigentliche Rundwürmer, *nematoidea*.

§. 174.

Die Kennzeichen dieser Sippschaft sind vorzugsweise die, welche (§. 172) von den Rundwürmern überhaupt angegeben worden sind.

Erste Gattung der eigentlichen Rundwürmer:

Trichocephalus, Haarkopf oder Peitschenwurm.

Der Körper dieser Gattung ist nahezu drehrund bei dem Männchen gewöhnlich spiralig gewunden, bei dem Weibchen nahezu gerade; der Hals ist sehr lang, haarförmig, nach hinten allmälig dicker werdend; am Ende des nicht abgesetzten Kopfes befindet sich ein kleiner Mund; das Schwanzende des Männchens ist in der Regel mit einem bewaffneten Beutel versehen; das männliche Glied befindet sich in einer mit ihm zurückziehbaren Scheide und ist fadenförmig; das Schwanzende des Weibchens ist gerade, stumpf, und seine Geschlechtsöffnung am Grunde des Halses.

Die früher aufgeführte Gattung *Trichina* geht nun in die Gattung *Trichocephalus* auf, weil die Würmer jener als unreife Brut dieser erkannt worden sind.

a) *Trichocephalus dispar*, unähnlicher Vielkopf. Ueber diesen Wurm, den man bisher nur im Darmkanal des Menschen und zwar in der Typhus- und Ruhrkrankheit gefunden hat, sind die Forscher noch nicht einig; einiger scheint man darüber zu sein, dass der als *Trichina spiralis*, schraubenförmiger Haarwurm beschriebene die geschlechtslose Brut jenes ist. Dieser Haarwurm ist bisher in den Muskeln des Menschen, des Pferdes, Rindes, Schweines, Hundes und der Katze, so wie in verschiedenen Nichthausthieren gefunden worden, und zwar in grosser Zahl in allen Muskeln mit quergestreiften Fasern, jedoch mit Ausnahme des Herzens. Wahrscheinlich gehören auch die Würmchen hieher, welche unter anderen Gruby und Delafond im Blute des Hundes gesehen haben. Versuche, welche Herbst mit Hunden angestellt hat, beweisen, dass durch die Fütterung mit *Trichinen* enthaltendem Fleische Ansteckung erfolgt, und so ist es wahrscheinlich, dass auch der Mensch auf diese Weise diese Würmer bekommt, und hätte derselbe sich demnach vor dem Genusse des Fleisches, welches diese Würmer enthält, zu hüten. Inzwischen sollen diese Würmer, wenn sie auch noch so reichlich in den Muskeln des Menschen und der Thiere vorkommen, dieselben nicht krank machen, und sind daher stets nur zufällig aufgefunden worden. Die *Trichina spiralis* kommt an den Muskeln in der Weise vor, dass sie in einem doppelten Bläschen in der Regel ein Individuum allein oder auch mit einem oder zwei anderen in Gesellschaft lebt; das äussere Bläschen gehört dem Bindegewebe an, das andere ist dem Wurme eigen (die Eischale). Diese Bläschen, welche eiförmig oder elliptisch sind, liegen immer mit ihrer Längenachse den Muskelfasern parallel. Ausser den lebenden *Trichinen* finden sich auch immer abgestorbene und verkalkte in verödeten Cysten.

b) *Trichocephalus affinis*, verwandter Haarkopf. Dieser im Dickdarme des Rindes, Schafes und der Ziege und mehrerer anderen Wiederkäuer nicht selten vorkommende Wurm ist über 2'' lang, und hat den haarförmigen Theil des Leibes mehrere Male länger, als es der dicke ist, welch' letzterer beim Männchen spiralig gewunden, beim Weibchen einfach gebogen ist. Das Characteristische dieses Wurmes ist die beträchtliche Länge des männlichen Gliedes und seiner Scheide.

Die Trichinenbrut dieses Wurmes ist ebenso wenig bekannt, wie die der nachfolgenden Haarkopfarten.

c) *Trichocephalus crenatus*, gekerbter Haarkopf. Derselbe kommt im Dickdarme des zahmen und wilden Schweines vor; er unterscheidet sich vorzüglich von dem vorhergehenden Wurme dadurch, dass der haarförmige Theil seines Leibes mit Querstreifen versehen, und hiedurch an den Rändern bisweilen wie gekerbt erscheint.

d) *Trichocephalus depressiusculus*, gedrückter Haarkopf. Dieser im Blinddarme des Hundes und seiner verwandten Artèn selten aufgefundene Wurm unterscheidet sich von den beiden vorher genannten vorzüglich dadurch, dass der dicke Theil des Leibes etwas platt ist.

Zweite Gattung der eigentlichen Rundwürmer:

Oxyuris, Pfriemenschwanz.

§. 175.

Die Würmer dieser Gattung haben einen drehrunden, am hinteren Ende pfriemenförmigen Leib, vorne einen kreisrunden Mund, und das männliche Glied ist mit einer Scheide versehen.

a) *Oxyuris vermicularis*, der wurmförmige Pfriemenschwanz, oder der Madenwurm (*Ascaris vermicularis*). Dieser kleine, weisse, dünne Wurm, wovon das Männchen sehr selten und bis $1^1/_2$''' lang, das Weibchen aber über 6''' lang wird, lebt vorzugsweise im unteren Theile des Dickdarmes des Menschen, wandert durch den After aus, bei Mädchen oft in die Scheide, und veranlasst hier nicht selten ein zur Selbstbefleckung reizendes Jucken. Uebrigens aber ist man auch der Ansicht, dass die befruchteten Weibchen dieser Wurmart sich durch Aus- und Einwanderung bei Zusammenschlafenden verbreiten.

b) *Oxyuris curvula*, krummer Pfriemenschwanz. Dieser im Blind- und Grimmdarme des Pferdes und Esels nicht oft, aber zahlreich vorkommende Wurm tritt ebenso selten als Männchen, wie der vorige auf. Das Weibchen wird bis $3^1/_2''$ lang.

Dritte Gattung der eigentlichen Rundwürmer:

Spiroptera, Rollschwanz.

§. 176.

Der drehrunde, elastische Leib dieser Wurmgattung ist an beiden Enden verschmächtigt; der Mund ist kreisrund, nackt oder mit Wärzchen besetzt; der Schwanz des Männchens hat eine ein- oder mehrfache Schraubenwindung mit häutigen herabgebogenen Randflügeln, zwischen welchen das männliche Glied hervorragt.

a) *Spiroptera megastoma*, grossmäuliger Rollschwanz. Die Würmer dieser Art haben einen abgesetzten Kopf und einen nackten Mund; der Schwanz des Weibchens ist gerade, der des Männchens mit einfacher Schraubenwindung; der Penis desselben ist kurz und die Randflügel sind schmal. Von dieser Art unterscheidet Gurlt zwei Varietäten, eine kleinere und eine grössere; das Weibchen ist in beiden Varietäten länger, als das Männchen, je nachdem also die Individuen der kleineren oder grösseren Varietät gehören, haben die Männchen eine Länge von 9—10''' oder von 12—15''', die Weibchen eine solche von 4—5''' oder von 5—6'''. Die kleinere Varietät kommt in Geschwülsten, beziehungsweise in hypertrophirten und erweiterten Follikeln der Magenschleimhaut des Pferdes vor. Diese Geschwülste, welche in der Regel haselnuss- bis wallnussgross sind, kommen, nach der Bemerkung Röll's, am häufigsten an der Grenze zwischen dem Schlund- und Pförtnertheile der Schleimhaut in der Nähe des scharfen Epithelialrandes vor, und lassen an ihrer erhabensten Stelle eine oder mehrere Follikular-Oeffnungen erblicken, durch welche sich der Inhalt, eine zähe, graue Flüssigkeit mit ganzen Nestern dieser Würmer ausdrücken lässt. Einmal sah derselbe eine hühnereigrosse Geschwulst dieser Art. Die grössere Gurlt'sche Varietät, welche frei in der Höhle des Magens vorkommt, sah Röll nur einmal, und zwar beim Fehlen eines Balges beschriebener Art; er ist daher der Ansicht, dass man die Meinung, diese Varietät bestehe aus, in der Wanderung begriffenen, ausgewachsenen Individuen der kleineren Art aufgeben müsse.

b) *Spiroptera strongylina*, pallisadenwurmähnlicher Rollschwanz. Dieser im Magen des zahmen und wilden Schweines nicht oft vorkommende Wurm hat einen nicht abgesetzten Kopf und einen nackten Mund; der Schwanz des Weibchens ist an der Spitze platt, der des Männchens mit einfacher Windung; die Randflügel sind breit, faltig und der Penis sehr lang. Das Männchen ist 5—6''', und das Weibchen 7—9''' lang; übrigens sind diese Würmer dünn und weiss.

c) *Spiroptera sanguinolenta*, blutiger Rollschwanz. Dieser in Knoten, beziehungsweise in erweiterten und hypertrophirten Schleimbälgen des Magens beim Hunde und verwandten Arten nicht oft, seltener noch in der freien Höhle des Magens und des Zwölffingerdarmes dieser Thiere vorkommende Wurm hat den Mund mit Wärzchen besetzt; der Schwanz des Weibchens ist an der Spitze platt und stumpf, der des Männchens mit doppelter Windung. Das schlankere Männchen ist $1^1/_2$—2'', das dickere Weibchen 2—3'' lang, oft wie ein Pfropfenzieher gedreht, oder wie eine Brezel verschlungen. Die rothe Farbe dieser Würmer stammt von eingesogenem Blute.

d) *Spiroptera hominis*, Rollschwanz des Menschen ist einmal im Harn desselben gefunden worden.

Vierte Gattung der eigentlichen Rundwürmer:

Strongylus, Pallisadenwurm.

§. 177.

Der drehrunde elastische Leib der Würmer dieser Gattung ist an beiden Enden verschmächtigt; an dem einen Ende befindet sich der kreisförmige oder eckige Mund, der entweder mit hornigen Lippen oder Zähnen bewaffnet oder nackt ist; das Männchen hat an der Schwanzspitze einen offenen Beutel, der den Penis umgibt, oder er fehlt. In der neueren Zeit hat man aus dieser Gattung 4 verschiedene gemacht und dieselben, wie folgt, genannt: 1) *Dochmius*, Krummkopf; 2) *Sclerostomum*, hornmündiger Pallisadenwurm; 3) *Scrongylus*, eigentlicher Pallisadenwurm; 4) *Eustrongylus*, ächter Pallisadenwurm (?); 5) *Ancylostomum*, krummmäuliger Pallisadenwurm (?). Hier wird es jedoch vorgezogen die alte Eintheilung der Pallisadenwürmer nach dem Beispiele Gurlt's in zwei Reihen, in die mit bewaffnetem und in die mit unbewaffnetem Munde einzutheilen, weil hiedurch die Uebersicht erleichtert wird, und keine Verwirrung durch die deutschen Namen entsteht; jedoch sollen auch die neuen Gattungsnamen am gehörigen Orte nebenbei angeführt werden.

Erste Reihe: mit bewaffnetem Munde.

a) *Strongylus duodenalis Ancylostomum duodenale*, Pallisadenwurm des Zwölffingerdarms. Dieser Wurm ist bisher nur beim Menschen im Zwölffinger- und Leerdarme, und zwar in Aegypten beobachtet worden. Auf 3 Weibchen zählt man ein Männchen. Am Mundende dieser Würmer befindet sich eine grosse, schief abgestutzte, an dem vorragenden Theile des Oberrandes mit 4 starken Zähnen versehene Hornkapsel. Die Mundöffnung ist nach der Rückenseite d. h. nach der der Geschlechts- und Aftermündung entgegengesetzten Seite hin gerichtet. In Aegypten soll ein Viertel der Bevölkerung von diesem Wurm heimgesucht sein, und ein grosser Theil derselben durch Bleichsucht (ägyptische Chlorose) in Folge allmäligen Blutverlustes, den der Wurm durch Zerbeissen des Darmkanals hervorruft, hinweggerafft werden.

b) *Strongylus armatus Sclerostomum armatum*, bewaffneter Pallisadenwurm. Von diesem Wurme kommen zwei Varietäten vor; die grössere häufig im Blind- und Grimmdarme des Pferdes, Esels und Maulthieres, selten in der Bauchspeicheldrüse, im Zwölffingerdarm und in der Scheidenhaut des Hodens. Die kleinere Varietät, welche in der Metamorphose begriffen ist, findet sich in dem Stamme und in den Aesten der aneurysmatischen vorderen Gekrösarterie häufig, viel seltener in der Bauchschlagader und hinteren Hohlvene jener Thiere. Gurlt sah junge, kaum einige Linien lange Würmchen dieser Art in der Schleimhaut des Dickdarmes eingenistet, in welcher sie als kleine schwärzliche Ringe oder Flecke erschienen; auch ich sah sie in dieser Weise ein paarmal in Knötchen des Grimmdarmes des Pferdes, aber in allen Fällen nur in wenigen Exemplaren. Der Kopf der vollständig entwickelten Würmer ist rund, vorn abgestutzt, kreisförmig und mit schrägen Zähnen dicht besetzt; der Schwanzbeutel des Männchens ist dreilappig, der Schwanz des Weibchens stumpf, und die Geschlechtsöffnung vor der Spitze desselben. Das Weibchen ist etwas grösser, als das Männchen, dieses der grösseren Varietät misst 1'', jenes $1^1/_2$—2''. Mit den Zähnen beissen sich diese Würmer fest, und die kleinere Varietät hat ihre rothe Farbe von eingesogenem Blute. In der Begattung, welche vom Mai — Juni stattfindet sind die Geschlechter quer und innig mit einander verbunden. Gurlt macht die Bemerkung, dass man an der in der vorderen Gekrösarterie lebenden kleineren Varietät die Metamorphose schön beobachten könne. Vor der Häutung sei die äussere Mundöffnung mit einer zierlichen Rosette umgeben, hinter ihr liege eine häutige Mundblase, das alles, so wie der Schlund in der Häutung abgestossen werde. Die hornige Mundblase und der Zahnbesatz entwickelten sich innerhalb der lose anhängenden Haut, durch welche hindurch sie zu sehen seien. Das Schwanzende des Männchens gehe vor der Häutung in eine Spitze aus, und habe vor dieser eine deutliche Auftreibung; dann entwickele sich erst der 3 lappige Schwanzbeutel, und auch dieser sei bei der Durchsichtigkeit der Haut, welche abgestreift werden soll, gut zu sehen.

c) *Strongylus tetracanthus*, *Sclerostomum tetracanthum*, vierstacheliger Pallisadenwurm. Dieser ebenfalls in zwei Grössen-Varietäten, im Blind- und Grimmdarme des Pferdes und Esels vorkommende Wurm hat einen grossen Mund, der, ausser vielen kleinen Zähnen, noch mit 4 stumpfen Stacheln bewaffnet ist, und daher sein Name. Die grössere Varietät, welche gewöhnlich blutroth ist, kommt nur einzeln vor, die kleinere zahlreicher. Die jungen Würmer liegen zusammengedrängt in der Schleimhaut, in der sie wie schwarze Punkte erscheinen.

d) *Strongylus dentatus; Sclerostomum dentatum*, gezahnter Pallisadenwurm. Dieser im Darmkanale, besonders im Dickdarme des zahmen und wilden Schweines nicht seltene, aber nicht zahlreich vorkommende Wurm hat einen stumpfen Kopf, einen kreisförmigen, mit auswärts gekrümmten Zähnen besetzten Mund.

e) *Strongylus hypostomum; Dochmius hypostomus*, Pallisadenwurm mit abwärts gekehrtem Munde. Dieser im Dünn- und Dickdarme des Schafes und der Ziege selten und auch nicht zahlreich vorkommende Wurm ist gewöhnlich ganz weiss und steif, hat einen kugeligen Kopf, einen höckerigen, halb nach vorn, halb nach unten gekehrten Mund mit einwärts gerichteten Zähnen. Das Weibchen ist grösser, als das Männchen.

f) *Strongylus cernuus*, übergebogener Pallisadenwurm. Derselbe kommt im Dünndarme des Schafes und der Ziege, zuweilen auch im Dickdarme vor, und zwar nicht oft, aber zahlreich; er hat einen herabgebogenen Kopf und einen abwärts gekehrten, bloss mit hornigen Lippen bewaffneten Mund.

g) *Strongylus paradoxus*, seltsamer Pallisadenwurm. Dieser in der Luftröhre und ihren Zweigen des zahmen und wilden Schweines selten vorkommende, lebendige Junge gebärende Wurm ist dünn und weiss, $1^1/_2$" lang, und hat einen engen mit 3 Knötchen besetzten Mund. Er veranlasst bei diesem Thiere die sog. Lungenwurmkrankheit.

h) *Strongylus micrurus*. Dünnschwänziger Pallisadenwurm. Dieser dem vorhergehenden sehr ähnliche, jedoch beim Weibchen mit einem etwas spitzigen Schwanze versehene Wurm lebt in den Luftröhrästen der Kälber häufig, in denen des Pferdes und Esels jedoch nur selten; er gebiert lebendige Junge, und bewirkt die sog. Lungenwurmseuche.

i) *Strongylus filicollis*, dünnhalsiger Pallisadenwurm. Dieser im Dünndarme des Schafes nicht häufig aufgefundene Wurm hat einen Kopf mit Randflügeln und einen langen, haarförmigen Hals.

k) *Strongylus contortus*, gedrehter Pallisadenwurm. Derselbe lebt im Labmagen des Schafes, kommt oft und zahlreich vor; er ist dünn, von eingesaugtem Blute roth, und scheint ein Theil derselben schraubenförmig gedreht zu sein, indem die Eierstöcke beim Weibchen um den Darm gewickelt sind.

l) *Strongylus gigas*, *Eustrongylus gigas*, Riesen-Pallisadenwurm. Derselbe ist nicht allein der grösste unter seiner Gattung, sondern auch der Riese unter den Rundwürmern überhaupt. Das Weibchen erreicht eine Länge von 5''—3', und wird 2—6''' dick; das Männchen ist kleiner; frisch ist er gewöhnlich blutroth, wird jedoch im Wasser und Weingeiste weiss; sein Kopf ist stumpf und sein Mund mit 6 flachen Wärzchen besetzt, und bringt lebendige Junge zur Welt. Dieser Wurm wird meist im Nierenbecken, bisweilen aber auch in der Harnblase und anderwärts im Menschen, Pferde, Rinde, Hunde und andern wilden Fleischfressern gefunden. Leblanc will eine eigenthümliche, bis dahin noch nicht beschriebene Geschwulst beim Pferde gefunden haben, die mit Riesen-Pallisadenwürmern angefüllt gewesen sein soll. Küchenmeister bemerkt, dass dieser Wurm jetzt nur noch so selten bei Menschen und Thieren vorkomme, dass er wahrscheinlich in nicht ferner Zeit ausgestorben, und nur noch der Geschichte angehören werde.

m) *Strongylus longevaginatus*, *Filaria bronchialis*, Pallisadenwurm mit grosser Penis-Scheide. Derselbe ist in der Lunge und in krankhaften Bronchialdrüsen des Menschen nur sehr selten aufgefunden worden.

Zweite Reihe: mit nacktem Munde.

n) *Strongylus Filaria*, fadenförmiger Pallisadenwurm, auch Luftröhrenkratzer genannt. Dieser in der Luftröhre und ihren Aesten und Zweigen des Schafes und der Ziege, zumal bei jungen Thieren dieser Art oft und sehr zahlreich, ja sogar massenhaft vorkommende, die Lungenwurmseuche begründende Wurm ist weiss, fadenförmig 1—3$^1/_2$''

lang, das Männchen jedoch etwas kürzer und dünner, als das Weibchen; der Leib ist an beiden Enden, besonders am vorderen verschmächtigt.

o) *Strongylus radiatus*, strahliger Pallisadenwurm. Dieser lebt im Dünndarme des Rindes; er ist weiss, bisweilen roth; das Männchen 5—8‴, das Weibchen 12—18‴ lang; ihr Kopf ist stumpf und ihr Leib an beiden Enden verschmächtigt.

p) *Strongylus venulosus*, geaderter Pallisadenwurm. Dieser im Dünndarme der Ziege vorkommende weissliche Wurm ist 1″ und darüber lang und an beiden Enden verschmächtigt.

q) *Strongylus trigonocephalus; Dogmius trigonocephalus*, Pallisadenwurm mit dreieckigem Kopfe. Dieser Wurm lebt im Dünndarme des Hundes, in dem man ihn in Wien bisher nur einmal, aber in ausserordentlicher Menge vorfand; nach Gurlt kommt er auch im Magen und in Knoten an diesen Organen, so wie im Herzen vor. An der Thierarzneischule zu Lyon fand man einmal eine so grosse Zahl Würmer dieser Art im rechten Herzen, dass die Lungenarterie fast verstopft davon war.

r) *Strongylus tubaeformis; Dogmius tubaeformis*, trompetenförmiger Pallisadenwurm. Dieser Wurm ist nur selten im Zwölfingerdarm der Katze und in Knötchen eingeschlossen gefunden worden; das Weibchen 4‴, das Männchen 3‴ lang.

Fünfte Gattung der eigentlichen Rundwürmer:

Ascaris, Spulwurm.

§. 178.

Die Würmer dieser Gattung haben einen nackten oder mit Randflügeln versehenen Kopf mit 3 beweglichen Knötchen, zwischen welchen die Mundöffnung sich befindet; ihr Leib ist an beiden Enden gleichmässig verschmächtigt und die männliche Ruthe doppelt.

a) *Ascaris lumbricoides*, regenwurmähnlicher Spulwurm. Dieser im Dünndarme des Menschen, Rindes und Schweines ziemlich oft und häufig vorkommende Wurm hat am Kopfe keine Randflügel; die Mundknötchen sind einfach; der Leib hat an jeder Seite eine vertiefte Längenfurche und am Rücken und am Bauche einen schmaleren Streifen; der Schwanz ist fast stumpf; das Männchen ist 4—5″, das Weibchen —12″ lang.

b) *Ascaris megalocephala*, grossköpfiger Spulwurm. Dieser Wurm kommt im Dünndarme des Pferdes und Esels oft, und zuweilen in so grosser Zahl vor, dass er sogar den Darm unwegsam, und zu Wurmkolik Veranlassung geben kann; er wandert auch in die Gallengänge, den Magen und Schlund. An der Thierarzneischule in Wien fand man einmal mehrere erwachsene Würmer in jenen Gängen, und ebenso einmal „Massen" derselben im Schlunde. Wahrscheinlich ist's, dass sie erst nach dem Tode der Wohnthiere, wie es auch beim Menschen hinsichtlich des *asc. lumbr.* vorkommt, auswandern.

c) *Ascaris marginata*, geränderter Spulwurm. Dieser im Dünndarme des Hundes vorkommende Wurm hat am Kopfe halblanzettförmige, bisweilen wellenförmige Randflügel, auch am Schwanzende solche, aber hier sind sie kaum sichtbar. Das Männchen ist $2^1/_2$″, das Weibchen 4—5″ lang.

d) *Ascaris mystax*, Katzen-Spulwurm. Derselbe kommt sehr oft im Dünndarme der Katze vor. Die Randflügel an seinem Kopfe sind halbeiförmig; an dem etwas spitzigen Schwanzende birnenförmig, übrigens hat er die Grösse des vorigen.

e) *Ascaris alata*, geflügelter Spulwurm. Einmal im Dünndarme des Menschen gefunden.

Sechste Gattung der eigentlichen Rundwürmer:

Filaria, Faden- oder Zwirnwurm:

§. 179.

Der lange, elastische, drehrunde, fast gleichförmig dicke, sonst aber dünne Leib der Würmer dieser Gattung trägt einen nicht abgesetzten Kopf mit kreisförmigem Munde, der entweder mit Wärzchen besetzt ist oder nicht. Das männliche Glied befindet sich vor der Schwanzspitze und besteht aus einem einfachen Stachel; dagegen ist die weibliche Geschlechtsöffnung dem Kopfe näher, als dem Schwanze.

a) *Filaria medinensis*, der medinensische Zwirnwurm. Dieser Wurm ist in der heissen Zone einheimisch, vorzüglich in Aegypten, kommt beim Menschen vor, und zwar zuweilen in grosser Ausbreitung in sumpfigen Gegenden; ist übrigens dort auch bei Hunden und Pferden beobachtet worden. Er lebt im Bindegewebe, vorzüglich unter der Haut, veranlasst grosse Schmerzen und oft den Tod. Er wird bis 3 Ellen lang, und muss mit grosser Vorsicht unter der Haut hervorgezogen werden.

b) *Filaria oculi humani* = *Filaria lentis*, Zwirnwurm des menschlichen Auges. Ein noch nicht bestimmter, in seltenen Fällen in der Morgagni'schen Feuchtigkeit und in der staarblinden Linse des menschlichen Auges gefundener Wurm. Ist auch im Glaskörper des Hundes gefunden worden.

c) *Filaria lacrymalis*, Thränen-Zwirnwurm. Dieser Wurm kommt in den Ausführungsgängen der Thränendrüse des Pferdes und Rindes, bisweilen zwischen den Augenlidern und dem Augapfel in Norddeutschland wenigstens nicht selten vor. Gurlt hat ihn bisher fast in jedem Winter gefunden; ich hier noch nicht. Der Wurm ist sehr dünn; das Männchen 5—6''', das Weibchen 7—8''' lang; der Mund ist nicht mit Wärzchen besetzt; der Wurm gebiert lebendige Junge und ist unschädlich. Baillet beschreibt (Journ. des vétérinaires du midi, Sér. III. T. I) 8 weibliche mit einem männlichen Wurm dieser Art, die er unter den Augenlidern einer Kuh gefunden hat, unter dem Namen: „*Filaria bovis.*"

d) *Filaria papillosa*, warziger Fadenwurm. Dieser Wurm lebt gesellig in der Bauchhöhle, bisweilen auch in der Brusthöhle des Pferdes, Esels und Maulthieres; nicht sehr selten auch in der vorderen Augenkammer dieser Thiere und des Rindes, hier dann einzeln, selten zu zweien. Bisweilen kommt er auch im Bindegewebe ausserhalb des Bauchfelles vor, und will man ihn sogar zwischen den Blättern der Spinnwebenhaut des Gehirnes gefunden haben. Die Länge des Wurmes reicht von 2—7''; das Männchen ist kleiner, als das Weibchen; beide haben den kreisförmigen Mund mit 6 Wärzchen besetzt, und ihr Schwanz ist oft schraubenförmig gekrümmt. Auch dieser Wurm gebiert lebendige Junge, und scheint seinen Wohnthieren, das Auge ausgenommen, nicht nachtheilig zu sein.

Siebente Gattung der eigentlichen Rundwürmer:

Onchocerca, Stützschwanz.

§. 180.

Gurlt beschreibt diese Gattung und die nachstehende Art nach Diesing und seinen eigenen Beobachtungen (l. c. im Nachtrag p. 141) in folgender Weise: Leib rund, elastisch, an beiden Enden verschmächtigt, der des Weibchens vielfach spiralig gewunden, der des Männchens mehr gerade und dünner. Kopf rund, Mund sehr klein, in der Mitte. Schwanz des Weibchens verschmächtigt, des Männchens ausgehöhlt; der doppelte Penis wird von zwei senkrechten Läppchen aufgenommen; jedes Läppchen ist oberhalb mit einer Papille, unten mit einem Häkchen versehen.

Onchocerca reticulata, gegitterter Stützschwanz. Leib des Weibchens mit starken, hin und wieder gabeltheiligen und netzförmig zusammenlaufenden Ringen. In den Häuten der grossen Schienbeinarterie und im Fesselbeinbeuger des Pferdes selten. Das Männchen ist $1^1/_2$'' lang, $^1/_8$''' dick; das Weibchen ist mehrere Zoll lang und $^1/_4$''' dick. Der Schwanz des Männchens ist einfach spiralig gewunden; der doppelte Penis gewöhnlich zurückgezogen, die Stützpapillen sehr klein. Der Leib des Weibchens ist in vielen Spiralwindungen um Zellstoff oder Sehnenbündel gewunden, daher sehr schwer unverletzt zu erhalten. Die starken Leibesringe ragen an den Seiten wie Wärzchen hervor. Ueber sie laufen wellenförmige Längsfasern hinweg. Eier fand Gurlt nicht. An der Thierarzneischule in Wien wurde dieser Wurm einmal bei einem starrkrampfigen Pferde gefunden.

DRITTES KAPITEL.

Uebersicht der Eingeweidewürmer, so wie der bekannten Ammen der Bandwürmer nach den Wohnorten.

I. Beim Menschen.

§. 181.

1. *Botriocephalus latus*, im Darmkanale.
2. *Taenia Solium*, ebenso.
3. „ *mediocanellata*, ebenso.
4. „ vom Cap, ebenso.
5. „ *nana*, ebenso.
6. *Monostomum lentis*, in der Linse.
7. *Distomum hepaticum*, in den Gallengängen und in der Gallenblase.
8. *Distomum lanceolatum*, ebenso.
9. „ *haematobium*, im Pfortaderblute.
10. „ *heterophyes*, im Dünndarme.
11. „ *oculi*, in der Linse.
12. *Pentastomum constrictum*, in der Leber und im Dünndarme.
13. *Pentastomum denticulatum*, ebenso.
14. *Polystomum venarum*, in Hautvenen
15. „ *pinguicola*, am Eierstock.
16. *Cysticercus cellulosae*, im Bindegewebe verschiedener Organe.
17. *Cysticercus tenuicollis*, in der Bauchhöhle.
18. *Ecchinococcus scoliciypariens*, in der Lunge, Leber und anderen Organen.
19. *Ecchinococcus altricipariens*, ebenso.

NB. Beide *Ecchinococcus*-Arten kommen unter dem gemeinschaftlichen Namen: *Ecchinococcus veterinorum* vor.

20. *Trichocephalus dispar*, im Darmkanale.
21. *Trichina spiralis*, in den Muskeln.

22. *Oxyuris vermicularis*, im Dickdarme.
23. *Spiroptera hominis*, im Harne.
24. *Strongylus duodenalis*, im Zwölffinger- und Leerdarme.
25. „ *gigas*, im Nierenbecken.
26. „ *longevaginatus*, in der Lunge und in den Bronchial-Drüsen.
27. *Ascaris lumbricoides*, im Dünndarme.
28. „ *alata*, ebenso.
29. *Filaria medinensis*, im Unterhautbindegewebe.
30. „ *oculi humani*, in der Linsenkapsel.

II. Beim Pferde, Esel und Maulthiere.

§. 182.

a) Beim Pferde.

1. *Taenia plicata*, im Dünndarme.
2. „ *mamillana*, ebenso.
3. „ *perfoliata*, im Blind- und Grimmdarme.
4. *Cysticercus fistularis*, am Bauchfelle.
5. *Coenurus cerebralis*, im Gehirn- und Rückenmarke.
6. *Distomum hepaticum*, in den Gallengängen.
7. *Pentastomum tenioides*, in den Stirnhöhlen und Siebbeinzellen.
8. *Trichina spiralis*, in den Muskeln.
9. *Oxyuris curvula*, im Blind- und Grimmdarme.
10. *Spiroptera megastoma*, frei im Magen und in Knoten der Schleimhaut desselben.
11. *Strongylus armatus*,
    a) *varietas major*, im Blind- und Grimmdarme, so wie in der Bauchspeicheldrüse, und in der Scheidenhaut der Hoden.
    b) *varietas minor*, in der Bauchschlagader und vorderen Gekrösarterie.
12. *Strongylus tetracanthus*, im Blind- und Grimmdarme.
13. „ *micrurus*, in den Luftröhrenästen.
14. „ *gigas*, im Nierenbecken.
15. *Ascaris megalocephala*, im Dünndarme.

16. *Ascaris medinensis*, im Unterhautbindegewebe.

17. *Filaria lacrymalis*, in den Ausführungsgängen der Thränendrüse und auf der Bindehaut.

18. *Filaria papillosa*, in der Brust- und Bauchhöhle, so wie in der vorderen Augenkammer und im Bindegewebe.

19. *Onchocerca reticulata*, in den Häuten der grossen Schienbeinarterien, und in den Fesselbein-Beugern (oberen Gleichbein-Bändern).

b) Beim Esel.

1. *Distomum hepaticum*, in den Gallengängen.
2. *Oxyuris curvula*, im Blind- und Grimmdarme.
3. *Strongylus armatus*,
   a) *varietas major*, im Blind- und Grimmdarme und in der Bauchspeicheldrüse, so wie in der Scheidenhaut der Hoden.
   b) *varietas minor*, in der Bauchschlagader und vorderen Gekrösarterie.
4. *Strongylus tetracanthus*, im Blind- und Grimmdarme.
5. „ *micrurus*, in den Luftröhrenästen.
6. *Ascaris megalocephala*, im Dünndarme,
7. *Filaria papillosa*, in der Brust- und Bauchhöhle, so wie in der vorderen Augenkammer und im Bindegewebe.

c) Beim Maulthiere.

1. *Pentastomum tenioides*, in der Stirnhöhle und in den Siebbeinzellen.
2. *Strongylus armatus*,
   a) *varietas major*, im Grimmdarme und in der Bauchspeicheldrüse, so wie in der Scheidenhaut der Hoden.
   b) *varietas minor*, in der Bauchschlagader und vorderen Gekrösarterie.
3. *Filaria papillosa*, in der Brust- und Bauchhöhle, so wie in der vorderen Augenkammer und im Bindegewebe.

III. Beim Rinde.

§. 183.

1. *Taenia denticulata*, im Darmkanale.
2. *Cysticercus tenuicollis*, in der Brust- und Bauchhöhle.

3. *Coenurus cerebralis*, im Gehirn- und Rückenmarke.

4. *Ecchinococcus scoliciparieus*, in der Lunge, Leber, Milz und in den Nieren.

5. *Ecchinococcus altriciparieus*, ebenso.

Siehe die Anmerkung hinsichtlich des Menschen.

6. *Monostomum conicum*, im Pansen und in der Haube.

7. *Distomum hepaticum*, in den Gallengängen und in der Gallenblase.

8. *Distomum lanceolatnm*, ebenso.

9. *Pentastomum denticulatum*, in der Leber und in kranken Gekrösdrüsen.

10. *Trichina spiralis*, in den Muskeln.

11. *Trichocephalus affinis*, im Dickdarme.

12. *Strongylus gigas*, im Nierenbecken.

13. „ *radiatus*, im Dünndarme.

14. *Ascaris lumbricoides*, ebenso.

15. *Filaria lacrymalis*, in den Ausführungsgängen der Thränendrüse und auf der Bindehaut.

IV. Beim Schafe.

§. 184.

1. *Taenia expansa*, im Dünndarme.

2. *Cysticercus tenuicollis*, in der Brust- und Bauchhöhle.

3. *Coenurus cerebralis*, im Gehirne und Rückenmarke.

4. *Ecchinococcus altriciparieus*, in der Lunge, Leber, Milz und in den Nieren.

5. *Ecchinococcus scoliciparieus*, ebenso.

Siehe die Anmerkung hinsichtlich des Menschen.

6. *Monostomum conicum*, im Wanste und in der Haube.

7. *Distomum hepaticum*, in den Gallengängen und in der Gallenblase.

8. *Distomum lanceolatum*, ebenso.

9. *Pentastomum tenioides*, in der Stirnhöhle und in den Siebbeinzellen.

10. *Trichocephalus affinis*, im Dickdarme.

11. *Strongylus hypostomus*, ebenso.

12. „ *cernuus*, im Dünn- und Dickdarme.

13. *Strongylus filicollis*, ebenso.
14. „ *contortus*, im Labmagen.
15. „ *Filaria*, in den Luftröhrenästen.

V. Bei der Ziege.

§. 185.

1. *Taenia expansa*, im Dünndarme.
2. *Cysticercus tenuicollis*, in der Brust- und Bauchhöhle.
3. „ *scolicipariens*, in der Lunge, Leber, Milz und in den Nieren.
4. *Cysticercus altriciparions*, ebenso.
5. *Monostomum conicum*, im Pansen und in der Haube.
6. *Distomum hepaticum*, in den Gallengängen und in der Leber.
7. *Pentastomum denticulatum*, in kranken Gekrösdrüsen.
8. *Trichocephalus affinis*, im Dickdarme.
9. *Strongylus hypostomus*, ebenso.
10. „ *cernuus*, im Dünn- und Dickdarme.
11. „ *Filaria*, in den Luftröhrenästen.
12. „ *venulosus*, im Dünndarme.

VI. Beim Schweine.

§. 186.

1. *Cysticercus cellulosae*, im Bindegewebe sehr verbreitet.
2. „ *tenuicollis*, in der Brust- und Bauchhöhle.
3. *Ecchinococcus scoliciparions*, in der Lunge, Leber, Milz und in den Nieren.
4. *Ecchinococcus altriciparions*, ebenso.
Siehe die Anmerkung hinsichtlich des Menschen.
5. *Distomum hepaticum*, in den Lebergängen und in der Gallenblase.
6. *Distomum lanceolatum*, ebenso.
7. *Ecchinorhynchus gigas*, im Dünndarme.
8. *Trichina spiralis*, in den Muskeln.
9. *Trichocephalus erenatus*, im Dickdarme.
10. *Spiroptera strongylina*, im Magen.

11. *Strongylus dentatus*, im Dickdarme.
12. „ *paradoxus*, in den Luftröhrenästen.
13. *Ascaris lumbricoides*, im Dünndarme.

VII. Beim Hunde.

§. 187.

1. *Taenia serrata vera*, im Dünndarme.
2. „ *e Cysticerco tenuicolli*, ebenso.
3. „ *Coenurus*, ebenso.
4. „ *cucumerina*, ebenso.
5. *Cysticercus cellulosae*, im Bindegewebe.
6. *Hemistomum alatum*, im Dünndarme.
7. *Pentastomum tenioides*, in den Stirnhöhlen, Siebbeinzellen und im Kehlkopfe.
8. *Trichina spiralis*, in den Muskeln.
9. *Trichocephalus depressiusculus*, im Blinddarme.
10. *Spiroptera sanguinolenta*, in Geschwülsten der Schleimhaut des Magens und in der Höhle des letzteren.
11. *Strongylus gigas*, im Nierenbecken.
12. „ *trigonocephalus*, im Dünndarme.
13. *Ascaris marginata*, im Dünndarme.
14. *Filaria medinensis*, im Unterhautbindegewebe.

VIII. Bei der Katze.

§. 188.

1. *Botriocephalus felis*, im Dünndarme.
2. *Taenia crassicollis*, ebenso.
3. „ *elliptica*, ebenso.
4. *Distomum Conus*, in den Gallengängen und in der Gallenblase.
5. *Pentastomum denticulatum*, in kranken Gekrösdrüsen.
6. „ *Fera*, auf der Leber.
7. *Trichina spiralis*, in den Muskeln.
8. *Strongylus tubaeformis*, im Zwölffingerdarme.
9. *Ascaris mystox*, im Dünndarme.

VIERTES KAPITEL.

Zweiter Kreis der Schmarotzerthiere:

Gliederthiere, *articulata.*

§. 189.

Die **Gliederthiere** zeigen das grösste Ebenmass in der Lagerung der paarigen und unpaarigen Organe, eine quere Abtheilung des Körpers in mehrere Ringe oder Zoniten; ferner eine in verschiedenen Körpergegenden ungleichartige Ringelung, welche bald Kopf, Brust und Bauch, bald nur Bauch und einen mit der Brust verschmolzenen Kopf (Kopfbrust, *cephalothorax,* wie bei Spinnen), bald nur eine zu einem Stücke verschmolzene Leibesmasse unterscheiden lässt, wie bei den Milben. Der Bewegungs-Apparat der Gliederthiere ist sehr zusammengesetzt; sie haben eine feste, harte Haut, welche hohle Ringe oder Schläuche darstellt, in deren Innerem die Muskeln sich anheften. Es sind also hier die Bewegungs-Organe im Innern der zu bewegenden Hebel eingeschlossen, während bei den Wirbelthieren die Hebel aussen am Gerüste sich ansetzen. Und während bei den niederen Thieren weder eingelenkte Glieder, noch durch Gelenke verbundene Hebel sich finden, begegnen wir bei den Articulaten Gliedmaassen, die aus einzelnen, durch Gelenke verbundenen Gliedern bestehen, theils zu allerhand Bewegungen auf der Erde, im Wasser, in der Luft, theils zur Ernährung, zum Fang und zur Unterstützung des Kauens, theils zur Auffassung von Sinneseindrücken dienen, und folgende einzelne Theile erkennen lassen: Fühler, Kauwerkzeuge, Kieferfüsse, und bei höheren Arten Flügel. Die Entwickelung der Gliederthiere ist eigenthümlich; es bildet sich nämlich ein deutlicher Unterschied zwischen Dotter und Keimanlage, aus welcher der Embryo hervorgeht, der dem Dotter mit dem Rücken, nicht mit dem Bauche, wie bei den Wirbelthieren zugewendet ist, und dessen Organe sich auch von dem Bauche nach dem Rücken zu ausbilden und endlich schliessen (Küchenmeister).

Die Gliederthiere zerfallen in 4 Klassen: I. Krustenthiere, *crustacea;* II. Tausendfüsser, *myriapoda;* III. Spinnenthiere, *arachnidea*; IV. Insecten, *insecta;* von denen uns aber nur die zwei letzten hier angehen.

I. Klasse der Gliederthiere:

Spinnenthiere, *arachnidea.*

§. 190.

Bei diesen findet man nur eine Kopfbrust (*cephalothorax*) mit 4, selten mit 3 Ringen, oder eine einzige verschmolzene Masse mit Mundwerkzeugen; ferner mit 4 Paar Beinen am Mittelleibe, nebst After und Geschlechtsöffnung am Hinterleibe. Die Sinnesorgane bestehen meist nur in einfachen, seitlichen oder gruppenweise auf der Kopfbrust oder auf dem Rücken sitzenden Augen in einer Zahl von 2—5. Die selten bei diesen Thieren fehlenden Giftorgane sind paarig gewundene Drüsenschläuche, die am Kopfe, und nur beim Scorpione am Schwanzstachel liegen und ausmünden. Tödtlich für den Menschen und kleine Hausthiere sind vielleicht nur unter gewissen Umständen die Scorpionstiche; alle anderen Arachniden, selbst die Tarantel erzeugen höchstens etwas Fieber und örtliche Reizung.

I. Ordnung. Milben, *acarina.*

I. Familie, *linguatulida.*

Aus dieser Familie will man zwei Arten: *Linguatula constricta*, und *L. ferox* auf der Leber und den Nieren des Menschen gefunden haben; doch herrscht über dieselben mancher Zweifel, sie werden von einigen Forschern für identisch mit *Pentastomum constrictum* und *denticulatum* gehalten; uns können diese Thierchen hier nicht näher interessiren.

II. Familie. Balgmilben. *Simonida.*

Die einzige bekannte Art dieser Milben ist der beim Menschen vorkommende *Acarus folliculorum*, genannt Comedonen-Milbe (von *comedo*), worunter man die im menschlichen Gesichte vorkommenden sog. Mitesser versteht, die eigentlich einen Hautausschlag darstellen, den man Hautfinne (*Acne*) nennt. Es sitzen nämlich jene Milben einzeln oder viele in den entzündeten und aufgetriebenen Haarbälgen eingebettet in der Schmiere der Talgdrüsen, mit welcher man sie mit den Fingernägeln herausdrücken kann, wobei alsdann die Hautschmiere mit den Milben wie ein Würmchen hervortritt.

Bei Hunden sind schon mehrere Male Hautausschläge beobachtet worden, welche durch die in Rede stehenden Milben veranlasst wurden. Hieher gehört eine Beobachtung von Haubner, in der auch die zweimalige Uebertragung der Milben auf gesunde Hunde die ätiologische Bestätigung gab. Hiemit ist die Beobachtung Gruby's übereinstimmend, (vergl. G. Simon: Hautkrankheiten. Berlin 1851). Auch Leblanc fand diese Milben in einem räudeartigen Ausschlage zweier Hunde, welche stets beisammen waren. Merkwürdig war in diesem Falle der Umstand, dass der Ausschlag zunächst die untersten Theile der Gliedmaassen befiel, und sich dann von hier aus allmälig über den Körper weiter verbreitete, indem zuerst Bläschen an dem Grunde der Haare entstanden, welche aufbrachen und Krusten hinterliessen; die Farbe der Haut war anfangs roth, später violett, und die Thiere starben an Auszehrung (Het Repertorium etc. door van Hasselt en Heckmeyer. 3. Jahrg.) Endlich bemerkt Röll (l. c. p. 668), dass die Haarsackmilbe bei Hunden einen pustulösen Ausschlag erzeuge, in dessen eiterigem Inhalte sie sich in grosser Anzahl vorfinde. Die an der Thierarzneischule in Wien beobachteten Hunde waren an dem gänzlich haarlosen Rumpfe mit linsen- bis erbsengrossen Pusteln dicht besäet. Hyrtl (Lehrb. d. Anatomie des Menschen 1846. p. 378) macht die Bemerkung, dass er zur Sommerzeit die äusseren Gehörgänge bei Katzen von entwickelten *acaris* wimmeln gefunden habe, schweigt indess über die Art der Milbe. Die Haarsackmilbe kann es wohl nicht gewesen sein; wahrscheinlich war es der Haarling dieses Thieres.

Nach der Beschreibung Küchenmeister's (l. c. p. 375) haben diese Milben bei sehr wechselnder Form, die wahrscheinlich mit verschiedenen Entwickelungszuständen zusammenhängt, eine Länge von 0,125''' und eine Breite von 0,020'''. Am Kopfe finden sich 2 seitliche zweigliederige Taster, ein röhriger Rüssel und ein 3 eckiges, aus zwei feinen Spitzen-Borsten oder Sägen zusammengesetztes Kauorgan; Kopf und Brust gehen unmittelbar ineinander über; die kurzen, kegelförmigen, 3 gliederigen Füsse sind durch einen chitinösen Stiel an einer chitinösen Längsleiste des Bauches eingelenkt, und werden durch diesen Stiel gleichsam getragen, der nach der vorderen Seite des Fusses verläuft, und von da aus einen chitinösen Ast nach hinten und um die Basis des Fusses sendet.

III. Familie. Krätz- oder Räudemilben, *acarida.*

§. 191.

Diese Familie zerfällt nach Gerlach (Krätze und Räude, entomologisch und klinisch bearbeitet. Berlin 1857) in zwei Gattungen, und zwar;

a) in Milben, die sich in die Haut eingraben, *Sarcoptes*,.

b) in solche, die diess nicht thun, *Dermatodectes* und *Symbiotes.*

Diese Milben sind die alleinige Ursache der Krätze und Räude. In dieser Beziehung sagt Gerlach, wie es keine Wirkung ohne Ursache gibt, so gebe es auch keine Krätze und keine Räude ohne Milben; denn diese seien stets das Wesentliche. Milben und die durch sie bedingte Erkrankung der Haut zusammengenommen stellen erst die wirkliche Krätze, beziehungsweise Räude dar. Das Nichtauffinden der Milben sei nie ein Beweis von ihrem Nichtvorhandensein, die Geschichte der Krätz- und Räudemilben liefere hinlängliche Beweise dafür. Von der Krätze des Menschen sei man schon seit einiger Zeit vollkommen überzeugt, dass sie allein das Werk der Krätzmilbe ist, und in Bezug auf die Haussäugethiere könne man es nun auch sein. Mit der Schafräude seien zuerst von Walz und später von Hertwig zahlreiche Versuche angestellt worden, welche keinen Zweifel darüber liessen, dass die Milbe allein die Ursache dieser Hautkrankheit ist, und sei es bei den übrigen Haussäugethieren nach seinen eigenen (Gerlach's) Beobachtungen und Versuchen ebenso. Fortpflanzungsfähige Milben (trächtige Weibchen, oder Männchen und Weibchen zusammen) erzeugten nämlich auf

Thieren der entsprechenden Gattung die Räude, wenn jene nicht durch Zufall oder andere besondere Umstände an der geschlechtlichen Fortpflanzung behindert wurden; nicht fortpflanzungsfähige Milben (Männchen oder ganz junge noch nicht befruchtete Weibchen allein) hatten häufig gar keine bemerkbaren Folgen, oder doch nur vorübergehende einzelne Räudepustelchen mit Jucken, nie aber eine dauernde und wachsende Räude zur Folge. Abgeschuppte Oberhaut, die Absonderung von räudiger Haut entnommen, so wie microscopisch von Milben und Milbeneiern frei befunden, veranlasst nie Erkrankung der Haut.

I. Gattung der Krätz- oder Räudemilben, die sich eingraben:

Sarcoptes.

§. 192.

Der Körper dieser Milben ist (nach der Beschreibung Gerlach's) schildkrötenförmig, die Haut panzenartig; auf dem Rücken befinden sich Papillen von verschiedener Form und Grösse, diejenigen am Hintertheile sind am längsten und mehr dornenförmig. Der Kopf ist sehr beweglich nach den Seiten, theilweise einziehbar, und mit einigen kleinen Fühlhaaren versehen; die vorderen Beine sind stärker, nahe am Körperrande in der Nähe des Kopfes, die hinteren sind dünner und nahe am Bauche eingelenkt; erstere tragen am Ende des letzten Gliedes eine Haftscheibe, letztere eine steife dicke Borste, und nur das Männchen hat an dem inneren Paare der Hinterfüsse eine Haftscheibe. Das Männchen ist stets viel kleiner, als das Weibchen; in der Begattung hat man sie noch nie angetroffen. Alle graben sich ein; ihre Eier setzen sie in gegrabenen Gängen ab. Die beim Menschen und bei den Haussäugethieren vorkommenden graben sich nur in die Oberhaut ein, leben von der jüngsten Schicht derselben, und erzeugen bei dichtem Zusammenleben allmälig mehr oder weniger dicke Oberhautkrusten, die den Familien zum Schutze dienen. Sie können die lebendige Haut nicht lange entbehren, namentlich nicht die Feuchtigkeit, und pflegen schon in einigen Tagen durch Vertrocknung abzusterben. In einer trockenen Wärme von 50° R. sterben sie alle schon in einer Stunde. Diese Thierchen haften bei der Uebersiedelung von einem Individuum auf das andere leichter, als die übrigen Milben, weil sie bei ihrer Lebensweise in der Haut sich nicht so leicht verschlagen, so dass die Uebertragung einzelner fortpflanzungsfähiger Milben fast immer genügt, Krätze, beziehungsweise Räude zu erzeugen.

Folgende Arten kommen bei dem Menschen und bei den Haussäugethieren vor:

1) *Sarcoptes hominis*, Krätzmilbe des Menschen;
2) „ *equi*, Räudemilbe des Pferdes;
3) „ *suis*, „ „ Schweines;
4) „ *canis*, „ „ Hundes;
5) „ *cati*, „ der Katze;
6) „ *caniculi*, „ des Kaninchens.

Es ist nicht nöthig, diese einzelnen Arten naturhistorisch zu beschreiben, da sie durch die Wohnthiere hinreichend unterschieden sind. Die Räudemilbe der Haus-Ziege ist überhaupt noch nicht bekannt; Gerlach nimmt mit Wahrscheinlichkeit an, dass sie ebenfalls zur Gattung *Sarcoptes* gehört. Müller in Wien fand bei Afrikanischen Zwergziegen (*Capra Hircus depressus*) Räude, welcher eine von *Sarcoptes hominis* nicht unterscheidbare Milbe zu Grunde lag (Virteljahresschr. f. wissensch. Veter. Kunde. Bd. XI. Hft I). Thierarzt Wallraff in Chur hat die Räude unter den Ziegen des Prättigau (Canton Graubünden) in sehr ausgebreitetem Masse beobachtet, und gibt an, dass er bei diesen Thieren keine Milben habe entdecken können, was allerdings auf *Sarcoptes* hinweist, insofern diese sich eingraben. Da aber, setzt der genannte Thierarzt hinzu, die Räude der Ziegen sich auf Menschen, Pferde, Rinder, Schafe und Schweine fortpflanzte, so sei es wahrscheinlich, dass Milben vorhanden waren. Auch schien sich die Gaiskrätze von Menschen auf Menschen fortzupflanzen, da sie bei solchen angetroffen wurde, welche nicht mit Ziegen zu schaffen hatten (Repert. der Thierheilkunde 15. Jahrg. 4. Heft). Hält man die Beobachtung Müller's und die Wallraff's zusammen, so wird es wahrscheinlich, dass die Räude der Ziegen von *Sarcoptes hominis* bewirkt wird.

Hering fand die Räudemilbe bei einer Gemse (*Sarcoptes Rupricaprae*); sie soll ausserordentlich klein und schwer zu finden sein. Auch hat man die Räudemilbe des Dromedars (*Sarcoptes dromedarii*) gefunden; und Hering nennt die Eitermilbe, welche im Ohrgeschwüre der Hunde vorkommt: *Sarcoptes Cynotis*, und die Eitermilbe, welche im Strahlkrebs des Pferdes vorkommt, *Sarcoptes hippopodos*. Uebrigens mögen sich dergl. Milben in ähnlichen Fällen noch mehrere auffinden lassen, wie man denn auch schon solche in Favusborken und in der *plica polonica* des Menschen gefunden hat (vergl. Küchenmeister l. c. p. 419).

II. Gattung der Räudemilben, die sich nicht einbohren:

A. *Dermatodectes.*

§. 193.

Der Körper dieser Milben ist (nach Gerlach) ebenfalls schildkrötenförmig, grösser, als bei allen anderen Räudemilben. Die Papillen auf dem Rücken fehlen; der Kopf ist lang; der vordere spitze Theil desselben, der Rüssel, kann perspectivartig eingezogen und vorgeschoben werden; neben den in der Mitte liegenden Bohrwaffen befindet sich nach aussen an jeder Seite ein Widerhäkchen; in der Mitte der Länge nach auf jeder Seite ein Punkt, die wahrscheinlich Augen sind; Tasthaare kommen 4—6 vor; die Vorderbeine befinden sich neben dem Kopfe, deren letztes Glied mit einer deutlichen Kralle endigt, und eine Haftscheibe an einem langen, gegliederten Stiele trägt; die Hinterbeine stehen am Rande des Körpers, sind jedoch mehr nach der Bauchseite zu eingelenkt; die äusseren tragen bei Weibchen zwei lange, dicke Borsten, bei Männchen eine Haftscheibe; das innere Paar ist beim Weibchen lang, dünn und mit Haftscheiben versehen, bei dem Männchen rudimentär und ohne Haftscheiben. Dieses ist kürzer, als das Weibchen, und hat am Rande des Hintertheiles zwei gabelförmig hervorragende, mit starken Borsten versehene Verlängerungen des Rückenschildes, die Gerlach als Schwanzschuppen bezeichnet. Diese Milben bleiben sehr lange in der Begattung, und werden desshalb häufig verbunden vorgefunden. Sie leben auf der Haut, bohren ihren langen Rüssel durch die Oberhaut bis auf die Lederhaut, und nähren sich so von der Absonderung derselben. Durch ihre tiefen

Stiche veranlassen sie lebhaften Schmerz und Jucken, reichliche Schuppenbildung und früher oder später Krusten, wodurch ihnen Schutz und ein behaglicher Aufenthalt gegeben ist. Sie haben grosse Lebenszähigkeit, können wochenlang von den Wohnthieren getrennt fortleben; die verschrumpften und scheinbar todten Milben erwachen nicht selten noch nach mehreren Wochen durch Anfeuchten und Erwärmen. Einzelne Milben gehen bei der Uebersiedelung leicht verloren; die Räude von denselben haftet daher nach spärlichen Uebersiedelungen nicht so sicher, wie von *Sarcoptes*. Folgende hieher gehörige Arten sind bei unseren Haussäugethieren bekannt.

1) *Dermatodectes equi;* 2) *D. bovis;* 3) *D. ovis.*

B. *Symbiotes.*

Diese sind in vielen Beziehungen den *Dematodectes* sehr ähnlich; sie unterscheiden sich jedoch wesentlich von ihnen. Ihr Kopf ist nämlich kürzer, und nicht perspectivartig ausziehbar, ohne Rüssel, und befinden sich neben der Bohrwaffe keine Widerhäkchen; die Endglieder der Vorderbeine sind mit kleinen Krallen und sehr grossen Haftscheiben an kurzen Stielen versehen; das Männchen hat an den rudimentären inneren Hinterbeinen auch Haftscheiben. Sie leben ebenfalls auf der Oberhaut und stets in Gesellschaft, so dass der durch sie bedingte Ausschlag einen mehr örtlichen Character hat, die Milben sich stellenweise in Massen unzählbarer Individuen häufen, aus den abgenommenen Räudeschüppchen sich sehr bald herausziehen und zu einzeln Häufchen sammeln. Sie leben von der Oberhaut, stechen aber bei ihrer Ernährung nicht bis auf die Lederhaut, belästigen desshalb weniger, und erzeugen nicht so schnell und so dicke Schuppenkrusten, wie die *Dermatodectes*. Man findet sie gleichfalls häufig in der Begattung. Ihre Lebenszähigkeit verhält sich, wie bei *Dermatodectes*; ihre Uebersiedelungs-Fähigkeit aber ist noch viel geringer, als bei diesem.

Folgende Arten gehören hieher:

1) *Symbiotes equi;* diese erzeugt in der Regel Fussräude beim Pferde;

2) *Symbiotes bovis;* diese erzeugt beim Rinde die Steissräude.

Ausserdem ist noch bekannt: *Symbiotes elephanti*, die Räudemilbe des Elephanten.

§. 194.

Bisher wurde ohne weitere Prüfung angenommen, dass die Räudemilben der Haussäugethiere ebenso unter der Haut leben, wie die Krätzmilbe des Menschen. Gerlach ist nun, den obigen Mittheilungen zufolge, dieser Ansicht entgegengetreten, und hat, wie wir gesehen, von *Dermatodectes* und *Symbiotes* angegeben, dass sie diess nicht thun; daher die verschiedenen Gattungsnamen und die neue Eintheilung dieser Parasiten. Gerlach sucht auch das Vermögen des Eingrabens oder das Unvermögen dazu bei den verschiedenen Milbenarten aus ihrem Körperbau zu erklären; und gibt sodann an, dass alle *Sarcoptes*-Arten der Haussäugethiere sich in die Oberhaut eingraben, wenn sie mit Schuppen auf dieselben gebracht werden, dass aber die beiden anderen Gattungen diess nie thun, wie er sich durch eine grosse Zahl von Versuchen auf das bestimmteste überzeugt habe. Diese bohren nur die Haut an, saugen sich auch voll, laufen dann aber weiter und verlaufen sich in der Regel sehr bald.

Was die Geschlechtsverhältnisse der Krätz- und Räudemilben anbetrifft, so sind beide Geschlechter getrennt; bei allen sind die Weibchen in bedeutender Mehrzahl, auf ein Männchen kommen 5—10 Weibchen. Die Geschlechtstheile sind bei allen hier in Rede stehenden Milben gepaart; es sind zwei Cylinder, die am hinteren Rande des Körpers hervortreten, von denen sonderbarer Weise die männlichen Geschlechts-Cylinder die weiblichen aufnehmen. Die Zeit der Trächtigkeit mit Eiern dauert einige Tage, und sind dieselben verhältnissmässig gross, an Zahl wohl nicht unter 10, bei den *Sarcoptes* meist über 20. Diese letzteren legen die Eier in die Gänge der Oberhaut, die der übrigen werden an die Haare oder Oberhaut geklebt. Nach der Begattung der Männchen und nach dem Eierlegen der Weibchen scheint ihr Lebensziel erreicht zu sein. Die Eier werden durch die Wärme des Wohnthieres ausgebrütet; die Brütezeit der Eier aller bezüglichen Milben dauert 3—4 Tage.

Alle diese Milben häuten sich, jedoch nach Gerlach in etwas anderer Art, als es bisher angenommen worden ist. Die juckenden Empfindungen bei der Krätze des Menschen und der Räude der Thiere entstehen nicht durch das Laufen, Stechen, Eingraben oder Saugen, sondern durch einen scharfen Saft, der auch die übrigen Erscheinungen bewirkt. Wo dieser Saft abgesondert wird, ist zweifelhaft, wahrscheinlich ist es eine Art Drüse, die an der Basis der Bohrwaffen zu liegen scheint. Die *Dermatodectes* machen jedoch hievon eine Ausnahme, sie erregen auch Empfindungen durchs Bohren.

Was die Verbreitung der Krätz- und Räudemilben anbetrifft, so äussert sich Gerlach dahin, dass dieselben sowohl im kalten, als heissen Klima vorkommen; die Krätze scheine zwar in südlichen Gegenden häufiger zu sein, von der Räude lasse sich diess jedoch nicht sagen. Eine wirkliche geographische Beschränkung in der Verbreitung dieser Parasiten sei nicht wahrscheinlich; wo Menschen und Thiere leben, da könnten auch Krätz- und Räudemilben vorkommen. Seien erst bestimmte Milbenarten in einer Gegend eingeführt, so könnten sie sich auch unter Umständen stationär erhalten. Auf diese Weise hätten sich auch in der That gewisse geographische Krätz- und Räudebezirke und auch Stationen bestimmter Milbenarten gebildet, so dass in einzelnen Bezirken weder Krätze noch Räude gesehen werde, während sie in anderen und namentlich in grossen Städten sehr häufig vorkommen, die eine Art Räudemilbe hier, die andere dort. Von den Räudemilben seien die der Schafe und demnächst die der Pferde am verbreitetsten. In Polen scheine eine geographische Station für alle Milbenarten, wenigstens für Räudemilben zu sein; von dort aus erführen die benachbarten Gegenden häufig Invasionen von diesen Gästen; besonders aber werde die Räude der Schafe und Pferde häufig verschleppt. In Berlin sei die Hunderäude stationär, in Westphalen die Katzenräude, in Frankreich die Schafräude, in der Schweiz die Ziegenräude, die man in Norddeutschland nicht kenne.

IV. Familie. Zecken, *ixodida*.

§. 195.

Es sind diess grosse Milben, die platt und lederartig sind. Sie haben einen Saugbohrer, der von zwei klappenförmigen

Tastern eingeschlossen ist. Der Leib ist ohne Ringe, und trägt einen mehr oder minder ausgedehnten Schild auf dem Rücken; Augen fehlen; Füsse mit Haftläppchen und zwei Krallen; 4 Paar Füsse, von denen das 1. Paar an der Kopfbrust, die 3 anderen Paare am vorderen Theile des Rumpfes eingelenkt sind; die Füsse und der hintere Theil des Rumpfes sind mit Haaren versehen.

1. *Ixodes Ricinus* = *Acarus Ricinus*, Hundszecke oder gemeiner Holzbock.

2. *I. reticulatus* = *Acarus reduvius*, Ochsenzecke.

3. *I. marginatus*, die geränderte Zecke.

Diese Zecken haben eine verschiedene Grösse; am grössten sind die beiden ersten bis 1''' im nüchternen Zustande, vollgesogen 5—6''' lang, während die 3. Art im nüchternen Zustande nur $^1/_4$—$^1/_2$''' lang ist und vollgesogen die Grösse einer kleinen Erbse erreicht.

Alle Arten Zecken lieben besonders sonnige, trockene Wälder, Gebüsche oder Hügel, und benutzen jede Gelegenheit, sich auf Menschen und Thiere, bei uns besonders auf Pferde, Rinder, Schafe und Hunde zu begeben. Die Hundszecke hat man am häufigsten auf Hunden, Rindern und Schafen beobachtet, die Ochsenzecke am häufigsten auf Rindern und Schafen. Ich selbst habe zweimal und jedesmal nur eine Zecke am Leibe gehabt, eine Hundszecke oberhalb des Knies, die ich in der Eifel fing, und eine geränderte Zecke in der Herzgrube, die mir hier in der Fasanerie überkam. Die geränderte Zecke wurde mir auch hier in mehreren Exemplaren überbracht, die man von den Gliedmaassen eines Pferdes abgelesen, und das sich dieselben in einem hiesigen benachbarten Lustwäldchen zugezogen hatte. Es ist merkwürdig, dass man die Anwesenheit der Zecken nicht eher empfindet, bis sie sich eingebohrt haben und zu saugen beginnen. Diese Thierchen sitzen so fest in der Haut, dass man sie nicht unverletzt herausziehen kann, sondern der Kopf stecken bleibt, und hiedurch soll dann Monate lang eine schmerzhafte Entzündung und Eiterung währen. Die Zecke, welche mir über dem Knie sass, trug ich mehrere Tage herum, und da ich sie nicht ohne Zerreissung auszuziehen vermochte, so habe ich sie an der Haut abgeschnitten. Die Entzündlichkeit der Stelle währte noch einige Tage, aber ohne auffallenden Schmerz. Um die Zecken zum Selbstloslassen zu nöthigen, hat man die Reibung derselben mit einem fetten Oele, Bestreichen mit Tabakssaft, Terpertinöl und anderen ätherischen Oelen, z. B. Anis- oder Rosmarinöl angerathen. Bei der Zecke, welche mir in der Herzgrube mehrere Wochen lang sass, habe ich Rüb- und Terpentinöl ohne Erfolg angewandt; auch diese habe ich endlich abgeschnitten, worauf die Empfindung, welche indess durchaus nicht belästigend war, noch einige Tage fortdauerte.

Gurlt macht (Mag. f. d. ges. Thierheilk. IX. p. 23) die Bemerkung, dass ausser den von ihm beschriebenen zwei Zeckenarten, nämlich der oben zuerst genannten, wahrscheinlich noch andere auf den Hausthieren vorkommen; indess seien sie noch nicht hinlänglich bekannt. Jetzt ist es nun auch, wie angegeben, die geränderte Zecke. Küchenmeister führt als ausländische Zecken: 1) die amerikanische, *Ixodes americanus* an, welche in Süd- und Nordamerika oft in ausserordentlicher Menge und unter verschiedenen Namen, u. a. unter dem der Waldlaus vorkomme; 2) eine unter dem Namen Giftwanze, *Argas persicus*, in heissen Klimaten; indess auch, dass über diese letztere nichts Zuverlässiges bekannt, und die Annahme der grossen Schädlichkeit derselben wohl übertrieben sei.

V. Familie. Käferläuse, *gamasida*. Gattung: *Dermanyssus*, Stechmilbe.

§. 196.

Der Character der Thierchen dieser Gattung ist folgender: das 5. Glied der Taster ist das kleinste; die Lippe ist spitzig; die Mandibeln des Männchens sind scheerenförmig und mit sehr langer Spitze versehen; die des Weibchens dagegen sind schwerdtförmig. Ihr Leib dagegen ist weich; die Vorderbeine sind länger, als die hinteren; die Larven sind 6füssig, von den Erwachsenen kaum verschieden. Die bemerkenswertheste, hieher gehörige Art ist:

Dermanyssus avium, Vogel-Stechmilbe.

Sie ist länglich-eiförmig, hinten etwas breiter als vorn, an den Seiten seicht geschweift; dunkelrothbraun, oben mit weissen

Fleckchen und Bogen oder weiss und dunkelfleckig; das erste Fusspaar ist das stärkste. Das ganze Thier ist $^3/_5'''$ lang.

Diese Milbe lebt sehr häufig in Vogelkäfigen, Taubenschlägen, Hühnerställen und Schwalbennestern, und wird gewöhnlich als Hühnerlaus bezeichnet. Sie lebt im Holzwerk der Vogelbehälter, legt dahin auch ihre Eier, häutet sich daselbst, und begibt sich nur Nachts auf die Vögel, um ihnen Blut auszusaugen. Diese Milbe geht auch auf Menschen, Pferde und Kaninchen über, deren Blut sie saugen. Bei dem Menschen kann sie eine Krankheit bedingen, die man *Acariasis* genannt hat; und ist man der Meinung, dass sie bei diesem zuweilen jene Art von Läusesucht bewirkt habe, in der die Parasiten nicht auf, sondern unter der Haut lebten. Nach meinen Beobachtungen vermögen diese Thierchen bei Pferden räudeartige Zufälle zu bewirken. Da die Thierärzte sehr leicht in den Fall kommen, von der Hühnerlaus befallen zu werden, so will ich nach meiner eigenen Erfahrung bemerken, dass man sich am leichtesten von ihnen durch Vergrabung in's Heu befreien kann.

Hieher gehört auch die Gattung *Analges*, Federmilbe, und die Art *A. bifidus*, die Tauben-Federmilbe; sie lebt auf der Haustaube, aber nur an den Federn, ohne Blut zu saugen, wie alle hieher gehörige Arten. Daher gehen sie nicht auf den Menschen und die Haussäugethiere, wegen Mangels an Federn dieser Wesen, über.

VI. Familie. Pflanzen-Milben, *oribatida*.

§. 197.

Die bemerkenswertheste, hieher gehörige Gattung und Art ist *Leptus autumnalis*. Diese Milben halten sich zur Herbstzeit an dürrem Grase, an dem schnittreifen Getreide, und zur Zeit der Stachelbeerreife an derartigen Sträuchern auf. Sie gehen auf den Menschen über und belästigen ihn einige Tage lang, indem sie sich mit dem Kopfe in dessen Haut in der Nähe der Haarwurzeln einbohren. Die Schnitter sind am meisten von diesen Milben heimgesucht; wahrscheinlich gehen dieselben auch auf die Haussäugethiere über.

Auch die Milbe des Käses, so wie die von getrocknetem Obste vermögen in der Haut des Menschen eine vorübergehende Reizung, aber keine Krankheit zu erzeugen.

Zweite Klasse der Gliederthiere.

Kerbthiere, *insecta.*

§. 198.

Der Körper derselben besteht aus gesonderten Ringen, von denen zuweilen einzelne im Ganzen oder stückweise verwachsen sind; meist lassen sie jedoch Kopf, Brust und Hinterleib deutlich unterscheiden.

I. Abtheilung.

Flügellose Insecten, *aptera.*

I. Gattung. Haarling, *Trichodectes.*

Diese nähren sich nur von Haaren und von Oberhautschuppen, daher leben sie auch nur auf Säugethieren. Sie haben keine Verwandlung. Die hieher gehörigen Arten sind leicht mit Berücksichtigung der Klassenmerkmale nach den Wohnthieren zu unterscheiden, und zwar:

a) *Trichodectes latus*, Hunde-Haarling.
b) „ *caprae*, Ziegen-Haarling.
c) „ *scalaris*, Rinds-Haarling.
d) „ *equi*, Pferde-Haarling.
e) „ *sphaerocephalus*, Schaf-Haarling.
f) „ *subrostratus*, Katzen-Haarling.

II. Gattung. Läuse, *pediculina.*

§. 199.

Die hieher gehörigen Thierchen haben ebenfalls keine Verwandlung; sie characterisiren sich vorzüglich durch ihre fadenförmigen, fünfgliederigen Fühler, durch zweigliederige Füsse, deren letztes Glied eine Kralle trägt, welche gegen das verdickte erste Glied zurückgeschlagen ist.

Die Läuse leben nur auf Menschen und Säugethieren, und nähren sich von dem Blute derselben, welches sie durch den eingebohrten Rüssel einsaugen. Bei der Begattung wird das Weibchen vom Männchen auf dem Rücken getragen; die birnförmigen Eier (Nisse) werden von den Weibchen an die Haare geklebt. Von den auskriechenden Jungen wird an einem Ende des Eies ein klappenartiger Deckel abgestossen.

Die Läuse werden in 3 Untergattungen eingetheilt: 1. die eigentliche Laus, *Pediculus;* 2. Filzlaus, *Phthirius*, beide kommen nur beim Menschen vor; 3. Bluttrinker, *Haematopinus*, diese kommt nur bei Thieren vor.

1. Untergattung. Eigentliche Laus, *Pediculus.*

Hier werden zwei Arten unterschieden:

a) die gewöhnliche Kopflaus, *Pediculus capitis v. cervicalis.*

b) Die Kleiderlaus, *Pediculus vestimenti.*

Das Weibchen der Kopflaus ist zahlreicher und grösser, als das Männchen. In 6 Tagen schlüpfen die Jungen aus den Eiern, welche in einem Alter von 18 Tagen selbst zum Eierlegen fähig sind. Ein Weibchen soll im Ganzen 50 Eier legen. Der Hauptunterschied zwischen der Kopf- und Kleiderlaus liegt in der Grösse, so dass die letztere die erste in dieses Beziehung übertrifft. Die Kleiderlaus treibt ihr Unwesen besonders an den Stellen der Haut, die den Falten und Nähten der Kleidungsstücke entsprechen. In diese legen die Thiere ihre Eier. Uebrigens kommen sie nur an unbehaarten Körperstellen vor, und erregen ein beständiges Jucken. Die Läuse sollen in den heissen Gegenden nicht vorkommen. Die Läusesucht, *Phthiriasis* wird durch diese Läuse, aber auch durch Stechmilben und Pelzfresser hervorgebracht. Man hat wohl angenommen, dass bei der Läusesucht des Menschen eine eigene Art Läuse vorkomme, und hat sie als *Pediculus tabescentium* bezeichnet; indess ist dieselbe zweifelhaft.

2. Untergattung. Filzlaus, *Phthirius.*

Hier ist die gewöhnliche Filzlaus, *Phthirius pubis*, *vel inguinalis* zu merken. Diese lebt, mit Ausnahme des Kopfhaares, woran sie nie vorkommt, an den übrigen behaarten Stellen des Körpers, und zwar zunächst in der Schamgegend, aber auch bei Ueberhandnahme in den Haaren der Brust und in den Augenbrauen; sie beisst sich tief und fest in die Haut ein, erzeugt heftiges Jucken, namentlich bei Wetterveränderungen. Diese Laus soll im Süden häufiger, als im Norden sein. Viele Leute halten diese Läuse für wohlthätig und gesund; Fuhrleute beherbergen sie mitunter gern, und bringen ein Stück in den Schlauch der Pferde, wenn dieselben nicht harnen können.

3. Untergattung: Blutsauger oder eigentliche Thierläuse. *Haematopinus.*

§. 200.

Bei dieser Gattung ist der aus 8—9 Ringen bestehende Hinterleib deutlich von der Brust abgesetzt, während diess bei den Menschenläusen, bei *Phthirius* und *Pediculus* nicht der Fall ist. Folgende Arten kommen bei unseren Haussäugethieren vor:

a) Die Hundelaus, *Haematopinus piliformis*, *v. canis familiaris.* Diese lebt, wie es der Name sagt, auf dem Haushunde, ist $1^1/_4'''$ lang, braunroth und hat den Hinterleib dicht mit blassbraunen Haaren besetzt.

b) Die Rinderlaus, *H. eurysternus v. bovis.* Diese kommt auf erwachsenen Rindern vor, ist $1^1/_2'''$ lang, braun, glänzend, hat einen fast verschobenen viereckigen Kopf mit verschmälertem Hinterkopfe; die Brust ist quer-viereckig; der Hinterleib breit, eiförmig, rothbraun; die Luftlöcher sind braun und vorragend.

c) Die Kälberlaus, *H. tenuirostris*, *v. vituli.* Diese lebt nur auf Kälbern, ist 1—$1^1/_4'''$ lang, vorn braun, hat einen spitzig zulaufenden Kopf, einen langen, fast cylindrischen, aschgrauen Hinterleib und sehr dicke Beine.

d) Pferde- und Eselslaus, *H. macrocephalus*, *v. equi et asini.* Diese lebt auf dem Pferde und Esel, so wie auf deren Bastarden, ist 1—$1^1/_2'''$ lang, braun; ihr Hinterleib ist gross, hell-lohbraun und mit zwei Röhren horniger Auswüchse versehen, welche die Luftlöcher enthalten; ihr Kopf ist sehr lang und hinter den Fühlern tief ausgerandet.

e) Schweinelaus, *H. suis.* Sie ist $1^1/_2$—$2'''$ lang, dunkelbraun, Hinterleib rothbraun, gewölbt und eiförmig, und hat die weissen Luftlöcher in schwarzen, hornigen Auswüchsen an den Seitenrändern; ihre Beine sind lang und dick.

f) Die Ziegenlaus, *H. stenopsis*, *v. caprae.* Sie ist $1^3/_4'''$ lang, schmal; ihr Hinterleib ist länglich, cylindrisch, rothbraun, und sind an demselben die Ringe nicht deutlich getrennt.

g) Kaninchenlaus, *H. ventricosus*, *v. cuniculi.* Diese ist $^1/_3$—$^1/_2'''$ lang und vorn dunkelbraun, hat einen fast linienförmigen Kopf, einen grossen, weisslichen, aufgeblasenen Hinterleib und bräunliche Fussglieder.

III. Gattung. Flöhe, *pulicida.*

Diese bekannten Springer sind es vorzugsweise durch ihre starken, besonders langen Hinterbeine und durch Schwingkolben, so wie jederseits durch zwei flügelartige Schüppchen, wesshalb sie auch wohl zu den zweiflügeligen Insecten gezählt werden, jedenfalls aber einen Uebergang zu denselben bilden. Diese Thiere haben eine vollkommene Verwandlung; d. h. aus der aus dem Eie hervorgehenden fusslosen Made wird eine länglich runde Puppe, und aus dieser entfaltet sich erst das vollkommene Insect, das erst dann in der Regel auf den Menschen oder die Säugethiere übergeht.

a) Der gemeine Floh, *Pulex irritans*, *v. vulgaris.* Das Weibchen ist grösser, als das Männchen; ihre Begattung geschieht Bauch an Bauch. Die weissen, ovalen Eier sind ziemlich gross, nur wenig gewölbt, und an beiden Polen gleichmässig abgeflacht. Die Eier werden in Staub, Kehricht u. dgl. bei unreinlichen Menschen auch unter die Nägel, besonders der Zehen abgesetzt, und lassen nach ein paar Tagen fusslose Larven ausschlüpfen; aus diesen entwickeln sich sodann die Nymphen in einer Schale. Dieser Floh lebt vom Blute des Menschen; die Weibchen sollen mehr belästigen, als die Männchen.

2. Der Sandfloh, *P. penetrans.* Dieser ist kleiner als der vorige; er lebt nach der Angabe der meisten Autoren nur in den heissen Gegenden von Südamerika, besonders in Brasilien. Das Männchen bleibt im Sande, und nur das befruchtete Weibchen befällt Menschen und Thiere, und bohrt sich mit seinem langen Rüssel durch die Haut bis auf's Fleisch. Es ist dieses

Thier nicht allein lästig, sondern auch mitunter sehr gefährlich, indem es bösartige Geschwüre und Brand veranlassen kann.

3. Der Hundefloh, *P. canis*. Dieser ist vorn dunkelbraun, Hinterleib und Beine sind gelbbraun; das zweite Fühlerglied ist länger, das dritte breiter und gefingert-gezahnt; die Stirn und das erste Bruststück sind mit Dornen bekränzt. Er lebt auf dem Hunde, der Katze und dem Kaninchen; geht aber auch auf den Menschen über. Austin (The Veterinarian V. XXVIII) beobachtete eine langdauernde Ausschlagskrankheit an einem Hunde, welche desshalb interessant ist, weil sie beweist, dass alle Verwandlungen des Flohes auf dem Körper des Hundes vor sich gehen können, und in diesem Falle wirklich vor sich gingen, und desshalb die Krankheit chronisch wurde.

II. Abtheilung der Insecten.

Halbflügler, *hemiptera*.

IV. Gattung. Weichwanzen, *Acanthia*.

§. 201.

Der Körper der Thiere dieser Gattung ist weich; Kopf und Leib sind flach, horizontal länglich; ihre Augen sind klein, ohne Nebenaugen; der Schnabel ist kurz, unter der Kehle versteckt; die Fühler sind kurz, keulenförmig von halber Körperlänge; die Flügel sind nervigt-geadert oder fehlen, wesshalb die Thiere dieser Gattung auch wohl zu den flügellosen gezählt werden. Der Vorderrücken und der Hinterleib so wie die Flügeldecken sind mit häutigen Fortsätzen versehen, die Beine zart, dünn. Die hieher gehörigen Thiere zeigen nur eine unvollkommene Verwandlung. Die einzige, hier in Rücksicht kommende Art ist:

Die gewöhnliche Bettwanze, *Acanthia lectularia* = *Cimex lectularius*. Der Körper derselben ist rostbraun, etwas behaart, der Kopf deutlich abgesetzt, die Brust eingliederig mit höckerigem Rückenschilde und einem Fusspaare; der Rücken ist mit zwei kleinen Höckern (Flügelandeutungen) versehen; der Bauchringe, welche nach hinten spitz zulaufen, gibt es 9. Schon im 11. Jahrhundert waren die Wanzen in Strassburg bekannt, und sind desshalb nicht, wie man wohl angenommen hat, aus Amerika zu uns gekommen; vielmehr sind sie wahrscheinlich aus dem Orient eingewandert, da sie schon den Alten bekannt gewesen sein sollen. Die Wanzen sind desshalb schwer auszurotten, weil sie Hunger und hohe Kälte jahrelang ertragen. Sie leben vom Blute des Menschen, und befallen ihn besonders Nachts, nachdem sie die Fugen des Holz- und Mauerwerks, die Risse der Tapeten, die Ritzen und Fugen der Bettstellen, wohin sie überall ihre Brut absetzen, verlassen haben; auch halten sie sich hinter Schildereien, Spiegeln, in Kleidern, Büchern u. dgl. auf.

III. Abtheilung der Insecten.

Zweiflügler, *diptera.*

V. Gattung. *Hippobosca.*

§. 202.

Der Character dieser Gattung ist (nach Meigen) folgender: Kopf und Brust deutlich getrennt, flachrund; Untergesicht kurz, von der Stirn durch eine Naht getrennt; Stirn breit ohne Punktaugen; Scheitel und Seitenwand der Stirn etwas erhöht; Netzaugen länglich. Rüssel vorstehend, schnabelförmig, aus einer zweiklappigen, gabelförmigen Scheide bestehend, in welcher die fadenförmige, hornartige Zunge liegt. Taster fehlen; Fühler an den Seiten des Untergesichts eingliederig, knospenförmig, klein, mit einer Borste an der Spitze. Brustschild breiter, als der Kopf, lederartig hart, flach, scheibenförmig mit einer gebogenen, unterbrochenen Quernaht. Schildchen kurz, quer-länglich. Hinterleib häutig, rund, vorn eckig. Beine stark mit dicken Hüften; die zwei vorderen von den vier hinteren etwas entfernt. Füsse kurz, besonders die drei mittleren Glieder; letztes Glied mit zwei starken, zweizähnigen Krallen. Schwingen klein, unter dem Schildchen versteckt. Flügel lederartig mit stumpfer Spitze, ohne Härchen, länger als der Hinterleib, im Ruhezustande flachparallel auf dem Leibe liegend. Diese Thiere saugen Blut. Die einzige, hier in Betracht kommende Art ist die:

Pferde-Lausfliege, *Hippobosca equina.* Diese hat einen gelbgefleckten dunkelbraunen, glänzenden Brustschild, ihre

Beine sind rostgelb und schwarz geringelt; sie ist 4''' lang und lebt auf Pferden und Rindvieh.

VI. Gattung. *Melophagus.*

Kopf platt; Augen klein, linienförmig; Punktaugen fehlen; Fühler warzenförmig, klein in Grübchen an den Seiten des Untergesichts; Brust so breit wie der Kopf; Flügelschwingen und Schildchen fehlen; Hinterleib gross, eiförmig; Füsse mit zweizähnigen Krallen. Die Thiere dieser Gattung saugen ebenfalls Blut. Die einzige, hier in Betracht kommende Art ist die:

Schaf-Lausfliege, *Melophagus ovinus.* Sie ist erst gelb mit braunem Hinterleibe, wird 2—3''' lang, und lebt zahlreich zwischen der Wolle der Schafe.

VII. Gattung. Bremsenartige Fliegen, *Oestracides.*

§. 203.

Diese Gattung der bremsenartigen Fliegen wird in zwei Untergattungen getheilt, nämlich in:

A. *Gastrus*, Magenbremse oder Bremsfliege;

B. *Oestrus*, Biesfliege.

Da die deutschen Namen: „Bremsen, Bremsfliegen, bremsenartige Insecten und Viehbremsen," so wie die Namen: „Biesfliegen, Dasselfliegen" nicht ausschliesslich für die genannten Untergattungen der Oestraciden gebraucht werden, sondern auch die Gattungen der zahlreichen Familie *Tabanus* als „Bremsen" u. dgl. bezeichnet werden, so thut man wohl, sich bei jenen Gattungen der Oestraciden vorzugsweise der lateinischen Namen: *Gastrus* und *Oestrus* zu bedienen.

Die Oestraciden bewirken ihre Entwickelung und Fortdauer auf eine ganz eigenthümliche Weise, nämlich so, dass die vom Weibchen gelegten Eier unter der Haut, im Magen und einigen anderen hohlen Organen, nicht allein unserer landwirthschaftlichen Haussäugethiere, sondern auch der Hirsche, Rennthiere, wilden Kaninchen und sogar der Menschen zu Larven entwickelt werden, und dass diese letzteren dann, wenn sie ihre vollständige Grösse und Reife erlangt haben, jene Aufenthaltsorte verlassen, um ausserhalb der Wohnthiere weitere Verwandlungen durchzumachen. Sie gehen alsdann in den Zustand einer Puppe oder Nymphe über, aus welcher zuletzt das vollkommene, geflügelte Insect hervorgeht. Diese Thiere gehören also zu denjenigen Schmarotzern, welche, wie einige bereits betrachtete Gattungen, nicht während ihrer ganzen Lebensdauer auf anderen schmarotzend leben.

In Europa hat man nur in höchst seltenen Fällen Larven von Dasselfliegen in der Haut des Menschen gesehen; dagegen sollen sie im Süden Amerika's häufiger vorkommen. v. Humboldt gab ihnen zwar den Namen „*Oestrus humanus*" aber man kennt heute das Insect noch nicht, dem die Larve angehört.

Die bei den Haussäugethieren vorkommenden *Oestraciden* kann man in folgender Weise eintheilen:

I. in Magenbewohner oder Chylusfresser „*gastricolae, v. chylivorae.*"

Hieher gehören:

1) *Gastrus equi*, gewöhnliche oder grosse Viehbremse;
2) „ *haemorrhoidalis*, Mastdarmbemse;
3) „ *satuliferus, v. salutaris*, heilsame Bremse;
4) „ *nasalis, v. veterinus*, Nasen- oder Viehbremse.

II. Hautbewohner oder Eiterfresser, *cuticolae, v. purivorae.*

Hieher gehört:

Oestrus bovis, Rindviehbremse.

III. Höhlenbewohner oder Lymphfresser, *cavicolae, v. lymphivorae.*

Hieher gehört:

Oestrus ovis, Schafbremse.

Als nähere Kennzeichen der Larve von *Gastrus equi* lassen sich folgende angeben: Sie ist die grösste und zugleich auch die zahlreichste von allen; ihre Gestalt ist länglich und ein wenig seitlich zusammengedrückt, am hinteren Ende stumpf, am vorderen oder Kopfende dünner zulaufend. Anfangs ist diese Larve blass, später röthlich und bei ihrer Reife rothbraun. Uebrigens findet man sie von verschiedener Grösse, und bei verschiedenen Pferden auch etwas mehr oder weniger gefärbt. Die Larven dieser Art sitzen in der Regel an der Schleimhaut der

Schlundabtheilung des Magens, oder auf der Grenze zwischen dieser und der Darmabtheilung, selten und einzeln in dieser selbst und in dem Schlunde und im Schlundkopfe, ja selbst im Kehlkopfe. Zur Zeit, wo diese Larven mit dem Kothe abgesetzt werden, haben sie eine blass-rothbraune Farbe, und hängen sich nicht einige Zeit am After an.

Die Larven von *Gastrus haemorrhoidalis* sind von der vorigen sehr verschieden, indem dieselben besonders in der ersten Zeit der Entwickelung kleiner, dünner und länglicher sind, als jene. Zuerst sind sie blass, dann mehr oder weniger roth, und im reiferen Zustande, wenn sie durch den Darmkanal gehen, grün oder bläulich-grün. Man unterscheidet bei ihnen zwei Varietäten, eine grössere und eine kleinere. Sie bewahren nicht eine so begrenzte Stelle im Magen, wie die zuerst beschriebenen; dieselben werden zwar auch meist in der Schlundabtheilung dieses Organes angetroffen, aber sie breiten sich stets weiter aus. Man findet sie in Häufchen bei einander, gewöhnlich zwischen den Larven von *G. equi*, zuweilen auch einzeln. Am meisten halten sie sich um den Magenmund herum auf, auch wohl in demselben und selbst im Schlunde; seltener und minder zahlreich findet man sie in der anderen Abtheilung des Magens. Beim Abgange haken sie sich noch eine zeitlang am After fest, woher ihr Name.

Was die Larven von *G. salutiferus* und *G. nasalis* anbetrifft, so sind diese noch nicht, wohl aber die daraus entstehenden Insecten unterschieden. In ihrem jugendlichen Zustande sind sie weiss, aber an ihrem stumpfen Ende roth; sie bleiben so bis zum ausgewachsenen Zustande, wo sie eine blass gelbe oder weissliche, dem Milchrahm ähnliche Farbe erhalten, und wo alsdann auch die röthliche Farbe des hinteren Endes verschwunden ist. Grösse und Gestalt haben diese Larven so ziemlich mit denen von *G. equi* gemein; eine besondere Verschiedenheit jener von diesen besteht aber darin, dass ihre Stachelkränze nur aus einer Reihe von sehr entwickelten, mit kleinen schwarzen Spitzen versehenen Stacheln bestehen. Der Aufenthalt dieser Larven ist fast ausschliesslich in der Erweiterung, welche den Uebergang vom Pförtner des Magens zum Zwölffingerdarme bildet.

Von den bisher näher bezeichneten Larvenarten trifft man die von *G. equi*, wie bereits gesagt, nicht allein am gewöhnlichsten, sondern auch am häufigsten an. Nach diesen sind die Larven von *G. salutaris* am gewöhnlichsten und zahlreichsten, während die von *G. haemorrhoidalis* im Ganzen seltener und in geringerer Anzahl gefunden werden; doch von allen am seltensten sind die Larven von *G. veterinus* und *nasalis*. Zuweilen findet man alle Arten gleichzeitig, zuweilen aber auch nur eine oder zwei Arten bei einem und demselben Pferde. Bisweilen findet man nur einzelne oder wenige Larven; nicht selten aber auch eine grosse Zahl beisammen; man hat schon über tausend gezählt. Es ist nicht bekannt, dass Pferde von verschiedenen Rassen oder von verschiedenem Alter diese oder jene Arten von Larven vorzugsweise besitzen; auch finden sie sich nicht weniger in gut genährten und gesunden, als in mageren und kränklichen Pferden und Füllen, insofern nämlich dieselben auf die Weide gegangen sind. Wenn die in Rede stehenden Larven zuweilen bei gemeinen Pferden in grösserer Menge, als bei edleren angetroffen werden, so liegt diess wahrscheinlich daran, dass erstere nicht nur im Frühjahr eher und im Herbste später auf die Weide gehen, sondern auch die Insecten-Eier wegen Mangel an Hautreinigung weniger vom Körper dieser Thiese entfernt werden. Die betreffenden Bremsen kleben nämlich ihre Eier an die Haare der Pferde, aus welchen die Larven etweder in's Maul der Wohnthiere kriechen oder von diesen abgeleckt und verschluckt werden.

Die Larven von *Oestrus bovis* kommen nur in der Haut vor, aber nicht allein in der des Rindes, sondern auch des Hirsches und Rehes, und zuweilen sogar in der des Pferdes und Esels und wahrscheinlich auch ihrer Bastarden. Wegen des ausschliesslichen Vorkommens dieser Larven, welche insgemein Engerlinge oder Dasseln genannt werden, in der Haut, worin sie Beulen veranlassen, welche Dasselbeulen genannt werden, bedarf es keiner besonderen Unterscheidungs-Merkmale derselben von den Larven, welche im Magen des Pferdes vorkommen. Die Dasselbeulen finden sich bei Rindern jeder Art und Beschaffenheit; bei Kälbern aber und bei ganz alten Thieren sind sie sehr selten. Bei einem und demselben Wohnthiere trifft man zuweilen nur einzelne Dasselbeulen, zuweilen mehrere bis zu 50 und mehr.

Wie die Larven des *Oestrus bovis*, so bedürfen auch die von *Oestrus ovis* keiner besondern Beschreibung, da ihr bestimmter Aufenthalt sie unterscheidet; sie kommen nämlich bei den Schafen in den Nasenhöhlen und in sämmtlichen Nebenhöhlen derselben, mit Einschluss der Höhlen der Hornzapfen vor.

§. 204.

In Ansehung der Folgen, welche die betrachteten *Gastrus*- und *Oestrus*-Larven für die Wohnthiere haben, ist zu bemerken, dass dieselben der Erfahrung gemäss in der Regel keine nachtheiligen sind, wenn die Larven in nicht zu grosser Zahl an ihrem gewöhnlichen Sitze vorkommen und auch kein ungewöhnlicher Umstand damit verbunden ist. Die verschiedenen Familien jener Larven bedürfen in dieser Beziehung einer besonderen Betrachtung. Die Magenbewohner oder die sog. Chylusfresser bohren sich in der Regel nur durch die Schleimhaut bis in's Bindegewebe derselben ein, und erfolgt, nach dem Abgange der Larven die Vernarbung jener Haut leicht wieder; in seltenen Fällen jedoch bohren sie sich durch die Muskelhaut bis zur serösen Haut des bewohnten Organes, und dann allerdings erfolgt die Vernarbung schwieriger; in noch selteneren Fällen werden alle Häute des Wohnorganes durchbrochen und dann gerathen die Thiere in die Bauchhöhle, und haken sich dann an die äussere Haut des Magens, des Darmkanales u. s. w. fest. Die Folgen, welche durch eine solche Durchlöcherung des Magens oder Zwölffingerdarmes bewirkt werden, sind leicht zu ermessen. Sehr seltene Fälle tödtlicher Ausgänge durch Larven beobachtete Hertwig; der eine bestand darin, dass diese Thiere im Magen des Pferdes kleine Blutgefässe angebohrt hatten, wodurch eine innere Verblutung entstand; in dem anderen Falle sassen bei einem Pferde 30 Larven am hinteren Ende des Mastdarmes und am After und veranlassten dasselbe zu heftigem Drängen, wodurch ein Vorfall jenes Organes entstand, der jedoch zuletzt durch eine Operation geheilt wurde. Häufiger sind die Fälle beobachtet worden, dass der Sitz der Larven in der Rachenhöhle, am Kehl- und Schlundkopfe, hier erschwertes Schlingen und dort erschwertes Athmen und selbst Erstickung veranlassten. Einen einzig dastehenden Fall beobachtete Bruckmüller in Wien, in welchem sich zwei Larven (nicht genau bestimmter Art) an der Basis der linken Hälfte des grossen Gehirns vor dem Gehirnknoten befanden. Es wird angenommen, dass dieselben aus der Stirnhöhle, in der man Spuren der früheren Anwesenheit dieser Larven fand, durch das Drosseladerloch an die genannte Stelle gerathen sein, was mir indess sehr unwahrscheinlich ist, wahrscheinlicher, dass sie im Jugendzustande durch das Siebbein, oder von dem linken Luftsacke her, wo sie ursprünglich gesessen haben mögen, durch das Drosseladerloch in die Schädelhöhle gewandert sind. (Vierteljahresschrift für wiss. Vet. Kunde VI). Einen anderen, nicht minder sonderbaren Fall beobachtete Rey, in dem der Tod eines Hengstes in Folge einer kurzdauernden, kolikartigen Krankheit, bewirkt durch 2 in der Harnblase festsitzende Larven von *G. haem.* hervorgebracht worden sein soll (Journ. de méd. vétér. T. XIII). — Dass eine grosse Zahl Larven im Magen, besonders wenn sie ihren Sitz an der Darmmündung haben, Störungen der Verdauung und insbesondere kolikartige Erscheinungen bewirken können, ist eher einzusehen, als dass dieselben durch ihren Reiz die Verdauung befördern, oder gar durch den Kitzel das Wohnthier zum Laufen anspornen, wie es Clark aus naiven physiologischen Gründen angenommen hat, und mit welcher Annahme auch wahrscheinlich die Benennnng „heilsame Bremse" in Zusammenhang steht.

Die Hautbewohner unter den Larven werden von den Landleuten auch insgemein als heilsam für die Wohnthiere angesehen. Diese Volksansicht ist wahrscheinlich aus einer Verwechslung der Ursache und Wirkung in der Weise entstanden, dass die Bremsen nicht die schlechtesten Individuen zum Behufe des Absatzes ihrer Eier aufsuchen, oder dadurch, dass die Wohnthiere sich zusehends erholen, wenn sie von ihren mitzehrenden Gästen befreit worden, während ihre Anwesenheit keineswegs Nutzen, aber auch keinen Schaden bringen kann, wenn ihre Zahl nicht gross ist.

Die Höhlenbewohner können unter Umständen Schwindelzufälle und die sog. Schleuderkrankheit bei den Schafen bewirken.

FÜNFTES KAPITEL.

Von den parasitischen Thieren verschiedener Art, so wie von den falschen parasitischen Thieren, und solchen, welche den Menschen und die Haussäugethiere vorübergehend belästigen, oder ihnen mehr oder weniger nachtheilig sind.

§. 205.

Hinsichtlich der Klasse der Infusorien möge zunächst angeführt werden, dass man bisweilen im Magen und Darmkanal des Menschen und der Haussäugethiere verschiedene Arten derselben findet; Mitscherlich hielt, als der erste i. J. 1841 dafür, dass gewisse Vibrionen mit der Verdauung im Zusammenhange stehen; später haben Gruby und Delafond (i. J. 1843) diese Ansicht bestimmter ausgesprochen, nachdem sie namentlich im 1. und 2. Magen der Wiederkäuer ein vielgestaltiges flimmerndes Infusorium entdeckt hatten. Diese Ansicht ist jetzt verlassen (vergl. meine allgem. Pathologie p. 238 und Thierärztl. Zeitung 1844. p. 79).

In faulenden, proteinhaltigen thierischen Flüssigkeiten: wie in Eiter und dergl. kann man bei Menschen und Hausthieren stets Infusorien wahrnehmen; die Ansicht aber, dass solche Thierchen mit der Syphilis des Menschen, mit Krebskrankheit, mit dem Rotze u. s. w. in wesentlichem Zusammenhange stehen, ist längst aufgegeben. Insbesondere wollte Donné im Ausflusse syphilitischer Weiber ein eigenthümliches Infusor entdeckt haben, das er *Trichomanas vaginalis* nannte; jetzt aber hält man dafür, dass dieses vermeintlichen Thierchen eine flimmernde Epithelialzelle ist. In ähnlicher Weise verhält es sich mit einem Wesen, das man in krankhaften Flüssigkeiten, insbesondere in leukämischem Blute des Menschen gefunden nnd als *Amoeba* bezeichnet hat; dasselbe wird zu den Rhizopoden nach Ehrenberg gezählt, und besteht aus einer zähen, schleimigen Substanz, die man Sarcode genannt hat. Die Gestalt dieses Wesens verändert sich fortwährend, indem von einem centralen

Körper Ausläufer in verschiedener Gestalt und Theilung allmälig hervorschiessen und sich wieder einziehen. Man bezweifelt jetzt die thierische Natur dieses Wesens, nachdem man ähnliche Erscheinungen an weissen Blutkörperchen gesehen hat.

Zur Zeit machen gewisse Vibrionen Aufsehen, welche Brauel im Blute milzbrandiger Thiere, namentlich in der Milz aufgefunden hat, die schon beim Leben der Wohnthiere entstehen, aber erst in 3 Tagen nach ihrem Tode selbst zur lebendigen Bewegung gerathen sollen. Obwohl ich selbst früher eine Beobachtung gemacht habe, welche die Brauel'sche bestätigen kann, so bedarf diese Angelegenheit doch noch einer weiteren gründlichen Untersuchung. Früher hat Vogel einer Katze infusorien-schwangeres Wasser in's Blut injicirt, und man fand später im Blute dieses Thieres keine Infusorien mehr.

Von einem Infusorium, welches bei der Zahnverderbniss des Menschen betheiligt sein soll, ist bereits (§. 159) die Rede gewesen.

Aus der Familie der Fliegen hat man Larven von den zu den Blumenfliegen gehörigen Arten *Anthomya scalaris* und *cunicularis* im Darmkanal des Menschen, solche der ersten Art auch beim Hunde und zwar im Herbste und Winter gar nicht selten gefunden (Küchenmeister); sie sollen durch den Genuss von Pflanzen und Mehlspeisen (die gestanden sind) in den Leib des Menschen gerathen, und im Mastdarme ein sehr unangenehmes Jucken verursachen. Es ist fraglich, ob durch dieselbe Ursache das Rutschen der Hunde auf dem Hinteren bewirkt wird? Ferner sind bemerkenswerth die grosse Schmeissfliege (*Musca vomitoria*), die gemeine Fleischfliege (*M. carnaria*) und die gewöhnliche Stubenfliege (*M. domestica*). Die Maden der beiden ersten bewirken bei unsorgfältiger Behandlung die der Heilung so sehr widerstrebenden sog. lebenden Wunden; zuweilen thut diess auch die dritte Fliege. Die beiden letzten können auch bei weiblichen Menschen, Kindern, welche auf schmutzigen Windeln liegen, ältern Personen, welche am geheimsten Theile Ausflüsse haben, in die Scheide gerathen, so wie sich denn auch die Maden aller dieser Thiere im Magen des Menschen und fleischfressender Thiere nach dem Genusse verdorbenen Fleisches und faulenden Käses vorfinden können.

Ueberdies sollen die Larven der beiden erstgenannten Fliegen sich bei bösartigen Augenentzündungen des Menschen unter den Augenlidern einnisten, und (nach Bruner) in Aegypten eine sehr traurige Zugabe zum Pockenprozess auf der Hornhaut sein, in sofern in solchen Fällen meist eine Durchbohrung der Hornhaut stattfinde. Endlich gehören auch hierher die Griebelmücken *(simulida)*; hiervon sind zunächst bemerkenswerth die Mosquitos, welche bekanntlich in vielen warmen und feuchten Gegenden eine so grosse Plage für Menschen und Thiere sind; besonders hervorzuheben ist aber die sog. Columbaczer-Mücke (*simulium reptans*). Diese kommt vorzüglich im südlichen Ungarn und in Serbien vor, doch wurde sie auch (nach Röll) i. J. 1830 in Oesterreich, Mähren und den angrenzenden Gegenden Ungarns längs der March beobachtet, nachdem ausgebreitete Ueberschwemmungen stattgefunden hatten. Sie erscheinen in der 2. Hälfte Aprils und anfangs Mai oft in so ausserordentlicher Menge, dass sie in der Ferne gesehen als Wolken erscheinen, und dass man, wie Röll sich ausdrückt, kaum einen Athemzug machen kann, ohne eine Menge derselben einzuschlürfen. Vorzüglich fallen sie Rinder, Pferde und Schafe an den Augen, den Nasenlöchern, dem Maule, After und an den Geschlechtstheilen an, und kriechen sogar durch diese Körperöffnungen in grosser Menge ein. Jeder Stich dieses Insectes soll eine harte, sehr schmerzhafte Geschwulst veranlassen, welche erst nach 8—10 Tagen verschwindet. Werden Heerden von zahllosen Thieren dieser Art angefallen, so gehen viele Stücke derselben zu Grunde, und man hat sie daher früher unter den Ursachen des Milzbrandes aufgeführt. Neuere Untersuchungen haben gelehrt, dass diese Mücken nicht in den Kalksteinhöhlen in der Nähe des alten Schlosses Columbacz ihren Ursprung haben, sondern dass sie hier nur bei schlechtem Wetter Schutz suchen, während dieselben in der That ihre Verwandlungen im Wasser durchmachen. Ob eine andere gefürchtete Fliege, die hie und da in Deutschland unter den Namen Dickkopf, Kanker oder Gnitze vorkommt, mit jener gleich ist, steht dahin. Unter dem Namen „Tsetse" soll (nach Livingstone) in einigen Gegenden Süd-Afrika's eine Fliege vorkommen, welche die Rindviehhaltung erschwert oder unmöglich macht.

Dagegen können wiederum viele andere Insecten bei uns Menschen und Thieren lästig und selbst gefährlich werden, so verschiedene Arten Ameisen (*Formica*), einige Spezies der Gattungen *Tabanus*, *Conops*, *Culex;* ferner Hornisse (*Vespa Crabro*), Wespen (*Vespa vulgaris*), Bienen (*apis mellifica*) und dergl. Stiche der letztgenannten Insecten können Menschen und Thiere umbringen; so ist mir ein Fall erinnerlich, in dem der Tod von 5 Pferden durch eine Menge von Bienenstichen, die vorzüglich in der Umgebung der Augen, der Nasenlöcher und des Maules angebracht waren, in $1^1/_2$—4 Stunden erfolgte, ohne dass die Sectionen Ergebnisse an den inneren Organen lieferten, welche in einen erklärlichen Zusammenhang mit jener Veranlassung hätten gebracht werden können.

Ferner haben sich einige Raupenarten mehr oder weniger gefährlich für Menschen und Thiere gezeigt. Hieher gehört z. B. die Raupe vom Kieferspinner (*Bombyx Pini*) die schon sehr oft bei Menschen durch ihre glatten, theils fadenförmigen, theils lanzettförmigen, dünnen Haare durch einen noch nicht gehörig bekannten flüchtigen, reizenden Stoff Entzündungen der Augen, Nase, Hände und Arme hervorgebracht, selbst den Tod bewirkt hat, wenn diese Schädlichkeiten in wunde Stellen der Haut eintraten. Noch schädlicher hat sich die Raupe des Prozessions-Spinners (*Bombyx processionea*) durch ihre mit Widerhaken versehenen Haare und durch einen der Ameisensäure ähnlichen Saft erwiesen. Die feinen Haare der Prozessions-Raupe werden nicht allein, wie es scheint, willkürlich von ihnen abgeschüttelt, sondern sie bleiben auch an Gegenständen, an welchen sie vorüberzogen, hangen, und besonders in grosser Menge innerhalb der Verpuppungsgespinnste angehäuft. Diese schaden, da sie lange hangen bleiben, oft noch nach mehreren Jahren, und insbesondere setzt das Zerstören solcher Gespinnste grosser Gefahr aus. Die Haare schweben leicht in der Luft durch sanfte Winde, durch den Tritt der Thiere und Menschen gehoben, und werden auf diese Weise oft in ferne Gegenden getragen. Werden (so wird berichtet) Heerden von Schafen, Ziegen und Rindern an einen solchen Ort getrieben, werden dieselben mit Pferden begangen, so entstehen bei diesen Thieren die heftigsten Zufälle, bei den Schafen Augenentzündung, Schwindel, heftiger Husten, bei Rindern und Pferden ausserdem noch innere Entzündung und Beulen über die ganze Haut. Da diese sehr heftig jucken, so werden die Thiere sehr unbändig, und von Pferden sah man schon, dass sie wie rasend umherliefen und todt niederstürzten. Die Menschen laufen besonders Gefahr bei solchen Gelegenheiten, da setzt es Entzündungen der äussern Theile, der Augen, Geschlechtstheile und heftig juckende Hautausschläge und sogar Entzündungen des Kehlkopfes und der Lunge ab. Unter vielen anderen Personen litt ich selbst an ähnlichen Zufällen beim Vorkommen der Prozessions-Raupen auf einer hiesigen mit Eichbäumen besetzten Promenade, und ein Zug Militair-Pferde, welche diesen Ort betreten hatten, litten jedoch nur einige Tage hindurch an Geschwulst der untern Theile der Gliedmassen (vergl. Thierärztl. Zeitung 1847, p. 117 und 1849 p. 187 ff.).

§. 206.

Von den spinnenartigen Thieren sind hier vorerst die Scorpionen, deren es verschiedene Arten, aber nur in wärmeren Himmelstrichen gibt; der Stich dieser Thiere veranlasst bei Menschen und den grösseren Haussäugethieren nur örtliche Zufälle, die aber mit dem Alter der Scorpione und mit der Wärme des Klimas sich vermehren sollen, so dass ein ausgewachsenes Thier dieser Art einen Hund zu tödten vermag. Der Biss der gewöhnlichen Hausspinne verwundet den Menschen kaum; der Biss der Höhlenspinne aber soll bei kleinen Thieren einen fieberhaften Zustand erzeugen können. Die berüchtigte Tarantel ist für Menschen und Thiere noch weniger gefährlich, als der Scorpion, und mit dem Taranteltanz soll es die Bewandniss haben, dass den gebissenen Leuten zum Behufe der Schweisserzeugung zum Tanze aufgespielt wird, und auf diese Weise die Sage der Tanzwuth durch Verwechslung der Ursache mit der Wirkung entstanden ist.

Von den giftigen Schlangen kommen in Europa nur zwei vor: die gemeine Viper im südlichen Theile und die Otter auch im übrigen Theile; der Biss der ersteren ist dem Menschen gefährlicher als der der anderen, indessen entsteht selten mehr darauf als bösartige Wunden und Fieber mit Ueblichkeit; doch soll der Biss dieser Schlangen tödtlich für den Hund, das Schaf, die Ziege und das Kaninchen sein können, während das Schwein demselben widerstehen soll, und Katzen davon nur sehr wenig leiden. Bei den grössern Haussäugethieren entstehen hienach nur bösartige Wunden, die leicht brandig werden, wegen welcher ich in der Gegend von Bromberg mehrere Male in Anspruch genommen worden bin.

Der schleimige Saft, welchen Kröten in ihrer Haut absondern, kann auf der menschlichen Haut Jucken und Entzündung erregen; von Nachtheilen desselben für Hausthiere ist nichts bekannt, doch sah ich, dass ein Hund, welcher eine Kröte angriff, geschwollene Lippen bekam. Das behauptete Fortleben gewisser Thiere, wie Kaulquappen (Froschlarven) Frösche, Kröten, Salamander, Eidechsen, Schlangen und dergl. in den Eingeweiden des Menschen, wenn sie zufällig verschluckt worden beruht nur auf einem fabelhaften Volksglauben oder auch absichtlicher Täuschung. Denn solche Thiere können in feuchter Wärme von 29°R., wie sie in jenen Eingeweiden vorkommt, gar nicht fortleben, wie es durch Versuche bewiesen ist, indem Thiere jener Arten in Wasser mit zugänglicher Luft 2—4 Stunden lang einer Temperatur jener Höhe ausgesetzt wurden: sie starben (Berthold).

Mehr ist für den Menschen zu fürchten in südlichen Gegenden vom Verschlucken der Blutegel (*Haemopis vorax*) mit dem Trinkwasser; sie sollen sich in der Rachenhöhle u. s. w. anhängen, und selbst im Magen noch einige Zeit fortleben und zu innern Verblutungen Veranlassung geben können. Ausgedehnter sind die Beobachtungen, welche man in dieser Hinsicht auf thierärztlichem Gebiete gemacht hat. Notizen darüber sind vorhanden von Fernando Calvo, einem spanischen Thierarzte, ferner von Vitet, Paulet, Frommage de Feugré, Forthomme, Huzard fils und Lemichel, welcher vorletzte sogar eine Monographie über den Gegenstand geschrieben hat. Aus allen diesen Mittheilungen geht hervor, dass Blutegel in Menge in Teichen warmer Gegenden z. B. in Spanien, Portugal, Neapel, Italien und im nördlichen Afrika vorkommen, welche sich an die Körper der Hausthiere, besonders der Pferde anhängen, welche aus solchen Teichen saufen, noch mehr aber sich in der Nasen-, Maul- und Rachenhöhle, so wie am und im Kehl-

und Schlundkopfe und selbst im Schlunde anbeissen, sich vollsaugen, zu Blutungen, Verblutungen und zu Erstickungen Veranlassung geben können.

SECHSTES KAPITEL.

Von den parasitischen Pflanzen der Menschen und Haussäugethiere.

§. 207.

Die auf und in Menschen und Thieren bisher beobachteten parasitischen Pflanzen gehören sämmtlich dem Cryptogamen an, und zwar nur den Klassen der Algen *(algae)* und der Pilze *(Fuci)*. Die Algen unterscheiden sich von den Pilzen in leichtfasslicher Weise dadurch, dass jene Chlorophyll oder einen anderen Farbstoff enthalten, der aber, wie leicht einzusehen, nicht immer an einzelnen Individuen, sondern erst mit Sicherheit bei einer Zusammenhäufung derselben erkannt werden kann.

Die Zahl der parasitischen Pflanzen, welche man auf und in thierischen Wesen angetroffen hat, ist schon ziemlich gross; aber nur von einer kleinen Zahl derselben ist bisher mit mehr oder weniger Sicherheit erkannt worden, dass sie Ursache von Krankheiten bilden, welche letztere aber immer nur mehr oder weniger vereinzelt vorkommen, so dass bislang weder in einer Seuche des Menschen noch der Thiere (die Seidenwürmer vielleicht ausgenommen) eine parasitische Pflanze als Ursache mit genügender Wahrscheinlichkeit nachgewiesen werden konnte; was jedoch später vielleicht der Fall sein wird, wenn man diesem schwierigen Gegenstande eine gründliche, ausdauernde und ausgebreitete Aufmerksamkeit, und ein geläutertes, vorurtheilsfreies Studium gewidmet haben wird.

Viele parasitische Pflänzchen aus den genannten Klassen finden sich überhaupt da ein, wo die organische Materie dem Leben mehr oder weniger entrückt und in's Stocken gerathen ist, so dass in derselben bereits abnorme Verhältnisse eingetreten sind, welche für jene Pflänzchen einen günstigen Boden der Entwickelung darbieten, und in dieser Weise als ein Folgezustand der veränderten thierischen Materie betrachtet werden müssen. Selbst in den wenigen Fällen, in denen man die in Rede stehenden Parasiten als das Ursächliche der augenfällig veränderten thierischen Materie erkannte, ist noch anzunehmen, dass in dem Boden, worin sie gedeihen sollen, gewisse unscheinbare Zustände vorhanden sein müssen, die wir als Anlage bezeichnen; so wie es denn auch überhaupt der Fall ist, dass nicht eine jede beliebige Pflanze in jedem beliebigen Boden gedeiht, und so wie diess also dort, wie hier nicht vorkommt, so sind auch in beiden Fällen noch günstige äussere Bedingungen für das freudige Gedeihen erforderlich.

Wir beschränken uns hier auf die Angabe derjenigen parasitischen Pflanzen, welche wirklich als Ursachen von Krankheiten der Menschen und Haussäugethiere erkannt worden sind. Unter diesen ist bisher keine Alge aufgeführt, sondern nur Pilze sind als solche Ursachen bekannt geworden. Hieher gehört zunächst:

a) *Trichophyton tonsurans*, welcher Pilz zuerst als die Ursache des *herpes tonsurans* beim Menschen erkannt worden ist, und von welchem Pilze auch Bazin (Recherches sur la nature et le traitement des Teignes, Paris 1853) nachgewiesen hat, dass er derselben Hautkrankheit eines Pferdes zu Grunde lag, welches Veranlassung zur Uebertragung dieser Hautkrankheit auf mehrere Männer gegeben hatte. Von Gerlach (die Flechte des Rindes. Magaz. f. d. g. Thierheilk. 1857) ist nun auch nach gründlichen Untersuchungen nachgewiesen worden, dass dem *Herpes tonsurans bovis* derselbe Pilz als Ursache zu Grunde liegt, und zwar diess nicht allein, sondern auch, dass — wie es auch zum Theil schon früher auf dem Gebiete der Menschenheilkunde geschehen war — die aufgestellten verschiedenen Formen der Flechtenarten, wie *Porrigo asbestinea*, *Herpes crustosus*, *H. circinatus*, *Lichen circumscriptus*, *L. squamosus etc.* wesentlich alle dieselbe Krankheit, nämlich *H. tonsurans* sind, und allen diesen Formen derselbe pflanzliche Parasit zu Grunde liegt. Diese Flechte ist durch ihren Pilz, wie es von Gerlach durch mehrere Versuchsreihen nachgewiesen wurde, nicht allein ansteckend für Rinder, besonders für Kälber, wegen ihrer geeigneteren Haut, sondern auch für Pferde und Hunde, nicht aber für Schafe und Schweine. Pferde und Hunde zeigten sich insofern verschieden von den übrigen Thieren, als bei ihnen die Flechte nicht lange haftet, sondern von selbst heilt. Die Rinderflechte ist auch, wie es schon mehrere frühere Beobachtungen nachgewiesen haben und auch durch directe Versuche bestätigt ist, für den Menschen ansteckend, und lässt sich von diesem durch Rückimpfung wieder auf Rinder übertragen. Die Beschreibung des Pilzes, so wie die Schilderung des durch ihn bewirkten Krankheits-Prozesses siehe bei Gerlach l. c.

b) *Trichophyton plicae polonicae.* Derselbe findet sich beim sog. Weichselzopfe des Menschen ein, indessen halten die meisten Forscher nicht dafür, dass er in einem wensentlichen Zusammenhange mit dieser Krankheit steht, v. Walther sah keinen Erfolg bei Impfversuchen des Weichselzopfes, doch will Bescherer solche Versuche mit Erfolg gemacht haben.

c) *Trichophyton decalvans; Microsporon Audouini.* Dieser Pilz oder vielmehr dessen Sporen ist die Ursache (das Contagium) des sehr ansteckenden *Porrigo decalvans* des Menschen.

d) *Microsporon mentagrophytes.* Es ist noch nicht bestimmt ausgemacht, ob dieser Pilz die Kinnflechte (*mentagra)* veranlasst, oder sich in derselben einfindet; das erstere ist wahrscheinlich, und dass der Pilz einen grossen Antheil an den Erscheinungen der Krankheit hat, gewiss.

e) *Microsporon furfur.* Dieser Pilz bildet das Wesen der oberflächlich in der Oberhaut des Menschen vorkommenden Kleienflechte (*pityriasis versicolor*); er findet sich sowohl auf der Haut Gesunder als Kranker, besonders ärmerer Leute, doch auch bei den übertrieben Reinlichen ein, seltener bei Frauen, als bei Männern und nie bei Kindern, und zwar nur an bedeckten Körperstellen.

f) *Achorion v. Oidium Schoenleinii.* Dieser Pilz bildet das Wesen das Kopfgrindes (*favus*) des Menschen, dessen Ansteckungsfähigkeit durch directe Uebertragung des Pilzes erwiesen ist. Müller in Wien fand auch bei Hühnern eine dem *favus* des Menschen ähnliche Krankheit, der eine ähnliche Pilzbildung zu Grunde lag, die auf Hühner überging, aber bei Uebertragung auf Hunde an denselben nicht haftete (Vierteljahresschrift f. wissensch. Vet. Kunde XI. Bd. p. 37 ff.).

g) *Oidium albicans*, der Pilz der Aphthen oder des Soors

der Kinder. Er findet sich zwar immer bei dieser Krankheit ein, vermehrt auch die Zufälle derselben, indess ist er nicht die ursächliche Bedingung dazu.

k) *Protococcus dentalis*, ein Pilz, der als betheiligt bei der Zahnverderbniss des Menschen erkannt wurde, und wahrscheinlich auch an den Thierzähnen vorkommt; von ihm ist bereits § 159 gehandelt worden.

ZWEITE ABTHEILUNG.

Von den angestammten Fehlern.

ERSTES KAPITEL.

Allgemeines.

§. 208.

Die **angestammten Fehler** (*vitia ingenita*) der Organisation stehen den erworbenen (*vitia acquisita*), welche letztere in der ersten Abtheilung dieses Lehrbuches abgehandelt worden sind, wenn auch nicht unbedingt, doch in der Beziehung gegenüber, dass jene während des Entwickelungslebens des jungen Thieres im mütterlichen Leibe (im Intrauterinleben) oder während der Geburt, die erworbenen Fehler aber während des selbstständigen Lebens des jungen Thieres nach der Geburt (im Extrautreinleben) erworben wurden. Denn es ist anzunehmen, dass die Thiere ursprünglich fehlerfrei aus dem Schoosse der Natur hervorgegangen sind, und dass die angestammten Fehler, welche den Jungen durch die Aeltern überkommen, von diesen nach und nach in Folge widriger Einflüsse, und zwar in Ansehung unserer Haussäugethiere um so eher erworben worden sind, als dieselben grade im Hausstande jenen Einflüssen im vollen Maasse ausgesetzt sind: oder auch, dass solche Einflüsse erst auf die unmittelbare Mutter, oder durch dieselbe auf den Embryo einwirkten.

Die angestammten Fehler können hinsichtlich des Alters ihrer Veranlassungen, wie es bereits (§. 2) angemerkt wurde, eingetheilt werden: 1) in angeerbte (*vitia hereditaria*), wenn sie sich mehrere Generationen hindurch auf die Nachkommenschaft fortgepflanzt haben; 2) in angezeugte (*vitia congenita*), wenn sie von dem einen oder von dem anderen Individuum der unmittelbaren älterlichen Thiere, oder auch von beiden zugleich übertragen worden sind; und 3) in angeborene (*vitia connata*), wenn sie während der Trächtigkeit oder Geburt den jungen Thieren überkamen, ohne dass die älterlichen Thiere mit den Fehlern behaftet waren. Die Fehler dieser 3 Kategorien zusammengenommen, werden auch insgemein und schlechthin als angeborene bezeichnet; aber es ist doch leicht einzusehen, dass jener Unterschied nicht allein der Erfahrung zufolge gerechtfertigt werden kann, sondern auch in praktischer Hinsicht gemacht werden muss, wenn es auf die Beurtheilung der angestammten Fehler hinsichtlich der Vererbung beim Züchten ankommt.

Die Reihe der angestammten Fehler ist sehr gross; sie liegt zwischen der unscheinbarsten organischen Abänderung und der gräulichsten Verunstaltung. Diese Fehler bedingen nach Grade entweder vorherrschende und bestimmte Krankheitsanlagen, oder sie bestehen in wirklichen Krankheiten; oder endlich es sind die Fehler solche, welche die Schönheit oder die Brauchbarkeit der Thiere vermindern, das Leben mehr oder weniger gefährden oder gar dasselbe unmöglich machen.

In der Regel werden in der pathologischen Anatomie nur diejenigen angestammten Fehler der Organisation betrachtet, die man als Missbildungen (*vitia primae conformationis*) bezeichnet, von denen, wie Bischoff selbst (Handwörterbuch der Physiologie von Rud. Wagner. I. Bd., S. 880) gesteht, dass es schwer sei, eine richtige, nicht zu enge und nicht zu weite Begriffsbestimmung zu geben. Nach Meckel (Pathol. Anatomie I. p. 6) ist Missbildung diejenige Formabweichung eines Organismus oder eines Organes, die mit der ersten Entstehung und Entwickelungsweise so genau verwebt ist, dass sie sich nur in der frühesten Periode des Embryonal-Lebens, oder wenigstens vor Ablauf der vollendeten Entwickelung des Embryo einstellen kann. Doch setzt Bischoff dieser allgemeinen Definition hinzu, dass, da es kein wirkliches Ideal eines Organismus gebe, unbedeutende Formabweichungen, die weder sehr auffallend seien, noch Störungen der Verrichtungen veranlassen, nicht Missbildungen genannt werden könnten. Auch wenn sie auffallender seien, habe man noch mehrere Unterschiede gemacht, und in dieser Weise Missbildung und Bildungsfehler, Varietät, Naturspiel den geringeren Grad der Abweichung, und sodann Verunstaltung (*deformitas*, *turpitudo*) den höheren, und endlich Missgeburt (*monstrum*) den höchsten Grad genannt, ohne genaue Grenzen angeben zu können.

§. 209.

Ueber die angestammten Krankheits-Anlagen, so wie über angestammte, in der Entwickelung begriffene oder ausgebildete Krankheiten liefern die Schriften über allgemeine und besondere Pathologie in den Artikeln über Anlage oder Erblichkeit, so wie in denjenigen über einzelne Krankheiten Bemerkungen, die aber in der Regel wenig eingehend sind, und namentlich oft des Nachweises der ererbten Anlage aus der Tracht (*habitus*) oder aus der Constitution und dem Mischungsverhältnisse der Materie entbehren. Eingehender in dieser Hinsicht ist ein Artikel von Finlay-Dun in der Zeitschrift „*Veterinarian*", der im Auszuge in die Vierteljahresschrift für wissenschaftliche Veterinärkunde VII übergegangen ist; eben dasselbe ist auch der Fall hinsichtlich des Artikels „de l'hérédité en général" in Heusinger's Recherches de pathologie comparée Vol. I., indem hier auf spezielle Fälle und die Beobachter derselben gebührend Rücksicht genommen wird. Inzwischen dürfte doch eine ausführlichere und gründlichere Arbeit über diesen Gegenstand zu wünschen sein; die jedoch allerdings zur Zeit insofern sehr schwierig sein möchte, als es an speziellen, geläuterten Erfahrungen noch sehr gebricht; wesshalb gerade jüngere wissenschaftliche Kräfte sich herbeilassen sollten, durch gründliche Beobachtungen nützliche Bausteine zusammen zu tragen.

Ueber die Missbildungen in jenem Sinne, welche, wie leicht einzusehen, die Aufmerksamkeit in einem höheren Maasse fesseln mussten, liegen zur Zeit ausführliche und gediegene Werke hinsichtlich des Menschen und der Haussäugethiere vor. Die Namen Haller, C. F. Wolf, Blumenbach, J. F. Meckel, Tiedemann, Isidor et Geoffroy St. Hilaire, Otto, Gurlt,

Vrolik u. a. glänzen auf diesem Gebiete. Doch besteht nur von Gurlt ein, die Hausthiere ausschliesslich berücksichtigen Werk dieser Art, nämlich der zweite mit Steinabdrücken begleitete Theil des Lehrbuchs der pathologischen Anatomie der Haussäugethiere, das i. J. 1832 erschienen ist; dem inzwischen der Verfasser noch mehrere Untersuchungen und Beschreibungen von Missgeburten, niedergelegt im Magazin f. d. ges. Thierheilkunde, so wie einen ausführlichen Artikel über Missbildungen (des Menschen und der Haussäugethiere) im 24. Bde. der mediz. chir. Encyclopädie hat folgen lassen.

§. 210.

Der Nutzen der Lehre von den Missbildungen scheint auf den ersten Blick im Allgemeinen nicht sehr gross, und insbesondere für den praktischen Thierarzt von geringer Erheblichkeit zu sein; es ist jedoch dem nicht allso. Vielmehr werden wir erfahren, dass selbst bei gehöriger Einschränkung und Bewahrung vor Ueberschätzung dieser Lehre immerhin dieselbe ein solches Maass des Nutzens gewährt, dass die Unterschätzung derselben, die sie allerdings oft genug von sog. praktischen Leuten erfährt, ungerechtfertigt erscheint.

Die einfache naturhistorische Kenntniss der Missbildungen, wenn sie sich nur damit begnügen wollte, dieselben als Gegenstände der Natur von anderen und unter sich zu unterscheiden und zu klassificiren, so wie den Gegenständen nach ihren äusseren Merkmalen Namen zu geben, ist freilich von unbedeutendem Nutzen; eine solche Kenntniss hat weder einen wissenschaftlichen, noch einen praktischen Werth, obgleich sie das Wissen vermehrt, und diese Vermehrung einige Mühe kostet. Anders aber stellt sich die Sache schon, wenn wir die Entstehung der Missbildungen, sei es auch nur eines Theiles derselben auf natürliche Ursachen zurückzuführen vermögen, und dann schliessen dürfen, dass es hinsichtlich derjenigen, wobei diess zur Zeit nicht möglich ist, später noch der Fall sein werde. Denn diese Zurückführung ist das beste Mittel, den Aberglauben zu verscheuchen, der in alter Zeit hinsichtlich der Missgeburten allgemein herrschte, und zum Theil zur Zeit noch herrscht. In dieser Beziehung weist Bischoff (l. c.) darauf hin, dass das Wort „*Monstrum*“ mit dem Aberglauben zusammenhängt und alten Ursprunges ist. Nach Cicero's (De divinatione, lib. I.) eigener Ableitung stamme jenes Wort von *monstrare*, indem dieser also sage: „monstra, ostenta, portenta prodigia appellantur, quoniam monstrant, ostendunt, portendunt et praedicant.“ — Auch Isidor von Sevilla sage in seinem Werke (De Etymologiis, libr. II.) „quae aliquid futuro monstrando homines monent.“ — In der That sehe man auch den traurigen Glauben, dass die Missgeburten eine übele Vorbedeutung haben, früher so allgemein und tief verbreitet, dass selbst Luther sich nicht davon frei machen konnte; denn er sage im 19. Bde. seiner in Halle erschienenen Schriften (K. 416) bei Gelegenheit einer Kalbsmissgeburt: „Es ist gewiss, dass Gott durch solche Wunderthaten ein grosses Unglück und eine bevorstehende Veränderung, welche auch Deutschland sicherlich erwarten kann, andeutet, ich wünsche und hoffe nur, dass es der jüngste Tag sein möge.“ — Später, als dieser Aberglaube verschwand, — fährt Bischoff fort — habe man jenes Wort mehr im passiven Sinne aufgefasst: monstra, quia monstrata sunt, weil sie bemerkenswerth sind und verdienen, dass man auf sie, wie auf alles Seltene und Ungewöhnliche aufmerksam mache. Wenn nun auch dieser Aberglaube unter den Gebildeten verschwunden sein mag, so doch nicht in der Masse des Volkes; ein jeder Thierarzt wird Gelegenheit haben, diess in vorkommenden Fällen zu bestätigen. Mir selbst ist es in den ersten Jahren der Praxis vorgekommen, dass mich ein altes Weib nach einer von mir glücklich geförderten Kalbsmissgeburt ernstlich mahnte, ein anderes Geschäft zu ergreifen, da es sich zeige, dass mir als Thierarzt Unglück bevorstehe. Ich lächelte damals über die gute Alte; doch hatte ich seither manchmal Veranlassung, an jene Prophezeihung mich zu erinnern.

Wenn es wahr ist, was Schleiden gesagt hat, nämlich: dass die Naturwissenschaften den Aberglauben nicht vertreiben können, und zwar aus dem einfachen Grunde, weil sie ihn nicht vertrieben haben, so dürfen wir von der Lehre über die Missbildungen wohl einen grösseren Nutzen für die Wissenschaft, insbesondere für die Lehre von der normalen Entwickelung erwarten. In dieser Beziehung äussert sich Bischoff (l. c.) dahin, dass die Lehre von den Missbildungen offenbar für die normale Entwickelungs-Geschichte dasselbe, was Pathologie und pathologische Anatomie für die Physiologie und für die physiologische Anatomie sei; so wie jene oft eine Quelle der wichtigsten Erkenntnisse des Baues und der Function eines Organes seien, so würden uns die Missbildungen oft Winke über die normale Entstehungsweise der Organe, deren directe Beobachtung schwierig und zweifelhaft sei, liefern. Dieser Nutzen wird erst da überzeugend hervortreten, wo von den Ursachen der Missbildungen die Rede sein wird, und muss daher hier auf den Verfolg hingewiesen werden. Ebenso verhält es sich mit dem Nutzen unserer Lehre hinsichtlich der Physiologie und Psychologie.

Von praktischem Nutzen ist die Lehre von den Missgeburten für die Geburtshülfe, indem sie die fühlende Hand für die Unterscheidung befähigt, ob im vorkommenden Falle eine Missgeburt auf natürlichem Wege geboren werden kann oder nicht, und so auch auf die Mittel leitet, welche anzuwenden sind, um die Geburt mit oder ohne Erhaltung des jungen Lebens zu ermöglichen, wobei dann allerdings die Beurtheilung hinsichtlich der Lebensfähigkeit der Missgeburt maassgebend ist. Und wenn nun endlich noch der Nutzen angedeutet wird, den die Lehre von den Missbildungen bezüglich der gebornen, wirklich lebenden Missgeburten hinsichtlich der Beurtheilung der Brauchbarkeit und des Werthes mit Rücksicht auf die Möglichkeit der Beschränkung oder Beseitigung des Missgebildeten haben kann, so mag so ziemlich Alles hervorgehoben worden sein, was sich in dieser Beziehung sagen lässt. Trotz alledem kann jedoch nicht geleugnet werden, dass die Lehre von den erworbenen Fehlern einen grösseren praktischen Nutzen gewährt, als die Lehre von den angestammten Fehlern überhaupt, noch mehr aber, als die Lehre von den Missbildungen, beziehungsweise der Missgeburten insbesondere, und wird es deswegen auch gerechtfertigt erscheinen, wenn im Folgenden kaum mehr als eine Uebersicht der bisher beobachteten Missbildungen Platz findet, dagegen wiederum ein grösseres Gewicht auf die entdeckten ursächlichen Verhältnisse derselben gelegt wird, deren Kenntniss gerade, obwohl sie kaum zur Ergreifung vorbauender Maassregeln befähigen wird, doch am meisten die Einsicht in das normale Entwickelungsleben fördert, so wie überhaupt für Physiologie und Psychologie gewinnbringend sein wird.

ZWEITES KAPITEL.

Uebersicht der Missbildungen.

§. 211.

Die Eintheilung, Classification oder Systematik der Missbildungen hat den Bearbeitern dieser Lehre immer grosse Schwierigkeiten verursacht, und doch sind gegen alle bisher aufgestellten Classificationen dieser Art ebensowohl hinsichtlich der ihnen zu Grunde liegenden Prinzipien, als auch bezüglich der nicht folgerichtigen Durchführung derselben Einwürfe gemacht worden, so dass bisher noch kein System erschienen ist, welches allgemein befriedigt hätte, wogegen begreiflicher Weise jedem Urheber einer Classification die seinige am besten gefällt. Dass die vielfach versuchten Classificationen nicht durchgängig befriedigen konnten, liegt einfach darin, dass die Natur sich in ihrem Wirken um den Zwang der Systeme nicht kümmert, und darin, dass, wenn auch ein System ganz objectiv mit Berücksichtigung des hiebei unveräusserlichen, von Otto ausgesprochenen Grundsatzes, dass man zur Classification der Missbildungen nur ihre anatomischen Charaktere benutzen könne, und man sich, wenn mehrere anatomische Abweichungen bei denselben Individuen vorkämen, zu deren Bezeichnung an die vorwaltende halten müsse, — aufgestellt wäre, und zeitlich befriedigen könnte, doch diess im Verlaufe der Zeit, nach Erlangung umfangreicherer Kenntniss von missgebildeten Objecten, nicht mehr der Fall sein würde. Da nun allen bisher aufgestellten Classificationen Mängel nachgewiesen worden sind, so ist es, obwohl nicht gleichgültig, welcher man folgt, doch auch nicht allzu ängstlich damit zu nehmen, da jedenfalls die Classification der Missbildungen nicht die Hauptsache ihrer Lehre ist oder sein sollte, vielmehr nur zur leichteren Uebersicht des Stoffes und zur bequemeren Aneignung ihrer wesentlichen Inhaltes dient.

Die Classen der Missbildungen, welche Bischoff (l. c.) aufgestellt hat, und sich an die von Büffon und Blumenbach aufgestellten anschliessen, sind sehr ansprechend, weil durchaus naturgemäss und einfach. In die erste Classe bringt derselbe diejenigen Missbildungen, denen zur Realisation der Idee ihrer Gattung etwas fehlt; in die zweite diejenigen, die etwas mehr besitzen, als ihnen der Idee der Gattung nach zukommen sollte; in die dritte endlich diejenigen, deren Bildung der Idee ihrer Gattung nicht entspricht, obgleich ihnen weder etwas fehlt, noch etwas zuviel zukommt, die dagegen wenigstens oft der Idee einer anderen Gattung entsprechen. Indessen wird hier dieser Classification nicht gefolgt, weil in den Ordnungen und Arten fast ausschliesslich nur auf Missbildungen des Menschen Rücksicht genommen worden ist. Vielmehr ist es die neuere Eintheilung von Gurlt (mediz. Encyclopädie XXIV. Bd.), welcher hier gefolgt wird, von der Bischoff selbst sagt, dass die darin durch Gurlt eingeführten Benennungen der verschiedenen Missbildungen von Vielen angenommen worden seien. In seinem Handbuche der pathologischen Anatomie hat Gurlt zwei Classen für die Missgeburten aufgestellt, wovon die eine die einfachen, die andere die mehrfachen Missgeburten enthält. Die erste Classe enthält 8 Ordnungen, die zweite 6; jede Ordnung enthält sodann eine bestimmte Zahl Gattungen, eine jede Gattung eine bestimmte Zahl Arten, und jede Art nicht selten Abarten. In der Aufzählung der Missgeburten von Gurlt in jener Encyclopädie, welcher hier gefolgt wird, ist jene Classeneintheilung zwar auch befolgt worden, aber es wird das Gewicht vorzüglich auf die Hauptformen oder Gattungen der Missgeburten gelegt, und sind die Gliederzwillinge, welche früher in der zweiten Classe untergebracht waren, nunmehr in die erste versetzt worden.

§. 212.

Einfache Missgeburten, *Monstra simplicia.* Bei diesen sind Kopf und Rumpf einfach.

I. Missbildungen durch Mangel an Theilen. *Monstra per defectum.*

1. *Amorphus,* Ungestalt. Diese seltene Missgeburt besteht aus einem länglich-runden, behaarten, mit einer, aus einer

Arterie und einer Vene bestehenden Nabelschnur versehenen sackartigen Körper, der nur Bindegewebe, Fett und wenige kleine Knochen enthält. Diese Missgeburt, welche mit einem regelmässig gebildeten Jungen zugleich vorkommt, unterscheidet sich von der eigentlichen *Mola* (Mondkalb) dadurch, dass diese letztere keine Nabelschnur hat.

2. *Acephalus*, Ohnkopf. Von thierischen Missgeburten dieser Art hat Gurlt 3 Arten nach der Zahl der Gliedmaassen beschrieben: *A. unipes*, *bipes* und *tripes*, Fälle dieser Art sind häufig.

3. *Pseudacephalus*, scheinbarer Ohnkopf. Missgeburten dieser Gattung, welche selten sind, haben nur eine Andeutung vom Kopfe.

4. *Aprosopus*, Ohnantlitz. Bei dem Fehlen des Antlitzes ist auch der Schädel nie vollständig befunden worden; wenigstens fehlt bei ihnen das Siebbein; aber das Fehlen der Schädelknochen geht nicht so weit, wie bei der vorigen Art.

5. *Microcephalus*, Kleinkopf. Der Kopf dieser seltenen Missgeburt ist nicht allein viel zu klein, sondern auch mangelhaft.

6. *Agnathus*, Ohnunterkiefer. Entweder fehlt der Unterkiefer dieser nicht selten vorkommenden Missgeburt ganz, oder es ist nur eine Spur davon vorhanden.

7. *Cyclops s. Monophthalmus*, Einauge. Diese nicht seltene Missgeburt ist dadurch characterisirt, dass sie entweder nur ein Auge, oder zwei verschmolzene, oder auch zwei sich berührende Augen hat, die in einer einfachen, in der Mittellinie des Gesichtes befindlichen Augenhöhle liegen. Die cyclopischen Missgeburten werden in folgende Arten unterschieden: a) Cyclop mit gewöhnlichem oder zu grossem Maule; b) C. mit mangelhaftem Maule; c) C. ohne Maul und ohne Antlitz.

8. *Anophthalmus s. Anommatus*, Ohnauge. Die Missgeburten dieser Gattung, welche nicht oft vorkommen, haben entweder nur einen Augapfel oder es fehlen beide, doch sind die Schutzorgane derselben vorhanden, und befinden sich die Augenhöhlen an den gewöhnlichen Stellen.

9. *Aotus*, Ohnohr. Bei den seltenen Missgeburten dieser

Gattung fehlen die äusseren Ohren, und sind die äusseren Gehöröffnungen mit der Kopfhaut bedeckt.

10. *Brachyrhynchus*, Kurzschnauzer. Der Oberkiefer ist zu kurz, weil die Zwischenkieferbeine fehlen. Diese Missbildung ist für sich selten, nicht aber in Verbindung mit anderen Missbildungen des Kopfes.

11. *Acormus*, Ohnrumpf. Diese Missgeburt besteht ausschliesslich aus einem unregelmässigen Kopfe, der mit einem oder zwei Zwillingen zugleich vorkommt, und ist bisher nur beim Menschen beobachtet worden.

12. *Oligospondylus*, Wirbelmangel. In der Wirbelsäule, mit Ausnahme des Schwanzabschnittes derselben, welcher hiebei nicht mitzählt, fehlen mindestens zwei Wirbel; das Fehlen eines Wirbels, welches nicht selten ist, und auch keine Verunstaltung erzeugt, genügt nicht zur Annahme der Missbildung dieser Gattung.

13. *Acercus*, Ohnschwanz. Die meisten oder alle Schwanzwirbel fehlen. Wenn der After oder die äusseren Geschlechtstheile fehlen, so fehlt auch der Schwanz gewöhnlich; dann aber gehört die Missgeburt zu einer anderen Gattung, weil hiebei das Fehlen des Schwanzes Nebensache ist.

14. *Anaedoeus*, Schaamgliedmangel. Mindestens fehlen die äusseren Geschlechtstheile. Die Missbildung ist als selbstständige bei übrigens regelmässiger Körperbeschaffenheit selten; aber mit anderen Missbildungen vereinigt kommt sie oft vor.

15. *Peromelus*, Gliedmaassmangel. An einem sonst regelmässigen Körper fehlt eine oder es fehlen mehrere Gliedmaassen; 6 verschiedene Fälle sind möglich: a) die vorderen und die hinteren fehlen; b) eine vordere und eine hintere; c) beide vorderen oder d) eine vordere; e) beide hinteren oder f) eine hintere.

16. *Micromelus*, Gliedermangel. Es fehlt ein Theil der äussersten Glieder an den Gliedmaassen.

17. *Phocomeles*, Robbengliedbildung. Es fehlen bei übrigens regelmässigem Rumpfe Glieder aus dem oberen Theile der Gliedmaassen; kommt auch mit Wasserkopf verbunden vor.

18. *Perosomus*, Körperverstümmelung. Fehlerhafte

Bildung am Kopfe, Rumpfe und an den Gliedmaassen in der Weise, dass nicht die fehlerhafte Bildung eines Theiles so überwiegend ist, um in eine andere Gattung verwiesen werden zu können.

II. Missbildungen durch Kleinheit der Theile: *Monstrositates per parvitatem partium.*

19. *Nanus s. pumilio s. pygmaeus*, Zwerg oder Zwergbildung. Das ganze Thier ist zu klein; die Körpertheile stehen entweder in einem richtigen Verhältnisse zu einander oder auch nicht.

20. *Micropthalmus v. Micrommatus*, Kleinauge. Ein Auge oder auch beide sind zu klein, entweder weil Theile fehlen oder auch nicht. Die Augenhöhlen sind dabei immer zu klein, weil die Kleinheit wesentlich die Augäpfel und ursprünglich die Sehnerven betrifft.

21. *Brachygnathus*, Unterkieferkürze. Der zu kurze Unterkiefer läuft fast in eine Spitze aus.

III. Missbildungen durch regelwidrige Spaltungen am Körper. *Monstrositates per fissuras alienas.*

22. *Schistocephalus*, Kopfspaltung. Diese Missbildung kommt in verschiedenen Arten und Abarten vor. Die Arten sind:

a) Schädelspaltung oder Halbköpfigkeit, *Hemicephalia* oder Halbkopf, *Hemicephalus.* Das hervorstehende Merkmal ist das theilweise oder gänzliche Fehlen des Schädeldaches.

b) Angesichtsspaltung, *facies bifida.* Das Wesentliche hiebei ist die Spaltung des Oberkiefers bis zum Keilbeine und das Auseinanderweichen der beiden Hälften.

c) Wangenspaltung, *fissura buccarum.* Hiebei geht die Maulspalte bis an die Ohren.

d) Gaumenspaltung, *palatum fissum* oder Wolfsrachen, *rictus lupinus.* Diese Spaltung betrifft entweder den harten Gaumen allein, oder zugleich auch den weichen, und kommt diese Missbildung entweder für sich allein, oder in Verbindung mit anderen vor.

e) Spaltung der Oberlippe, *fissura labii superioris* oder Hasenscharte, *labium leporinum.* Doppelt nennt man die Hasenscharte dann, wenn ein knopfförmiger Fortsatz von den Zwischenkieferbeinen in der Spalte sich befindet.

f) Spaltung der Zunge, *fissura linguae*, ist nur bekannt in Verbindung mit Spaltung des Gaumens oder des Unterkiefers und mit Mangel der Augen.

g) Spaltung der Augenlider, der Regenbogen- und der Aderhaut, *coloboma palpebrarum, iridis et chorioideae.* Diese Missbildung ist bei Thieren noch nicht bekannt.

23. *Schistocormus*, Rumpfspaltung. Von dieser Gattung kommen ebenfalls mehrere Arten vor, wie:

a) Spaltung am Halse, *fissura colli.* Die Spaltung in der Mittellinie ist bisher nur bei einem Lamme beobachtet worden.

b) Spaltung an der Brust, *fissura sterni.* Die Spalte ist bald kurz, bald lang, bald eng, bald weit; im letzten Falle ist auch die Haut gespalten; das Herz liegt dann vor, an dem der Herzbeutel fehlt. Für sich allein ist diese Missbildung seltener, häufiger mit anderen verbunden.

c) Spaltung am Bauche, *fissura abdominis.* Dieselbe kommt entweder in der Mittellinie oder neben derselben vor, ist entweder nur eine theilweise oder vom Schaufelknorpel bis zum Becken durchlaufende. Die Bauchspalte ist entweder nicht vollständig durchdringend, insofern das Bauchfell noch ganz ist, und diess gibt alsdann (bei der theilweisen Spaltung) Veranlassung zu einem Nabel-, beziehungsweise Bauchbruche, oder die Spalte ist vollständig durchdringend, und dann bedingt sie Eingeweidevorfall. Mit der durchlaufenden und durchdringenden Spalte ist in seltenen Fällen auch Magen- und theilweise Darmspalte verbunden.

d) Spaltung am Becken, *fissura pelvis.* Diese Missbildung besteht entweder in Nichtvereinigung der Schaam- und Sitzbeine oder auch im Fehlen dieser Knochen; sie kommt selbstständig selten, öfter aber in Verbindung mit Brust- und

Bauchspalte vor. Ohne Spaltung am Becken kommen übrigens noch Spaltungen an den äusseren Geschlechtstheilen in der Harnröhre vor, wovon später das Nähere.

e) Rückenspaltung, *fissura dorsi v. spina bifida.* Diese tritt als theilweise oder auch als vollständige an den Wirbeln auf mit oder ohne Fehlen des Rückenmarkes, mit oder ohne Bedeckung durch die Haut.

f) Missbildung durch Spaltung in mehreren Körpergegenden, *Schistosomus.* Diese besteht in einer Verbindung von wenigstens zwei Spaltungen der vorigen Arten.

24. *Schistòmelus*, Gliederspaltung. Diese ist an beiden Vorderfüssen eines Hundes bis zur Handwurzel (*fissimanus*) und bei Pferden an den Hüfen und ihren Knochengrundlagen (*fissungulus*) beobachtet worden.

IV. Missbildungen durch Nichtdurchbohrung und Verschmelzung der Theile. *Monstrositates per atresiam et symphysin.*

25. *Atretocephalus*, Nichtdurchbohrung am Kopfe. Hiebei fehlt die eine oder die andere natürliche Oeffnung am Kopfe z. B. *Atretastomus*, Ohnmund. Die Gattung *Aotus* (9) könnte auch hieher gezählt werden, indess ist dabei das Fehlen des äusseren Ohres das Vorwaltende.

26. *Atetrocormus*, Nichtdurchbohrung am Rumpfe. Hieher gehört z. B. die Nichtdurchbohrung des Afters, *Atetr. aproctus* (*atresia ani*), wobei der Mastdarm entweder geschlossen ist, oder in die Scheide einmündet (Kloakenbildung); ferner gehört hieher die Nichtdurchbohrung der Harnröhre, *atetr. urethrae.*

27. *Aschistodactylus*, Nichttrennung der Zehen. Diese Missbildung ist bei Rindern selten, bei Schweinen oft beobachtet worden, und besteht in Verschmelzung der Klauen zu einem Hufe (*solidungulus*).

28. *Monopus*, Einfuss. Diese Missbildung ist für sich allein bei den Hausthieren noch nicht beobachtet worden, nur bei Zwillings-Missgeburten, und betrifft dann nur die hinteren Gliedmaassen.

V. Missbildungen durch abweichende Lage und Form der Theile. *Situs et forma partium abnormis.*

29. *Campylorrhinus*, Nasenverkrümmung. Bei geradem Hinterkiefer ist der Vorderkiefer nicht selten nach der einen oder anderen Seite gekrümmt.

30. *Campylorrhachis*, Verkrümmung der Wirbelsäule. Dieselbe betrifft entweder die ganze Wirbelsäule oder nur einen Theil derselben, und die Richtung geht entweder nach der Seite, nach oben oder nach unten, oder endlich kommt eine Verdrehung vor; z. B. *Camp. scoliosa, gibbosa et contorta.* Diese Fälle gehören nur hieher, wenn sie selbstständig vorkommen; oder wenn sie bei gleichzeitiger andersartigen Missbildung die vorherrschenden sind.

Die Lage der Eingeweide ist auch nicht selten eine verkehrte (*situs mutatus*), so dass die linken rechts und umgekehrt liegen (*transpositio viscerum v. situs perversus*); solche Fälle sind jedoch bei den Hausthieren bisher nur mit anderen erheblicheren Verbildungen beobachtet worden.

VI. Missbildungen durch überzählige Theile an einem einfachen Körper. *Monstrositates per excessum.*

31. *Heteroprosopus*, Missgeburt mit zwei verschiedenen Gesichtern an einem einfachen Schädel.

32. *Dignathus*, Missgeburt mit zwei Unterkiefern.

33. *Polycerus*, Thier mit mehr als zwei Hörnern. Diese Missbildung ist eigentlich nicht angeboren, sondern nur die Anlage dazu.

34. *Orophallus*, Missgeburt mit zwei männlichen Ruthen, wobei die überzählige unvollkommen und an einem verkehrten Orte sitzt.

35. *Polymasthus*, überzählige Brüste. Bei den Hausthieren nicht bekannt.

36. *Caudatus et bicaudatus*, mit einem oder mit doppeltem Schwanze. Bezieht sich nur auf den Menschen und Eidechsen;

mehr als ein Schwanz ist bei den Haussäugethieren noch nicht beobachtet worden.

37. *Opisthomelophorus*, Missgeburt mit überzähligen Gliedmaassen am Rücken; es ist dann eine oder es sind zwei unvollkommene vordere Gliedmaassen in der Gegend der Schulterblätter sitzend.

38. *Pygomeles*, Missgeburt mit überzähligen Gliedmaassen am Steiss, wie bei der vorigen Gattung.

39. *Gastromeles*, Missgeburt mit überzähligen Gliedmaassen an der unteren Körperfläche, und zwar an der Brust, am Bauche oder am Becken.

40. *Melomeles*, Seitengliederträger. Vor oder hinter einer normalen Gliedmasse liegen eine oder zwei überzählige, die auf verschiedene Weise mit der normalen verbunden sind; man hat noch nicht beobachtet, dass an mehreren normalen Gliedmaassen zugleich überzählige vorkommen.

41. *Polydactylus*, überzählige Zehen. Ist vielfach bei fast sämmtlichen Hausthierarten beobachtet worden.

§. 213.

Doppel- oder Zwillings-Missgeburten, *monstra duplicia v. bigemina.* Hieher gehören nur diejenigen Missgeburten, bei welchen der Schädel mit dem Gehirn, oder die Wirbelsäule mit dem Rückenmark, oder beide zugleich mehr oder weniger doppelt sind.

A. Doppel-Missgeburten durch Verschmelzung. *Monstra per coalitum duplicia.*

a) Doppel-Missgeburten ohne Trennung an den beiden Enden des Körpers.

42. *Dicoryphus*, Missgeburt mit doppeltem Scheitel oder Schädel; sehr selten vorkommend.

43. *Monocranus*, Missgeburt mit einfachem Schädel und zum Theil doppeltem Antlitz; nur in wenigen Fällen beobachtet. Obwohl hiebei der Schädel einfach ist, so schliesst er doch mehr oder weniger Theile von zwei Gehirnen ein.

b) Missgeburten mit Trennung am vorderen Körperende.

44. *Diprosopus*, Missgeburt mit doppeltem Ge-

sicht. Ist die Trennung bis an's Hinterhauptsbein gegeben, so wird der Fall als *D. sejunctus*, geht aber die Trennung nur bis an die Jochbeine, als *D. distans* bezeichnet.

45. *Dicephalus*, doppelköpfige Missgeburt. Diese Gattung ist dadurch characterisirt, dass sie zwei völlig abgesonderte, gleiche oder ungleiche Köpfe zeigt. Nach der theilweisen oder fast gänzlichen Verdoppelung der Wirbelsäule werden folgende Arten gebildet: Doppelt sind: 1. nur der Atlas; 2. einige oder alle Halswirbel; 3. einige oder alle Rückenwirbel; 4. die Lendenwirbel, und endlich 5. fast alle Wirbel.

46. *Thoraco-Gastrodidymus*, Brust-Bauch-Zwillinge. Köpfe und Hälse getrennt, Brust und Bauch gegenseitig verschmolzen.

47. *Gastrodidymus*, Bauchzwillinge. Nur am Bauche oder am grössten Theile desselben und am Becken verschmolzene Zwillinge.

48. *Hypogastrodidymus*, Unterbauchzwillinge. Die Verschmelzung besteht vom Nabel an rückwärts.

49. *Pygodidymus*, Steisszwillinge. Die Verschmelzung besteht nur am Kreuze und am Steisse.

c) Doppel-Missgeburten mit Trennung am hinteren Körperende.

50. *Monocephalus v. Dipygus*, einköpfige Zwillings-Missgeburt. Bei einfachem regelmässigen oder unregelmässigen Kopfe fängt die Verdoppelung des Rumpfes an irgend einer Stelle der Wirbelsäule hinter dem einfachen Atlas an.

51. *Heterodidymus*, ungleiche Zwillinge. Ein grösserer, regelmässig oder unregelmässig gebildeter Körper trägt an der Brust oder am Vorbauche einen kleinen, aus weniger Theilen bestehenden Körper; je nachdem der Parasit gebildet ist, werden verschiedene Arten dieser Missgeburt unterschieden.

52. *Dihypogastrius*, Missgeburt mit doppeltem, vom Nabel an rückwärts getrennten, vorwärts verbundenen Körper. Je nach der Stellung der Antlitze und nach dem Verhalten der Ohren werden verschiedene Arten gebildet.

53. *Symphyocephalus*, an den Köpfen vereinigte Zwillings-Missgeburten; die Vereinigung besteht entweder

am Hinterhaupts-, am Stirn- oder am Scheitelbeine oder am Unterkiefer, und je nachdem jeder Kopf einem vollständigen Thiere angehört, oder nur das eine vollständig und vom anderen nur der Kopf vorhanden ist, werden mit Rücksicht auf die Stelle der Verschmelzung mehrere Arten unterschieden.

d) Doppel-Missgeburten mit Trennung am vorderen und hinteren Ende des Körpers.

54. *Tetrascelus*, Doppelmissgeburt mit 4 hinteren Gliedmaassen. Die Antlitztheile sind alle doppelt, die Schädel mit einander verschmolzen, und auch die übrigen Theile des Rumpfes bis zum Nabel oder bis zum Becken.

55. *Hemipages*, halbverschmolzene Missgeburt. Die beiden Köpfe sind nur oberflächlich an den Seiten der Antlitze mit einander verschmolzen, und haben nur einen gemeinschaftlichen Unterkiefer; hierauf sind die Theile des Rumpfes bis zum Nabel verschmolzen und dann rückwärts wieder getrennt.

56. *Thoracodidymus*, Brustzwillinge. Die Körper sind getrennt bis auf die bestehende Verschmelzung an der Brust bis allenfalls zum Nabel.

57. *Xiphopages*, Zwillinge, welche am Schwerdtknorpel oder in der Magengegend mit einander verschmolzen sind; bisher nur bei Menschen beobachtet.

B. Doppel-Missgeburten durch Einpflanzung, *monstra per implantationem duplicia.*

58. *Cryptodidymus*, verborgener Zwilling. Der grössere Fötus birgt einen kleineren entweder unter der Haut oder in einer seiner Körperhöhlen (*foetus in foetu*).

59. *Omphalo-Cranodidymus*, Nabel-Schädelzwillinge. Die Nabelschnur des einen Fötus wurzelt in der Schädelhöhle des anderen; der parasitische ist entweder vollständig aber zu klein, oder er besteht nur aus einer Gliedmaasse.

60. *Epignathus*, Missgeburt mit einem unvollkommenen Zwilling am Gaumen. Bisher nur beim Menschen beobachtet.

Anmerkung. Von dreifachen oder Drillings-Missgeburten, (*monstra triplicia v. trigemina*) ist bisher nur eine solche vom Schafe unter den Haussäugethieren beobachtet worden.

DRITTES KAPITEL.

Von den Ursachen der Missbildungen.

§. 214.

Es ist nicht sehr zu verwundern, — gibt Bischoff (l. c. p. 881) zu erkennen, — dass die Missbildungen, vorzüglich des Menschen und der Haussäugethiere die Aufmerksamkeit auf sich zogen. Die durch sie hervorgebrachten Formen sind in der That oft so auffallend und wirklich abschreckend, dass wir uns nicht wundern dürfen, wie sie von jeher Gegenstände der Neugierde und des Schreckens gewesen sind. Zu ihnen gesellen sich bald die Sucht nach dem Wunderbaren, der Aberglaube, und die durch solche Seelenzustände aufgereizte Phantasie (vgl. §. 210). Durch das ganze Alterthum und Mittelalter hindurchgehend finden wir daher öfters nicht nur die abenteuerlichsten Ansichten über die Ursachen, das Zustandekommen und in der Erklärung der Missbildungen, sondern mit dem Wirklichen noch nicht zufrieden, sehen wir dieses mit den fabelhaftesten Erdichtungen durcheinander gemengt. Ganze Arten organisirter Wesen wurden auf diese Weise geschaffen, und die Sagen von Centauren, Satyren, Sirenen u. s. w. verdanken gewiss zum Theil den phantastischen Uebertreibungen missgebildeter Menschengestalten ihren Ursprung. Später gab es Meermönche, Meerteufel, Meerbischöfe, Menschen gebaren Thiere, und Thiere menschenähnliche Bildungen, so dass man in der That bis zum 18. Jahrhundert in dem von Missbildungen Ueberlieferten vergeblich Momente zu einer wissenschaftlichen Beurtheilung derselben, und selbst nur einfache Beschreibungen solcher sucht.

Es ist einleuchtend, dass in einem Zeitalter, wie es Bischoff geschildert hat, das Versehen eine Hauptrolle bei der Entstehung der menschlichen Missgeburten spielen musste, und auch wirklich gespielt hat; aber eben so erklärlich wird es sein, dass seit dem Ende des vorigen und dem Anfange des gegenwärtigen Jahrhunderts, wo eine andere, bessere Richtung in der Naturforschung aufgetreten war, bis vor wenigen Jahren fast kein Schriftsteller von Bedeutung das Versehen als Ursache der Missbildungen, d. h. dass der Fötus durch Aufregung der Phantasie der Mutter Bildungen annehmen könne, die den Gegenständen jener Gemüthsaufregung ganz ähnlich oder gleich seien, — mehr annahm. In dieser Periode des jener entgegengesetzten Extremes hat auch Gurlt den angeführten Artikel über Missgeburten in die med. chir. Encyclopädie geliefert, in welchem derselbe in der obwaltenden Beziehung sagt: „es ist wohl kaum zu bezweifeln, dass heftige Gemüthsbewegungen der Mutter auf die Ernährung und Entwickelung des Fötus störend einwirken können, und dass demnach der Fötus fehlerhaft gebildet sein kann. Allein es ist noch kein Fall nachgewiesen, dass der Fötus eben so gebildet war, oder ein solches Abzeichen hatte, wie der Gegenstand, der die Mutter alterirte. Ueberdiess fällt bei den Thieren, bei welchen oft genug Missgeburten vorkommen, das Versehen als Ursache zur Entstehung von Missbildungen ganz weg.“ Heute stellt sich nun aber diese Angelegenheit so, dass allerdings die meisten Fälle des angeblichen Versehens beim Menschen vor der Kritik nicht bestehen, andere aber nicht anzutasten sind, und daher aufgeklärte Naturforscher der neuesten Zeit die Mitte halten zwischen den Extremen der alten und neueren Zeit. Zu diesen gehört auch Henle; indem derselbe (Handb. der ration. Pathol. II. p. 346) in Bezug auf den Menschen zu erkennen gibt, dass wir kein Recht haben, die Möglichkeit des Versehens a priori zu leugnen; denn in dem Gebiete der Zeugung sei das Alltägliche so wunderbar, dass auch gegen das Wunderbarste kein anderes Bedenken aufkommen könne, als dass es nicht alltäglich sei. Man habe das Versehen theoretisch damit abgefertigt, dass es an einer Gefäss- oder Nervenverbindung zwischen Mutter und Frucht fehle, wodurch die Eindrücke von der ersteren auf die letztere fortgepflanzt werden können; an diesem Einwurfe sei inzwischen nur die Naivetät bemerkenswerth, die sich vorspiegele, die Räthsel wären zu lösen, wenn nur etwa ein Nervenfädchen sich aus der Placenta längs der Nabelschnur in den Leib des Embryo fortsetzen, oder ein

Gefäss der mütterlichen Placenta sich in die fötale öffnen wollte. Auch Rokitansky ist entschieden für die Möglichkeit des Versehens. Derselbe sagt (l. c. I. p. 10): „Die Frage, ob Affecte der Mutter auf die Entwickelung des Embryo Einfluss haben, muss bejaht werden, und es gibt unzweifelhafte Fälle, wo ein heftiger Affect der Mutter, wie namentlich Schreck die Entstehung einer Missbildung veranlasst hat. Sofern nun viele Missbildungen in einer Hemmung der Entwickelung (s. w. u.) bestehen, und die Formen solcher gar nicht selten eine gewisse Thierähnlichkeit an sich tragen, so ist namentlich unter Hinzuthun der Phantasie erklärlich, wie ein Gemüths-Affect der Mutter die Entwickelung des Embryo in der Art hemmen kann, dass sich an der hieraus hervorgehenden Missbildung zufällig (?) eine Aehnlichkeit mit dem Gegenstande des Affectes findet."

Wie steht es aber um diese Angelegenheit hinsichtlich der Thiere überhaupt, und insbesondere unserer Haussäugethiere? Es ist mit gehöriger Beachtung des Vorhergehenden klar, dass wir ebenso wenig von vorneherein das Versehen derselben leugnen als annehmen dürfen, dagegen aber dasselbe mit Gurlt verwerfen müssen, wenn keine vorurtheilsfreien Thatsachen dafür sprechen. Wir wollen in dieser Beziehung nicht den Schwerpunkt auf die biblische Erzählung legen, wonach Jacob in der Schafheerde Laban's aus eigennütziger Absicht bunte Schafe dadurch erzielte, indem er bunte (theilweise geschälte) Weidenstäbchen an die Tränke dieser Thiere legte; vielmehr wollen wir, wo möglich, andere Beobachtungen aus der naheliegenden Zeit anführen. In dieser Beziehung ist zunächst auf Heusinger (Recherches de pathologie comparée I. p. 71 seq.) Rücksicht zu nehmen, wo derselbe einige hieher gehörige Fälle gesammelt hat. Diese sind: 1) eine Kuh erhielt während der Trächtigkeit einen Schlag mit einem Beile auf die Stirn; ihr junges hatte ein ähnliches Zeichen der Contusion am nämlichen Orte (Bechstein, gemeinnützige Naturgeschichte I. p. 17); 2) eine Hirschkuh hatte mit einer Flinte einen Schlag auf den Kopf erhalten; auch ihr Junges trug am nämlichen Orte ein Zeichen der Contusion (daselbst); 3) eine trächtige Katze erhielt von einer Magd einen Fusstritt auf den Schwanz, diese Katze gebar 5 Junge, deren 4 einen Schwanz hatten, dessen hinteres Ende mit dem vorderen einen rechten Winkel bildete (Transactions of the Linn. Society X. p. 323); 4) ein ganz ähnlicher Fall trug sich mit einer anderen Katze vor 20 Jahren in dem Hause des damals in Jena, jetzt (1844) in Dorpat wohnenden Collegen Gobel zu; 5) Martin zu Glarus erzählt: „mein Nachbar hat eine Katze, welche in ihrer ersten Trächtigkeit 4 Junge gebar; eines derselben hatte einen um die Hälfte kürzeren Schwanz, ein anderes kaum eine Spur dieses Körpertheiles, während die zwei übrigen bloss einen Haarbüschel an der Stelle trugen, wo die Schwanzwurzel ihren Sitz hat. Eines dieser Thiere unterhalte ich seit 3 Jahren und dieses warf seither jährlich Junge, deren Hälfte stets eine Verkrüppelung des Schwanzes und der Gliedmassen zeigte. Was kann wohl die Ursache dieser Monstrosität sein? Ich weiss keine andere anzugeben, als dass ich zuweilen gesehen habe, wie ein grosser schwarzer Hund, dem man den Schwanz an der Wurzel abgeschnitten hatte, jene Katze verfolgt hat; vielleicht hat dieser schwanzlose Hund auf die Einbildung jener Katze eingewirkt.)“ (Meissner, naturw. Anzeigen der Schweizer Ges. 1819. p. 61). Heusinger hält es für wahrscheinlicher, dass diese Katze in den Schwanz gebissen worden ist. 6) Beswell erzählt (Quarterly Journal of Agriculture): „Einer der verständigsten Züchter, welcher mir in Schottland begegnet ist, nämlich Mustard von Angus, hat mir folgende Beobachtung mitgetheilt: eine seiner Kühe gerieth auf der Weide in Brunst; der Stier seines Nachbarn übersprang die Umzäunung und begleitete die Kuh nach Hause, wohin sie zur Bedeckung durch den eigenen Stier ihres Besitzers geführt worden war. Der nachbarliche Stier hatte eine weisse Grundfarbe mit schwarzen Flecken und war gehörnt, während die Viehrasse Mustard's keine Hörner hatte, und auch kein Individuum ein weisses Fleckchen an sich trug. Demungeachtet gebar diese Kuh nachher ein Kalb, welches schwarz und weiss gefleckt war, und später Hörner bekam. 7) Yuate erzählt eine andere Thatsache dieser Art: zu Keillor unterhält man nur eine schwarze Rindviehrasse; dort liess man einst eine milchende Kuh von der rothen Ayrshirer-Rasse zweimal mit jener Heerde weiden. Hierauf erhielt man im ersten Jahre in derselben, welche nur aus schwarzen Individuen bestand, 3 rothegefleckte Kälber und im zweiten Jahre zwei derartige. Von dieser Zeit an trug man auf dem betreffenden Landgute dafür Sorge, dass sämmtliche Hausthiere bis zu den Schweinen und dem Federvieh herab schwarz waren. 8) Blaine erzählt zwei hieher gehörige Fälle, welche sich bei Hunden zutrugen, in folgender Art: „Ich hatte eine Dogge, welche zum beständigen Gespielen einen Jagdhund hatte, welcher klein und fast weiss, und von der Rasse des Lord River war. Dieser Jagdhund hatte die Dogge sehr lieb gewonnen; doch wurde er, als sie in Brunst gericht, von ihr getrennt, und sie zu einem Hunde von ihrer eigenen Rasse gesellt. Hierauf verfiel sie in Sehnsucht, und liess nach einiger Zeit ihren aufgedrungenen Gesellschafter nicht mehr zu, und gebar nach Verfluss der gewöhnlichen Trächtigkeit 5 junge Doggen, von denen einer vollständig weiss und länger behaart war, als gewöhnlich. Bald nachher wurde der Jagdhund für immer von der Dogge entfernt, aber der erhaltene Eindruck blieb ihr; denn sie gebar zweimal Junge und jedesmal ein weisses; die Kenner wissen, dass diess eine grosse Seltenheit ist." 9) Der selige Doctor Hugh Smith erzählt einen ähnlichen Fall, der sich mit einer Hühnerhündin zutrug, welche gewöhnlich sein Fuhrwerk begleitete. Als er eines Tages über Land reiste, wurde diese Hündin hitzig durch (?) einen sie begleitenden Hofhund, und als er diesen wegzutreiben nicht im Stande war, so tödtete er ihn mit einem Schuss, und setzte sodann seine Reise fort. Inzwischen hatte der improvisirte Liebhaber bereits einen Eindruck auf die Hündin gemacht; sie gebehrdete sich einige Wochen hindurch sehnsüchtig nach demselben und liess keinen anderen Hund zu. Endlich jedoch gelang diess einem Hühnerhunde von meiner Rasse. Nach Verfluss der Trächtigkeit war der Doctor überrascht, Junge gebären zu sehen, welche die Zeichen jenes improvisirten Liebhabers an sich trugen, und wurden sie deshalb getödtet. Eben dasselbe ereignete sich mit den folgenden Würfen; der Eindruck muss daher eine längere Zeit fortgewirkt haben. 10) Bechstein, ein anerkannt guter Beobachter, berichtet in Folge einer mehrjährigen Erfahrung, dass, wenn man Eier von Tauben mit schwarzen Flügeln durch rothe Haubentauben ausbrüten lasse, so erhalte man rothgefleckte Junge, die ihren Eltern nicht gleichen; eine Erscheinung die sonst nirgends in der Natur vorkommt (l. c. II. p. 1034) und 11) erzählt Stark eine der vorhergehenden ähnliche Beobachtung (Pathol. Fragmente II. p. 291). Diesen von Heusinger gesammelten Beobachtungen fügt derselbe (l. c.) die Bemerkung bei, dass er denselben noch mehrere Zeugnisse von gleicher Glaubwürdigkeit beifügen könne, die er von den ältesten Zeiten an bis zu den heutigen Arabern gesammelt habe; Zeugnisse von Erfahrungen, welche dieses Volk bei seiner Pferdezucht wohl beachtet.

Man erkennt leicht, dass die im Vorstehenden mitgetheilten Beobachtungen nicht von gleicher Art sind; in einem Theile derselben geschah ein mechanischer Eindruck auf den Körper der Mutterthiere, in dem andern Theile aber ein rein psychischer, indess lassen sich die einen zur Zeit ebenso wenig erklären, wie die anderen; und ist überdiess bei den mechanischen Eindrücken jedenfalls auch die Phantasie der Thiere mit im Spiele gewesen, weil sonst noch weniger einzusehen wäre, wie sie gewirkt haben sollten. An jene Beobachtungen möge hier folgende durchaus verbürgte angereiht werden, die Dr. Spinola in Berlin aus dem Munde des Herrn Landstallmeisters von Schwithow in Trakehnen empfing: „im Frühjahre 1846 rossten mehrere Stuten in der Fuchsheerde zu Gutin des Stutamtes Trakehnen entweder sehr spät oder gar nicht. Die Deckzeit hier vom 1. Februar bis 1. Juli näherte sich ihrem Ende und wir fürchteten, dass bei diesem Zustande der Mutterstuten viele güst bleiben würden. Die Mutterstute Helexine hat bis dahin gar keine Rosse gezeigt; sie sollte aber mit Gewalt gedeckt werden. Die Stute wurde demnach mit Kopf und Hals an einen Ständer geschnürt und der Hengst beschälte sie. Während des ganzen Vorganges hatte sich die Stute sehr gesträubt, und namentlich grosse Anstrengungen gemacht, den festgeschnürten Kopf loszuziehen. Der Erfolg dieser gewaltsamen Bedeckung war im Jahre darauf ein wohlgeformtes Hengstfohlen; aber das Fohlen machte, im ganz freien Zustande, dieselben Bewegungen, wie sie die Mutter desselben während des Beschälaktes gemacht hatte, es schüttelte mit Hals und Kopf nach beiden Seiten, stemmte sich zurück etc. als wenn es sich losmachen wollte von einem Gegenstande, an dem es angebunden wäre. Als das Fohlen älter wurde, liess es sich von Niemand an dem Kopfe fassen, trotz aller Liebkosungen; mit 3 Jahren starb es an Influenza." (Thierärztl. Zeitung 1850, p. 46). Dieser Fall ist um desswillen besonders denkwürdig, weil er auf's Klarste darthut, dass trotz einer mechanischen Einwirkung auf den Körper des Mutterthieres, doch die Phantasie derselben auf das Junge eingewirkt haben muss, insofern beim Beschälakt die Befruchtung noch nicht einmal stattgefunden haben, vielweniger der Fötus in der Entwickelung gewesen sein konnte.

Mehrere andere Beobachtungen, welche darthun, dass das männliche Thier bei der Begattung auf die Constitution des weiblichen Thieres in der Art einen Einfluss ausübt, dass derselbe sich auch in der späteren Nachkommenschaft bemerkbar macht, ohne dass das männliche Thier denselben fortgesetzt hat, sind ebensowenig erklärlich, wie die vorhergehenden, indess noch sicherer gestellt, als diese, und können, wenn auch nicht jene Beobachtungen erklären helfen, doch dieselben wahrscheinlicher machen. Desshalb wird auch hier auf die bekannteren dieser Art eingegangen. Wir wenden uns zu diesem Behufe zunächst an die Mittheilungen des Prof. Alex. Harvey zu Aberdeen, worüber Froriep in seinen Tagesberichten (1850 No. 146 und No. 155) referirt, und welche meist aus den Philos. Transact. entnommen sind. 1) Eine junge nussbraune Stute des Grafen Morton, die zu $^7/_8$ arabischen Blutes war, wurde i. J. 1815 von einem Quagga belegt, welcher südafrikanische Einhufer bekanntlich gestreift ist. Sie wurde nur einmal von dem Quaggahengste belegt, und nachdem sie 11 Monate und einige Tage getragen hatte, warf sie einen Bastard, welcher im Betreff des Kopfes, der schwarzen Streifen am Rücken, und an den Beinen dem Vater glich. In den Jahren 1817, 1818 und 1821 wurde dieselbe Stute, die damals dem Sire Georg Ouseley gehörte, von einem schwarzen Araberhengst von reinem Blute beschält, und alle 3 Fohlen, welche sie gebar, hatten unverkennbare Aehnlichkeit mit dem Quagga; 2) ein „ausgezeichneter" Thierarzt James Mac Gillivray zu Huntly hat in dem Aberdeener Journal u. a. folgende Erklärung abgegeben: „Wenn ein Weibchen von noch so reiner Rasse von einem Männchen anderer Rasse befruchtet worden ist, so ist jenes ein- für allemal gekreuzt; die Reinheit seines Blutes geht durch die einmalige Begattung mit einem Männchen von anderer Rasse für immer verloren.“ Derselbe bemerkt weiter: „Wenn eine Kuh von der reinen Aberdeen'schen Rasse von einem kurzhörnigen Teeswater'schen Bullen belegt wird, so wird das Blut (?) der Kuh um so stärker verändert, je mehr das Kalb dem Bullen gleicht, und sie kann später kein Kalb von reiner Rasse mehr liefern. Es liegt auf der Hand, dass die grosse Mannigfaltigkeit der Gestalten in den Heerden in hohem Grade von dieser Verunreinigung des Blutes der Kuh durch den ersten sie bedeckenden Bullen herrührt.“ 3) Haller und Becker haben nachgewiesen, dass, wenn eine Pferdestute von einem Eselhengst beschält worden ist, und ein Maulthier gefohlt hat, dann die späteren Fohlen einer solchen Stute, welche von Pferdehengsten gezeugt worden sind, mit dem Esel einige Aehmichkeit haben. 4) Im Königl. Gestüte zu Hampton-Court hatten mehrere vom Hengste Actaeon erzeugte Fohlen unverkennbare Aehnlichkeit mit dem Hengste Colonel, welcher die Mutter jener Fohlen die Jahre vorher besprungen hatte. 5) Ein dem Grafen Sheffield gehöriges Fohlen, dessen Vater der Hengst Lancet war, hatte mit dem Hengste Camel so viel Aehnlichkeit, dass man es zu Newmarket allgemein für dessen Nachkommenschaft hielt, obwohl er die Mutter nur früher beschält hatte. 6) Man hat öfters bemerkt, dass wenn eine Hündin von reiner Rasse ein einziges Mal von einem Bastardhunde belegt worden ist, die 2 bis 3 nächsten Würfe nie gut ausfallen, selbst wenn man Hunde ihrer reinen Rasse zum Behufe der Erzielung dieser Würfe zugelassen hatte. 7) Eine Sau von der schwarz-weissen Westernrasse wurde von einem dunkel-kastanienbrauen wilden Eber belegt. Der Wurf war gemischt, obwohl die Farbe des Ebers die vorherrschende war. Die Sau wurde später von einem Eber ihrer eigenen Rasse belegt, und die Ferkel dieses Wurfes trugen wieder Spuren der dunkel-kastanienbraunen Farbe des wilden Ebers. Dieselben Abzeichen bemerkte man an den Ferkeln des folgenden Wurfes, welcher ebenfalls von einem Eber derselben Rasse wie die Sau herrührte. 8) Bei Kühen haben die Viehzüchter oft ganz Aehnliches beobachtet. Eine Kuh von der Aberdeenrasse wurde von einem Bullen der reinen Teeswaterrasse besprungen und brachte ein Kalb von gekreuzter Rasse.

Im folgenden Jahre wurde ein Bulle ihrer eigenen Rasse zu ihr gelassen, allein das Kalb war von gekreuzter Rasse und hatte, als es zwei Jahr alt war, sehr lange Hörner, obwohl dessen Eltern beide ganz kurze hatten. Eine andere junge Aberdeen-Kuh ward 1845 von einem Bullen besprungen, der aus einer Kreuzung von einer gekreuzten Kuh mit einem Teeswater-Bullen abstammte. Sie brachte ein Bastardkalb, und als sie sich später mit einem Bullen ihrer eigenen Rasse paarte, brachte sie ebenfalls ein sowohl der Gestalt als der Farbe nach gekreuztes Kalb.

Den vorstehenden Thatsachen mögen noch einige unterstützende Bemerkungen von Heusinger (l. c. p. 186) hinzugefügt werden. 9) Eine Anzahl von guten Beobachtern und Züchtern versichert, dass eine Stute, welche durch einen Esel bedeckt worden ist, und ein Maulthier beigebracht hat, nicht mehr im Stande ist, vermittelst eines Pferdehengstes gute Füllen zu erzeugen, vielmehr sind auch diese dem Esel ähnlich (Fugger, Gestütbuch, Frankfurt 1601 — Winter von Adlersflügel, Stuteterei, Nürnberg 1703). Neuere Autoren haben diese Thatsachen geleugnet; nicht aber Brugnone, dessen Zeugniss in dieser Beziehung von grossem Gewicht wäre. Derselbe spricht auch nicht davon, und hat daher Hofacker Unrecht, wenn er ihn in dieser Hinsicht anführt. Dagegen behauptet Ammon (Zucht und Veredelung der Pferde, p. 94) gegentheils, dass er gute Füllen von Stuten erhalten habe, die schon Maulthiere beigebracht hatten; inzwischen ist nicht anzunehmen, dass derselbe in diesem Punkt eine erkleckliche Erfahrung in Lithauen hat machen können. Gegenwärtig wird die Maulthierzucht am ausgebreitetsten in Poitou in Frankreich betrieben; Grognier aber schweigt über jene Angelegenheit; versichert aber, dass die besten Pferdestuten für die Maulthierzucht von schlechter Rasse seien. Daher ist anzunehmen, dass man diese nicht wieder zur Füllenzucht verwenden werde.

Diesen Beobachtungen will ich endlich noch eine eigene Wahrnehmung hinzufügen. In den 30. Jahren, als ich in der Eigenschaft als Kreisthierarzt im Veterinär-Bezirk der Kreise Schleiden, Malmedy und Montjoie wirkte, wurde ich von einer Gemeinde (Ripsdorf) wegen folgendes, dieser Gemeinde sehr unangenehmen Umstandes zu Rathe gezogen. Man zog nämlich in dieser Gemeinde die gleichförmig-braune Farbe des Rindviehes einer jeden anderen vor, und doch ereignete es sich, dass die stichelhaarige Nachzucht zunahm. Auf meine Erkundigungen erfuhr ich, dass man ein paar Jahre zuvor einen stichelhaarigen Bullen in der Heerde unterhalten habe, der aber, sobald stichelhaarige Nachzucht beobachtet wurde, entfernt und durch einen anderen gleichförmig braunen ersetzt worden sei. Nichtsdestoweniger bemerke man, dass auch von diesem Bullen mit gleichförmig braunen Kühen stichelhaarige Kälber fielen, was man sich nicht anders zu erklären vermochte, als durch den Umstand, dass der Hirt der Heerde einen weissen Hund gehalten habe, woran sich die Kühe versehen haben müssten. Desshalb sei dieser Hund sofort entfernt worden; nichts destoweniger aber fielen fortwährend noch bunte Kälber. Ich selbst kannte damals ausser der biblischen, oben angeführten Erzählung, keine Thatsachen, welche für das Versehen der Thiere sprachen, auch kannte ich keine solcher Art, wie sie im Vorstehenden angegeben sind, und die beweisen, dass das männliche Thier auf das weibliche bei der Zeugung einen solchen Einfluss ausübt, dass derselbe sich auch später bei der Fortpflanzung mit anderen männlichen Thieren bemerkbar macht. Daher erklärte ich der Gemeinde, dass ihr Schicksal der allmäligen Lichtung der Wälder jener Gegend, dem ausgebreiteteren und schwunghafteren Betriebe des Ackerbaues und der hiedurch hervorgebrachten Veränderung im Klima zuzuschreiben sei. Den Leuten war diess ebenso einleuchtend, wie mir, dass mit der Lichtung der Waldungen auch das Vieh lichter werden müsse. Was diese Leute jetzt von ihrem „intelligenten" Kreisthierarzte, wie man mich gerade damals wegen dieser Angelegenheit im Kreisblatte zu bezeichnen beliebte, denken mögen, weiss ich nicht; aber was ich selbst über meine damalige Weisheit jetzt denke, wird jeder Leser leicht errathen können.

Ueberblicken wir alle die aufgezeichneten Thatsachen, welche direct oder indirect für das Versehen sprechen können, so muss mindestens anerkannt werden, dass sie der Art sind, dass sie eine unbedingte Leugnung desselben nicht zulassen. Ja selbst steht zu erwarten, dass wenn die Thierärzte heutiger Bildung dem Gegenstande eine gebührende Aufmerksamkeit schenken wollten, jene Thatsachen gewiss sehr bald zum Vortheile der Thierzuchten vermehrt werden würden.

§. 215.

Den psychischen Ursachen des Versehens zum Behufe des Zustandekommens von Missbildungen entgegengesetzt sind die mechanischen. Diesen erging es nicht anders, als jenen, so dass man die mechanischen Ursachen ebensowohl als einzige Quelle der Missbildungen annahm, als auch die Möglichkeit läugnete, dass mechanische Einwirkungen Missbildungen erzeugen könnten. Zu der ersten Partei gehörte mindestens eine zeitlang Geoffroy St. Hilaire (Philosophie anatomique), zu der andern F. Meckel (Pathol. Anatomie). Es wird sich hier indess verhalten, wie beim Versehen, dass die Wahrheit in der Mitte liegt, und zwar so, dass ein Theil der Missbildungen nicht allein ungezwungen von mechanischen Ursachen abgeleitet werden kann, sondern auch abgeleitet werden muss, weil der Einfluss der letzteren bei dem Zustandekommen der ersteren klar nachwiesen ist. Möglichkeiten der mechanischen, die normale Entwickelung des Fötus störenden Einwirkungen kann man sich zwar viele denken, z. B. Stösse, Schläge auf den Bauch des Mutterthieres oder Fall und Sturz oder auch nur heftige, anstrengende Bewegungen desselben; ferner mechanische Hindernisse beim Durchgange der Eier durch die Muttertrompeten, mangelhafte Ausbildung des Tragsackes, krankhafte, in Neubildungen bestehende Geschwülste desselben oder auch ihrer benachbarten Gebilde; ferner die gleichzeitige, raumbeschränkende Anwesenheit zweier oder mehrerer Embryonen, oder mangelhafte Ausbildung der Eihäute, zu geringe oder zu grosse Menge des Schafwassers u. s. w. Aber es genügt mit der Aufstellung solcher Möglichkeiten nicht, und so hat man sich bemüht, den directen Nachweis mechanischer Schädlichkeiten in Bezug auf Missbildungen zu liefern, indem man Hühnereïer sowohl vor der begonnenen Entwickelung ihrer Embryonen, als auch während derselben mechanischen Einwirkungen durch Erschütterungen, verschiedene Lagenverhältnisse, theilweise Verletzungen und dergl. aussetzte, und hienach nicht allein wirkliche Missbildungen beobachtete, sondern es auch gewissermassen in der

Gewalt hatte, gewisse Gattungen derselben zu erzeugen (Geoffroy et Isidore St. Hilaire, Valentin u. A.). Gurlt weist bestimmter auf mechanische Ursachen hinsichtlich der Missbildungen hin, indem derselbe (l. c. der med. chir. Encycl.) zu erkennen gibt, dass man bei vielen, jedoch nicht bei allen Missgeburten, deren Wesen in der Spaltung des Körpers in der Mittellinie besteht, also bei Kopf-, Brust- und Bauchspaltung, die Schafhaut an den Rändern der Spalte mit der äusseren Haut des Fötus, oder mit dem Brust- und Bauchfelle desselben innig verbunden sei. Diese ungewöhnliche Verbindung halte er für eine Bildungshemmung (s. w. u.), daher für eine Nichttrennung von dem serösen Blatte der Keinhaut, indem bei normalem Bildungsvorgange diese Verbindung zuletzt nur noch am Nabel des Fötus übrig bleiben dürfe. Da nun aber bei den genannten Missbildungen die nothwendige Trennung nicht erfolgt sei, so wirke diese ungewöhnliche Verbindung mechanisch hindernd auf die Vereinigung der ursprünglichen Spaltenränder in der Mittellinie. Ja sie scheine noch viel auffallender in den Fällen ihre Wirkung zu zeigen, wo bei Brust- und Bauchspaltung die Seitenwände der Brust- und Bauchhöhle mit daran liegenden Gliedmassen nach oben umgewendet sind, wie es bei Missgeburten von Rindern, Schafen und Ziegen nicht selten vorkommt. Auch an anderen Stellen des Körpers treffe man jene ungewöhnliche Verbindung der Schafhaut mit der äusseren Haut an, nämlich am Schädel, am Maulwinkel, an einer Gliedmaasse, und an allen diesen Stellen zeige sich dann Verunstaltung. Fügt man nun diesen gewiss richtigen Bemerkungen Gurlt's noch hinzu, dass jenes Verhalten der Schafhaut an und für sich schon ein abnormer Zustand, mithin in einem solchen Falle die Missbildung eine abgeleitete ist; dass ferner vielfache Beobachtungen an menschlichen Missbildungen dafür sprechen, dass auch die Nabelschnur durch zufällige Bewegungen der Embryonen Theile ihres Körpers umschlingen, dieselben zusammenschnüren und so nach und nach zur Ablösung (brandigem Absterben) bringen kann, und dass wenn diess in den ersten Perioden der Entwickelung geschieht, die abgeschnürten Körpertheile durch Aufsaugung zum vollständigen Verschwinden gebracht werden können, wie es ohne Zweifel auch bei den Hausthieren beim Fehlen von Gliedmassen und des

Kopfes, wenn auch nicht ausschliesslich vorgekommen sein wird: so wird so ziemlich Alles hinsichtlich der mechanischen Ursachen erschöpft sein. Denn die Annahme, dass die Zwillings-Missgeburten dadurch entstehen könnten, dass mehr oder minder hervorgebildete Fötus durch Aneinanderlagerung und gegenseitigen Druck mit einander verschmelzen könnten, wird um so unwahrscheinlicher, als zuweilen nur eine Ueberzahl einzelner Glieder angetroffen wird. Gurlt hält ebenfalls die mechanische Erklärung hinsichtlich solcher Missgeburten im Allgemeinen nicht für zulässig, und nimmt für Fälle der letzten Art vielmehr eine Wucherung des serösen Blattes der Keimhaut an, während er bezüglich der wirklichen Zwillings- und Drillings-Missgeburten eine ursprünglich doppelte oder dreifache Fruchtanlage auf der Keimhaut für wahrscheinlicher hält, und sich nun denkt, dass jetzt schon eine Verschmelzung der Fruchtanlagen, entweder ihrer ganzen Länge nach oder an einer gewissen Stelle stattfinde. Für gewisse Fälle findet indess derselbe keinen andern Ausweg, als eine Verschmelzung in einer späteren Periode der Entwickelung anzunehmen, so z. B. bei der Einschliessung eines kleineren Fötus in irgend einer Körperstelle eines anderen grösseren, bei der Einpflanzung der Placenta des einen Fötus in die Schädelhöhle des anderen, bei der Verbindung zweier Embryonen an der Haut der Stirn oder des Scheitels; ferner bei der Verbindung am Steisse, und endlich an den einander zugewandten Gliedmaassen, wie man dergleichen Fälle besonders beim Menschen beobachtet hat.

§. 216.

Als weitere Ursachen für Missbildungen werden Krankheitsprozesse angesehen, welche den Embryo während seiner Entwickelung ebensowohl treffen könnten, wie das selbstständige Thier. Als eifrigster Vertheidiger dieser Ansicht ist Otto *(Monstrorum sexcentorum descriptio anatomica)* aufgetreten. In der That ist es auch nicht allein annehmbar, sondern auch in manchen Fällen mehr oder weniger bestimmt nachgewiesen worden, dass die Embryonen in Krankheitszustände des Ernährungslebens gerathen, und ist diess auch leicht erklärlich, da kein wesentlicher Unterschied in den Ernährungsthätigkeiten und der hiebei in Anspruch genommenen Hauptflüssigkeit, die das Bildungsmaterial zu liefern hat, nämlich des Blutes, zwischen dem Fötus und selbstständigen Thiere besteht. Bedenkt man nun die zahlreichen, möglichen Fehler des Blutes, diejenigen, welche durch den Kreislauf desselben entstehen können, insofern Ansammlungen, Stockungen und Austretungen dieser Flüssigkeit aus den Gefässen sich ergeben: so ist um so weniger daran zu zweifeln, dass hiedurch leicht Missbildungen entstehen können, da wirklich nicht allein Thiere mit Krankheiten (Rhachitis, Tuberculosis, Rotz, Lungenseuche, Wassersuchten verschiedener Art) geboren werden, sondern dass auch diese und andere Krankheiten Missgeburten erzeugen können, wie diess besonders von den Wassersuchten des Gehirns und des Rückenmarks einzusehen ist.

Endlich ist noch und ganz vorzüglich die Hemmung in der Fortbildung einzelner Theile der Embryonen, also eine Bildungshemmung als Ursache von Missbildungen angesehen worden, die man daher als Hemmungsbildungen bezeichnet. Es ist nämlich bekannt, dass die normale Entwickelung der Embryonen darin besteht, dass diese letzteren in den verschiedenen Perioden der Entwickelung sich in einem verschiedenen Zustande der Entfaltung befinden, und dass dann, wenn das Thier in eine gewisse Periode der Entwickelung angelangt ist, und damit nun einen dieser Periode entsprechenden Körperzustand erlangt hat, durch gewisse Ursachen die Fortentwickelung wohl, aber nicht das Wachsthum gehemmt werden kann, wodurch also eine Missbildung entsteht, die im Wesentlichen einer früheren Periode der Entwickelung entspricht. Hieraus geht nun hervor, dass die Bildungshemmung eigentlich nicht die Ursache der sogenannten Hemmungsbildung ist, sondern dass diese durch das veranlasst wird, was jene bewirkt. Veranlassungen dieser Art werden nun wohl keine anderen sein, als welche bereits aufgezählt wurden, nämlich psychische, mechanische und pathologische. Und wenn man zu all' diesem noch annimmt, dass auch selbst ursprünglich ein fehlerhafter Zustand in den zeugenden Theilen, dem Eichen und dem Samen, vorhanden sein könne, wie es insbesondere in Anbetracht beobachteter Erblichkeit mancher Bildungsfehler durch mehrere Generationen, insbesondere bezüglich des Menschen wahrscheinlich ist, so dürfte Alles gesagt sein, was sich dem jetzigen Standpunkte der Wissenschaft gemäss über die ursächlichen Verhältnisse der Missbildungen sagen lässt, ohne den Hypothesen allzusehr Raum zu gönnen.

VIERTES KAPITEL.

Praktische Bemerkungen über die Missbildungen.

§. 217.

Die Bestimmung der Lebensfähigkeit der Missgeburten unterliegt weder Schwierigkeiten, noch ist eine solche hinsichtlich der Haussäugethiere von praktischer Erheblichkeit, insofern der Eintritt des Todes keine weiteren Folgen haben kann, als den Verlust des Thieres. Uebrigens aber ist diese Bestimmung abhängig von der Kenntniss der physiologischen Aufgabe der etwa fehlenden oder missgebildeten Organe für das Leben, wie sie aus den Lehren über Anatomie und Physiologie fliesst. Von grösserer praktischer Wichtigkeit ist die Vorausbestimmung, ob ein mehr oder minder missgebildetes, eben geborenes Thier die Mühe und Kosten der Aufzucht lohnen werde, mit anderen Worten, ob die Missbildung der Art ist, dass sie den Zweck, den das Thier haben soll, nicht erheblich beeinträchtigen werde, oder vielmehr die vollständige Zweckerfüllung zu erwarten stehe in der Voraussicht, dass der Fehler allein durch Naturhülfe oder mit Beihülfe der Kunst ausgeglichen werden könne. Die Kenntniss zu dieser Beurtheilung liefert das Exterieur, die Pathologie und vorzüglich die Chirurgie, worauf in jener Beziehung hier im Allgemeinen verwiesen werden muss. Nur hinsichtlich der Missbildungen in den beiderseitigen Geschlechts-Apparaten dürfte hier eine nähere Erörterung am Platze sein, weil hierüber die genannten Lehren nicht die genügende Auskunft ertheilen, doch aber die pathologische Anatomie im Besitze der Mittel zu diesem Behufe ist, oder doch sein sollte.

Ein nicht gar selten vorkommender, hieher gehöriger Fehler ist das Verborgensein der Hoden (*cryptorchidismus*), d. h. der Zustand in welchem die Hoden anstatt in den Hodensack herabzusteigen, wie es beim Pferde erst einige Zeit nach der Geburt, bei den übrigen Thieren aber schon vor der Geburt geschieht, — in der Bauchhöhle zurückbleiben. Ein solches Thier ist im Allgemeinen als *Cryptorchis* zu bezeichnen, während ein solches Pferd populär als Spitz-, Klopp- oder Klopfhengst bezeichnet wird. Wenn, mit Ausnahme des Pferdes, ein männliches Haussäugethier mit verborgenen Hoden geboren wird, so ist diess jedenfalls ein angeborner Fehler, und zwar eine Hemmungsbildung, während wenn beim Pferde die Hoden erst nach einem halben Jahre in den Hodensack herabsteigen, diess jedenfalls als eine Verzögerung der Fortbildung im selbstständigen Leben zu bezeichnen ist; wenn aber diese Organe bei dem genannten Thiere verborgen bleiben, so ist der Fehler zwar kein angeborner, wahrscheinlich aber die Veranlassung dazu, und derselbe jedenfalls auch als Hemmungsbildung zu bezeichnen. Die in der Bauchhöhle zurückbleibenden Hoden hängen an einer Art Gekröse (*mesorchium*); sie sind viel kleiner und von geringerem Gewichte, als die in den Hodensack herabgestiegenen, ja selbst kleiner, als sie kurz vor dem Herabsteigen zu sein pflegen, und daher in Zurückbildung sich befinden, wie es auch das theilweise Verschwundensein der Saamenkanälchen und der Ersatz derselben durch Fettgewebe zeigt, woher dann auch die grössere Weichheit und Schlaffheit dieser Hoden von den im Hodensack befindlichen rührt. Was diese letzteren anbetrifft, so möge vorübergehend bemerkt werden, dass nicht der linke stets der der grössere, wie es wohl angenommen worden, sondern dass es auch fast ebenso oft der rechte ist. Was von besonderem Interesse, das ist der Umstand, dass in den verborgenen Hoden keine Saamenfäden beobachtet wurden, wie es Gurlt's und meine eigenen Wahrnehmungen, so wie die zahlreicheren von Goubaux und Follin (mémoire sur la cryptorchidie chez l'homme et les principaux animaux domestiques. Réc. de médec. vétér. 1856) bestätigt haben. Desshalb ist es auch wahrscheinlich, dass die Cryptorchiden nicht zeugungsfähig sind. In dieser Beziehung sah sich Gurlt (Mag. f. d. g. Thierheilk. IV) veranlasst, die Frage: ob ein Klopf- oder Spitzhengst befruchten könne? — aufzuwerfen. Dieselbe wurde von Peters (eod. loc. VII) nach Beobachtungen verneint, dagegen von Wesche (eod. loc. XIX) bejaht. Derselbe hatte indess nur eine einzige Beobachtung bei einem 2jährigen Spitzhengste gemacht, dem 1 Jahr zuvor ein Hode weggenommen worden war; der zurückgebliebene Hode trat indess auch später herab, und wurde ebenfalls weggenommen. Daher ist diese Beobachtung, wie leicht einzusehen, den Peter'schen nicht entgegenzustellen, insofern aber denkwürdig, als sie zeigt, dass Befruchtung stattfinden könne, wenn die Tendenz zum Herabtreten der Hoden vorhanden und nur Verzögerung desselben vorhanden ist. In diesem Falle können die Hoden bereits mehr oder weniger tief im Leistenkanale sich befinden, und daher der Cryptorchidismus sehr relativ sein. Und so lege ich auch der einzelnen Beobachtung, welche mir ein beobachtungsfähiger und wahrheitsliebender Mann, Forstrath R. hierselbst, welche die Zeugungsfähigkeit der Klopfhengste beweisen soll, kein grösseres Gewicht bei, als der von Wesche.

Wichtiger für die praktische Beurtheilung ist die Zwitterbildung (*Hermaphroditismus*). Wahrer Hermaphroditismus im strengsten Sinne des Wortes würde der sein, wenn in einem und demselben Individuum beide Geschlechts-Apparate, der männliche und der weibliche vollständig vorkämen, und entweder zwischen zwei derartigen Individuen eine wechselseitige Befruchtung stattfinden könne, oder gar ein und dasselbe Individnum sich selbst zu befruchten im Stande wäre. Dieser Fall von Hermaphroditismus kommt, insoweit die Beobachtungen reichen, nur unter den Weichthieren, und zwar, wie man mit Bestimmtheit weiss, unter den Schnecken vor. In den höheren Thierklassen ist der wahre Hermaphroditismus in jenem physiologischen Sinne noch nicht beobachtet worden, mithin auch nicht bei den Haussäugethieren und nicht beim Menschen. Wenn man nun aber im anatomischen Sinne vom wahren Hermaphroditismus spricht, so hat das eine andere Bedeutung. Bei den Hausthieren sind noch niemals die vollständigen männlichen und weiblichen Geschlechtstheile in einem und demselben Individuum beobachtet worden; es gehören daher unter diesen Thieren nur solche Fälle zum Hermaphroditismus, in denen die Geschlechtsorgane des einen Geschlechtes sich in Folge abnormer Entwickelung denen des anderen Geschlechts nähern, oder wo in einem und demselben Individuum sowohl männliche als weibliche Zeugungstheile vorkommen, oder, mit anderen Worten, alle Missbildungen in den Genitalien, wodurch das Geschlecht mehr oder weniger zweifelhaft werden kann. Demnach hätten die Thierärzte solche Fälle zum wahren Hermaphroditismus im anatomischen Sinne zu zählen, wo wirklich männliche und weibliche Geschlechtstheile an einem und demselben Individuum vorkommen, und diejenigen zum falschen Hermaphroditismus zu rechnen, wo das Auftreten zweierlei Geschlechtsorgane nur scheinbar ist.

Bisher sind nur wenige Fälle vom Menschen bekannt, welche sich zum wahren Hermaphroditismus im anatomischen Sinne rechnen lassen, und selbst von diesen sollen einige in hohem Grade zweifelhaft sein. Es ist nämlich sehr schwer, ja bisweilen fast unmöglich, die verschiedenen, einander entsprechenden Sexualorgane der beiden Geschlechter, wie Hoden und Eierstöcke, Saamenleiter und Eileiter mit Bestimmtheit von einander zu unterscheiden. Dazu kommt noch, dass alle hieher gehörigen Individuen nicht fortpflanzungsfähig sind, wesshalb auch eine praktische Bestimmung ihres Geschlechts nicht möglich ist. Daher wird von einigen das Vorkommen des wahren Hermaphroditismus beim Menschen überhaupt geleugnet, und werden alle hieher gehörigen Fälle dem falschen Hermaphroditismus zugewiesen (Vogel, pathol. Anat. p. 482).

Bei den Haussäugethieren besteht die bezeichnete Schwierigkeit hinsichtlich der Unterscheidung der Geschlechtstheile in ihrer Missbildung oder Verkümmerung zwar auch, doch sind einige Fälle als unzweifelhaft zum wahren Hermaphroditismus zu zählen. Es ist daher von Gurlt der Character des wahren halbgeschlechtigen Hermaphroditismus dahin bestimmt worden, dass in einem Individuum Geschlechtsorgane von beiden Geschlechtern vereinigt sind, doch so, dass die Zahl der Theile überhaupt nicht vermehrt ist, und dass der Typus des einen Geschlechts, entweder des männlichen oder des weiblichen immer vorherrscht. Diese Vereinigung ist aber zweifacher Art, nämlich 1) eine seitliche, wo die eine Seite männliche und die andere weibliche innere Geschlechtsorgane enthält; die äusseren Geschlechtstheile jedoch gehören dann nur einem Geschlechte an, und daher wird dessen Typus vorherrschend. Und so bildet sich die Spezies: *Hermaphroditus lateralis* mit zwei Varietäten: *femininus* und *masculinus*. Die zweite Art der Vereinigung ist die hintere, wobei die inneren Geschlechtstheile männlich, die äusseren weiblich sind, oder umgekehrt. Hiedurch entsteht dann die Spezies: *Hermaphroditus transversalis* mit den beiden Varietäten *masculinus* und *femininus*. Den wahren doppelgeschlechtigen Hermaphroditismus unterscheidet Gurlt von dem vorher genannten eingeschlechtigen dadurch, dass bei jenem die Geschlechtstheile des einen Geschlechts unvollständig, die des anderen vorherrschend, und daher auch nie alle Organe von beiden Geschlechtern vorhanden sind. Es werden in dieser Weise zwei Arten unterschieden, nämlich *Androgynus masculinus*, und *A. femininus*. Wie bereits angedeutet charakterisirt sich der falsche Hermaphroditismus dadurch, dass das Auftreten zweierlei Geschlechtsorgane in einem Individuum nur scheinbar ist. In dieser Weise kommt es vor, dass das männliche Geschlecht sich dem weiblichen durch Nichtdurchbohrung der Ruthe von der Harnröhre nähert, ferner durch Kleinheit der Ruthe und Hoden, auch durch Zurückbleiben derselben in der Bauchhöhle (s. o.), durch Spaltung des Hodensackes, und endlich durch Grösse des Euters. Dagegen nähert sich das weibliche Geschlecht dem männlichen durch Kleinheit des Euters, durch Grösse des Kitzlers, und bisweilen auch durch Hervortreten der Eierstöcke aus der Bauchhöhle, wobei die runden Mutterbänder deutliche Muskelfasern erhalten; ferner durch Kleinheit der Eierstöcke, der Muttertrompeten und der Gebärmutter. Sonach können folgende Arten der falschen Zwitterbildung unterschieden werden: 1) *Pseudohermaphroditus microphallus*, männliches Thier mit zu kleiner Ruthe; 2) *Pseudoh. hypospadiaeus*, männliches Thier mit unten gespaltener Harnröhre; 3) *Pseudoh. epispadiaeus*, männliches Thier mit oben gespaltener Harnröhre; 4) *Pseudoh. femininus*, weibliches Thier mit zu grossem Kitzler.

Die Zwitterbildung lässt sich aus dem Entwickelungsgange der Geschlechtstheile ohne grosse Schwierigkeit erklären. In dem frühesten Zustande des Embryonallebens, selbst dann, wenn schon Geschlechtstheile in der Bildung begriffen und in ihren Umrissen ziemlich gut zu erkennen sind, können dieselben jedoch noch nicht als männliche und weibliche unterschieden werden. Diess gilt sowohl von den Zeugungstheilen als auch von den Begattungstheilen; und bei diesen letzteren tritt sogar der Fall ein, dass sie im früheren Zustande des Fötallebens in beiden Geschlechtern offenbar ganz gleich sind, und erst durch die folgende Entwickelung die Verschiedenheit des männlichen und weiblichen Charakters sich herausstellt. Die Bildung des Geschlechtsapparates hängt auf's innigste mit der Entwickelung des Harnapparates zusammen; und so sieht man, was die wesentlichen Organe der Zeugung, so wie des Harnapparates anbetrifft, nämlich die Hoden und die Eierstöcke, so wie die Nieren ziemlich gleichzeitig, und zwar in der 7. Woche beim Pferde und Rinde aus stark entwickelten, vorübergehenden Organen hervorgehen, die Wolff'sche oder Oken'sche Körper genannt werden, welche auch, so lange die Nieren fehlen, die Stelle derselben vertreten. Diese Wolff'schen Körper, von denen einer rechts, der andere links neben der Wirbelsäule da liegt, wo später die Hoden oder Eierstöcke und die Nieren erscheinen, bestehen aus querliegenden Blinddärmchen, die an ihrem äusseren Ende, beziehungsweise am äusseren Rande je einen Ausführungsgang haben, die nach hinten laufen und in eine Höhle münden, welche mit dem Endtheile des Darmkanals zusammenhängt, und Cloake (*sinus proctourogenitalis*) genannt wird; wenn sich aber später das hintere Ende des Mastdarmes von dieser Höhle abgegrenzt hat, so wird die übrigbleibende als Harngeschlechtshöhle (*sinus urogenitalis*) bezeichnet. Beim Pferde und Rinde erscheinen nun, wie bereits angedeutet, in der 7. Woche am inneren Rande der Wolff'schen Körper Organe, aus denen eben so wohl die Hoden als Eierstöcke hervorgebildet werden, wesshalb man es denselben um diese Zeit und auch später noch durchaus nicht ansehen kann, ob die ersten oder die zweiten daraus hervorgehen. Gehen aber die Hoden daraus hervor, so verwandeln sich die Ausführungsgänge der Wolff'schen Körper in die Saamenleiter um, aus deren Enden später bei denjenigen Thieren, welche überhaupt Samenblasen haben, zu denselben sich ausstülpen; bilden sich dagegen aus den neutralen Geschlechtsdrüsen die Eierstöcke hervor, so werden aus anderen, ebenfalls am Wolff'schen Körper befindlichen Gängen, den Müller'schen, die Eileiter, die sich nach hinten erweitern zu den Hörnern der Gebärmutter, dann zu dessen Körper mit einander verschmelzen, und endlich in die aus den Ausführungsgängen des Wolff'schen Körpers gebildete Harngeschlechtshöhle, wie beim männlichen Thiere einmündet, die beim weiblichen aber bekanntlich viel weiter ist, und so die Scheide darstellt. Bei beiden Geschlechtern sind nicht selten im späteren Alter die nicht zur vollständigen Entwickelung gekommenen Theile zu sehen, so z. B. ist das 3. Samenbläschen des Pferdes als ein Rudiment des *canalis genitalis* des weiblichen Thieres zu betrachten, aus dem sich bei diesem der Uterus hervorgebildet hat, während die öfter bei der Kuh wahrnehmbaren Scheiden- (Gartner'schen) Gänge die Ueberbleibsel der Ausführungsgänge der Wolff'schen Körper sind, aus welchen sich beim männlichen Thiere die Samenleiter entwickelt haben. Auch die äusseren Geschlechtstheile beider Geschlechter sind ursprünglich gleich; die männlichen sind aber in der That eine Fortentwickelung der weiblichen, indem die Schaamlippen bis auf den untereren Winkel mit einander sich vereinigen, mit der Ruthe hervorwachsen, und auf diese Weise den Hodensack und zuletzt den Schlauch bilden u. s. w. — Da nun die Geschlechtsrichtungen erst in einer späteren Zeit des Embryonallebens aus einem indifferenten Zustande auseinander gehen, so wird sich ohne weitere Erläuterung leicht erklären lassen, wie an den verschiedenen Seiten eine verschiedene Richtung eingeschlagen werden könne, und wie es zugehe, dass die äusseren Geschlechtstheile nicht immer mit den inneren harmoniren und so auch umgekehrt nicht. Bildungshemmung, wo Fortbildung und Fortbildung, wo Bildungshemmung stattfinden sollte, sind die vorzüglichen Ursachen der Missbildungen in den Begattungstheilen des Geschlechtsapparates.

Die zwitterhafte Bildung kommt zwar bei allen Haussäugethieren vor, bei weitem am häufigsten jedoch beim Rindvieh, wenigstens sind von diesem die meisten Fälle bekannt; und in der That erfordert auch diese Thiergattung, wegen ihrer ökonomischen Verwendung in jenem Punkte eine grössere Aufmerksamkeit, als die übrigen. Die Römer haben schon zwitterhafte (unfruchtbare) Kühe gekannt, und dieselben „*taurae*“ genannt; am Niederrhein und in Flandern bezeichnet man dieselben als „Steenböcke,“ womit man übrigens alle Hausthiere und auch die Weiber bezeichnet, die im Rufe der Unfruchtbarkeit wegen mangelhafter Geschlechtsbildung stehen. Hinsichtlich des Rindviehes wird in Holland von den Landleuten behauptet, dass von Zwillingskälbern, wenn das eine männlich und das andere weiblich, eben dieses letztere ein Steenbock und stets unfruchtbar sei. Diese Sage hat den (nun verstorbenen) Numan, damaligen Director der Thierarzneischule in Utrecht, zu einer Untersuchung veranlasst, und in Folge derselben das nachstehende Ergebniss gezogen: 1) Wenn eine Kuh zwei Kälber wirft, wovon das eine männlich und das andere weiblich ist, so besitzt das letztere fast immer missgebildete oder unvollständige Geschlechtstheile, und ist unfruchtbar. 2) Diese, auf die Erfahrungen der Landwirthe gestützte, durch ältere und neuere Beobachtungen begründete Thatsache erleidet inzwischen Ausnahmen, und kann daher nicht als ein ausschliessliches Naturgesetz betrachtet werden. 3) Die in Rede stehende Anomalie beschränkt sich auch nicht ausschliesslich auf das weibliche Thier verschiedengeschlechtlicher Zwillingskälber, sondern sie kann sich auch, obwohl viel seltener, bei Zwillingskälbern eines und desselben Geschlechtes offenbaren. 4) Jene Missbildung gehört auch nicht ausschliesslich dem weiblichen Theile der Zwillinge verschiedenen Geschlechtes an, sondern auch bisweilen dem männlichen, und dann ist das weibliche Thier regelmässig gebildet; doch sind solche Fälle viel seltener. 5) Die Zwillings- oder mehrfachen Geburten kommen beim Rindvieh am häufigsten vor, und diese sind gerade, was das weibliche Junge anbetrifft, als die sicherste und konstanteste Bedingung der Unfruchtbarkeit derselben zu betrachten, und zwar um so eher, als der Zustand der Geschlechtstheile, welcher diese Anomalie bedingt, bisher noch nicht bei den aus Einzelgeburten hervorgegangenen weiblichen Kälbern beobachtet worden zu sein scheint. Wohl aber findet man zuweilen in solchen Fällen die Geschlechtstheile des männlichen Individuums in einem Grade unvollkommen, dass Unfruchtbarkeit davon die Folge ist. — Zu erkennen sind zwitterhafte Kühe, ausser an den mangelhaft gebildeten Geschlechtstheilen, an einem Habitus, der in der Mitte steht zwischen verschnittenen Ochsen und Kühen (vgl. Thierärztl. Zeit. 1834. p. 121 ff.).

NACHTRAG.

Nachdem der Druck dieses Buches fast vollständig beendigt war, sind mir noch einige, dessen Inhalt betreffende Thatsachen aus jüngst erschienenen periodischen Schriften bekannt geworden, wovon die denkwürdigsten hier als Zusätze zu den betreffenden Stellen, nebst anderen nothwendig scheinenden Vervollständigungen folgen.

Leukämie (p. 54). Leisering (Bericht über das Veterinär-Wesen im Königr. Sachsen f. d. Jahr 1858) untersuchte die 57 Pfd. schwere Milz eines Pferdes, fand in derselben eine grosse Menge farbloser Elemente, und wurde hiedurch auf die nähere Untersuchung des Blutes dieses Thieres hingeleitet. Das den Fussvenen entnommene Blut (anderes stand nicht zu Gebote) zeigte sich heller von Farbe als gewöhnlich, und die mikroscopische Betrachtung ergab ein Verhältniss der farblosen Blutkörperchen zu den rothen ungefähr wie 2:3. Diess veranlasste L. zu der Folgerung: es ergebe sich „mit Evidenz", dass das fragliche Pferd neben der Milzhyperplasie, und „ohne Zweifel" auch durch dieselbe am „weissen Blute", der Leukämie gelitten habe, die man in diesem Falle als eine „lienale" bezeichnen müsse. Nimmt man nur die Farbe des hier gesehenen Blutes in Betracht, und vergleicht dieselbe mit der Angabe im betreffenden Texte dieses Buches, so muss wenigstens zugestanden werden, dass der Fall L.'s kein ausgeprägter war. Da übrigens die untersuchte kolossale Milz auch eine vom Normalen abweichende Beschaffenheit in ihrem Gewebe zeigte, so dürfte ihr Zustand, beiläufig gesagt, besser als Heteroplasie zu bezeichnen gewesen sein.

Zucker im Harne (p. 57). Haubner beobachtete ein ausgeprägtes, tödtlich verlaufenes Petechialfieber bei einem Pferde mit zeitweiser Verschlimmerung und schubweisem Auffahren von Quaddeln an den Gliedmassen. Die Section ergab die gewöhnlichen anatomischen Veränderungen des Typhus nebst Fettleber. Dr. Sussdorf wies im Harne dieses Thieres, je nach der Beschaffenheit dieser Flüssigkeit, schwankende Mengen Zuckers oder dessen Abwesenheit nach. Es zeigte sich die saure Reaction des Harnes als eine Bedingung für die Gegenwart des Zuckers, worüber, wie es scheint, annehmbare Betrachtungen angeschlossen sind. (Ber. üb. das Veter.-Wesen im Königr. Sachsen f. d. Jahr 1858).

Hautemphysem (p. 76). Hinsichtlich der von Gerlach bei Versuchen beobachteten Erscheinung, dass die unter die Haut gepumpte Luft nicht über die Mittellinie des Körpers gebracht werden konnte, dürften noch folgende Beobachtungen Rücksicht verdienen: Lafosse (Journ. des vétérinaires du midi Ser. III. T. II) beobachtete das Hautemphysem nach inneren Ursachen beim Rindvieh dreimal. In allen Fällen trat dasselbe zuerst an der linken Seite in der Lendengegend auf, verbreitete sich dann über das Kreuz, den Rücken, die Rippen- und Flankengegend, und ging dann endlich auf die rechte Seite über, ohne jedoch den äusseren Rand des langen Rückenmuskels zu überschreiten; in einem Falle jedoch dehnte sich auch das Emphysem über die Schulter und die hinteren zwei Drittheile des Halses rechterseits aus. (Vergl. Rep. d. Thierh. XX. 3. p. 201). Ferner dürften in jener Beziehung zu beachten sein: 1) die Beobachtung des Kreisthierarztes Arnsberg, nach der das Hautemphysem bei einem innerlich kranken Pferde sich von den Ohren bis zur Schweifwurzel erstreckte, die Gliedmassen jedoch frei liess; 2) die Beobachtung des Kreisthierarztes Schrader, nach der eine Kuh in Folge einer Verletzung der Lunge ein Hautemphysem bekam, das sich über den Kopf, Hals, die beiden Seiten der Brust, so wie über den Rücken bis auf das Kreuz ausdehnte. (Mittheil. aus der thierärztl. Praxis des preuss. Staates 6. Jahrg. p. 10 u. 133). Lafosse fand (a. o. a. O.) die von innen kommende Luft beim Hautemphysem der Rinder aus 10% Sauerst., 5% Kohlens. und 85% Stickst. zusammengesetzt.

Krankhafte Haarbildung (p. 92). Ausser den zuweilen vorkommenden ungewöhnlich starken Mähnen- und Schweifhaaren, habe ich auch das Deckhaar bei Pferden zuweilen ungewöhnlich entwickelt gesehen, so dass dasselbe sogar gewellt oder gelockt erschien, ähnlich den Pudeln. Zustände dieser Art können als übermässige Haarbildung *(hypertrichosis)* bezeichnet werden, während der Mangel an Haaren, wie bereits angeführt wurde, als *alopecia* oder auch als *atrichia* zu bezeichnen ist. Die angeborene Kahlheit *(alopecia adnata)* ist hinsichtlich der Haussäugethiere, mit Ausnahme des Hundes, überhaupt zweifelhaft, obwohl eine solche bei Pferden angenommen, und als eine Rasseneigenthümlichkeit bezeichnet, oder sogar als ein Merkmal einer besonderen Spezies *(Equus caballus pilis carens)* angenommen wird. Das erworbene Ausfallen fast sämmtlicher Deckhaare bei Pferden *(alopecia acquisita, v. defluvium capillorum)* ist indessen schon mehrere Male beobachtet worden, u. a. neuerdings von den Thierärzten Lewin und Schliepe bei zwei Pferden, die ohne nachweisbare Ursachen die Deckhaare, und nur die Deckhaare vollständig, mit Ausnahme derjenigen der Gliedmassen von den Knie- und Sprunggelenken abwärts verloren, und hierauf in wenigen Wochen wieder frisch behaart waren. (Mittheil. aus der thierärztl. Praxis des preuss. Staates 6. Jahrg. p. 111 u. 112).

Häutige Bräune (p. 140). Harley impfte vier Hunde vermittelst Scarification und Einreibung am Rachen und Schlundkopfe mit Exsudat einer an Racheucroup leidenden Frau ohne Erfolg (the Veterinarian Vol. XXXII). Da indess die häutige Bräune, so viel ich weiss, bisher nur bei Pferden und Rindern beobachtet worden ist, so dürfte dieser Versuch nichts beweisen.

Darmcroup (p. 140). Thierarzt Fritsche fand bei einer Kuh, die noch acht Wochen zu tragen hatte, aber verkalbt hat, eine cylindrische Croupmasse von 11 Ellen Länge, von der etwa noch vier Ellen im Miste zurückgeblieben sein mochten. Diese Masse zeigte bei der näheren Untersuchung Leisering's das Eigenthümliche, dass sie an mehreren Stellen 6—12" lange Einschiebungen hatte, wie sie an Därmen vorzukommen pflegen. L. erklärt sich diese Einschiebungen durch die Annahme, dass beim Fortschaffen des Aftergebildes durch die peristaltischen Bewegungen des Darmkanals einzelne Stellen des ersteren von der Darmwand noch nicht ganz gelöst waren, und auf diese Weise feste Punkte bildete, welche die Einschiebungen der von vorn her in Bewegung befindlichen Afterröhre ermöglichten (Ber. ü. d. Veter.-Wesen im Königr. Sachsen f. d. Jahr 1858).

Markschwamm (p. 228). Leisering fand bei zwei Pferden die Eichel des männlichen Gliedes grösstentheils durch Verjauchung zerstört, den Rest derselben, so wie die schwammigen Körper der Harnröhre und der Ruthe mit den „ausgeprägtesten Markschwamm-Infiltrationen" versehen. Die Schnittflächen erschienen gelblich und „halbdurchscheinend" wie das Innere einer Citrone, und bedeckten sich sofort mit dem in zahlreichen dicken Tropfen austretenden, rahmähnlichen Krebssafte (Ber. ü. d. Vet.-Wesen im Königr. Sachsen f. d. Jahr 1858). Auch Range fand eine derartige, 300 Gramme schwere Geschwulst am Gekröse in der Nähe der Milz hangend bei einer Katze. Bauchwassersucht durch Gegenwart von vier Liter citrongelber Flüssigkeit machte dem

Leben des Thieres ein Ende (Réc. de médec. vétér. juin 1859. p 459).

Oberhautkrebs (p. 230). Kopp beobachtete (Journal des vétérinaires du midi Sér. III. T. II) bei einem Pferde eine 500 Gramme schwere Geschwulst in der rechten Nasenhöhle, die derselbe als „krebsartigen Polyp“ bezeichnet. Die mikroscopische Untersuchung zeigte jedoch, dass das Aftergebilde nur aus Epithelialzellen bestand, und nicht von der Schleimhaut überzogen war, vielmehr bildete dieselbe nur eine Falte um seine Wurzel. Demnach war das Aftergebilde ein Epithelialkrebs.

Krebs überhaupt, ursächliche Verhältnisse desselben (p. 234). Hinsichtlich der ursächlichen Verhältnisse dieser Art Aftergebilde kommt U. Leblanc (Réc. de médec. vétér. Ser. IV. T. VI. Nr. 3) nach einer ausführlichen Abhandlung u. a. zu dem Schlusse, dass die weiblichen Thiere und die Fleischfresser demselben mehr unterworfen sind, als männliche Thiere und Pflanzenfresser, dass der Krebs erblich aber nicht ansteckend sei zwischen zwei verschiedenen Thieren, wohl aber in einem und demselben Individuum eine allgemeine Infection oder Krebs-Cachexie bewirken könne, und zwar vorzüglich bei Hunden und Katzen.

Coenurus (p. 328). Prof. Eichler in Warschau fand im Unterhautzellgewebe an der Brustspitze eines Schafes eine Coenurusblase von der Grösse eines mässigen Apfels, die sich durch gründliche controlirende Untersuchung durch die Professoren Leisering und Zenker wirklich als solche erwies; sie enthielt an 80 Gruppen Ammen, und in jeder Gruppe 20—30 Individuen (Ber. üb. d. Vet.-Wesen im Königr. Sachsen f. d. Jahr 1858).

Ecchinococcus (p. 330). Thierarzt Wolf fand am Herzen einer Kuh eine Ecchinococcus-Blase von der Grösse einer kleinen Mannesfaust. Dieselbe war mit einer starken Umhüllungshaut versehen, und enthielt eine Menge Tochterblasen von Erbsen- bis Wallnussgrösse (Ber. üb. d. Veter.-Wesen im Königr. Sachsen f. d. Jahr 1858). Die Bestimmung der Natur der Blase geschah durch Leisering. Es scheint, dass solche Blasen im Herzen des Rindviehes nicht so sehr selten sind; denn von Thierärzten erhielt ich schon ein paarmal darüber Nachricht, dass sie solche gefunden hätten, ohne dass jedoch eine nähere Untersuchung über derartige Blasen stattgefunden hätte.

Cysticercus (p. 324). Kreisthierarzt Anacker fand bei einem halbjährigen Schweine eine 15 Pfund Z.-V.-G. schwere Leber, die, ausser dem noch erkennbaren geringen Leberparenchym, ausschliesslich aus Wasserblasen bis zur Grösse einer Haselnuss bestand, und Zellgewebs-Hülsenwürmer waren. Ausser in der Leber fanden sich auch solche Würmer in der Milz und in der Lunge.

jedoch bei weitem nicht in jenem Grade; dagegen fanden sich in den Muskeln keine vor (Mag. f. d. g. Thierheilk. XXV. II). Im hiesigen Cabinet befindet sich ein Stück Leber von einem Schweine, das fast nur aus solchen Blasenwürmern besteht. Dieses Stück stammt von einer Leber, die sich in der anatom. Anstalt in Freiburg im Breisgau befindet und nach meiner Schätzung gewiss nicht leichter ist, als jene.

Pentastomum (p. 337). Nach den von Rud. Leukart mitgetheilten Beobachtungen, die sich auf directe Versuche zwischen Kaninchen und Hunden stützen, scheint nunmehr festgestellt zu sein, dass das auch beim Menschen und Kaninchen vorkommende *Pent. denticulatum* der Jugendzustand von *Pent. tenioides* ist (Zeitschrift für klin. Medizin von Henle und Pfeuffer Reihe III. Bd. IV. Heft 1 u. 2).

Filaria (p. 352). Da wo (p. 60) von fremdartigen Theilen im Blute die Rede ist, befindet sich angemerkt, dass von den im Blute vorkommenden Würmern später gehandelt werden würde. Indess ist diess aus Versehen nicht näher geschehen; in der Meinung jedoch, dass es geschehen sei, fand ich mich bei *Trichocephalus dispar* (243) veranlasst zu bemerken, dass die von Gruby und Delafond im Blute der Hunde aufgefundenen Würmchen wahrscheinlich zu den Trichinen gehören. In der That ist es aber der Fall, dass diese beiden Forscher die von ihnen entdeckten sehr kleinen Würmchen von $^1/_4$ M. M. Länge als *Filaria haematica canis domestici* bezeichnen, obwohl es ihnen nur schien, dass diese Thierchen zur Gattung *Filaria* gehören. Eben wegen dieser Unzuverlässigkeit ist denn auch bei der speziellen Betrachtung der Eingeweidewürmer nicht weiter von jener Entdeckung die Rede gewesen. Hier möge inzwischen zur Vervollständigung der Notiz noch nachträglich bemerkt werden, dass unter 250 gesund scheinenden Hunden fünfmal die Würmchen im Blute, und zwar nur im Blute, und nicht in anderen festen und flüssigen Theilen des Körpers gefunden wurden. Bei anderen Hunden, deren Blut nicht wurmhaltig war, wurde wurmhaltiges Blut in's Gefässsystem geflösst, und ihr Blut zeigte sich noch nach mehreren Monaten, bei vollständiger Gesundheit der Thiere, wurmhaltig. Wurden Hunde, die wurmhaltiges Blut hatten, untereinander gepaart, so erzeugten sie Jungen, die ebenfalls Würmer im Blute hatten. Die Menge der Würmer wurde bei einem Individuum auf 100,000 geschätzt (Réc. de médec. vétér. 1843 und 1844).

Acarus folliculorum (p. 362). In Bezug auf die Anführung der von Haubner bei einem Hunde aufgefundenen Haarsackmilbe ist von mir in sofern ein Irrthum begangen worden, als ich denselben als ersten Beobachter dieser Milbe als Ursache einer Hautkrankheit bei jenem Hausthiere anführte. Aus dem Bericht üb. d. Vet.-Wesen im Königr. Sachsen f. d. Jahr 1858, ersehe ich, dass Haubner erst in diesem Jahre die bezügliche Beobachtung bei einem Hunde gemacht hat, und bei einem anderen einen erfolgreichen Ansteckungsversuch vornahm. Leisering, der die Milben näher untersuchte, fand sie mit den menschlichen gleich, nur etwas kleiner als diese; auch fanden sich jene zahlreicher in einem Haarsäckchen und den zugehörigen Talgdrüsen (10—20) in der Ausschlagskrankheit des Hundes, als in den Mitessern des Menschen. Prof. Richter, der ebenfalls diesem Falle seine Aufmerksamkeit schenkte, fand die Milben mit dem Hintertheile nach innen in den Haarsäckchen, und stellt daher Haubner ihr Rückwärtsgehen nach Art der Krebse in Frage mit wahrscheinlicher Bejahung. Dr. Oschatz fand dieselbe Haarsackmilbe auch, und zwar zufällig in den Meibom'schen Drüsen der Augenlider eines Schafes (Simon, Hautkrankheiten). Gerlach fand bei zwei Cochinchina-Hühnern und bei einem Bastardhuhne, die an einer anderweitigen Krankheit gestorben waren, Milben in den Lungen und Luftsäcken in grosser Anzahl, die theils zerstreut, theils in kleinen, erbsengrossen Klumpen beisammen sassen; solche Klumpen fanden sich vorzugsweise in den Hohlräumen zwischen den Rippen, an den Luftröhren-, Oberarm und Schlüsselbeinzellen, während an den Herzzellen und der grossen Bauchzelle nur zerstreute einzelne Milben vorgefunden wurden. In anderen Körpertheilen dieser Thiere fanden sich keine Milben. Gerlach hat zwar diese Milben genau untersucht und beschrieben, hat sich aber hinsichtlich ihrer Gattung und Art noch nicht entschieden (Mag. f. d. g. Thierheilk. XXV. 2.).

Vibrionen im Milzbrandblute (p. 387). Leisering hat (Ber. üb. d. Veter.-Wesen im Königr. Sachsen f. d. Jahr 1858) eine beachtenswerthe Mittheilung über von ihm angestellte controlirende Untersuchungen hinsichtlich des Milzbrandblutes der Thiere gemacht, aus der Folgendes herauszuheben ist: „Pollender und Brauell haben in neuerer Zeit Blut von Thieren untersucht, welche am Milzbrande litten, und gefunden, dass dieses Blut, ausser den im Blute gewöhnlich mikroscopisch wahrnehmbaren Bestandtheilen, noch Elemente zeigt, die sich weder im Blute gesunder Thiere, noch solcher, die an anderen Krankheiten leiden, vorfinden; sie halten dafür, dass dieselben dem Milzbrandblute eigenthümlich sind. Pollender bezeichnet diese fremden Beimischungen des Blutes als stabförmige, äusserst feine, anscheinend solide, nicht ganz durchsichtige Körperchen, welche ganz gerade, gleich dick, in ihrem Verlaufe nicht verästelt und dabei bewegungslos sind, auch durch Wasser nicht verändert werden. — Brauell, der diesem Gegenstande ganz besondere Aufmerksamkeit geschenkt, und über den Milzbrand höchst dankenswerthe

Arbeiten in Virchow's Archiv Bd. XI u. XIV niedergelegt hat, hat diese stäbchenförmigen Körper ebenfalls wahrgenommen, und durch ihn erfahren wir, dass dieselben nicht allein im Blute gestorbener Thiere angetroffen werden, sondern dass sie sich auch schon im Blute lebender milzbrandkranker Thiere, jedoch nur kurze Zeit vor dem Tode (1—3 Stunden, in einem Falle 8—10 Stunden) vorfinden. Die Thiere, in deren Blut sich diese Körperchen befanden, gingen alle ohne Ausnahme zu Grunde, während diejenigen, nach der Milzbrandimpfung erkrankten Thiere, in deren Blute sich die Körperchen nicht fanden, genasen. Die stäbchenförmigen Körperchen finden sich nach Brauell nur im Blute vor, und am massenhaftesten im Milzblute, wesshalb er die Milz als die hauptsächlichste Bildungsstätte derselben ansieht. Die stäbchenförmigen Körper nehmen am dritten, vierten Tage, zuweilen auch später Bewegung an, und stellen bewegungsfähige Vibrionen dar, zerfallen aber auch zuweilen vor der Entstehung der Vibrionen in Molecule. Die übrigen Veränderungen, welche Pollender und Brauell im Milzbrandblute nachgewiesen haben, sind von untergeordnetem Werthe; da sie weder der Krankheit allein eigenthümlich sind, noch zu einer Diagnose derselben führen können; ähnliche Veränderungen nimmt man theils an sich zersetzendem normalem Blute wahr, theils findet man sie auch in anderen Krankheiten. Das Wesentliche der Entdeckung kann daher immer nur in dem Nachweis der stäbchenförmigen Körper gesucht werden; dieser allein ist ein Fortschritt in der Diagnose des Milzbrandes; und wenn die Entdeckung sich auch nicht von Jedem, der mit Milzbrand zu thun hat, verwerthen lässt, da das Mikroscop hierbei in's Spiel kommt, so ist sie doch ohne Frage von grossem wissenschaftlichem Werthe". — Bevor auf das Untersuchungs-Ergebniss Leisering's näher eingegangen wird, will ich bemerken, dass bereits in diesem Buche (p. 112) angegeben ist, dass sich jene Stäbchen in der Milz eines Pferdes vorfanden, das nicht am Milzbrand gestorben war: und hier will ich hinzufügen, dass diese Milz schon einige Tage alt war, und doch verhielten sich diese Stäbchen regungslos. Ferner will ich bemerken, dass ich bereits im vorigen Jahre in der physiol. Section der hier in Carlsruhe versammelten Naturforscher-Gesellschaft bezüglich der Pollender-Brauell'schen Entdeckung die Mittheilung gemacht habe, dass ich bereits vor vielen Jahren in Berlin im Herzblute eines am Milzbrande gestorbenen Rindes Körperchen gesehen hätte, die ich für todte Vibrionen hielt, aber ohne weitere Bestätigung dieser Wahrnehmung keinen weiteren Gebrauch davon gemacht habe: und nun will ich nachträglich noch versichern, dass die von mir damals gesehenen Körperchen keine Aehnlichkeit mit den Pollender'schen Stäbchen besassen, sondern nicht durchscheinend, viel kürzer und zarter waren, als diese, welche überhaupt durchaus keine Aehnlichkeit mit Vibrionen besitzen. Leisering berichtet über seine Untersuchungen, bezüglich des Milzbrandblutes des Rindviehes, wie folgt: „Bei den mikroscopischen Untersuchungen dieses Blutes stellte sich im Wesentlichen immer folgendes Verhalten desselben heraus! Die rothen Blutkörperchen waren sehr regelmässig in raschem Zerfall, während die ungefärbten sich tagelang unverändert erhielten. Von fremdartigen Beimischungen fanden sich 1) eine unverhältnissmässig grosse Menge von Epithelzellen. 2) Grössere stäbchenförmige Körper, welche scharfe Contouren und abgestutzte Enden hatten, und sich in ihrer ganzen Länge gleich breit zeigten. 3) Körperchen von ähnlicher Beschaffenheit, die aber an dem einen oder an dem anderen Ende gegabelt waren. Beide kamen nicht so sehr häufig vor, und stellten verhältnissmässig nur einen geringen Contingent zu den fremden Elementen. 4) Langgezogene Körper mit wenig scharfen Contouren, an ihren Enden mehr oder weniger zugespitzt, öfter an denselben abgestutzt, öfter eingerissen; bei Zusatz an Essigsäure liess sich bei vielen ein Kern bemerken; besonders zahlreich kamen diese Körperchen in dem aus der Milz stammenden Blute vor. 5) Sehr kleine stäbchenförmige Körper; sie waren überaus zahlreich und ungemein fein, und waren den Körpern derjenigen Vibrionen nicht unähnlich, wie sie sich zu gewissen Zeiten, besonders aber in der Wärme, in den hiesigen anatomischen Localitäten in hier aufgestellten thierischen Flüssigkeiten, Serum, Blutwasser, Eiweiss etc. oft in kurzer Zeit, innerhalb 24 Stunden bis zu einigen Tagen zu Millionen entwickeln. 6) Aus sämmtlichen hier aufgeführten Körpern zusammengesetzte Nester, die sich beim Druck auseinandergaben und dann dieselben Elemente darstellten, wie sie beschrieben sind. Alle diese von mir aufgezählten Blutbeimischungen gehören ohne Zweifel nicht in ein normales Blut; ich erinnere mich nicht, dass ich selbst Epithelzellen, die sich bei Blutuntersuchungen bekanntlich immer einzeln im Gesichtsfelde des Mikroscops finden, bei typhösen Leiden oder Bluterkrankungen anderer Art jemals in solchen Mengen im Blute vorgefunden hätte. Das Milzbrandblut enthält demnach Elemente, die im normalen Blute, und soviel es bekannt ist, auch im Blute von Thieren, die an anderen Krankheiten leiden, nicht vorkommen; dieselben dürften daher vor der Hand wohl als diagnostisches Zeichen des Milzbrandes aufgestellt werden können." — Nach diesem Ergebnisse erklärt Leisering im Wesentlichen, dass er die stabförmigen Elemente im Milzbrandblute nicht für Vibrionen halten könne, da er sowohl, als auch Voigtländer unter keinerlei Umständen eine selbständige Bewegung an denselben hätte wahrnehmen können. Ueber die Herkunft jener fremdartigen Bestandtheile im Milzbrandblute und über die Natur derselben bleibt L. im Zweifel, und sagt insbesondere, „am schwierigsten dürfte der Ursprung der (oben) sub 5) genannten, sehr kleinen, feinen, stäbchenförmigen Körper zu erklären sein, und ich muss bekennen, dass ich über sie mit mir noch nicht ganz im Klaren bin. Wahrscheinlich sind sie es, die mit den Pollender'schen unbeweglichen Körperchen und den Brauell'schen Vibrionen zu identifiziren sind. Wie schon erwähnt, habe ich selbständige Bewegungen nicht an ihnen wahrnehmen können, wiewohl mir nicht entgangen ist, dass sie sich an den molecularen Bewegungen betheiligten."

Trichophyton tonsurans (p. 393). Gerlach beobachtete bei Hunden einen Flechtenausschlag, welcher durch Pilzbildung veranlasst wurde, die sich wie bei der Flechte des Rindviehes verhielt, nur sind die Sporen jener etwas kleiner, als die der letzteren. Die Impfung der Hundeflechtenpilze hatte bei Hunden und Pferden vollständigen Erfolg; bei Rindern aber nur einen vorübergehenden, und bei Menschen haftete die Hundeflechte ebenso sicher, wie die Rinderflechte. Desshalb sieht sich Gerlach zu der Bemerkung veranlasst, dass diese Thatsachen, und die bezüglich der Räudemilben gewonnenen, wohl hinreichend sein dürften, dem Arzte zu zeigen, dass die vorkommenden parasitischen Hautausschläge des Menschen oft ihren Ursprung auf den Hausthieren haben, und glaubt sonach auch, mit gutem Grunde annehmen zu dürfen, dass die herpetischen Ausschläge des Menschen viel häufiger übertragene Rinder- und Hundeflechten seien, als ursprüngliche Menschenflechten. Endlich macht Gerlach sachgemässe Bemerkungen hinsichtlich einer künftigen Systematik der Hautausschläge (Mag. f. d. g. Thierheilk. XXV. 2.). Haubner hat ebenfalls erfolgreiche Impfversuche mit frischer Rinderflechte bei einem Rinde, einem Hunde und zwei Menschen gemacht; ein dritter Mensch, welcher mit alter Rinderflechte (aus dem Jahre 1843) geimpft wurde, blieb unangetastet. Die Pilzbildung einer Pferdeflechte zeigte sich verschieden bei der mikroscopischen Untersuchung von der der Rinderflechte (Ber. üb. d. Veter.-Wesen im Königr. Sachsen f. d. Jahr 1858).

Oidium Schœnleinii (p. 394). Gerlach hat ebenfalls, und zwar unabhängig von Müller, den Pilz gefunden, welcher als ätiologisches Moment dem Grinde der Hühner, der vorzugsweise den Kamm dieser Thiere befällt (weisser Kamm der Engländer), zu Grunde liegt. Diese Krankheit ist seit der Einführung von Cochinchina- und Bramahühnern aus Indien bekannt geworden; sie pflanzt sich indess bei uns auch auf einheimische Hühner fort, wie es Beobachtungen und Versuche gelehrt haben. Bei Pferden, Rindern und Hunden aber konnte Gerlach keine erfolgreiche

Uebertragung jenes Grindes bewirken, unter vier Fällen jedoch in einem beim Menschen. Der Pilz soll am meisten Aehnlichkeit mit dem des *Favus* beim Menschen haben; aber ein Versuch mit jenem Pilze auf der Kopfhaut des Menschen ist bisher aus nahe liegenden Gründen nicht gemacht worden. (Mag. f. d. g. Thierheilk. XXV. 2.) Auch Leisering fand die Pilze im Grinde eines Cochinchina-Hahnes, und waren sie mit den Gerlach'schen identisch (Ber. üb. d. Veter.-Wesen im Königreich Sachsen f. d. Jahr 1858).

LEIPZIG,

DRUCK VON GIESECKE & DEVRIENT.

BERICHTIGUNGEN.

Seite 35 in der 12. Zeile v. o. anstatt „um“ lies: damit.

„ 36 „ „ 10. „ v. u. „ „hätten“ lies: haben.

„ 52 „ „ 12. „ v. o. „ „Verlangsamerung“ lies: Verzögerung.

„ 57 „ „ 17. „ „ „ „ „die innere“ lies: der hinteren.

„ 57 „ „ 13. „ v. u. „ „und kann“ lies: ebenso wenig.

„ 58 „ „ 14. „ „ „ „ „wenn sie“ lies: wenn man sie.

„ 58 „ „ 18. „ „ „ „ *„Maumeus“* lies: *Maumené.*

„ 60 „ „ 9. „ „ „ „ „Drittes“ lies: Viertes.

„ 96 anstatt der Seitenzahl „128“ lies die angegebene 96.

„ 99 in der 15. Zeile v. u. anstatt „in den Höhlen“ lies: im Kanale.

„ 100 „ „ 6. „ „ „ nach „gesehen“ ergänze: wird.

„ 129 „ „ 17. „ v. o. anstatt „Herzaneurisma“ lies: Herzaneurysma.

„ 131 „ „ 7. „ v. u. „ „Schleimhautbeutel“ lies: Hautschleimbeutel.

„ 132 „ „ 10. „ „ „ „ „Hoden-“ lies: Hodens.

„ 166 „ „ 7. „ v. u. „ „der genannten Organe“ lies: des genannten Organes.

„ 184 „ „ 12. „ v. u. nach „gelangende“ ergänze: Knochen.

„ 186 „ „ 13. „ v. o. anstatt „anastomisiren“ lies: anastomosiren.

„ 186 „ „ 8. „ v. u. „ „ „ „

„ 196 „ „ 10. „ v. o. „ „derselben“ lies: desselben.

„ 197 „ „ 3. „ v. u. lösche das erste „dem“ und in der ersten Zeile von unten „ab“.

„ 201 „ „ 7. „ v. o. anstatt „diese letztern“ lies: die ersten.

„ 207 „ „ 1. „ „ „ „ „einen“ lies: eine.

„ 207 „ „ 2. „ „ „ „ „auslaufenden“ lies: auslaufende.

„ 227 „ „ 4. „ v. u. „ „Cahexie“ lies: Cachexie.

„ 232 „ „ 5. „ v. o. nach „Strahles“ ergänze: vorkommt.

„ 237 „ „ 11. „ v. u. anstatt „dichter werden“ lies: Dichterwerden.

„ 311 „ „ 11. „ v. o. „ „Gallus“ lies: Callus.

„ 349 „ „ 10. „ „ „ „ *„hypostomum“* lies: *hypostomus.*

„ 366 „ „ 13. „ „ „ „ *„caniculi“* lies: *cuniculi.*

„ 380 „ „ 10. „ „ „ „ „erst“ lies: rost.

„ 381 „ „ 19. „ „ „ „ *„satuliferus“* lies: *salutiferus.*

FSC
www.fsc.org
MIX
Papier | Fördert
gute Waldnutzung
FSC® C083411

Kolibri 360 GmbH
Ferdinand-Jühlke-Straße 7
99095 Erfurt, Deutschland
produktsicherheit@kolibri360.de